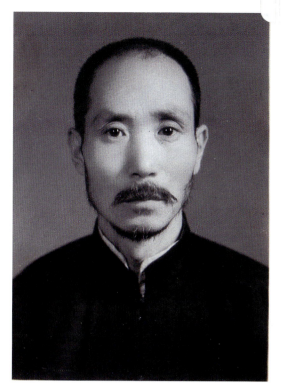

张子琳 1950 年代拍摄于太原鼎章照相馆

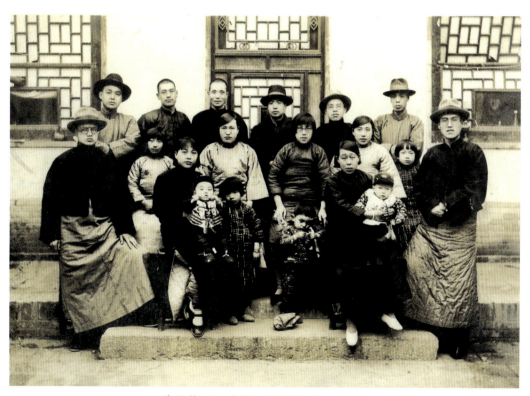

张子琳 1930 年代与瑞华书局同仁的合影

第一章　辨证概述

凡治百病、不去外感内伤。外感内、凡六之若

滋燥火也、内伤也、若怒憂思悲恐惊也。

外感六滛

凡—凡有凡燥、有凡空、有凡滛、若火燥、虚凡火。

空—空有空滛、空久結仅塈。

若—若者泪若、有泪若、若必枚滛。

滛—滛有空滛、有滛塈、有滛去而仅燥。

燥—燥有外伤、若内伤、有气燥、有血燥。

张子琳《常惭愧斋抄本》页面展示

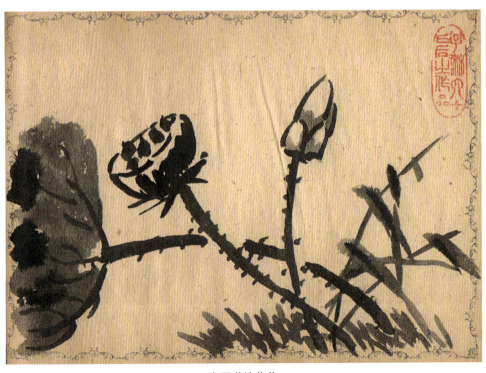

张子琳绘荷花

总主编 张俊卿 赵尚华 张光荣

张子琳临症医案实录

# 肺 肾 病 篇

主 编 程发峰 王世荣

科学出版社

北 京

# 内 容 简 介

《张子琳临症医案实录·肺肾病篇》是对张子琳（1894—1983）在20世纪七八十年代所记录之珍贵医案肺肾病部分的首次全面收集和整理。《伤寒论》和《温病条辨》是治疗伤寒、温病的经典著作，而张子琳先生的许多治疗肺肾病处方都体现了这两书中的教导。在阅读本书时，读者一定能深刻体会到吴鞠通在治疗肺病时提倡的"治上焦如羽，非轻不举"的箴言。阅读本书中的张子琳先生治疗肺肾病的诸多医案，读者一定会耳目一新，找到治病救人的医治途径。

本书可供中医临床医师阅读，也可供中医爱好者参考使用。

**图书在版编目（CIP）数据**

张子琳临症医案实录. 肺肾病篇 / 张俊卿，赵尚华，张光荣总主编；程发峰，王世荣主编. -- 北京：科学出版社，2025.3. -- ISBN 978-7-03-081661-0

Ⅰ. R249.7

中国国家版本馆 CIP 数据核字第 2025VB1224 号

责任编辑：郭海燕　王立红 / 责任校对：樊雅琼
责任印制：徐晓晨 / 封面设计：陈　敬

**斜 学 出 版 社** 出版
北京东黄城根北街 16 号
邮政编码：100717
http://www.sciencep.com
固安县铭成印刷有限公司印刷
科学出版社发行　各地新华书店经销
＊
2025 年 3 月第 一 版　开本：787×1092　1/16
2025 年 3 月第一次印刷　印张：18　插页 1
字数：416 000
定价：598.00 元（全 5 册）
（如有印装质量问题，我社负责调换）

# 《张子琳临症医案实录》编委会

# 于无声处听惊雷

适逢山西省中医药研究院、山西省中医院建院 62 载，《张子琳临症医案实录》编委会送来编撰的五册书稿，邀我为之作序。该套书的出版，张子琳老先生之次孙张光荣先生付出了极大的努力，"近水楼台先得月"，临床耳濡目染几十年，他对张子琳先生自然知根知底了；我被邀之作序，能为中医薪火传承尽微薄之力，是十分欣慰的事，感怀之余，欣然应允。

张子琳（本书后称张老）生于 1894 年，于 1983 年去世，其父亲是 20 世纪 20 年代大同陆军医院的一等军医。1957 年应招到当时刚成立的"山西省中医药研究所"工作，是该院的开创元老之一。入职以后，张老自觉并主动地接受新思路、新观点、新技术，逐渐从一位乡村名医，转变成一位知名中医临床大家。1970 年，张老以 76 岁高龄从山西省中医药研究院退休，退休后仍往返于太原和五台县为患者诊治。

张子琳先生一生笔耕不辍，勤于抄医书、藏医书，善于留存临症医史医案，抄写《常惭愧斋抄本》30 余册。张老在年轻时无意中收藏了《瀛寰志略》的作者徐继畬（原籍同为五台县东冶镇的清代福建巡抚）亲自抄写的《观物篇医说》的两个手抄本。其一被张老带至太原，于 1959 年捐献给山西省中医药研究院珍藏，而另一本直到 2015 年才由张老之曾孙张文达先生在偶然翻检张老遗留的旧书时发现，并被列入"中医古籍孤本大全"系列，于 2017 年 8 月由中医古籍出版社影印出版。而根据张老留存的原稿医案，分别在 1978 年、2001 年、2011 年出版的《张子琳医疗经验选辑》《中国百年百名中医临床家丛书·张子琳》《张子琳老中医 60 年临床经验精华》等书中辑录。

《张子琳临症医案实录》是由山西省中医院、山西中医药大学、北京中医药大学、湖北中医药大学等多位研究员、教授及临床中医师编辑和整理，历时几载，由科学出版社出版的一套书。该套书共计约 200 万字，分为肺肾病篇、脾胃病篇、肝心病篇、妇儿病篇、外科病篇共五分册。医案亮点有二：一是原汁原味。在阅读张老遗留下来的这些医案时，宛如眼前有一位慈祥的老人，将病情的前因后果娓娓道来，把中医治则剖析得明白透彻。患者怎样描述，医生怎样遣方用药，药后患者有何反应，张老都一丝不苟、明明白白地记录在医案中。二是易懂易用。张老医案中的处方虽简单明了，却能充分体现中医药简、便、廉、验的特色。我院常有依张老医案之方药，用于临症而获显效之情形，如在张老医案中使用较多的"平肝清晕汤"，主治肝阳上亢之眩晕，被临床医生广泛应用。张老医案中的这些临床经验，均可供后人借鉴和参考。

张子琳先生一生潜心治病救人之余，留下令人叹为观止的手写医案医话。其医道谆谆，悬壶济晋。伏案孜孜，书写方药之仁心感悟，令后人著立新说，上承下启，传承有序。唯愿心口相传，勿令医脉断绝。

　　是书付梓之际，题为序。

山西省中医药研究院　王晞星

2019 年 8 月 15 日

# 薪火相传　继往开来

张子琳先生（1894 年 9 月 21 日—1983 年 9 月 30 日），字桂崖，号宏达，山西省忻州市五台县东冶镇五级村人，著名中医临床家。1957 年山西省中医药研究院成立时，张老以年逾花甲之龄，欣然应聘任职，此后二十余年如一日，为当代中医事业的发展做出了卓越的贡献。

1975 年，因工作关系的变动，我调入山西省中医药研究院工作。当时张子琳先生已届 82 岁高龄，其寓所在太原市上马街永安里，夏居原籍，冬住太原。然而，当时无论张老身在何处，登门求诊者都终日络绎不绝。在我与张老渐次增多的学习和接触过程中，张老严谨的治学作风、用药后良好的临床疗效、宽和的处世风度，都给我留下了深刻的印象。

赵玺如先生从 20 世纪 60 年代起就师从张子琳先生学习中医，且时任山西人民出版社的编辑，提议专人整理张子琳先生的宝贵医疗经验。最终我和张俊卿先生被山西省中医药研究院选定作为整理和执笔者。张俊卿先生是张子琳先生的二子，年长我 15 岁。在整理医案的过程中，日日夜夜地切磋交流，使得我和俊卿兄从志同道合的战友变成了亲密无间的兄弟。俊卿兄传承家学，临床功底深厚，当时在山西省中医药研究院从事检验化验工作。等到 1975 年我调入山西省中医药研究院时，他已是检验科主任。1985 年山西省临床检验中心成立时，俊卿兄又被山西省卫生厅任命为副主任（兼）。俊卿兄在山西省临床检验中心时所积累的经验为其主持山西省中医药研究院的临床检验工作，打下了扎实的基础，使得山西省中医药研究院的临床检验水平在当时不输于同行的西医医院；俊卿兄为此做出的努力和贡献不应该被遗忘。

我和俊卿兄两人通力合作整理完成的张子琳先生医疗经验书稿，于 1978 年 12 月由山西人民出版社出版，书名为《张子琳医疗经验选辑》；2001 年 10 月由中国中医药出版社整理出版为《中国百年百名中医临床家丛书·张子琳》一书；2011 年 1 月又由山西科学技术出版社修订出版为《张子琳老中医 60 年临床经验精华》一书。

相较于前面出版的几部书，此次最新编撰的《张子琳临症医案实录》更是一项卷帙浩繁的系统工程。促成此套书顺利出版的是科学出版社。科学出版社编辑郭海燕为筹划张子琳先生医学著作的整理和出版，专程拜访了俊卿兄。

我和俊卿兄共同商议，为了能有一个安静的交谈环境，将会晤的地方选在山西省中医药研究院办公楼，属于中医基础理论研究所的一间朝向阳面的办公室。郭海燕编辑带来了科学出版社希望出版"张子琳医学全集"的意愿。我嘱托我的长子赵怀舟，陪同郭编辑一同造访俊卿兄。在俊卿兄的地下室里，赵怀舟和郭编辑见到了保存完好的七八十册的张老医案、医话等笔记资料，并且讨论和确定了下一步的工作方式。

因为张老手书医案、医话的辨识、录入、修订的工作量巨大，参与其中的工作人员虽然投入大量的时间，但是工作进展仍然非常缓慢。参与执笔的山西省中医药研究院的工作人员，亦因单位任务繁重，工作琐事缠身，未能全身心地投入整理出版工作。直到 2016 年底，张老的次孙张光荣先生、曾孙张文达先生加入张老医学全集的整理事务，中断的工作才得以继续进行。

张光荣先生，系张子琳先生长子张俊德（曾用名为养清、季庚）的次子，曾有机会得到其祖父数十年的耳提面命，尽得张老医学真传，1979 年参加全国选招中医药人员考试，以忻州市第一名的成绩被录取到山西省中医药研究院工作。张文达先生，系张光荣先生之次子，现在从事法律工作。张文达先生组织力强，虽然不以医学为业，却很好地凝聚了北京、湖北、山西等地的中医学学术骨干，将组织、出版和学术等诸多事情安排得井井有条，积极推进《张子琳临症医案实录》出版。

在《张子琳临症医案实录》的编撰和出版过程中，特别要提一下的是张光荣先生，张光荣先生作为张老的嫡孙，其学术的主要传承者，参与该套书的具体工作时已年逾七旬。自 2016 年底以来，他主动请缨，以极大的热情和敬业精神，来主持此书的编撰和出版环节的各项工作，从文字录入、卷帙分合，到答疑解惑、校对审核、按语评论等，巨细无遗，全身心地投入。有了张光荣先生的参与，才得以让该套书顺利编撰和出版。

随着时代的推进，每一代人都要努力完成每一代人的历史使命。1978 年在我与俊卿兄携手编撰《张子琳医疗经验选辑》一书时，我们付出了艰辛的劳动，同样我们也收获了丰硕成果。那时候，我们在每整理完一个病种之后，就立刻和张子琳先生进行面对面审稿、交流，尽量把其学术思想总结、整理得准确、清晰、完备。对我们个人来说，那是一个夜以继日、授学相长、登堂入室的过程。虽然当时的过程很辛苦，付出的心血很多，错过的东西也很多，但是现在回想起来，那一段经历却又是充实和幸福的。我相信，在此次规模更加宏大的整理过程中，亲身参与到其中的众多青年学者得到的锻炼和提高也会是巨大的，而这份经历必将成为伴随其一生的财富，成为珍贵永恒的回忆。

涵咏此书，可以启迪临床思维，促成学问长进，更能了解前辈的风骨，收获名医的风范。学无止境，希望每一位有机会翻阅此书的读者，都能从中汲取不断前行、不停攀登的力量和智慧，为中医学术的繁荣昌盛，做出自己的卓越贡献。

山西中医药大学　赵尚华

戊戌年冬至日

# 不经一番寒彻骨，怎得梅花扑鼻香

## ——兼论张子琳先生诊疗特色

### 一、盛情难却的邀请

在《张子琳临症医案实录》出版之际，张子琳先生的曾孙张文达先生邀请我为全套书写一篇序言，这着实令我有一点为难。张子琳先生是我的前辈，我是一个中医后学，哪有后学给前辈的著作写序的道理？我几经踌躇，在阅读医案全文之后，对张子琳先生的学术成就和人格魅力肃然起敬，为了能让读者更好地了解这套不可不读的中医著作，我欣然提笔。

### 二、从平凡到不平凡

张子琳先生的父亲是民国时期的一位名医，他幼承庭训，在父亲的指导下，熟读医学经典之作。20岁时随父亲在大同陆军医院见学，26岁时在家乡独立开设医馆，因疗效卓著而声名鹊起。张子琳先生精通《伤寒论》和《金匮要略》，在这次出版的系列丛书中，其应用经方的例子俯拾皆是；对《陈修园医学丛书》烂熟于心，其很多治病措施都源于该书。

在中华人民共和国成立后，山西省五台县创办联合诊所，张子琳先生响应五台县县长罗永康先生的号召，带头走上了集体行医之路。1957年，山西省中医药研究院宣告成立，已届花甲之年的张子琳先生应后任山西省卫生厅中医处处长罗永康先生的邀请，来山西省中医药研究院工作。在此期间，张子琳先生潜心临床，脚踏实地，兢兢业业，多用小方、简方治大病，与孙思邈的"大医精诚"不谋而合。

1970年，张子琳先生响应国家"备战备荒"的号召，于十月份由山西省中医药研究院返回家乡开展基层工作。临行前，当时的俞副院长勉励张子琳先生：回家后，要像在单位一样，宝刀不老，继续治病救人。要把每一位患者的诊疗过程，都详尽记录在案，以期为社会、为后学们留一笔精神财富。俞副院长还专门从单位调出十几本病案稿纸，供其记录医案时使用，这在当时可是一份非同寻常的礼物。现在的人也许很难想象，一张白纸在20世纪70年代是何等珍贵。

张子琳先生回乡后，将领导的嘱托铭记在心，每一个诊疗过患者的情况，不管是治愈的、没治愈的，都如实地记录在案。很难想象，一个七十多岁的老人，在看病时，既要殚精竭虑把病看好，又要书写病历、书写处方、安抚患者，是何其费神耗力。就在诊疗之余，还参阅各种医书、杂志，对认为有价值的条目就随手抄录下来，以备临床使用。不经意间地嘱托，十二年如一日地坚守，成了今天《张子琳临症医案实录》取之不尽、用之不竭的宝库。

我和张子琳先生的缘分，其实始于 20 世纪 90 年代中期。当时，我正受学苑出版社的委托主编《古今医案精粹选评》一书。在该书的编辑过程中，我曾拜读和学习过《张子琳医疗经验选辑》，获益匪浅。虽然我和张子琳先生未曾谋面，但在我的学术编辑过程中，曾经认真地学习过张子琳先生的医疗经验，内心也把自己当作张子琳先生的一名私淑弟子。

## 三、诊 疗 特 色

### （一）先问病，再号脉

根据张光荣先生的回忆，张子琳先生在诊病时曾有过这么一段很有特色的对话。

患者坐在张子琳先生的跟前说："先生，你给我诊脉吧！"先生说："你先说吧！说完再给你诊脉。你说到哪里，就给你治到哪里。""先生不诊脉吗？"先生说："望、闻、问、切，诊脉是最后的一道程序。"患者感觉到诊脉十分神秘，就问："先生，是不是通过诊脉就能把病完全诊断出来？"先生回答说："如果能完全诊断出来，还要医院的化验、透视干什么？"

对于诊脉，张子琳先生在病情不太严重时，主张舍脉从症；而在病情严重时，则主张舍症从脉。正如《难经》上所说："望而知之谓之神，闻而知之谓之圣，问而知之谓之工，切脉而知之谓之巧。"中医讲究四诊合参，诊脉固然重要，但也只是四诊之一。张子琳先生还十分重视现代医学的各种检测，这在 20 世纪 70～80 年代的中医界是十分难能可贵的。

### （二）重脾胃

脾胃气称为"胃气"，为后天之本。不论什么疾病，胃气不衰，预后就好，胃气已绝，性命危殆。所以，中医学有"人以胃气为本""有胃气则生，无胃气则死"的说法，"保胃气"是中医治疗的重中之重。

张子琳先生在临床上，把增进食欲作为第一要务。当患者就诊时，首先要问其食欲如何，而遇到危重患者时，撇开其他病证，着重解决"不欲食"的问题。下面的两则病例就很有启发。

**病例 1** 白某，男，13 岁。

**首诊** 1975 年 7 月 1 日。不欲食，呕吐，小便利，身体发软，白昼总欲睡卧，手足心热、内热，口干渴，小腹痛，虚汗多，精神不振，患病 1 年。医院诊为心脏病。脉沉弱。

山药 12g，莲子 9g，茯苓 6g，神曲 6g，甘草 3g，陈皮 5g，当归 6g，白芍 9g，牡丹皮 6g，地骨皮 12g，辽沙参 9g，麦冬 9g，五味子 3g，香附 5g，乌药 5g，龙骨 12g，牡蛎 12g，浮小麦 15g，半夏 6g。

**按：**通过 50 天的治疗，患儿的口干渴减轻。"心悸好转，食欲增进，精神好，脉沉"，说明这位患儿的身体状况确实大有好转。西医诊断为心脏病，张子琳先生的中医辨证为脾阴虚，治疗从增进食欲入手。经过一段时间的服用中药之后，患儿身体的各部位生机勃勃，即使患儿的心脏病仍然存在，但身体得以健康发育，为以后的手术治疗打下了坚实的基础，是一件功德无量的好事。

**病例 2**　杨某，男，22 岁。

**首诊**　1977 年 6 月 24 日。患慢性肾炎，已发展为尿毒症危重阶段，现住院治疗。杨某家属今日特意来诊，诉称目前主要是呕吐，什么食物亦吃不下去，希望能先止吐，再逐渐进食，其他病则待以后再治疗。

辽沙参 15g，山药 15g，莲子 9g，陈皮 6g，鸡内金 6g，代代花 6g，半夏 9g，茯苓 9g，炙甘草 6g，藿香 5g，竹茹 9g，伏龙肝鸡子大一块（捣碎，冷水化开澄清煎药）。

**按**：尿毒症，也称肾衰竭，是一种让生命进入不可逆转阶段的危险征候。患者由于尿毒弥漫全身、刺激肠胃而引起呕吐，以至于什么食物亦吃不下去。患者家属也清楚病情的严重性，只能"死马当活马医"，寄希望于万一。

"脾为后天之本"。张子琳先生经常跟随习的医生说："在患者症状千头万绪之时，应撇开其他不治，以能让患者把饭吃下去为第一要务。"在以上所开的处方中，以山药、莲子、陈皮、鸡内金、代代花增进饮食；辽沙参挽救即将耗竭殆尽之胃阴。二陈汤加藿香、竹茹降逆止吐；伏龙肝，系土灶灶底中心之焦黄土，有温中和胃、止呕的作用。面对这种危险的病证，最终的治疗效果如何恐怕只能静观其变、拭目以待了。张子琳先生的上述见解颇有可取之处，也为后辈医生在治疗类似的危险病证时提供了一种新的思路。每当读到这里，我都有当头棒喝、醍醐灌顶之慨。

张子琳先生在治疗脾胃虚时，非常注重区别脾阳虚和脾阴虚。脾阳虚患者的治疗用四君子汤；脾阴虚患者则在四君子汤的基础上去白术，把党参改成沙参，再加用麦冬、石斛、玉竹、山药、莲子之类。阴和阳，是截然不同的两个概念，临床上阴和阳诊断不清，疗效自然大打折扣，为医者不可不慎。

### （三）与西医学的"和而不同"

中医学与西医学是两种不同的理论体系，具有不同的治疗方法，但二者研究和治疗的对象又都是人体。因此，中医学和西医学之间存在差别之外又有共通之处。中医的"辨证"与西医的"辨病"可以是相辅相成的，在解除患者疾苦方面，可以起到殊途同归的作用。

张子琳先生从小是在中医学术环境中成长起来的，但是在山西省中医药研究院工作的十数年时间内，逐渐地对西医知识有了相当程度的理解和掌握，做到了孔子所说的"君子和而不同"。其意即君子要与他人保持一种和谐友善的关系，但对具体问题的看法却可不必苟同于对方。

张子琳先生在诊病时，常常要问及化验、透视的结果。遇到某些月经不正常的妇女，就让其去做妊娠试验，而不是只凭诊脉来确定有孕与否。对一些咳嗽严重的患者，就让其去做透视，根据透视结果来确定病情后再做中医治疗。一些肾炎患者、肝炎患者，张子琳先生在处方时一般都要参照化验单，并将其作为用药的重要依据。肾炎患者，小便化验单上如有红细胞，处方中通常加凉血、止血药物。如果显示有蛋白的，则方剂加利湿药物，或补脾、补肾药物。肝炎患者，黄疸指数高，则茵陈加倍；氨基转移酶（简称转氨酶）高，则重用清热解毒药物。透视结果显示有肺结核的，则以沙参、麦冬、百合等滋阴润肺药物为主。血糖偏高者，则加用麦冬、天冬、天花粉、葛根这些养阴生津药物。高血压患者，一定要加怀牛膝、生杜仲、桑寄生、生龙骨、生牡蛎等。

## （四）方剂应用特色

### 1.《金匮要略》胶艾汤

张子琳先生治疗崩漏，主要以《金匮要略》中的胶艾汤加川续断为基础方。其中四物汤和血养血；川芎一般都是 5g，取少许活血之意，如多用就有加重失血之虞。其成功之处在于细节，不可不慎。一般用熟地黄，失血严重则用熟地炭。当血热明显时，则用生地黄。当肾虚、血热都明显时，二者兼用。阿胶养阴止血，艾叶温经止血，而即使是血热患者，艾叶也几乎没有不用的时候。在每一个崩漏患者的方剂中，炙甘草没有不用的时候。炙甘草能调和诸药，有培补中土、增进脾统血的功效，因而受到重视。崩漏由冲任不固引起，而川续断补肝肾、健腰膝，使肾作强，冲任得坚，崩漏能愈。此八味药成为治疗崩漏的固定组合，而往往都能取得意想不到的疗效。

### 2. 仙方活命饮

张子琳先生治疗疮疡，在急性期一般采用仙方活命饮，在慢性期采用托里消毒散（即八珍汤加黄芪、金银花、白芷等）。对其中的陈皮、白芷、天花粉的应用，有特殊的理解。陈皮理气行滞以消胀，白芷祛风除湿排脓以消肿；天花粉清化热痰以散结。再进一步研究就会发现，在任何治疗疮疡方剂中都会有白芷。张子琳先生认为：白芷入胃经，属阳明经之引经药，有消肿的作用，还有把阳明精微引入患处而生肌的作用。天花粉有活血祛瘀、养阴生津的作用，可使患处津液润泽，促进疮口愈合。在通读张子琳先生病案之后可以发现，许多久治不愈的疮疡患者，在经张子琳老先生接手治疗后竟能奇迹般地痊愈。其疗效之神奇，让人匪夷所思。

### 3. 下乳方

张子琳先生在治疗产妇乳少的病证时，多以当归补血汤为基础方，《汤头歌诀》曰："当归补血有奇功，归少芪多力最雄。"虽名当归补血汤，而往往是当归 9g，黄芪 15g，即归少芪多。这是什么道理？有形之血不能速生，必须得阳气温煦而后能生。黄芪几倍于当归，"阳升阴长"，故产生了很强的补血效果。运用该方来治疗乳少，效果突出，也是这个道理。应该说，白芷辛散风邪，可止阳明头痛，且其辛能散痈肿之结。但是，在治疗乳少的方剂中，为什么还离不开白芷呢？张子琳先生说：白芷是阳明经药，能"中焦化气取汁"，有将脾胃精华转化为乳汁的功能。

## （五）药物的应用特色

张子琳先生对一些药物的应用常有一些耐人寻味的地方，譬如以下几味药。

莲子：取参苓白术散中的用意，补脾健胃、增进食欲，很少用于养心益肾。

竹茹：性甘，微寒，清热止呕，涤痰开郁，常用于热证呕吐。但是张子琳先生却常以平性药物看待之，用于各种呕吐、恶心的疾病。即使是偏寒的呕吐，竹茹也照用不误。

怀牛膝：在张锡纯的镇肝熄风汤中，既能补肝肾，又能引血下行，使虚阳归于下元。在临床上，张子琳先生就把怀牛膝、生杜仲、桑寄生、生龙骨、生牡蛎，当作降压药物使用。在脾胃奔豚病中，以怀牛膝、川楝子、荔枝核、沉香、生龙骨、生牡蛎降逆平冲。在肾虚气短病的诊治中，以六味丸去牡丹皮、泽泻，加怀牛膝、沉香、补骨脂、核桃仁补肾纳气，治疗效果突出。

### （六）不言而喻的老四味

施今墨老先生开处方喜欢用"对药"，如柴胡、前胡，羌活、独活，桃仁、杏仁，枳壳、桔梗，芦根、苇根，吴茱萸、黄连，忍冬藤、忍冬花。张子琳先生给患者诊疗时，案头也总放一本《施氏医案》。每逢遇到患者的病是西医病名时，就总是翻看此书，按图索骥，寻找认为效果满意的处方。

张子琳先生虽然在语言上没明确地表示过，但翻看他留存的医案，就可以发现很多"老四味"的痕迹。

厌食：山药、莲子、陈皮、鸡内金。

头晕：石决明、蒺藜、菊花、白芍。

高血压：怀牛膝、生杜仲、桑寄生、生龙骨、生牡蛎。

奔豚病：怀牛膝、川楝子、沉香、荔枝核。

缺乳：穿山甲（代）、漏芦、王不留行、通草。

咽痛：玄参、牛蒡子、桔梗、甘草。

发冷发热：金银花、连翘、芦根、荆芥。

乳痈：瓜蒌、白芷、浙贝母、橘叶。

痈肿：白芷、天花粉、陈皮、防风。

汗症：浮小麦、麻黄根、牡蛎、大枣。

腰痛：川续断、桑寄生、狗脊、杜仲。

气短：怀牛膝、沉香、补骨脂、胡桃仁。

胸痹：瓜蒌、薤白、紫苏梗、丹参。

瘙痒：苦参、蛇床子、地肤子、白鲜皮。

咳嗽：杏仁、桔梗、前胡、陈皮。

便秘：当归、火麻仁、郁李仁、肉苁蓉。

## 四、肾病：此中滋味谁能解得开

我自己一生，对各种肾病曾做过许多潜心研究，对各种肾病治疗的实践有特别的兴趣。《张子琳临症医案实录》中记载有大量的关于急性肾炎、慢性肾炎、肾盂肾炎、肾病综合征、尿毒症等方面的医案。张子琳先生认为肾病一般都由湿浊停滞、脾肾两虚引起，关于这一点，我们可说是英雄所见略同。请看以下的两个肾病医案。

**病例 3**　蒋某，女，34 岁。

**首诊**　1980 年 11 月 25 日。食欲欠佳，进食 5～6 两（1 两=50g）/日，大便偏干，小便色黄、呈糊状，泡沫多，月经至今 2 个月余未来，腰部时酸软，口不欲饮，患病 5 个月余。西医检查为肾炎，蛋白+++，有时胸胀满，情志不遂后加重，舌淡苔白腻，脉沉弱。

山药 12g，莲子 9g，茯苓 10g，鸡内金 6g，陈皮 6g，麦冬 9g，甘草梢 5g，萆薢 9g，竹叶 9g，川续断 12g，狗脊 12g，焦杜仲 12g，菟丝子 15g，远志 6g，炒酸枣仁 12g，紫苏梗 6g。

**按**：此病为虚实夹杂之肾炎，蛋白+++。按照中医学的理论：蛋白的产生一方面是由于肾虚不能藏精、脾虚不能健运，以致渗泄于下；在另一方面是蛋白不变精微而为湿浊，使小便呈糊状。张子琳先生一方面以萆薢、竹叶、茯苓分清泌浊、清利湿热。另一方面以山药、莲子、陈皮、鸡内金健脾，变废为宝，增加蛋白的吸收；以川续断、狗脊、焦杜仲、菟丝子补肾藏精。远志、炒酸枣仁安神镇静，紫苏梗疏肝解郁。

**病例 4**　吕某，男，11 岁。

**首诊**　1974 年 2 月 4 日。食欲基本正常，小便频数，尿色正常，出汗，患病 1 个月，因肾炎住院，现尿蛋白微量，脉沉弱。

熟地黄 15g，女贞子 9g，山药 9g，茯苓 9g，泽泻 6g，牡丹皮 6g，白术 6g，菟丝子 9g，车前子 6g，牛膝 6g，黄芪 9g，生龙骨 12g，生牡蛎 12g，浮小麦 15g。

**按**：此肾炎患者经住院治疗之后已接近痊愈，但是为确保在病愈之后不复发，就更弦易辙来服用中药。缓则治其本，张子琳先生应用六味地黄丸以补肾固涩立法，加济生肾气丸中的车前子、牛膝以增强利水的功能；加山药、白术、茯苓健脾，黄芪补气；菟丝子缩尿，减少蛋白的排出；生龙骨、生牡蛎、浮小麦、黄芪固表止汗，也有固精止泄的功能。

在张子琳先生开出的这一副只有十几味药的处方中，包含有六味地黄丸、济生肾气丸、五子衍宗丸、金锁固精丸、玉屏风散的精髓。小小一副处方，给人一种"此中有真意，欲辨已忘言"的深长意味。

# 五、结　语

张子琳先生一生的大多数时间都是行医于民间，属于草根医生一类。在农村，有五花八门、形形色色的患者，千奇百怪的病种，有时简直让你焦头烂额，逼迫得你挖空心思，才终于峰回路转、眼前一亮，将患者治愈。几十年的风风雨雨、跌爬滚打，积累了无数的经验，得到了不少教训，这就是所谓的临床经验。直至晚年又被延请至山西省中医药研究院工作近 15 年，"勤求古训，博采众方"，这才终于修成正果。现在回头来看，张子琳对于一些药物的应用，疾病的治疗措施，依然保留着一些民间特色，也更加真切地反映了民间医生的诊疗根本，这也可以说是张子琳先生的医疗特色之一。

这套《张子琳临症医案实录》丛书最宝贵之处，就是原案辑录、未加修饰，原汁原味地保存了张子琳先生的临床经验。读者如果有兴趣，不妨把这些特色照搬应用于具体临床实践中。实践是检验真理的标准，只有经得起历史考验的东西，才是最宝贵的。

"道之所存，虽千万人吾往矣！"希望有志于祖国医学的后来者，通过对这本书的阅读、借鉴和施行，而发扬光大祖国医学，更好地造福于人类。

北京中医药大学　彭建中

2024 年 2 月 11 日

# 前　言

　　《张子琳临症医案实录》是由张子琳先生 1970～1981 年手写《记录医案》、《零散医案》、《病案分类》、《常惭愧斋抄本》等，大约 70 册，汇总分类而成，本套书的编写为五个分册，分别为肺肾病篇、脾胃病篇、肝心病篇、妇儿病篇、外科病篇；内容分别按照疾病分章，章内有该疾病概述、典型病案、病案实录及小结。其中，典型病案是选取该疾病典型医案辨证论治进行按语分析，病案实录则是张子琳的医案汇集。

　　本书是对张子琳先生所留珍贵医案中的肺肾病部分进行首次全面的收集和整理。

　　正所谓"温邪上受，首先犯肺"。张子琳先生的医案中，最多见的就是风热感冒、急性气管炎、急性肺炎、肺痈，都属于热性病变。急性扁桃体炎，是热蕴肺胃引起的；鼻窦炎，则是湿热蕴积肺胆引起的。《内经》说："风淫于内，治以辛凉，佐以苦，以甘缓之。"银翘散、桑菊饮，都是根据该宗旨制定的方剂。

　　《内经》说"肾者主水"，又"肾者主蛰，封藏之本也"。肾科疾病，基本包括泌尿系统疾病和生殖系统疾病。西医比喻肾脏为"下水道"，如"下水道"出现潴留，就会出现水肿，继而引发肾病。如出现肾衰竭，就会引起尿毒症、氨中毒，危及患者生命。如下焦发生湿热蕴积，就会发生淋证、尿血、尿浊。根据中医的理论，肾有藏精的作用，即主生殖，如发生阳痿、遗精等疾病，都与肾虚有关。临床上，经常遇到患者拿着化验单要求开方的。张子琳老先生也是参考化验单结果来开具处方：如果小便化验有尿蛋白，气虚明显者，则以四君子汤、六君子汤补脾益气，加强脾胃除湿化浊功能，一般可加山药、白术、薏苡仁、芡实健脾利湿。若小便浑浊，加萆薢分清泌浊；若小便中有红细胞，则加小蓟、栀子、白茅根一类；而如果下焦湿热明显，则加知母、黄柏。

　　肺主吸气，肾主纳气。西医学认为，当出现呼吸衰竭时，容易引起心力衰竭，即水肿、不能平卧、手足厥冷等肾阳衰竭、寒水上犯的症状。这时，医生就需要采用如真武汤、四逆汤等回阳救逆药物。喘促时久，病会由肺及肾，治疗就当应用补肾纳气方剂，即六味地黄丸去牡丹皮、泽泻，加沉香、冬虫夏草、补骨脂、胡桃仁等。

　　中国当代中医临床学家张子琳先生幼承家学，后又深研经典，是享誉一方的著名中医学家。先生晚年退休，归于家乡，为乡邻诊病，登门求治者络绎不绝。难能可贵之处是，张子琳先生于七八十岁高龄亲自记录病案，一丝不苟，十余年如一日，竟积七十余册，收集临床医案约三万例。这些病案之珍贵价值，一是源于绝对真实的一手资料，读之如同亲侍先生左右；二是收集病案为先生晚年医术炉火纯青时所诊，汇集先生一生所学的结晶。作为先生的再传弟子和后人，山西省中医药研究院的王世荣主任医师与山西省忻州市定襄县中医院的张文茂医师在医案点评与经验总结方面做了大量工作。在书稿编写过程中，邓楠、张瀚文等医务工作者为医案的录入和校对付出了大量心血，在此表示感谢。

《灵枢·本输》云："少阳属肾，肾上连肺"，脏腑之间，常常互相影响，所谓金水相生，可见肺肾之间在生理、病理上都密切相关。本书收集关于感冒、咳嗽、水肿、淋证、腰痛等 21 种疾病的医案，力求提炼张子琳先生对于专病的治疗经验，总结他对肺系和肾系疾病的共性用药特点，以供读者学习参考。

此外，根据国务院国发 [1993] 39 号《关于禁止犀牛角和虎骨贸易的通知》，这两种药物已停止供药用，本套书中中医古籍或方剂中涉及这两药时，仅供参考，临床用药建议使用其代用品。临床用药应严格按照最新版《中华人民共和国药典》和国家相关部门管理规定。

编　者

2024 年 12 月

# 目  录

# 第一章　感　冒

感冒是人体感受风邪或时行病毒，引起肺卫功能失调，出现鼻塞、流涕、打喷嚏、头痛、恶寒、发热、全身不适等主要临床表现的一种外感疾病。感冒为常见多发病，其发病之广，个体重复发病率之高，是其他任何疾病都无法与之相比的。本病一年四季均可发生，以冬春季为多。而且，感冒也是咳嗽、心悸、水肿、痹病等疾病发生和加重的因素。故感冒不是小病，须积极防治。对患有感冒疾病者，选用相应中药进行预防和治疗，可以收到显著的效果。中医所述之感冒与西医之感冒、上呼吸道感染基本相同，而时行感冒相当于西医学的流行性感冒。治疗时可通过中西医结合，使患者的病情，在最短时间内得到缓解。

早在《内经》中，人们已经认识到感冒主要是由外感风邪所致。《素问·骨空论》说："风从外入，令人振寒，汗出，头痛，身重，恶寒。"汉代《伤寒论》已经论述了寒邪所致感冒的证治，所列之桂枝汤、麻黄汤即为感冒风寒两类证候的治疗作了示范。隋代《诸病源候论·风热候》指出："风热之气，先从皮毛入于肺也……其状使人恶风寒战，目欲脱，涕唾出……有青黄脓涕"，已经认识到风热病邪可引起感冒，并较准确地描述了其临床证候。元代《丹溪心法·伤风》明确指出本病病位在肺，治疗"宜辛温或辛凉之剂散之"。清代医家已认识到本病与感受时行病毒有关，叶天士的《外感温热篇》奠定了温病学的理论体系。吴鞠通的《温病条辨》是我们防治温病的经典著作，其中的银翘散、桑菊饮等方剂，至今仍是治疗风热感冒首选的方剂。

张子琳治疗感冒，以疏风散寒或辛凉解表为主。感寒重者，采用葱白、荆芥、防风、苏叶等；感热重者，采用金银花、连翘、桑叶、菊花等。咽肿痛甚者，加玄参、板蓝根等；口渴者，加知母、天花粉等；痰多者，加桑白皮、贝母等；气虚者，加人参、茯苓等；阴虚内热者，加麦冬、玉竹等。

## 典型病案

**病例 1　徐某，男，61 岁。**

首诊　1970 年 12 月 8 日。头闷，发冷热，口干苦，欲饮水，咳嗽，吐白痰，能食、不能多食，二便正常，发病 5～6 日，脉弦数。

桑叶 9g，菊花 9g，荆芥穗 6g，薄荷 6g，连翘 12g，金银花 12g，芦根 15g，麦冬 9g，天花粉 9g，焦三仙各 6g，陈皮 6g。

**按：**该患者属风热感冒，治疗方剂由银翘散与桑菊饮二方加减而成。银翘散由金银花、连翘、竹叶、荆芥、牛蒡子、桔梗、薄荷、芦根、甘草、淡豆豉组成，治疗风热无汗，微恶风寒，头痛口渴，咳嗽咽痛，脉浮数之风热感冒。

2诊 1970年12月9日。头闷、发冷热已见好，口干不欲饮，咳嗽白痰多，不欲食，脉弦见好。

桑叶9g，菊花9g，薄荷6g，芦根15g，桔梗6g，甘草5g，麦冬9g，天花粉9g，橘皮6g，浙贝母9g，紫菀9g，杏仁9g，鸡内金6g，焦三仙各6g，前胡9g，桑白皮9g。

**按：** 发冷热已见好，继续予桑菊饮治疗。仍然咳嗽，加清肺、肃肺之桑白皮、橘皮、紫菀、前胡。

3诊 1970年12月10日。头闷见轻，口干见轻，食欲好，发冷热见轻，咳嗽，吐白痰，右脉稍弦。

桑白皮9g，桑叶9g，芦根15g，桔梗6g，甘草5g，麦冬9g，天花粉9g，橘皮6g，浙贝母9g，紫菀9g，杏仁9g，鸡内金6g，焦三仙各6g，前胡9g，菊花9g。

**按：** 综观张子琳病案，芦根应用颇有特色，遇到高热患者，即加大芦根剂量往往有特殊的降温效果。该药甘寒多液，用于温热病咳痰稠黏之症甚好。

4诊 1971年1月13日。头闷晕，咳嗽，痰白黏，胸闷，恶心，不欲食，鼻塞，发热，口干渴，身体疲乏，二便正常，发病4日，右脉浮数。

菊花9g，桑叶9g，连翘15g，金银花12g，桔梗6g，甘草5g，荆芥穗6g，薄荷6g，芦根15g，藿香6g，陈皮6g，神曲6g，麦冬9g，知母9g。

**按：** 恶心加藿香，一则降胃气而止恶心；二则有发散风湿之作用，也可使体表之酸困减轻。

5诊 1971年3月21日。头闷，发冷，咳嗽，眼憋，口干渴，吐涎沫，咳嗽吐痰，脉沉弱。

菊花9g，苏叶9g，杏仁9g，桔梗6g，甘草5g，橘皮6g，连翘12g，金银花12g，荆芥穗9g，防风9g，远志6g，炒酸枣仁12g，桑白皮9g。

6诊 1971年3月22日。头闷，发冷，发热，咳嗽，痰白，口干渴。

菊花9g，苏叶9g，金银花12g，连翘15g，桔梗6g，甘草5g，荆芥穗6g，防风9g，前胡9g，桑白皮9g，麦冬9g，杏仁6g，橘皮6g，天花粉9g，知母6g，葱白3节。

7诊 1971年3月24日。头闷，轻度发冷，仍发热，咳嗽，吐白痰，口干渴，不欲食，二便利，脉沉弱。

菊花9g，苏叶9g，金银花9g，连翘12g，桔梗6g，甘草5g，荆芥穗6g，前胡9g，桑白皮9g，杏仁9g，橘皮6g，知母9g，天花粉9g，葱白3节，焦三仙各6g。

🎓 **病例2 白某，女，58岁。**

首诊 1970年12月26日。头痛，发热，口干渴，恶心，流清涕，不欲食，发病4日。

桑叶9g，菊花9g，薄荷6g，桔梗6g，金银花9g，连翘12g，芦根15g，甘草5g，竹茹9g，藿香6g，陈皮6g，神曲6g，麦冬9g，天花粉9g，葱白3节。

**按：** 仍然是风热感冒，但夹有一些风寒的表现。流清涕，加葱白以发表，恶心加藿香、竹茹和胃降逆。

2 诊　1970 年 12 月 28 日。头仍闷，有轻热，不恶心，能食，咳嗽，痰白，脉细弱。

桑叶 9g，菊花 9g，桔梗 6g，甘草 5g，桑白皮 9g，橘红 9g，杏仁 9g，半夏 9g，紫菀 9g，芦根 9g。

按：桑叶、菊花，既可散风热，也可清头目。

**病例 3　马某，男，60 岁。**

首诊　1971 年 4 月 7 日。头晕脑闷善感冒，发热，口干渴，咳嗽胸闷，无痰，不欲食，二便正常，发病由去年 10 月外感引起，脉弦大。

菊花 9g，桑叶 9g，桔梗 6g，连翘 15g，金银花 12g，甘草 5g，芦根 15g，杏仁 9g，天花粉 9g，麦冬 9g，瓜蒌 9g，焦三仙各 6g，薄荷 6g。

2 诊　1971 年 4 月 10 日。服药后头晕发热、咳嗽均见好，稍能食，口干渴亦见好，仍胸闷，脉较缓和。

桑叶 9g，菊花 9g，连翘 12g，金银花 12g，杏仁 9g，橘皮 9g，桔梗 6g，瓜蒌 9g，麦冬 9g，甘草 5g，焦三仙各 6g，枳壳 6g，地骨皮 12g，芦根 12g，薄荷 5g。

按：胸闷，加瓜蒌宽胸理气；加枳壳，治疗消化不良、胸膈痞满胀闷。

3 诊　1971 年 4 月 15 日。仍发热，头闷，咳嗽见轻，能食，时口干渴，仍胃脘胀满，脉弦。

桑叶 9g，菊花 9g，连翘 12g，金银花 12g，杏仁 9g，橘皮 6g，桔梗 6g，瓜蒌 9g，麦冬 9g，甘草 5g，枳壳 6g，地骨皮 12g，薄荷 5g。

按：发热就用金银花、连翘，清热解毒。

**病例 4　李某，男，52 岁。**

首诊　1971 年 5 月 6 日。头痛，发冷发热，身体酸楚，口干苦，气喘咳嗽，吐黄臭痰，食纳乏味，二便一般，发病半个月，脉弦数。

桑叶 9g，菊花 9g，连翘 15g，金银花 15g，桔梗 6g，芦根 15g，杏仁 9g，瓜蒌 9g，黄芩 9g，甘草 5g，知母 9g，薄荷 6g，荆芥穗 6g，前胡 9g。

按：身体酸楚，加荆芥穗；口干苦、吐黄臭痰，属肺有热，加黄芩清之。

2 诊　1971 年 5 月 7 日。头痛见轻，仍发冷，不口苦，仍气喘，咳嗽吐黄臭痰减轻，脉弦数较缓。

桑叶 9g，菊花 9g，桔梗 6g，芦根 18g，杏仁 9g，黄芩 9g，前胡 9g，瓜蒌 9g，知母 9g，桑白皮 9g，甘草 5g，荆芥穗 9g，紫苏 6g。

**病例 5　李某，男，57 岁。**

首诊　1974 年 5 月 1 日。于 4 月 20 日，发冷、发热，寒战，恶心呕吐，头痛闷。现症：有发冷、寒战，低热，头闷、轻度痛，食欲减退，大便偏稀，小便灼黄，口黏苦，胸闷。血压 160/110mmHg[*]曾服小柴胡汤加减不效。舌苔腻厚，脉沉而弦。

桑叶 9g，菊花 9g，连翘 9g，金银花 9g，甘草 5g，苏叶 9g，防风 9g，荆芥 9g，陈皮 6g，神曲 6g，厚朴 6g，竹叶 6g，桔梗 6g，生姜 3 片。

按：发冷、寒战，重用解表药，加荆芥、防风、苏叶、生姜。发热，加金银花、连翘。

---

[*] 1mmHg=0.133 kPa。

**2 诊**　1974 年 5 月 6 日。服药后，发冷、发热见轻，无寒战，恶心呕吐见好，头仍发闷，食欲稍增，但仍差，大便不溏 1 次，小便灼热，胸闷也见轻。舌苔腻黄厚，脉沉弦。

桑叶 9g，菊花 9g，连翘 12g，金银花 12g，桔梗 6g，甘草 5g，防风 9g，荆芥 9g，陈皮 9g，厚朴 6g，苏梗 9g，竹叶 6g，神曲 6g，焦山楂 6g，白茅根 12g，芦根 15g，葱白 3 节。

🎓 **病例 6　徐某，男，39 岁。**

**首诊**　1974 年 5 月 12 日。发冷发热，口干渴，头后脑痛，背困，不欲食，二便正常，手麻，有时足痒痛。经中西医治疗不效，故来此就诊。舌苔腻黄，脉弦数。

连翘 15g，金银花 15g，桑叶 9g，菊花 9g，羌活 9g，麦冬 9g，桔梗 6g，甘草 5g，芦根 24g，天花粉 9g，神曲 6g，麦芽 9g，荆芥 9g，葱白 3 节。

**按：**头后脑痛，背困，病属太阳经症状，故用羌活。

**2 诊**　1974 年 5 月 13 日。服药后，晚上发冷发热未发作，头仍痛，不欲食，原有手足麻，近日不麻，脉沉。

连翘 15g，金银花 15g，桑叶 9g，菊花 9g，羌活 9g，蔓荆子 9g，麦芽 9g，神曲 9g，天花粉 9g，芦根 24g，荆芥穗 6g，桔梗 6g，甘草 5g。

**按：**头仍痛，加蔓荆子治疗。

🎓 **病例 7　郝某，女，50 岁。**

**首诊**　1975 年 11 月 25 日。感冒，从前天开始温度 37.9℃，头皮痛，咽痛，咽干，四肢筋痛、身发冷，手足烧，鼻干，不能多食，乏味，二便正常。

桔梗 6g，甘草 5g，金银花 12g，连翘 9g，芦根 12g，麦冬 9g，炒牛蒡子 6g，地骨皮 12g，玄参 9g，荆芥穗 6g，苏叶 6g，菊花 9g，桑叶 9g。

**按：**高热、咽痛，用金银花、连翘、芦根，清热解毒。炒牛蒡子、玄参对于咽痛有特别的疗效。

**2 诊**　1975 年 11 月 27 日。服药后，身已不冷，头皮不痛，仍闷痒，咽痛见好，咽干、筋痛见好，手足有时烧，不能多食，不香，胃脘胀满，脉沉弱。

桑叶 9g，菊花 9g，麦冬 9g，地骨皮 12g，陈皮 6g，神曲 6g，粉甘草 5g，山药 12g，厚朴 6g，石斛 9g。

**3 诊**　1975 年 12 月 1 日。服药后，头闷，行走时偶尔还晕，有时咽干，能食，胃脘胀满见好，舌系带赤、痛，牙闷痛，脉沉。

麦冬 9g，地骨皮 9g，粉甘草 5g，石斛 9g，金银花 9g，连翘 6g，菊花 9g，玄参 9g，牡丹皮 6g，陈皮 5g，神曲 5g。

**按：**外感风热，内热炽盛，加金银花、连翘清热，地骨皮、牡丹皮清内热，石斛滋阴清热，治舌痛。

🎓 **病例 8　贾某，男，20 岁。**

**首诊**　1974 年 11 月 5 日。口鼻咽干痛，头晕痛，手烧，不欲饮食，腹不舒，大便次多、发干，小便正常，发病 1 周，腹胀满，脉沉弱。

桔梗 6g，甘草 5g，玄参 12g，麦冬 9g，石斛 12g，玉竹 9g，沙参 9g，当归 9g，瓜蒌 9g，菊花 9g，桑叶 9g，连翘 12g，金银花 12g，地骨皮 12g，荆芥穗 6g，陈皮

6g，厚朴 6g。

**按：** 治宜发散风热，滋阴降火。

2 诊 1974 年 11 月 18 日。口鼻咽干痛已见轻，头晕痛亦见好，便干见好。

照 11 月 5 日方，加狗脊、杜仲各 9g，去连翘、金银花，玄参减为 9g。

**病例 9** 温某，女，48 岁。

首诊 1981 年 3 月 30 日。感冒 8 日，身发冷，咽口干，咳嗽，吐黄黏痰，咳痰不利，月经提前，食欲差，二便一般，鼻流黄黏涕，肢体疲乏，头闷不清，舌苔黄白，脉沉。

荆芥 9g，防风 9g，苏叶 9g，桔梗 6g，杏仁 9g，芦根 15g，甘草 5g，瓜蒌 10g，橘红 9g，前胡 9g，桑叶 9g，菊花 9g，桂枝 6g，生姜 3 片，大枣 3 枚，浙贝母 9g。

**按：** 身发冷，加荆芥、防风、苏叶，少加桂枝、生姜、大枣，以祛风寒。

2 诊 1981 年 4 月 2 日。服药后，身发冷好转，仍轻度发冷，咽干见好，咳嗽明显见好，但仍咳黄痰，食欲、睡眠正常，仍流黄白鼻涕，头闷，肢体疲乏，舌苔白黄，脉沉。

荆芥 6g，防风 6g，桂枝 6g，苏叶 9g，桔梗 6g，橘红 6g，浙贝母 9g，桑叶 9g，菊花 9g，生姜 3 片，大枣 3 枚，芦根 10g，甘草 5g。

**按：** 发冷，防风、荆芥、桂枝、生姜、大枣主之；头闷，加桑叶、菊花；咳黄痰，此有肺热，加芦根、浙贝母、橘红。

**病例 10** 李某，女，39 岁。

首诊 1976 年 3 月 17 日。于 3 月 7 日时感觉发冷发热，服发汗剂即愈。后又觉头晕，检查白细胞计数高，注射庆大霉素治疗，昨日又服过中药，无明显改善。现症：头晕昏沉，头发热，心烦不宁，既往有胃溃疡胃疼病史，咽干痒，咳嗽吐白痰，鼻涕带血，舌尖稍赤无苔，脉沉。

菊花 9g，桑叶 9g，桔梗 6g，连翘 15g，金银花 21g，橘红 6g，浙贝母 9g，前胡 9g，白茅根 15g，芦根 15g，麦冬 9g，甘草 6g。

2 诊 1976 年 3 月 19 日。服 3 月 17 日方，仍头晕，咳嗽、吐痰均见好，体疲无力，腰困，血涕也无，手轻烧，平时抵抗力不强，善感冒，脉沉。

菊花 9g，桑叶 9g，桔梗 6g，连翘 12g，金银花 15g，芦根 15g，麦冬 9g，甘草 6g，牡丹皮 6g，地骨皮 12g，薄荷 6g，桑寄生 15g，狗脊 12g。

**按：** 外感风热，用金银花、连翘、菊花、桑叶、芦根、薄荷清散；手烧加牡丹皮、地骨皮；腰困，加桑寄生、狗脊。

**病例 11** 田某，女，69 岁。

首诊 1977 年 3 月 31 日。近日感冒，流清涕，发冷热，轻咳嗽，牙龈肿。

菊花 9g，金银花 12g，桔梗 6g，甘草 5g，荆芥 6g，防风 6g，芦根 15g，连翘 9g，前胡 9g，杏仁 6g，七爪红 6g。

**按：** 发热，用金银花、连翘；发冷，用荆芥、防风。

2 诊 1977 年 4 月 4 日。服 3 月 31 日方，感冒症状已好转很多，现在饮食乏味，口苦，出汗，精神差，轻咳，舌苔黄。

芦根 12g，连翘 9g，金银花 9g，前胡 6g，七爪红 6g，浙贝母 9g，黄芩 5g，神曲 6g，甘草 5g，竹叶 6g。

**按：** 表证已解，内热炽盛，加黄芩、竹叶清热。

🎓 **病例 12　康某，女，27 岁。**

**首诊**　1979 年 3 月 16 日。不欲食，二便、月经正常，常身发冷，头痛，昨日晚上发热，咽痒，咳嗽，吐痰多、不黏，有时发黄，咳多即喘，脉数。

桔梗 6g，甘草 5g，前胡 9g，杏仁 9g，防风 9g，荆芥 9g，白芷 9g，金银花 12g，连翘 12g，芦根 15g，瓜蒌 15g，浙贝母 9g，紫菀 9g，桑叶 9g。

**2 诊**　1979 年 3 月 18 日。服 3 月 16 日方，仍不欲食，头痛见好，转为头晕，白天发冷，晚上发热，咽痒，咳嗽，吐痰多，吐白痰，喘息减轻，脉数见好。

桔梗 6g，甘草 5g，前胡 9g，杏仁 9g，荆芥 6g，桑叶 9g，菊花 9g，浙贝母 9g，瓜蒌 15g，紫菀 9g，款冬花 9g。

**3 诊**　1979 年 3 月 21 日。服 3 月 18 日方食欲已好，头晕、发冷发热见好，咽痒，咳嗽，吐白黄痰，脉细弱。

桔梗 6g，甘草 5g，前胡 9g，杏仁 9g，桑叶 9g，菊花 9g，浙贝母 9g，紫菀 9g，百部 9g，枇杷叶 9g，苏子 5g，橘红 6g，半夏 6g。

**按：** 痰热蕴肺，以杏仁、枇杷叶、苏子降肺气，浙贝母、橘红化热痰。

🎓 **病例 13　韩某，男，64 岁。**

**首诊**　1978 年 1 月 5 日。于 1 个月以前患感冒，虽未耽误工作，但病情反复、始终不能痊愈。现症：轻度发热，头闷晕，口鼻干，流清涕，咳嗽，吐白痰多，能食，二便正常，左胁区发烧，心慌心悸，失眠气短，舌苔白腻，脉两手间歇。

桔梗 6g，菊花 9g，桑叶 9g，麦冬 9g，辽沙参 9g，五味子 6g，芦根 15g，贝母 9g，橘红 6g，炙甘草 5g，炙枇杷叶 6g，前胡 9g，远志 6g，炒酸枣仁 15g，地骨皮 12g，荆芥穗 6g。

**2 诊**　1978 年 1 月 8 日。服 1 月 5 日方，头闷晕见轻，鼻有清涕，咳嗽见轻，气短减轻，稍心慌跳，左胁烧，舌苔白有裂纹，脉间歇不明显。

桔梗 6g，菊花 9g，桑叶 9g，麦冬 9g，辽沙参 9g，五味子 5g，芦根 15g，石斛 12g，贝母 9g，橘红 6g，炙甘草 5g，炙枇杷叶 6g，荆芥穗 6g，地骨皮 15g，远志 6g。

🎓 **病例 14　郭某，男，38 岁。**

**首诊**　1970 年 12 月 4 日。感冒 5～6 日，现症：发冷发热，头痛，原有清涕，现无，口咽干，咳嗽气喘，吐红沫痰，口内发黏，右胸痛，脉细数。

桑叶 9g，菊花 9g，连翘 12g，金银花 12g，桔梗 6g，甘草 5g，杏仁 9g，浙贝母 6g，瓜蒌 9g，芦根 15g，白茅根 12g，薄荷 6g，荆芥穗 5g，苏子 5g。

**按：** 有发冷，以荆芥穗发散；瓜蒌宽胸理气、利痰下气；芦根清热生津；白茅根利尿止血清热。

**2 诊**　1970 年 12 月 9 日。发冷发热、头痛都见好，仍咽鼻干，欲饮水，仍气喘咳嗽，吐红痰已消失，右胸痛，脉已不数。

桔梗 6g，甘草 5g，桑叶 9g，杏仁 9g，瓜蒌 12g，西贝母 9g，桑白皮 9g，紫菀 9g，麦冬 9g，鸡内金 7.5g，苏子 5g，枇杷叶 6g，橘红 6g。

**按：** 枇杷叶，苦泄肺胃之热而化痰下气，用于肺热咳嗽、呕哕口渴等症。

**🎓 病例 15　王某，女，57 岁。**

首诊　1972 年 1 月 17 日。寒热往来，口苦干，胸不舒，善太息，不欲食，二便正常。本次发病 3 日，多年前即有此病，脉左弦右平。

柴胡 12g，黄芩 9g，半夏 9g，党参 9g，炙甘草 5g，陈皮 6g，鸡内金 6g，神曲 6g，苏梗 9g，香附 6g。

**按：**寒热往来，口苦干，胸不舒，善太息，不欲食，此为伤寒少阳证，故以小柴胡汤治疗。在此方中，柴胡剂量应在 10g 以上，才能起到治疗寒热往来的作用。

2 诊　1972 年 1 月 18 日。服药后已不发冷，发热甚，头痛。

白芍 9g，柴胡 6g，薄荷 6g，栀子 6g，牡丹皮 6g，甘草 5g，半夏 9g，陈皮 6g，菊花 9g，连翘 9g，葛根 9g，当归 9g，川芎 9g，白芷 6g，煨姜 3 片为引。

**按：**不发冷，发热甚，说明表证已解。此方为丹栀逍遥散加减。发热，加连翘、菊花清散风热，头痛加川芎、白芷；葛根为治阳明经头痛药物；煨姜，《实用药性字典》云：“主和中止呕。与大枣同用，取其行脾胃之津液而和营卫。比生姜而不散，比干姜而不燥。”该药也只在逍遥散中用过。

3 诊　1972 年 1 月 20 日。发热发冷已见好，仍轻度寒热往来，头轻痛，干恶心，吐黏痰不欲食，口苦。

当归 9g，白芍 9g，柴胡 6g，薄荷 6g，栀子 6g，牡丹皮 6g，白芷 6g，川芎 9g，黄芩 6g，半夏 9g，陈皮 6g，鸡内金 6g，神曲 6g，甘草 5g，生姜 3 片。

**按：**丹栀逍遥散合二陈汤，内含小柴胡汤的意思。

**🎓 病例 16　薄某，女，18 岁。**

首诊　1971 年 7 月 27 日。头痛，发热，口干，胸闷，不欲食，发病 7～8 日。

连翘 15g，金银花 15g，桑叶 9g，菊花 9g，荆芥 6g，防风 6g，薄荷 6g，白芷 6g，川芎 9g，麦冬 9g，桔梗 6g，瓜蒌 12g，陈皮 6g，焦三仙各 6g，甘草 5g，石膏 12g，黄芩 9g。

**按：**头痛、发热，口干，是感冒症状已转入足阳明胃经，在发散风热的同时，用石膏清胃热。桑菊饮歌诀云：“热盛阳明入母膏”，即取此意。

2 诊　1971 年 8 月 2 日。服 7 月 27 日方后，头痛已消失，发热亦好转，仍口干，胸闷，不欲食，心悸。

桔梗 6g，枳壳 6g，连翘 12g，金银花 15g，瓜蒌 12g，薄荷 6g，芦根 15g，麦冬 9g，天花粉 9g，甘草 5g，焦三仙各 6g，鸡内金 6g，菊花 9g。

**🎓 病例 17　陆某，女，成年。**

首诊　1977 年 7 月 24 日。来信说：上周一来月经，且感冒较重，周二头痛，内热，至今内热难受，时出冷汗，发冷，恶心，咽喉痛等。

桔梗 6g，甘草 5g，金银花 15g，连翘 15g，芦根 15g，竹茹 6g，荆芥穗 6g，炒牛蒡子 9g，苏叶 6g，贝母 9g，桑叶 9g，菊花 9g，石膏 15g。

**按：**以银翘散为主，发冷加苏叶、荆芥穗；咽痛，乃肺胃热甚，以石膏清胃热。

2 诊　1977 年 7 月 25 日。服 7 月 24 日方，头痛已消失，发热减轻，出冷汗消失，身体酸楚难受，恶心消失，咽喉不痛，口咽干。

桔梗 6g，甘草 5g，金银花 15g，连翘 12g，芦根 15g，桑叶 9g，菊花 9g，牡丹皮 6g，地骨皮 15g，荆芥穗 5g，玄参 12g，麦冬 9g。

**按**：该患者属风热感冒，治疗以银翘散、桑菊饮为主。咽干加玄参、麦冬，身痛加荆芥穗；阴虚内热，加牡丹皮、地骨皮。

3 诊　1977 年 7 月 29 日。服 7 月 25 日方，头痛见轻，脑后仍痛，昨晚又发热甚，出汗，身不酸楚，不恶心，咽喉不大痛，口咽时干，鼻涕多，不通气，脉稍数。

桔梗 6g，甘草 6g，金银花 15g，连翘 15g，芦根 21g，桑叶 9g，菊花 9g，荆芥穗 6g，薄荷 6g，麦冬 9g，地骨皮 15g，牡丹皮 9g，玄参 12g，葛根 9g，石膏 12g。

**按**：总离不开辛凉解表，清热解毒，滋阴除热。

**病例 18　郝某，女，50 岁。**

首诊　1974 年 10 月 24 日。咳嗽，咽下部气管痛，又有鼻涕，痰黄，轻度发热，鼻干，头轻痛，脉沉弱。

桑叶 9g，菊花 9g，川芎 5g，甘草 5g，玄参 9g，石斛 9g，麦冬 9g，桔梗 5g，山药 9g，连翘 9g，金银花 9g。

2 诊　1974 年 10 月 26 日。服 10 月 24 日方，咳嗽见好，咳痰不利，气管已不痛，咽痒鼻干，牙疼，稍有外感现象，身热，脉虚弱。

桑叶 9g，菊花 9g，玄参 9g，石斛 12g，麦冬 9g，桔梗 6g，玉竹 9g，前胡 6g，知母 6g，连翘 6g，甘草 5g，山药 12g。

**按**：外感风热，以桑叶、菊花、连翘辛凉解表；肺胃有热，以石斛、麦冬、玉竹、玄参滋阴清热。

3 诊　1974 年 10 月 29 日。服 10 月 26 日方，咳痰已利，仍痰多，咽痒见好，鼻咽舌干，牙时痛，不发热，头晕，胸闷见舒，脉沉弱。

菊花 9g，玄参 9g，石斛 12g，麦冬 9g，玉竹 9g，甘草 5g，山药 12g，当归 6g，瓜蒌皮 6g，苏梗 6g，谷芽 6g，神曲 6g。

**按**：胸闷，加瓜蒌皮、苏梗治疗。

**病例 19　曹某，女，56 岁。**

首诊　1974 年 12 月 9 日。近日有轻感冒，咳嗽，便不干，小便正常，睡眠有时差，头晕痛，眼模糊，鼻出血，唇干裂，牙龈痛，脉弦数。

菊花 9g，蒺藜 9g，连翘 12g，金银花 15g，炒栀子 6g，牡丹皮 6g，桑叶 9g，白茅根 15g，甘草 5g，桔梗 6g，贝母 9g，前胡 9g，瓜蒌 9g，麦冬 9g，薄荷 6g。

2 诊　1974 年 12 月 11 日。服 12 月 9 日方，见好。

原方继服 2 剂。

3 诊　1974 年 12 月 15 日。服 12 月 9 日方，头晕痛见好，有时便干，眼模糊，鼻不通气，黏痰多，从昨日开始胃脘疼痛，轻咳嗽，鼻干有时出血，脉沉。

菊花 9g，桑叶 9g，甘草 5g，陈皮 6g，贝母 9g，瓜蒌 12g，牡丹皮 6g，麦冬 9g，白茅根 15g，云茯苓 9g，贝母 9g，白芍 9g，川楝子 9g，延胡索 6g，荆芥穗 6g，金银花 15g，连翘 12g。

**按**：胃脘疼痛，以金铃子散（川楝子、延胡索）治疗。

🎓 **病例 20** 李某，男，54 岁。

首诊 1974 年 12 月 16 日。前日感冒发热流清涕，今日症状减轻，梅核气症状无显著变化，近日消化差，脉较弦大。

金银花 15g，菊花 9g，桑叶 9g，桔梗 6g，芦根 15g，甘草 5g，瓜蒌 9g，贝母 9g，厚朴 6g，半夏 9g，沉香 6g，连翘 12g，陈皮 9g，生姜 3 片。

2 诊 1974 年 12 月 22 日。感冒征象已见好，梅核气症状同前，消化不良，口中有不正味，咽干，色紫赤，二便一般。

金银花 15g，连翘 12g，桔梗 6g，甘草 5g，贝母 9g，玄参 12g，麦冬 9g，瓜蒌 12g，紫苏 6g，厚朴 9g，半夏 9g，陈皮 9g，牡丹皮 6g，谷芽 9g，神曲 6g。

3 诊 1974 年 12 月 29 日。服 12 月 22 日方，感冒症状已见好，近日咽喉发干甚，消化功能见好，口有不正味，咽喉仍有阻塞感，色紫红也见轻，脉沉弱。

金银花 15g，连翘 12g，桔梗 6g，甘草 5g，贝母 9g，玄参 15g，麦冬 12g，石斛 12g，玉竹 9g，瓜蒌 12g，陈皮 6g，牡丹皮 6g，厚朴 6g，苏梗 6g，半夏 6g。

🎓 **病例 21** 王某，女，41 岁。

首诊 1975 年 1 月 8 日。近日轻感冒鼻涕多，头昏，口苦，鼻不通，白带少，腰困，小腹之前结块凝痛、可触及，近日凝痛减轻、时胀满，脉沉弱。

当归 9g，川芎 6g，炒白芍 9g，白术 9g，党参 9g，麦冬 9g，炙甘草 5g，牡丹皮 6g，菊花 9g，桑叶 9g，荆芥穗 6g，辛夷 6g，乌药 6g，香附 6g，吴茱萸 3g。

**按：** 轻感冒，鼻涕多，鼻不通，加辛夷、荆芥穗治疗。小腹时胀满，结块凝痛轻，加当归、川芎、炒白芍活血，香附、乌药行气，吴茱萸温之。

2 诊 1975 年 1 月 11 日。服 1 月 8 日方，轻感冒见好，鼻不通气，腰不困，小腹胀满见好，结块仍可触及，脉沉弱。

原方去桑叶，吴茱萸加为 5g。

🎓 **病例 22** 文某，女，47 岁。

首诊 1981 年 3 月 14 日。感冒已 6 日，头痛，发热，口干，饭后胃脘不舒服，感觉难受，大便偏溏，每日 1 次，小便少，晚上出汗多，咽喉咽东西时疼痛，鼻流清涕，轻度咳嗽，舌苔淡白，稍黄，尖边红，脉沉细。

桔梗 6g，甘草 5g，炒牛蒡子 9g，麦冬 9g，玄参 9g，白芷 9g，川芎 9g，防风 9g，杏仁 9g，金银花 12g，连翘 9g，泽泻 9g，牡蛎 15g，浮小麦 15g，芦根 15g。

2 诊 1981 年 3 月 18 日。服 3 月 14 日方，外感发热消退，仍口干，晚上胃脘难受，大便溏 1 次，小便短黄，晚上出汗，咽痛见好，鼻有清涕，不咳嗽，后脑头痛，舌苔薄白，脉沉细。

当归 10g，川芎 9g，白芍 10g，生地黄 15g，羌活 6g，蔓荆子 9g，麦冬 10g，龙骨、牡蛎各 15g，甘草 5g，泽泻 9g，竹叶 9g，浮小麦 15g，麻黄根 6g，芦根 15g。

**按：** 胃脘难受，加白芍、甘草治疗；小便短黄，加泽泻、竹叶；晚上出汗，加龙骨、牡蛎、浮小麦、麻黄根。

3 诊 1981 年 3 月 21 日。服 3 月 18 日方，口干，胃脘难受见好，大便不溏，小便黄见好，夜汗见好，背困，咽不痛，鼻涕又有，余症均好转，不欲饮水，脉沉细。

当归 10g，川芎 6g，白芍 9g，生地黄 12g，羌活 6g，川续断 12g，狗脊 12g，桑寄生 15g，辽沙参 10g，麦冬 9g，五味子 5g，石斛 12g，玄参 10g，荆芥穗 6g，茯苓 9g，陈皮 6g，芦根 15g。

4 诊　1981 年 3 月 26 日。服 3 月 21 日方，于 22 日又感冒，发热，口干苦，偏右头痛，咽右疼痛，不欲食，大便清晨 1 次，小便黄，四肢疼痛，嗳气，善太息，舌苔薄黄，脉沉弱。

桔梗 9g，甘草 5g，菊花 9g，桑叶 9g，金银花 15g，连翘 12g，柴胡 5g，赤芍 9g，川芎 9g，白芷 6g，麦冬 9g，玄参 9g，瓜蒌 15g，陈皮 9g，紫苏 9g，桑枝 15g，贝母 9g。

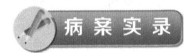

# 病 案 实 录

**病例 1　高某，女，24 岁。**

首诊　1979 年 6 月 29 日。最近又感冒，头闷，鼻不通，咽喉痛，食欲差，恶心干呕，不头晕，口干，手心烧，大便不干，体倦无力，舌淡，脉沉。

半夏曲 9g，陈皮 6g，竹茹 6g，藿香 6g，鸡内金 6g，麦冬 9g，谷芽 9g，当归 9g，地骨皮 12g，菊花 9g，茯苓 9g，桔梗 6g，甘草 5g，炒牛蒡子 9g，荆芥穗 6g。

2 诊　1979 年 7 月 1 日。服 6 月 29 日方后，仍不欲食，恶心及干呕好转，头晕消失，口干、手心烧，身疲无力，近日感冒，头闷、鼻不通、咽痛，舌苔黄白腻，脉沉弱。

桔梗 6g，甘草 5g，菊花 9g，荆芥穗 6g，桑叶 9g，炒牛蒡子 9g，陈皮 6g，鸡内金 6g，麦冬 9g，牡丹皮 6g，地骨皮 12g，玄参 12g，神曲 6g，麦芽 6g，薄荷 5g。

**病例 2　徐某，女，44 岁。**

首诊　1980 年 9 月 4 日。于昨日又感冒，头晕，鼻不通气，打喷嚏，不欲食，清晨恶心，二便正常，舌苔淡白，脉沉。

菊花 10g，桑叶 10g，荆芥穗 6g，桔梗 6g，紫苏 6g，茯苓 9g，半夏曲 9g，陈皮 6g，甘草 5g，焦山楂 9g，陈皮 6g，鸡内金 6g，神曲 9g。

2 诊　1980 年 9 月 10 日。服 9 月 4 日方，头晕、鼻不通气、恶心等均见好，仍不欲食，咳嗽，吐痰不利，咽痒，胸痛，二便正常，舌苔薄白，脉沉。

桔梗 9g，杏仁 9g，前胡 9g，橘红 6g，大贝母 9g，苏子 6g，瓜蒌 12g，紫菀 9g，甘草 5g，百部 9g，焦山楂 10g，神曲 9g，荆芥穗 5g。

**病例 3　张某，男，22 岁。**

首诊　1979 年 3 月 15 日。头昏，鼻不通气，口干，不欲进食，今日未大便，小便黄。感冒 3～4 日，从昨日晚上加重，身体发热，吐黄黏痰。脉数。

桔梗 6g，甘草 6g，菊花 9g，桑叶 9g，连翘 15g，荆芥穗 6g，防风 9g，薄荷 6g，浙贝母 9g，瓜蒌 15g，麦冬 9g，天花粉 9g，竹叶 9g，石膏 15g，前胡 9g，芦根 15g。

2 诊　1979 年 3 月 17 日。服 3 月 15 日方，头昏见好，食欲增加，仍不能多食，大便正常，小便不黄，仍鼻不通气，口干，不发热，吐白黏痰。脉沉稍数。

桔梗 6g，甘草 6g，菊花 9g，桑叶 9g，荆芥穗 6g，防风 9g，薄荷 9g，浙贝母

9g，瓜蒌 12g，麦冬 9g，竹叶 6g，前胡 9g，芦根 15g，连翘 9g。

3 诊 1979 年 3 月 20 日。服 3 月 17 日方，头不昏，食欲差，二便正常，鼻不通气，口干，不发热，近日主要症状：咳嗽，吐白黏痰，咽痒，脉弦。

桔梗 6g，甘草 5g，菊花 9g，前胡 9g，荆芥穗 6g，防风 9g，浙贝母 9g，瓜蒌 12g，杏仁 9g，麦冬 9g，百部 9g，紫菀 9g，芦根 15g，橘红 6g。

🎓 **病例 4 白某，女，60 岁。**

首诊 1977 年 12 月 13 日。感冒 7～8 日，头痛，头晕，口干，不欲饮，恶心有时吐，不欲食，不大便，小便赤，有阵发性的发冷发热，身体发困，咳嗽，吐白沫痰，脉细数。

桔梗 6g，甘草 5g，桑叶 9g，菊花 9g，前胡 9g，橘红 6g，贝母 9g，芦根 15g，藿香 5g，竹茹 6g，麦冬 9g，荆芥穗 6g，半夏 6g，瓜蒌 9g，竹叶 6g，葱白 3 节。

2 诊 1977 年 12 月 15 日。服 12 月 13 日方，头痛见轻，仍头晕，口时干，不愿饮水，恶心见轻，不欲食，大便已行，小便赤，不发冷还发热，体困，咳嗽吐白痰，胸不舒，脉沉。

桔梗 6g，甘草 5g，桑叶 9g，菊花 9g，前胡 9g，橘红 6g，贝母 9g，芦根 15g，竹茹 9g，瓜蒌 12g，荆芥穗 6g，薄荷 6g，连翘 9g，神曲 6g，麦芽 6g，麦冬 9g，竹叶 6g。

3 诊 1979 年 11 月 21 日。食欲差，大便偏干，小便正常，易感冒，流清涕，咳嗽，无痰，恶寒，身乏无力，失眠，头沉，口干不思饮水，发病半年余，舌淡苔白质胖，脉沉。

桑叶 9g，菊花 9g，连翘 9g，薄荷 6g，杏仁 9g，桔梗 6g，甘草 5g，芦根 12g，荆芥穗 6g，紫菀 9g，贝母 9g，麦冬 9g，橘红 6g，前胡 9g，远志 6g，炒酸枣仁 15g，瓜蒌 15g，神曲 6g，炒谷芽 9g。

4 诊 1979 年 11 月 24 日。食欲差，大便偏干，小便正常，鼻流清涕，咳嗽无痰，恶寒，全身无力，睡眠不佳，腰困，头沉闷，口干不欲饮，舌无苔，脉沉。

桑叶 9g，菊花 9g，杏仁 9g，桔梗 6g，甘草 5g，芦根 15g，荆芥穗 6g，紫菀 9g，贝母 9g，瓜蒌 15g，前胡 9g，神曲 6g，远志 6g，炒酸枣仁 15g，橘红 6g，百部 9g，川续断 12g，狗脊 12g，葱白 3 节。

🎓 **病例 5 杨某，男，23 岁。**

首诊 1979 年 10 月 25 日。因感冒引起高热（39.3℃），以后降为低热，现已百余日不愈，现在 37.2～37.3℃。现症：发低热不稳定，有时不热，有时 1 周连续低热，发热即不能食，大便干，次数多，小便一般，口不干，手足心烧，头晕昏闷，眉棱骨抽搐，心烦，胸闷，能入寐，舌苔淡白不腻，脉虚弦。

当归 12g，川芎 6g，白芍 10g，熟地黄 15g，甘草 5g，银柴胡 6g，牡丹皮 6g，地骨皮 15g，炒栀子 6g，瓜蒌 15g，菊花 9g，青蒿 9g，薄荷 6g。

**按：**低热，现已百余日不愈，现在 37.2～37.3℃，恐非外感风热，而是虚实夹杂之热。治疗首先以四物汤养阴补血，再加银柴胡、青蒿、牡丹皮、地骨皮、栀子清利虚热。胸闷加瓜蒌，头晕加菊花、薄荷。

2诊　1979年10月29日。服10月25日方2剂，体温仍为37.2℃，低热同前，食欲正常，发热即不能食，大便干，日便2次，口干，手心轻热，头晕热闷，眉棱骨抽见好，心烦，胸闷，昨晚感冒，鼻不通气，小便正常，舌苔根黄腻，脉弦较上次缓和。

当归10g，川芎6g，白芍12g，生地黄15g，甘草5g，银柴胡9g，牡丹皮9g，地骨皮15g，炒栀子6g，瓜蒌15g，菊花9g，青蒿9g，薄荷6g，荆芥穗6g，麦冬10g，连翘12g，金银花15g，芦根15g。

按：虚热、实热混杂，再加金银花、连翘、芦根辛凉解表，熟地黄改为生地黄以凉血。

3诊　1979年11月4日。服10月29日方，体温下降为36.7℃，低热减退，食欲好，精神增加，目前大便干甚，口干，咽干痛，手心热减轻，头晕胸闷，鼻不大通气，舌质红根轻黄，脉弦。

桔梗6g，甘草6g，连翘15g，金银花15g，芦根15g，瓜蒌15g，菊花10g，桑叶9g，薄荷6g，荆芥穗6g，麦冬9g，炒牛蒡子9g，大黄5g，地骨皮15g。

按：大便干，加大黄通利之，使热邪得以排出。

🎓 **病例6　张某，男，25岁。**

首诊　1970年10月14日。感冒3日，头痛，发冷发热，口干，不欲食，脉弦数。

桔梗6g，甘草5g，连翘12g，金银花15g，防风9g，荆芥9g，薄荷6g，芦根15g，焦三仙各6g，陈皮6g，麦冬9g，白芷9g。

2诊　1970年10月16日。感冒。

防风9g，荆芥9g，薄荷6g，川芎9g，白芷9g，黄芩9g，甘草5g，羌活9g，细辛2.4g。

🎓 **病例7　赵某，女，成年。**

首诊　1970年11月2日。头痛，发冷热，咳嗽，脉弦数。

菊花9g，桑叶9g，薄荷5g，连翘9g，金银花9g，桔梗6g，甘草5g，地骨皮12g，芦根12g，杏仁6g，麦冬9g，神曲6g，桑白皮9g。

按：老人年纪大，体质差，用药必须谨慎。尤其是苦寒药、泻下药，剂量不能太大。

2诊　1970年11月11日。头痛闷，咳嗽，黄痰，内热外冷，清涕多，脉沉弱。

桑叶9g，菊花9g，桔梗6g，杏仁6g，橘皮6g，炙甘草5g，连翘9g，芦根9g，浙贝母6g，薄荷5g，荆芥穗5g，地骨皮9g。

3诊　1971年1月25日。身发冷发热，头痛咳嗽。

防风6g，荆芥6g，桔梗6g，杏仁9g，甘草5g，金银花9g，连翘9g，桑叶9g，前胡9g，菊花9g。

4诊　1971年2月12日。恶寒，内热。

防风9g，荆芥穗6g，苏叶6g，半夏9g，橘皮6g，炙甘草5g，枳壳5g，桔梗6g，生姜3片。

5诊　1971年2月20日。身冷，骨节痛，内热，头痛，咳嗽，吐黏痰，脉沉弱。

苏叶9g，荆芥穗6g，防风6g，杏仁9g，半夏9g，菊花6g，炙甘草5g，连翘9g，金银花9g，桔梗6g，生姜3片。

6 诊　1971 年 3 月 3 日。头闷有时痛，咳嗽气喘，吐白黏痰，腹凝痛，脉弦滑。

桔梗 9g，荆芥 5g，白前 9g，百部 9g，紫菀 9g，炙甘草 5g，橘皮 6g，杏仁 6g，半夏 6g。

**按：** 止嗽散，由桔梗、荆芥、紫菀、百部、白前、橘皮组成，用于治疗感冒咳嗽。

7 诊　1971 年 3 月 7 日。头痛流清涕，咳嗽，吐白痰不利，不能进食，腹痛，泄泻。

党参 6g，白术 6g，茯苓 9g，炙甘草 5g，橘皮 6g，半夏 6g，干姜 3g，细辛 1g，五味子 3g，前胡 6g，桔梗 6g，杏仁 6g，紫菀 6g，桑白皮 6g，枇杷叶 6g。

**按：** 感冒后，引起脾胃受损而腹痛、泄泻，以六君子汤健脾和胃。咳嗽已转为寒饮咳嗽，加干姜、细辛、五味子温散之。

🎓 **病例 8　陈某，女，成年。**

首诊　1971 年 5 月 27 日。阵发性发冷发热寒战，恶心，口苦，咽干，头晕，脐左腹痛、拒按，揉推即轻，小便赤，舌质红干燥无津，脉弦。

柴胡 9g，半夏 6g，黄芩 6g，甘草 5g，天花粉 9g，白芍 9g，玉竹 9g，麦冬 9g，竹茹 6g，谷芽 6g，厚朴花 6g，鸡内金 6g，枳实 3g，生姜 1 片，大枣 3 枚。

**按：** 此为少阳寒热往来证，以小柴胡汤治疗。

2 诊　1971 年 5 月 28 日。其子来诉，发冷寒战见好，主要还是发热，口干，恶心，神志不清，体温一直不降。

连翘 15g，金银花 15g，芦根 15g，竹茹 6g，玄参 12g，桔梗 6g，薄荷 5g，荆芥穗 6g，藿香 6g，甘草 5g，麦冬 9g，石膏 12g，天花粉 9g，菊花 9g。

**按：** 高热严重，神志不清，体温一直不降，应用大剂量解表清热药物。

🎓 **病例 9　张某，男，65 岁。**

首诊　1971 年 1 月 3 日。感冒 8～9 日，头闷，咳嗽，痰白，鼻痛，口干，轻热，脉稍数。

桑叶 9g，菊花 9g，芦根 12g，桔梗 6g，杏仁 9g，甘草 5g，紫菀 9g，桑白皮 9g，橘皮 6g，麦冬 9g，连翘 9g，金银花 9g，薄荷 6g，天花粉 9g。

2 诊　1971 年 1 月 4 日。头闷，晚上身热，咳嗽，体酸楚。

桑叶 9g，菊花 9g，桔梗 6g，桑白皮 9g，杏仁 9g，芦根 15g，地骨皮 12g，橘皮 6g，荆芥穗 6g，前胡 9g，甘草 5g，薄荷 6g，连翘 9g，麦冬 9g。

**按：** 桑白皮、地骨皮、甘草，即泻白散方。其中桑白皮泻肺中邪气，除痰止嗽；地骨皮泻肺中伏火，凉血退热；甘草泻火益脾。

3 诊　1971 年 1 月 5 日。头闷，晚上热轻，咳嗽，体酸楚。

桑叶 9g，菊花 9g，桔梗 9g，杏仁 9g，橘红 9g，前胡 9g，甘草 5g，荆芥穗 6g，桑白皮 9g，芦根 12g，紫菀 9g，瓜蒌 9g，苏子 5g。

4 诊　1971 年 1 月 7 日。头闷不清，咳嗽，半天发冷，吐黏痰，脉右数甚。

菊花 9g，桑叶 9g，桔梗 6g，杏仁 9g，白前 9g，紫菀 9g，百部 9g，荆芥 6g，橘红 8g，芦根 15g，桑白皮 9g，甘草 5g，淡豆豉 12g，葱白 3 节。

5 诊　1972 年 3 月 27 日。头闷，口黏，有微热不舒感，不欲食，消化迟钝，大便偏溏，小便赤，脉右弦大。

桑叶 9g，菊花 9g，薄荷 6g，荆芥穗 6g，连翘 12g，金银花 12g，芦根 15g，桔梗 6g，陈皮 6g，甘草 5g，鸡内金 6g，神曲 6g，麦芽 9g，竹叶 6g，佩兰 6g。

6 诊　1972 年 3 月 30 日。头闷晕，身不舒，酸楚，咳嗽，口干，胃脘不适，不欲食，二便一般，脉弦。

桑叶 9g，菊花 9g，荆芥穗 6g，薄荷 6g，桔梗 6g，芦根 18g，连翘 12g，金银花 12g，甘草 5g，杏仁 9g，陈皮 6g，谷芽、麦芽各 6g，麦冬 9g，淡豆豉 9g，前胡 9g，葱白 3 节，防风 9g，鸡内金 6g。

🎓 **病例 10　刘某，女，57 岁。**

首诊　1971 年 1 月 3 日。不欲食，二便正常，全身痛，发冷热，咳嗽，口黏，吐白沫痰，口干，发病 1 个月，加重 3 天，脉沉弱。

桑叶 9g，菊花 9g，白芷 6g，陈皮 6g，半夏 6g，藿香 6g，紫苏叶 9g，桔梗 6g，秦艽 6g，前胡 6g，淡豆豉 9g，葱白 3 节，荆芥穗 6g。

**按**：吐白沫痰，以二陈汤健脾燥湿。

2 诊　1971 年 1 月 5 日。不欲食，四肢、头痛，发冷，咳嗽，口黏，吐白沫痰，恶心，欲吐，口干烧，脑闷，鼻不通，脉沉弱。

桑叶 9g，菊花 9g，白芷 9g，川芎 9g，紫苏叶 6g，竹茹 9g，藿香 6g，半夏 6g，陈皮 6g，桔梗 6g，麦冬 9g，玉竹 9g，甘草 5g，荆芥穗 6g，秦艽 9g，葱白 3 节，生姜 1 片。

**按**：恶心，用藿香、紫苏叶，取藿香正气散的意思。

🎓 **病例 11　白某，女，40 岁。**

首诊　1971 年 1 月 5 日。感冒半年，头闷，发冷，咽干痛，不欲食，干恶心，轻咳嗽，身体酸困，发冷，有时牙痛，脉沉弱。

荆芥 5g，防风 5g，苏叶 6g，枳壳 6g，桔梗 6g，炙甘草 5g，桑叶 9g，菊花 9g，陈皮 6g，竹茹 6g，半夏 6g，玄参 9g，麦冬 9g，芦根 12g，鸡内金 6g。

2 诊　1971 年 1 月 7 日。仍头闷，鼻不通，口咽干，能食，牙痛，脉沉弱。

菊花 9g，桑叶 9g，荆芥穗 6g，薄荷 6g，桔梗 6g，芦根 15g，甘草 5g，麦冬 9g，天花粉 9g，玄参 15g，金银花 9g，生地黄 12g。

🎓 **病例 12　贾某，女，成年。**

首诊　1971 年 3 月 9 日。发冷发热，头痛，口干渴，不欲食，胸闷咳嗽。

防风 9g，荆芥 9g，连翘 12g，金银花 15g，桔梗 6g，橘皮 6g，前胡 9g，瓜蒌 9g，厚朴 6g，天花粉 9g，麦冬 9g，甘草 5g，焦三仙各 6g。

2 诊　1971 年 3 月 11 日。发冷发热，头痛，口干渴，胸闷，咳嗽。

荆芥 9g，防风 9g，薄荷 9g，连翘 9g，金银花 9g，桔梗 9g，甘草 5g，陈皮 9g，半夏 9g，前胡 9g，神曲 6g，麦冬 9g。

🎓 **病例 13　卢某，女，成年。**

首诊　1971 年 6 月 26 日。手烧，足轻烧，昨日午后寒战，吐痰带血，口有时干，口苦，脉沉弱稍弦。

白芍 9g，当归 9g，柴胡 5g，生龙骨、生牡蛎各 15g，川贝母 9g，麦冬 9g，紫菀 9g，远志 6g，炒酸枣仁 9g，红参 5g，五味子 6g，炙甘草 5g。

2 诊　1971 年 6 月 27 日。药后 2 日无寒战，出汗少，咳痰带血少，脉沉弱。
原方继服。

🔹 **病例 14　徐某，男，成年。**

首诊　1971 年 7 月 11 日。发热，骨头酸困，流清涕，咽痒，口干，头闷，咳嗽，发病 3 日，脉沉。

桑叶 9g，菊花 9g，薄荷 6g，桔梗 6g，前胡 6g，麦冬 9g，橘皮 6g，荆芥穗 6g，芦根 12g，连翘 12g，金银花 12g，甘草 5g。

2 诊　1971 年 8 月 27 日。近日食欲衰退，嗳气，口鼻干，不渴，头晕，眼花，二便正常，身振振出汗，有时心悸，脉弦。

茯苓 9g，陈皮 6g，炙甘草 5g，半夏 6g，玉竹 9g，麦冬 9g，石斛 9g，竹茹 6g，鸡内金 6g，谷芽、麦芽各 6g，白芍 9g，菊花 9g，蒺藜 9g，石决明 12g，生龙骨、生牡蛎各 12g，远志 6g。

🔹 **病例 15　王某，女，67 岁。**

首诊　1971 年 8 月 28 日。不欲食，饭后胀满，想咳嗽，吐白沫痰，胸闷，发冷发热，先冷后热，口干苦，大便干，小便正常，发病 20 余日，舌苔白，脉弦急。

柴胡 6g，半夏 9g，黄芩 6g，陈皮 6g，炙甘草 5g，苏梗 9g，厚朴 6g，天花粉 9g，谷芽、麦芽各 6g，枳实 6g，白芍 9g，大枣 3 枚，生姜 3 片。

**按：** 发冷发热，先冷后热，口干苦，以小柴胡汤治疗。

2 诊　1971 年 8 月 30 日。药后自觉诸症均见好，停药后又见重，不欲食，气喘，咳嗽，吐白沫痰，胸闷，发冷后发热，口干苦，便不干，身软，脉弦较缓。

柴胡 6g，党参 5g，黄芩 8g，半夏 6g，甘草 5g，苏梗 6g，厚朴 6g，天花粉 9g，白芍 9g，枳实 5g，大枣 3 枚，生姜 3 片，橘皮 6g。

3 诊　1971 年 8 月 31 日。头晕，眼胀，咳嗽气喘，口干，吐白痰，不欲食。

菊花 9g，桑叶 9g，杏仁 6g，桔梗 6g，橘皮 8g，半夏 8g，前胡 6g，麦冬 9g，谷芽、麦芽各 6g，甘草 5g，金银花 9g，连翘 6g，鸡内金 6g。

**按：** 再以金银花、连翘清散风热；桑叶、菊花清利头目；前胡、杏仁止咳定喘。

4 诊　1971 年 9 月 3 日。口苦，大便干，胃脘嘈杂，头重。

连翘 12g，金银花 12g，甘草 5g，黄芩 9g，菊花 9g，桑叶 9g，炒栀子 9g，天花粉 9g，桔梗 6g，酒大黄 5g，火麻仁 15g，白芍 9g，薄荷 6g，焦三仙各 6g。

**按：** 内热明显，金银花、连翘清热解毒；黄芩、栀子清利湿热；大黄、火麻仁利大便泻热毒。

🔹 **病例 16　马某，男，50 岁。**

首诊　1972 年 2 月 6 日。感冒已 2 日，身发冷，咳嗽，吐白痰，流清涕，脉沉。

防风 6g，荆芥穗 6g，苏叶 6g，陈皮 6g，半夏 9g，炙甘草 5g，桔梗 6g，杏仁 9g，前胡 9g，生姜 3 片。

**按：** 风寒感冒，防风、荆芥穗、苏叶散之，二陈汤燥湿祛痰。

2 诊　1972 年 2 月 28 日。轻度发冷发热，口干，不欲饮，不欲食，大便干，小便黄，头闷晕，咳嗽有痰，发病感冒半月余，干呕，脉弦数。

桑叶 9g，菊花 9g，荆芥穗 6g，薄荷 6g，麦冬 9g，桔梗 6g，竹茹 6g，藿香 6g，甘草 5g，鸡内金 6g，神曲 6g，竹叶 6g，金银花 12g，连翘 12g，杏仁 9g，前胡 9g，葱白 3 节。

**按**：风热感冒，以金银花、连翘、薄荷辛凉解表。

🎓 **病例 17　陈某，女，56 岁。**

**首诊**　1972 年 3 月 20 日。重感冒 3 日，发冷发热，头痛，咳嗽，痰不利，二便不通畅，两胁胀满疼痛，口干渴。

桔梗 6g，杏仁 9g，前胡 9g，荆芥 9g，防风 9g，芦根 15g，连翘 15g，金银花 15g，天花粉 9g，瓜蒌 12g，甘草 5g，竹叶 6g，白芍 9g，柴胡 3g。

**2 诊**　1972 年 3 月 23 日。药后不发冷，还发热，头晕，咳嗽，痰不利，大便已通，小便不利，两胁疼痛，口干渴。

桔梗 6g，杏仁 9g，前胡 9g，芦根 15g，橘皮 6g，桑叶 9g，菊花 9g，连翘 12g，金银花 12g，天花粉 9g，白芍 9g，柴胡 5g，紫菀 9g，甘草 5g，荆芥穗 6g，竹叶 6g，木通 6g。

**3 诊**　1972 年 4 月 13 日。仍发热，咳嗽气喘，痰不利，二便通利，两胁痛，口干。

桔梗 6g，杏仁 9g，前胡 9g，橘皮 6g，桑叶 9g，菊花 12g，紫菀 9g，麦冬 9g，白芍 9g，柴胡 5g，苏梗 9g，香附 6g，炙甘草 5g。

🎓 **病例 18　张某，女，62 岁。**

**首诊**　1972 年 3 月 27 日。不能食，食后胃脘胀满，胸闷憋，二便正常，头痛身热，口干，发病从去年冬天开始，外感 3 日，脉浮弦数。

桑叶 9g，菊花 9g，桔梗 6g，防风 9g，荆芥 9g，白芷 9g，芦根 15g，金银花 12g，连翘 12g，甘草 5g，麦冬 9g，陈皮 6g，麦芽 9g，焦山楂 9g，瓜蒌 9g。

**2 诊**　1972 年 4 月 1 日。仍不欲食，胸闷憋，头晕，气短，咳嗽，发热，脉弦数。

桑叶 9g，菊花 9g，桔梗 6g，荆芥穗 6g，薄荷 6g，前胡 9g，杏仁 9g，橘红 6g，莱菔子 6g，甘草 5g，瓜蒌 9g，芦根 15g，防风 9g，连翘 12g，金银花 12g，谷芽、麦芽各 6g，焦山楂 9g。

**按**：胸闷憋加瓜蒌，不欲食加莱菔子、焦山楂行滞消食。

🎓 **病例 19　杨某，男，74 岁。**

**首诊**　1972 年 12 月 16 日。发热，咳嗽，痰利，嗳气，胸闷。

桔梗 6g，杏仁 9g，芦根 15g，贝母 9g，荆芥穗 6g，连翘 12g，金银花 15g，甘草 5g，陈皮 6g，枳壳 6g，麦冬 9g，苏梗 9g，瓜蒌 12g，前胡 6g，石斛 12g，代赭石 9g。

**2 诊**　1972 年 12 月 17 日。体温逐渐消退，食欲衰少，恶心，口苦干，咳痰不利，大便、小便好，腹有饱胀感。

茯苓 9g，陈皮 9g，炙甘草 5g，竹茹 9g，藿香 6g，石斛 12g，麦冬 9g，贝母 9g，大腹皮 9g，瓜蒌 9g，槟榔 6g，建曲 6g，半夏 6g，连翘 9g，杏仁 9g，芦根 12g。

**3 诊**　1974 年 9 月 12 日。感冒已 10 日左右，发热，口干苦，咳嗽气短，吐黄腻痰，食纳差无味，二便一般，身软，嗳气，头晕不清，脉弦数。

连翘 15g，金银花 15g，芦根 15g，桑叶 9g，菊花 9g，荆芥穗 6g，薄荷 6g，桔梗

6g，杏仁 9g，甘草 5g，贝母 9g，焦三仙各 6g，陈皮 6g，黄芩 6g。

🎓 **病例20　徐某，男，65 岁。**

**首诊**　1973 年 3 月 20 日。寒热往来，热较甚，不欲食。

柴胡 12g，黄芩 9g，半夏 9g，党参 9g，甘草 5g，知母 9g，焦三仙各 6g，陈皮 6g，生姜 3 片，大枣 3 枚。

**按：**寒热往来，少阳证，以小柴胡汤治疗。

**2 诊**　1973 年 3 月 27 日。仍然寒热往来，先冷后热，下午发作时多，口苦干渴热，食少。发作 4～5 小时，时谵语、神志不清，舌苔白腻尖赤，脉弦数。

柴胡 12g，黄芩 9g，半夏 9g，党参 9g，天花粉 12g，甘草 6g，青皮 6g，石膏 12g，知母 9g。

**按：**寒热往来，仍以小柴胡汤治疗；口苦干渴热，时谵语、神志不清，属阳明证，加石膏、知母。

**3 诊**　1977 年 10 月 23 日。口鼻干，鼻不通气，头晕闷，流清涕。身体疲劳，不饮食，大便干，小便黄，发病 2 日，舌苔淡白，脉数。

桑叶 9g，菊花 9g，薄荷 6g，荆芥穗 6g，桔梗 6g，甘草 5g，白芷 6g，金银花 15g，连翘 12g，酒大黄 3g，竹叶 9g，炒栀子 6g，炒黄芩 6g，芦根 15g。

**按：**故以银翘散疏风清热。

**4 诊**　1978 年 1 月 16 日。感冒 4～5 日，头痛闷，鼻不通气，流清涕，口干，便干，咳嗽，胸痛，吐痰不多，发冷发热，不欲食，小便黄，脉细数。

菊花 9g，桑叶 9g，桔梗 6g，甘草 5g，荆芥 6g，前胡 9g，芦根 24g，贝母 9g，麦冬 9g，瓜蒌 15g，橘红 9g，杏仁 9g，竹叶 9g，薄荷 6g，白芷 9g，川芎 9g，连翘 12g。

**按：**这次正值冬春感冒发作的时候，治以桑菊饮，清散风热。

**5 诊**　1978 年 1 月 20 日。服 1 月 16 日方，头痛闷见好，鼻气不通，不流鼻涕，口干，鼻干，大便不通畅，咳嗽无痰，胸痛，不欲食，恶心，小便发黄，脉细弱。

苍耳子 9g，菊花 9g，薄荷 6g，连翘 9g，生地黄 9g，白芍 9g，白芷 9g，金银花 9g，当归 9g，细辛 2.4g，川芎 6g，甘草 5g，荆芥穗 6g。

**按：**感冒引发鼻窦炎，苍耳子、细辛通鼻窍；金银花、连翘清热解毒。

**6 诊**　1979 年 1 月 22 日。感冒数日，近日症状好转，仍口苦鼻苦干，能食，大便干，小便黄，鼻气不通，头闷痛，身热见好，手脱皮，脉沉。

麦冬 9g，荆芥穗 6g，黄芩 9g，甘草 5g，当归 9g，瓜蒌 15g，大黄 6g，竹叶 9g，白芷 6g，藁本 9g，苍耳子 9g，辛夷 9g，薄荷 6g，生地黄 15g。

**7 诊**　1979 年 5 月 4 日。感冒 3 日，头痛晕，发冷发热，不欲食，恶心，咽痛，口干苦，大便干，小便黄赤。舌苔白，脉沉数。

桔梗 6g，甘草 5g，防风 9g，荆芥 9g，芦根 15g，连翘 15g，金银花 15g，藿香 6g，炒牛蒡子 9g，麦冬 9g，黄芩 6g，陈皮 6g，瓜蒌 15g，桑叶 9g，菊花 9g，白芷 6g，川芎 9g，竹叶 9g。

**8 诊**　1981 年 5 月 3 日。口干，恶心，不欲食，大便干，小便黄，鼻衄，手足烧，身热，头晕，口苦，舌苔白，脉弦数。

连翘 12g，金银花 15g，炒栀子 9g，白茅根 12g，生地黄 15g，牡丹皮 9g，地骨皮 12g，黄芩 9g，甘草 5g，瓜蒌 15g，麦冬 9g，竹茹 6g，焦山楂 9g，神曲 9g。

**按**：鼻衄，加白茅根、牡丹皮、黄芩、炒栀子，清热凉血。

9 诊　1981 年 9 月 30 日。食纳差，腹胀满，食后胀满明显，大便次多、发干，小便正常，口鼻干燥出热气，头晕，有白稀痰，鼻流清涕，感冒已 2 日，发冷，舌苔白有齿痕，脉沉弱有力。

橘红 6g，半夏曲 9g，茯苓 9g，甘草 5g，炒三仙各 6g，炒莱菔子 6g，大黄 3g，连翘 9g，黄芩 6g，芦根 15g，荆芥 6g，菊花 9g，金银花 10g，桔梗 6g。

10 诊　1981 年 10 月 8 日。鼻干，口干，头晕闷不适，食欲、二便正常，鼻有时不通气，舌苔白少津，脉沉。

玄参 10g，麦冬 9g，荆芥穗 6g，石斛 12g，金银花 10g，连翘 9g，甘草 5g，菊花 9g，生地黄 12g，天花粉 9g。

**按**：该患者的感冒，可以说是感冒病案的集大成，有风热感冒，有夏令夹湿感冒；其中在冬春感冒中，有时兼咽痛，有时兼鼻窦炎，有时兼鼻衄，有时兼饮食停滞。"风为百病之长"，无论什么感冒，总离不开祛风。

🎓 **病例 21　刘某，男，30 岁。**

**首诊**　1974 年 4 月 8 日。发热时轻时重，咽喉痛发干，喑哑鼻干，背发冷，消化不好，不能多食，大便正常，腰困，漏精，晚上舌干，身沉困疼痛，头晕痛。

桔梗 6g，甘草 5g，玄参 9g，麦冬 9g，菊花 9g，桑叶 9g，金银花 9g，连翘 9g，防风 6g，荆芥 6g，陈皮 6g，谷芽 6g，胖大海 6g。

**按**：喑哑鼻干，加胖大海、玄参、麦冬。

2 诊　1974 年 4 月 17 日。发高热，体温超 39℃，咽喉痛缓解，喑哑缓解，鼻干缓解，肩背仍冷，无滑精，腰疼缓解，口苦，足跟弯有时痛，头抽痛，黏痰少，牙龈肿，腹满，舌苔白腻，脉象洪大数。

桔梗 6g，甘草 5g，金银花 15g，连翘 15g，厚朴 6g，芦根 15g，黄芩 6g，地骨皮 12g，牡丹皮 6g，薄荷 6g，菊花 9g，桑叶 9g，枳壳 6g，炒莱菔子 6g，麦冬 9g，石斛 12g，贝母 9g。

**按**：发高热，体温超 39℃，用金银花、连翘、芦根清实热；地骨皮、牡丹皮清虚热；麦冬、石斛养阴清热；黄芩，清肺胃热。

🎓 **病例 22　吉某，男，63 岁。**

**首诊**　1974 年 4 月 9 日。感冒已 10 余日。现症：下午脑后痛晕，有时眼模糊，口干欲饮，口苦咳嗽，吐痰色黄，食欲减少，烦躁，二便一般，血压 180/110mmHg，最近 150/85mmHg，舌少津，脉弦硬有力。

桔梗 6g，菊花 9g，桑叶 9g，蒺藜 9g，贝母 9g，杏仁 6g，芦根 12g，前胡 9g，蔓荆子 9g，川芎 6g，羌活 3g，甘草 5g，苏子 5g，炙枇杷叶 6g，沉香 6g，黄芩 6g，麦冬 9g。

2 诊　1974 年 4 月 19 日。服 4 月 9 日方，下午脑后痛晕好转，眼模糊，口干欲饮，咳嗽少，吐痰少，食欲减少，时烦躁，血压已正常，全身无力，气短，大便正常，尿黄，脉已缓和不硬，仍偏弦。

菊花 9g，桑叶 9g，蒺藜 9g，辽沙参 9g，麦冬 9g，贝母 9g，山药 12g，莲子 9g，陈皮 6g，鸡内金 6g，代代花 6g，甘草 5g，玉竹 9g，谷芽 6g，炙枇杷叶 6g。

**■ 病例 23　武某，男，25 岁。**

首诊　1976 年 4 月 16 日。感冒 1 月余，鼻不通气，头闷，不欲食，嗳气，面部发生小闷疙瘩，大便不干，小便赤，脉弦。

茯苓 9g，半夏 9g，陈皮 9g，炒莱菔子 9g，神曲 9g，焦山楂 9g，槟榔 9g，甘草 5g，厚朴 6g，炒栀子 6g，甘草梢 6g，竹叶 9g，金银花 15g，连翘 12g，菊花 9g，荆芥穗 6g，白芷 6g。

2 诊　1976 年 5 月 13 日。近日口干苦，发渴见好，手足心烧，鼻赤，眼模糊、有眼眵。

照 1976 年 4 月 16 日方，连翘加为 15g，金银花加为 24g，加丹参 9g，红花 5g。

**■ 病例 24　贾某，男，23 岁。**

首诊　1977 年 6 月 3 日。不欲食，胃腹不舒适，大便溏，日便 7～8 次，小便短少，头痛，有发冷发热感，脉数。

桔梗 6g，防风 9g，荆芥 9g，藿香 6g，陈皮 6g，茯苓 9g，炒扁豆 9g，薏苡仁 15g，甘草 5g，连翘 12g，金银花 12g，泽泻 9g，猪苓 6g，白术 9g，车前子 9g（包煎），葛根 9g。

**按：**此为夹湿、肠胃型感冒。大便溏，日便 7～8 次，四苓散加车前子、薏苡仁、藿香、炒扁豆健脾利湿；发冷发热，加荆芥、防风、金银花、连翘、葛根。

2 诊　1977 年 6 月 6 日。服 6 月 3 日方，仍不欲食，胃腹不舒服，大便不溏，日 4～5 次，小便清长，头不痛，仍晕，发冷发热见好，脉沉。

茯苓 9g，半夏 6g，陈皮 6g，藿香 6g，炒扁豆 9g，薏苡仁 12g，白术 9g，甘草 5g，菊花 9g，桑叶 9g，桔梗 6g，焦三仙各 6g，芦根 15g，麦冬 9g，连翘 12g，槟榔 9g。

**按：**似取藿香正气丸的意思。

3 诊　1977 年 8 月 13 日。外感已 3～4 日，头痛、流清涕，打喷嚏，口干，不咳嗽，不欲食，脘部不舒，微热恶风，舌苔微黄腻甚，脉沉。

荆芥 9g，防风 9g，苏叶 6g，菊花 9g，桑叶 9g，桔梗 6g，甘草 5g，麦冬 9g，芦根 15g，半夏 9g，陈皮 6g，藿香 6g，神曲 9g，茯苓 9g，葱白 3 节。

**■ 病例 25　文某，女，47 岁。**

首诊　1981 年 3 月 14 日。感冒已 6 日，头痛，发热，口干，饭后胃脘不舒服，感觉难受，大便偏溏，日 1 次，小便少，晚上出汗多，咽喉咽东西时疼痛，鼻流清涕，轻度咳嗽，舌尖边红苔淡白稍黄，脉沉细。

桔梗 6g，甘草 5g，炒牛蒡子 9g，麦冬 9g，玄参 9g，白芷 9g，川芎 9g，防风 9g，杏仁 9g，金银花 12g，连翘 9g，泽泻 9g，牡蛎 15g，浮小麦 15g，芦根 15g。

2 诊　1981 年 3 月 18 日。服 3 月 14 日方，外感发热消退，仍口干，晚上胃脘难受，大便溏，日 1 次，小便短黄，晚上出汗，咽痛见好，鼻有清涕，不咳嗽，后头痛，舌苔薄白，脉沉细。

当归 10g，川芎 9g，白芍 10g，生地黄 15g，羌活 6g，蔓荆子 9g，麦冬 10g，龙骨、牡蛎各 15g，甘草 5g，泽泻 9g，竹叶 9g，浮小麦 15g，麻黄根 6g，芦根 15g。

**按：** 胃脘难受，加白芍、甘草治疗。小便短黄，加泽泻、竹叶。晚上出汗，加龙骨、牡蛎、浮小麦、麻黄根。

3 诊　1981 年 3 月 21 日。服 3 月 18 日方，口干，胃脘难受见好，大便不溏，小便黄见好，夜汗缓解，咽不痛，鼻涕又有，余症均见好，不欲饮水，背困，脉沉细。

当归 10g，川芎 6g，白芍 9g，生地黄 12g，羌活 6g，川续断 12g，狗脊 12g，桑寄生 15g，辽沙参 10g，麦冬 9g，五味子 5g，石斛 12g，玄参 10g，荆芥穗 6g，茯苓 9g，陈皮 6g，芦根 15g。

4 诊　1981 年 3 月 26 日。服 3 月 21 日方，于 22 日又感冒，发热，口干苦，偏右头痛，咽右疼痛，不欲食，大便清晨 1 次，小便黄，四肢疼痛，嗳气，善太息，舌苔薄黄，脉沉弱。

桔梗 9g，甘草 5g，菊花 9g，桑叶 9g，金银花 15g，连翘 12g，柴胡 5g，赤芍 9g，川芎 9g，白芷 6g，麦冬 9g，玄参 9g，瓜蒌 15g，陈皮 9g，紫苏 9g，桑枝 15g，贝母 9g。

**按：** 偏右头痛，加柴胡、赤芍、川芎、白芷。

🎓 **病例 26　阎某，男，65 岁。**

**首诊**　1974 年 11 月 26 日。感冒已 4 日，头晕，轻度低热，口干渴，咳嗽，吐白冷痰，食欲差，二便正常。脉右数。

桔梗 6g，甘草 5g，连翘 9g，芦根 15g，麦冬 9g，桑叶 9g，菊花 9g，金银花 12g，陈皮 6g，前胡 9g，荆芥穗 6g，半夏 6g。

2 诊　1974 年 12 月 9 日。重感冒，高热 40℃，已有 10 余日。现症：有轻型发热，口鼻干欲饮，不欲食，大便一般，小便时疼痛，尿色黄，脉沉。

金银花 15g，连翘 12g，麦冬 9g，芦根 15g，桔梗 6g，甘草 5g，陈皮 6g，谷芽 9g，竹叶 9g，生地黄 12g，木通 6g，瞿麦 9g，萹蓄 6g，滑石 9g，神曲 6g。

**按：** 感冒高热，加金银花、连翘、芦根；小便时疼痛，尿色黄，导赤散加萹蓄、瞿麦、滑石清利小便。

🎓 **病例 27　史某，男，41 岁。**

**首诊**　1974 年 12 月 10 日。咽干疼痛，大便干，腰腹坠困，脉弦数。

桔梗 6g，甘草 6g，苏梗 9g，厚朴 9g，半夏 6g，云茯苓 6g，麦冬 12g，石斛 15g，瓜蒌 18g，玄参 15g，炒酸枣仁 12g，陈皮 9g，金银花 15g，连翘 9g，炒牛蒡子 9g，枳壳 6g，贝母 9g。

2 诊　1974 年 12 月 30 日。大便不干，便完肛门仍灼烧，咽干痛，有充血发炎，胸不舒，小腹已不痛，腿时困，左鼻孔不通，流清涕，脉弦。

桔梗 6g，甘草 5g，金银花 18g，连翘 12g，炒牛蒡子 9g，麦冬 9g，瓜蒌 15g，苏梗 9g，黄连 6g，枳壳 6g，薄荷 6g，贝母 9g，玄参 12g，牡丹皮 6g，赤芍 9g。

**按：** 便完肛门仍灼烧，是肺热移于大肠，加黄连清大肠湿热。

3 诊　1975 年 1 月 5 日。服 1974 年 12 月 30 日方，大便不干，仍不畅，肛门已不灼烧，有时下午咽干，稍痛。最近感冒，腿胀甚，小腹不痛，胸不舒，脉沉弱。

桔梗 6g，甘草 5g，厚朴 6g，半夏 6g，云茯苓 6g，麦冬 9g，石斛 15g，玉竹 9g，黄连

5g，瓜蒌 15g，苏梗 9g，炒牛蒡子 9g，玄参 15g，贝母 9g，金银花 15g，连翘 9g。

**按：** 咽痛，加炒牛蒡子、玄参、金银花、连翘。

🎓 **病例 28 梁某，男，46 岁。**

首诊 1975 年 1 月 23 日。经常感冒，这次病已 1 周，头晕，口干咽痛，咳嗽，吐白沫痰，能食，二便正常，不发冷热，脉右手沉稍数。

桑叶 9g，菊花 9g，桔梗 6g，甘草 5g，前胡 9g，大贝母 9g，紫菀 9g，陈皮 6g，半夏 9g，百部 9g，麦冬 9g，芦根 15g，炒牛蒡子 9g，玄参 9g。

2 诊 1975 年 1 月 29 日。服 1 月 23 日方，头有时晕，偏左头痛，天明时口干苦，咽痛，咳嗽白痰，脉弦数。

桔梗 6g，甘草 5g，炒牛蒡子 9g，玄参 9g，白芍 9g，柴胡 6g，川芎 9g，白芷 9g，麦冬 9g，紫菀 9g，陈皮 6g，薄荷 6g，桑叶 9g，菊花 9g。

🎓 **病例 29 李某，女，9 岁。**

首诊 1976 年 3 月 8 日。鼻流清涕，咳嗽，痰多，鼻气不通，食欲少，轻度发热，大便干黑，小便稍黄，咽痛。

桔梗 6g，桑叶 6g，菊花 6g，连翘 9g，金银花 9g，芦根 12g，薄荷 5g，甘草 5g，荆芥穗 5g，贝母 6g，炒牛蒡子 6g，神曲 5g，玄参 6g。

2 诊 1976 年 3 月 22 日。服 3 月 8 日方，咳嗽、发热都见好。近日又低热，咳嗽，经常有白黄黏痰、不利，食欲差，大便不畅，脉细弱。

桔梗 6g，紫菀 9g，贝母 9g，杏仁 6g，菊花 6g，瓜蒌 9g，桑叶 9g，百部 9g，甘草 5g，地骨皮 9g，鸡内金 6g，山药 9g。

# 小 结

张子琳治疗感冒，在风寒感冒初期，多用荆芥、防风、紫苏叶合葱豉汤以发散，而麻黄汤、桂枝汤基本没用过。感冒数日不愈，就进入少阳病期，用小柴胡汤治疗。而阳明经证，表现为大热、大汗、大渴、脉洪大，采用白虎汤加金银花、连翘、芦根之类。表现为阳明腑证时，大便秘结，采用调胃承气汤加味。这基本上未脱离《伤寒论》三阳证的辨证施治范畴。

现在的感冒大多属于风热感冒，所以最多使用的方剂还是《温病条辨》中的银翘散、桑菊饮 2 个处方。银翘散治疗风温客表，发热、微恶风寒之证，此方辛以解表，凉以胜热。口渴甚者，加天花粉；项肿咽痛者，加马勃、玄参。咳嗽较甚者，加杏仁；衄血者，去荆芥、豆豉，加白茅根、侧柏叶、栀子等。小便短者，加知母、黄芩、栀子、麦冬、生地黄等。而风热袭肺，身不甚热，用桑菊饮治疗。热入气分而气粗如喘者，加石膏、知母。肺热较甚者，加黄芩；口渴者加天花粉。而这 2 个处方，往往合并使用，起到相得益彰的效果。

张子琳治疗感冒的标准方为：

桔梗 6g，甘草 5g，金银花 12g，连翘 9g，芦根 12g，麦冬 9g，炒牛蒡子 6g，地骨皮 12g，玄参 9g，荆芥穗 6g，苏叶 6g，菊花 9g，桑叶 9g。

# 第二章 咳嗽

咳嗽，是指外感或内伤等因素导致肺失宣肃，肺气上逆，冲击气道，发出咳声或伴咳痰为临床特征的一种病证。历代将有声无痰称为咳，有痰无声称为嗽，有痰有声谓之咳嗽。临床上多为痰声并见，很难截然分开，故以咳嗽并称。《素问·宣明五气》云："肺为咳"，表明咳嗽的根本在肺；在《素问·咳论》中又云："五脏六腑皆令人咳，非独肺也。"五脏六腑之咳"皆聚于胃，关于肺"，认识到咳嗽不止于肺，也不离乎肺。咳嗽既是独立性的病证，又是肺系多种病证的一个症状。咳嗽的病位，主脏在肺，无论外感六淫或内伤所生的病邪，皆侵及肺而致咳嗽。这是因为肺主气，其位最高，为五脏之华盖。肺开窍于鼻，外合皮毛，故肺最易受外感、内伤之邪；而肺为娇脏，不耐邪侵，邪侵则肺气不清，失于肃降，迫气上逆而作咳。西医学的上呼吸道感染、支气管炎、支气管扩张、肺炎、肺结核等以咳嗽为主症者，可参考本病证进行辨证论治。

纵观张子琳治疗咳嗽的病案，可知其认为肺气上逆是主要病机，临症以宣肺疏风止咳为基本治疗方法，多用止嗽散随症加减。风寒甚者，加麻黄、杏仁等；风热甚者，加桑叶、枇杷叶等；痰湿蕴肺者，加半夏、茯苓；痰热郁肺者，加贝母、瓜蒌等；肺阴不足者，加麦冬、玉竹、石斛等；胸闷甚者，加柴胡、香附等；脾虚湿盛者，加茯苓、白术等。

## 典型病案

### 病例1 康某，女，75岁。

**首诊** 1971年3月20日。咳嗽，吐白黄痰，鼻衄，头晕，口干，食少，便干，溺黄淋痛，耳闷，浮肿，3年来一直咳嗽，现加重，脉沉弱。

桔梗6g，甘草5g，白前6g，百部9g，橘皮6g，紫菀9g，白茅根12g，生地黄9g，荆芥穗5g，桑白皮9g，麦冬9g，菊花9g，竹叶6g，瓜蒌9g。

**按：** 此方引用了清代医家程钟龄《医学心悟》之止嗽散方，可治诸般咳嗽，如系初感风寒，可用生姜汤调下。程钟龄在《医学心悟》中曾语重心长地说："予制此药普送，只前七味，服者多效。或问药极轻微，而取效甚广，何也？予曰：药不贵险峻，惟期中病而已，此方系予苦心揣摩而得也。盖肺体属金，畏火者也，过热则咳；金性刚燥恶冷者也，过寒亦咳。且肺为娇脏，攻击之剂既不任受，而外主皮毛，最易受邪，不行表散则邪气留连而不解。经曰：微寒微咳，寒之感也，若小寇然，启门逐之即去矣。医者不审，妄用清凉酸涩之剂，未免闭门留寇，寇欲出而无门，必至穿逾而走，则咳而见红。肺有二窍，一在鼻，一在喉。鼻窍贵开而不闭，喉窍宜闭而不开。今鼻窍不通，则喉窍将启能无虑乎？本方温润和平，不寒不热，既无攻击过当之虞，大有启门驱贼之势。是以客邪易散，肺气安宁。宜其投之有效欤？附论于此，以谂明哲。"

此方宜用于经服解表宣肺药而咳仍不止者。方中紫菀、百部，均入肺经，其性温润，能润肺化痰止嗽，为君药。桔梗味苦辛，善于宣肺化痰；白前味辛甘，长于降气化痰。两者协同，一宣一降，以复肺气之宣降，增强君药止咳化痰之力，共为臣药。荆芥穗祛风解表，使外邪从表而解，则肺气得宣，虽重不在解表，但解表又实不可缺；陈皮理气化痰，均为佐药。甘草缓急和中，调和诸药，合桔梗、荆芥穗又有利咽止咳之功，是为佐使之用。此方虽仅含7味药，用量轻微，但是已具备温而不燥、润而不腻、散寒不助热、解表不伤正的特点。

2 诊　1971 年 3 月 23 日。药后咳嗽吐痰、鼻衄均好转，近日吐痰不利，小便淋痛，大便干，脉沉弱。

桔梗 6g，甘草 5g，白前 6g，百部 9g，橘皮 6g，紫菀 9g，桑白皮 9g，麦冬 9g，白芍 9g，茯苓 9g，竹叶 6g，瓜蒌 9g。

按：患者咳嗽日久，病情渐重，吐白黄痰、口干便干、溺黄、淋痛等，表明病已化热伤津。鼻衄是热迫血行，头晕、耳闷是由风热蒙蔽清窍所致。但此是以咳嗽为主的病证，故仍以止嗽散利肺气，瓜蒌清热化痰，竹叶凉血止血、利尿通淋，麦冬生津止渴。

🎓 **病例2　王某，女，22 岁。**

首诊　1975 年 6 月 26 日。患肺结核已 3 年，咳嗽气短，吐黄痰，白沫，手足烧，心悸，头晕、眼黑、耳鸣，食少，大便干，小便正常，月经正常，脉沉细弱数。

桔梗 6g，杏仁 9g，紫菀 9g，贝母 9g，百部 9g，桑叶 9g，甘草 5g，瓜蒌 9g，橘红 6g，辽沙参 9g，麦冬 9g，山药 12g，地骨皮 15g，菊花 9g，知母 6g，牡丹皮 6g。

按：肺结核患者，多为阴虚肺燥体质，所以出现手足烧、头晕、眼黑、耳鸣等症状。治疗首先以辽沙参、麦冬滋阴润肺，瓜蒌、橘红、贝母清热利痰，牡丹皮、地骨皮、知母清虚热，桔梗、杏仁、紫菀、百部宣肺止咳，桑叶、菊花清利头目。

以上处方，可作为治疗肺阴虚咳嗽之典型方剂。

2 诊　1975 年 7 月 3 日。服 6 月 26 日方，咳嗽气短，黄痰少，较利，手足烧缓解，心悸缓解，头晕、眼黑、耳鸣见好，能食，便时干，脉细弱。

原方加炙枇杷叶 6g，五味子 3g。

按：久咳必耗气，加五味子收敛肺气；炙枇杷叶苦泄肺热而化痰下气。

🎓 **病例3　赵某，女，24 岁。**

首诊　1974 年 10 月 4 日。咳嗽无痰，口咽干，咳甚时胸闷，能食，二便正常，月经正常，右背及上肢困，咳嗽从 7～8 岁开始，患有"肝炎"2 年，手足心烧，脉细弱。

辽沙参 9g，麦冬 9g，五味子 5g，贝母 9g，炙枇杷叶 6g，紫菀 9g，炙甘草 5g，当归 9g，白芍 9g，川续断 9g，狗脊 9g，地骨皮 12g，牡丹皮 6g。

2 诊　1974 年 10 月 9 日。服 10 月 4 日方，咳嗽、手烧明显好转，痰已利，仍口干，背及上肢仍困，脉细弱。

原方继服，加紫菀、百部各 9g。

**病例 4** 席某，男，39 岁。

首诊 1971 年 4 月 23 日。咳嗽气短，吐黄痰，口时干，痰不利，不欲食，二便正常，头昏，左胁痛，疲乏无力，劳累，发病 10 余年，脉细弱。

桔梗 6g，杏仁 9g，紫菀 9g，川贝母 9g，瓜蒌 9g，桑叶 9g，橘皮 6g，山药 12g，鸡内金 6g，莲子 9g，炙甘草 5g，白芍 9g，菊花 9g，柴胡 5g，香附 6g，百部 9g，枇杷叶 6g。

**按**：该患者不欲食，以山药、鸡内金、莲子补脾健胃；左胁痛，用柴胡、白芍、香附疏肝理气。

2 诊 1971 年 4 月 26 日。药后咳嗽气短、食欲都大有好转，痰黄转白，痰利，左胁痛见轻，头昏见轻，脉沉弱。

原方继服 2 剂。

3 诊 1971 年 4 月 29 日。咳嗽、气短、吐痰大见效，左胁痛好转，近日头左侧抽痛，脉沉弱。

桔梗 6g，杏仁 9g，紫菀 9g，川贝母 9g，橘皮 6g，山药 12g，鸡内金 6g，炙甘草 5g，白芍 9g，柴胡 5g，川芎 9g，白芷 6g，百部 9g，薄荷 5g。

**按**：头左侧抽痛，加川芎、白芷、薄荷祛风止痛。

**病例 5** 杨某，女，22 岁。

首诊 1976 年 8 月 13 日。咳嗽气喘，吐白清痰，咽痒，嗳气，发病从去年开始，不欲食，二便正常，月经正常，脉沉。

桔梗 6g，前胡 9g，橘红 9g，半夏 9g，炙甘草 5g，紫菀 9g，细辛 1.5g，干姜 5g，五味子 5g，苏子 5g，神曲 9g，杏仁 9g。

**按**：此方取小青龙汤之干姜、细辛、五味子 3 味药，治疗内有寒饮引起之咳嗽。《医宗金鉴》云："干姜、细辛极温极散，使寒与水俱从汗而解，佐半夏逐痰饮以清不尽之饮，佐五味子收肺气以敛耗伤之气。"

2 诊 1976 年 8 月 16 日。服 8 月 13 日方，咽痒，咳嗽气喘缓解，咽干，头闷，鼻塞，脉沉。

桔梗 6g，前胡 9g，橘红 9g，半夏 9g，炙甘草 5g，杏仁 9g，紫菀 9g，桑白皮 9g，瓜蒌 9g，苏子 6g，菊花 9g，荆芥穗 6g，麦冬 9g，百部 9g。

**按**：药后出现咽干、头闷症状，加桑白皮、麦冬清肺热，菊花清利头目。

**病例 6** 张某，女，35 岁。

首诊 1970 年 10 月 15 日。前 3 年患肺结核，曾唾血，经西医注射链霉素、口服异烟肼治愈。现症：咳嗽气短，吐白沫痰，胸不舒，能食，二便尚可，月经提前 5～6 日，手烧，体软。3 年来每到冬天即咳嗽气短加重，脉沉弱。

橘皮 9g，当归 9g，川芎 9g，桑白皮 9g，青皮 6g，茯苓 9g，五味子 5g，炙甘草 5g，杏仁 9g，西贝母 9g，半夏 9g，地骨皮 9g，冰糖 9g 为引。

**按**：患者"3 年来每到冬天即咳嗽气短加重"，故以民间流传的时下方 "冬月喘咳方"（当归、川芎、陈皮、青皮、桑白皮、茯苓、五味子、甘草、杏仁、半夏、川贝母、冰糖）治疗。

2诊　1970年10月18日。药后咳嗽气短、咳痰见好，后头痛，脉软有力。

橘皮 9g，当归 9g，川芎 6g，桑白皮 9g，青皮 6g，茯苓 9g，五味子 6g，炙甘草 5g，杏仁 9g，西贝母 9g，半夏 9g，地骨皮 12g，蔓荆子 9g。

按：头痛，加蔓荆子。

**❖ 病例7　徐某，女，21岁。**

首诊　1971年3月15日。不欲食，咳嗽痰白，气喘，大便溏，日1～2次，小便正常，月经正常，胸闷，发病2个月，脉沉弱。

桔梗 6g，杏仁 9g，桑白皮 9g，橘皮 6g，半夏 9g，炙甘草 5g，茯苓 9g，白术 9g，山药 15g，苏子 5g，厚朴 5g，紫菀 9g。

按：一般咳嗽，以桔梗、杏仁、橘皮、紫菀治疗，再随症加减：吐白痰，加半夏；大便溏，加白术、山药；胸闷，加苏子、厚朴。

2诊　1971年3月19日。药后咳嗽、气喘、食欲都好转，手足发冷，脉细弱。

桔梗 6g，杏仁 9g，桑白皮 6g，橘皮 6g，半夏 9g，炙甘草 5g，茯苓 9g，白术 6g，苏子 5g，紫菀 9g，厚朴 6g，款冬花 6g。

按：再加款冬花止咳。

**❖ 病例8　康某，男，23岁。**

首诊　1971年3月13日。咳嗽，吐痰不利，半声咳，能食，大便正常，小便欠利，口干，咽痛，发病由去年秋天用力过度引起，脉沉弱，右寸兼数。

桔梗 6g，甘草 5g，紫菀 6g，贝母 9g，辽沙参 9g，麦冬 9g，玉竹 9g，枇杷叶 6g，玄参 9g，瓜蒌 9g，车前子 9g（包煎），木通 6g。

按：小便欠利，加车前子、木通。

2诊　1971年3月15日。药后仍咳嗽，吐痰较利，小便不利，口干咽痛均见好，脉弦数。

桔梗 6g，紫菀 9g，款冬花 9g，桑白皮 9g，贝母 9g，瓜蒌 9g，枇杷叶 6g，黛蛤散 6g，麦冬 9g，甘草 5g，橘皮 6g，茯苓 9g，车前子 9g（包煎），木通 6g，杏仁 9g。

3诊　1971年3月17日。咳嗽吐痰已利，口干，咽已不痛，小便已利，脉弦。

桔梗 6g，紫菀 9g，款冬花 9g，桑白皮 9g，贝母 9g，瓜蒌 9g，枇杷叶 6g，黛蛤散 6g，麦冬 9g，玉竹 9g，知母 6g，石斛 9g，橘皮 6g，茯苓 9g，杏仁 9g，车前子 9g（包煎）。

**❖ 病例9　赵某，女，53岁。**

首诊　1974年5月27日。能食，早晨大便一次，小便频数，气喘、咳嗽、吐痰少，痰白黏，胸闷，发病将近30年，去年至今较重，脉沉紧。

桔梗 6g，杏仁 9g，贝母 9g，苏子 6g，陈皮 6g，瓜蒌 9g，百部 9g，半夏 9g，茯苓 9g，紫菀 9g，白术 9g，前胡 9g。

按：前胡，有宣散风热、降气下痰的作用，凡风热郁肺、发热咳嗽、痰稠喘满者，皆可加用。

2诊　1974年5月29日。服5月27日方，气喘咳嗽缓解，大小便次多，余症同前，脉沉紧滑。

原方加山药 12g，菟丝子 15g。

**病例 10　郭某，男，55 岁。**

首诊　1976 年 5 月 4 日。食欲、二便正常，咳嗽，吐白清痰，夜间咳甚，影响睡眠，发病 4～5 年，口干，舌苔薄白，脉弦滑。

桔梗 6g，紫菀 9g，贝母 9g，橘红 6g，炙枇杷叶 6g，款冬花 9g，远志 6g，半夏 9g，麦冬 9g，五味子 6g，炙甘草 5g，百部 9g。

2 诊　1976 年 5 月 13 日。服 5 月 4 日方，咳嗽减轻，吐白痰少，早晨痰黄，夜咳甚，影响睡眠，口不干，眼浮肿。

原方去贝母，加桑白皮 9g，前胡 9g。

**病例 11　张某，男，41 岁。**

首诊　1977 年 1 月 23 日。感冒 20 余日，咳嗽，吐白黏痰，咽痒、咽干，鼻干，头闷痛，食欲差，二便正常，身体酸楚，有时恶心，舌苔薄白，脉沉。

桔梗 6g，七爪红 6g，紫菀 9g，杏仁 9g，前胡 9g，瓜蒌 9g，荆芥 6g，百部 9g，菊花 9g，桑叶 9g，麦冬 9g，贝母 9g，竹茹 6g，半夏 9g，地骨皮 12g，甘草 6g。

2 诊　1977 年 3 月 1 日。服 1 月 23 日方，咳嗽、吐痰明显好转，咽痒见好，仍鼻干，清晨起床后干呕，有时头闷，食欲较增，脉沉。

桔梗 6g，七爪红 9g，紫菀 9g，杏仁 6g，前胡 9g，百部 9g，菊花 9g，桑叶 9g，麦冬 9g，贝母 9g，甘草 5g，竹茹 6g，半夏 6g。

**按：**七爪红是橘红的一种，其下气消痰之力较陈皮更好。

**病例 12　张某，男，45 岁。**

首诊　1976 年 4 月 3 日。近日感冒，咳嗽见轻，吐黏痰不利，口不干，胸闷，食欲差，饭后发噎，嗳气，胃脘痛甚、不拒按、喜热，舌质红，苔白腻，脉沉。

桔梗 6g，贝母 9g，杏仁 6g，紫菀 9g，瓜蒌 9g，麦冬 9g，炙枇杷叶 6g，桑叶 9g，橘红 6g，山药 15g，莲子 9g，鸡内金 6g，粉甘草 5g，竹叶 6g，苏梗 9g，川楝子 9g，延胡索 6g，白蔻仁 9g，半夏 9g，茯苓 9g。

2 诊　1976 年 4 月 9 日。服 4 月 3 日方，咳嗽轻得多，吐黏痰少，胸不闷，食欲差，打嗝，胃疼甚、不拒按，喜热食，舌尖红，苔薄白，脉沉。

原方瓜蒌加为 15g，橘红加为 9g，杏仁加至 9g。

**病例 13　王某，女，56 岁。**

首诊　1975 年 11 月 25 日。感冒 5～6 天，咳嗽吐白痰，头闷昏，耳鸣，恶心，不欲食，大便正常，小便频，腰困，腿酸，下肢窜痛，脉沉弱。

桔梗 6g，紫菀 9g，橘红 6g，浙贝母 9g，桑叶 9g，前胡 9g，菊花 9g，竹茹 6g，菟丝子 12g，狗脊 12g，川牛膝 9g，桑枝 15g，丝瓜络 9g，神曲 6g，麦芽 6g，粉甘草 5g。

**按：**下肢窜痛，加桑枝、丝瓜络，通经活络。

2 诊　1975 年 11 月 27 日。服 11 月 25 日方，咳嗽、头痛见好，仍头闷晕，恶心见好，仍食欲差，胃脘前后痛，腰困，下肢痛，小便时频，咽轻痛，心悸，失眠，仍痰多，脉沉较有力。

橘红 6g，浙贝母 9g，前胡 6g，菊花 9g，桑叶 9g，粉甘草 5g，桔梗 6g，桑枝 15g，丝瓜络 12g，狗脊 12g，牛膝 9g，秦艽 9g，威灵仙 9g，远志 6g，炒酸枣仁 15g。

**按：** 仍下肢痛，再加秦艽、威灵仙，以祛风湿。

**病例 14　李某，女，49 岁。**

首诊　1974 年 12 月 10 日。咳嗽，气短，吐白沫痰，胸闷，不欲食，口苦，大便溏，小便正常，发病从昨日开始，既往多年高血压病史，脉弦。

桔梗 6g，前胡 9g，陈皮 9g，茯苓 9g，半夏 9g，苏子 6g，杏仁 9g，紫菀 9g，厚朴 6g，炙枇杷叶 6g，桑白皮 9g，炙甘草 5g。

2 诊　1974 年 12 月 13 日。服 12 月 10 日方，咳嗽气短减轻，只觉口苦，胸闷，能食，脉弦。

原方继服，加莱菔子 5g，黄芩 5g。

**病例 15　徐某，男，27 岁。**

首诊　1974 年 6 月 9 日。咳嗽气喘，吐黄痰，咳不利，不欲食，头闷，二便正常，发病从 5 月 27 日开始，脉沉。

桔梗 6g，杏仁 9g，白前 9g，百部 9g，贝母 9g，陈皮 9g，紫菀 9g，菊花 9g，桑叶 9g，甘草 5g，炙枇杷叶 6g，苏子 6g。

**按：** 止嗽散加苏子、炙枇杷叶治疗气喘，桑叶、菊花治疗头闷。

2 诊　1974 年 6 月 11 日。服 6 月 9 日方，咳嗽见轻，吐黄痰见好，变为白痰，口黏，食欲较好，头闷，气喘，脉沉弱。

前方苏子改为 5g，加白果 6g。

**按：** 白果，其气薄味厚，性涩而收，色白属金，故能入肺经，益肺气，定喘咳，缩小便。然食多则收太过，令人气壅。宜用于久喘患者。

3 诊　1974 年 6 月 14 日。服 6 月 11 日方，咳嗽好得多，吐白痰，黄痰少，口黏见轻，能食，头不痛，发闷，气喘，出气发烧，胃有奔豚气，不舒适，脉沉弱。

依 6 月 9 日方加白果 6g，石斛 9g，苏子改为 5g。

**病例 16　白某，男，52 岁。**

首诊　1973 年 4 月 15 日。不能多食，大便干，小便正常，咳嗽，吐白黑痰，咳痰不利，右胸乳部痛，呼吸牵引痛甚，发病 20 余日，手烧，脉沉弱。

桔梗 6g，贝母 9g，杏仁 9g，炙枇杷叶 6g，百部 9g，桑叶 9g，青橘叶 6g，白芍 9g，青皮 6g，香附 6g，当归 9g，地骨皮 9g，炙甘草 5g，紫菀 9g，茜草 6g。

2 诊　1973 年 5 月 25 日。服 4 月 15 日方，食欲已增加，大便不干，咳嗽吐痰已见好，右胸乳痛不见好，手身烧见好，长呼吸时痛甚，不能右侧睡，只能左侧睡，脉沉弱。

桔梗 6g，贝母 9g，辽沙参 9g，麦冬 9g，五味子 6g，百部 9g，橘叶 9g，白芍 9g，青皮 5g，香附 6g，当归 9g，地骨皮 12g，紫菀 9g，山药 12g，百合 9g。

**按：** 百合甘寒，可清肺润燥而止咳，常用于肺燥或肺阴虚咳嗽。

**病例 17　安某，女，41 岁。**

首诊　1970 年 11 月 4 日。咳嗽气喘，吐白黄黏痰伴有白沫，痰带冷，食欲差，大便利，小便时痛，月经正常，病情加重 7~8 日，旧有轻微头痛，脉沉。

杏仁 9g，桔梗 6g，橘皮 8g，白前 9g，百部 9g，紫菀 9g，甘草 5g，荆芥 6g，半夏 9g，桑白皮 9g，竹叶 6g，茯苓 9g。

2 诊　1970 年 11 月 9 日。咳嗽气喘见轻，痰较少，能食，有时溺痛，头晕，恶心，脉沉弱。

杏仁 9g，桔梗 6g，橘皮 8g，白前 9g，百部 9g，紫菀 9g，甘草 5g，荆芥 5g，半夏 9g，茯苓 9g，菊花 9g。

**● 病例 18　赵某，女，59 岁。**

首诊　1970 年 12 月 30 日。咳嗽，痰不利，痰白，咽痒痛，口干，发病 6～7 日，脉沉。

杏仁 9g，桔梗 6g，橘皮 6g，前胡 6g，甘草 5g，紫菀 9g，荆芥 5g，百部 9g，桑白皮 9g，麦冬 9g，瓜蒌 9g。

**按：**由于风邪犯肺，解表不彻而邪未尽，内传入肺，气郁不宣，则咽痒咳嗽。荆芥能宣发肺气，有启门逐寇之功。

2 诊　1970 年 12 月 31 日。药后咳嗽、气短见好，痰较利，咽痒，脉沉弱。

杏仁 9g，桔梗 6g，橘皮 6g，前胡 9g，甘草 5g，紫菀 9g，荆芥 5g，百部 9g，桑白皮 9g，麦冬 9g，瓜蒌 9g。

**● 病例 19　张某，女，18 岁。**

首诊　1981 年 7 月 22 日。咳嗽咽痒，吐黄黏痰，不易咯出，口咽痛、干，食欲好，二便一般，舌质红苔淡。

桔梗 9g，甘草 5g，前胡 9g，杏仁 9g，橘红 9g，紫菀 9g，麦冬 9g，瓜蒌 9g，浙贝母 9g，百部 9g，桑叶 9g。

2 诊　1981 年 7 月 25 日。服 7 月 22 日方，咳嗽减轻，咽痒缓解，吐痰还多，痰易咳出，咽干，舌质红，苔淡，脉沉。

桔梗 9g，甘草 5g，前胡 9g，杏仁 9g，橘红 9g，紫菀 9g，麦冬 9g，贝母 9g，瓜蒌 12g，桑叶 9g，百部 9g，知母 6g。

**● 病例 20　陈某，女，63 岁。**

首诊　1974 年 8 月 15 日。干咳嗽，唾黄痰，舌干燥，气喘不舒，食欲、大便正常，小便时黄，手心烧，睡眠好，脉沉弱。

紫菀 9g，款冬花 9g，辽沙参 9g，麦冬 9g，五味子 5g，川贝母 9g，天冬 9g，玉竹 9g，炙枇杷叶 6g，桑叶 9g，地骨皮 12g，粉甘草 5g，瓜蒌 9g。

2 诊　1974 年 8 月 20 日。服 8 月 15 日方，干咳减轻，舌时燥，唾黄色痰，气时喘，手心烧，睡眠不实，脉沉弱。

紫菀 9g，款冬花 9g，辽沙参 9g，麦冬 9g，五味子 5g，玉竹 9g，炙枇杷叶 6g，桑叶 9g，粉甘草 5g，地骨皮 12g，瓜蒌 9g，远志 6g，炒酸枣仁 12g。

3 诊　1976 年 10 月 25 日。咳嗽气喘，吐白痰，痰黏不利，口咽舌干，睡眠差，脉沉。

桔梗 6g，七爪红 6g，紫菀 9g，百部 9g，杏仁 9g，半夏 9g，甘草 5g，远志 6g，瓜蒌 9g，麦冬 9g，苏子 5g，前胡 9g，贝母 9g。

**4 诊**  1976 年 10 月 28 日。服 10 月 25 日方，咳嗽见好，气短不足用，吐白痰不多，口舌干，右胸部痛，脉沉弱（右手有力）。

桔梗 6g，七爪红 6g，紫菀 9g，百部 9g，杏仁 9g，半夏 9g，甘草 3g，瓜蒌 15g，麦冬 9g，贝母 9g，知母 9g，前胡 9g，苏梗 9g，枳壳 6g，白芥子 5g，炙枇杷叶 6g。

**按：**右胸部痛，加苏梗、枳壳、白芥子。《本草求真》载："[白芥子]能治胁下及皮里膜外之痰，非此不达。古方有控涎丹用之，正是此意。盖辛能入肺，温能散表，痰在胁下皮里膜外，得此辛温以为搜剔，则内外宣通，而无阻隔窠囊留滞之患。"

**5 诊**  1976 年 10 月 30 日。服 10 月 28 日方，咳嗽已减轻，晚间仍咳，胸痛见轻，咳嗽时震痛，吐痰利，口舌干缓解，睡眠差，脉沉弱。

七爪红 6g，紫菀 9g，百部 9g，杏仁 9g，半夏 9g，甘草 3g，瓜蒌 15g，麦冬 9g，贝母 9g，前胡 9g，白芥子 5g，炙枇杷叶 6g，远志 6g，炒酸枣仁 15g，苏梗 9g。

**● 病例 21  边某，女，22 岁。**

**首诊**  1973 年 4 月 16 日。干咳嗽无痰，有奔豚发作，能食，大便干，小便黄，月经推后 10 余日，手心烧，口干，鼻塞不通，眼模糊，头晕，嗳气，小腹痛，脉沉弱。

茯苓 9g，陈皮 9g，半夏 9g，炙甘草 5g，炙枇杷叶 6g，当归 9g，火麻仁 15g，香附 6g，乌药 6g，麦冬 9g，地骨皮 9g。

**2 诊**  1973 年 4 月 19 日。药后干咳，有奔豚发作，便干，手心烧，口干，眼模糊，头晕，嗳气，鼻子不通，黄带，脉沉弱。

桔梗 6g，紫菀 9g，百部 9g，陈皮 6g，炙甘草 5g，白前 9g，炙枇杷叶 6g，当归 9g，火麻仁 15g，地骨皮 9g，菊花 9g，麦冬 9g，荆芥穗 6g。

**3 诊**  1973 年 4 月 20 日。药后干咳见好，仍有奔豚，大便干缓解，手心烧，眼糊，鼻不通、干，头不清，黄带较多，脉沉弱。

桔梗 6g，紫菀 9g，百部 9g，陈皮 6g，炙甘草 5g，白前 9g，炙枇杷叶 6g，当归 9g，火麻仁 15g，地骨皮 12g，菊花 9g，麦冬 9g，荆芥穗 5g，辛夷 6g，山药 15g，炒芡实 15g。

**4 诊**  1973 年 4 月 22 日。服 4 月 20 日方仍干咳，胃脘有奔豚发作，口干，目糊，鼻已通，头晕不清，脉沉弱。

桔梗 6g，紫菀 9g，百部 9g，陈皮 6g，炙甘草 5g，白前 9g，炙枇杷叶 6g，当归 9g，菊花 9g，地骨皮 12g，麦冬 9g，荆芥穗 5g，山药 15g，炒芡实 15g。

**5 诊**  1973 年 4 月 23 日。服 4 月 22 日方干咳见轻，胃脘有奔豚发作，口干，目糊，头晕不清，腹冷，黄带较多，脉沉弱。

当归 9g，白芍 9g，菊花 9g，桑叶 9g，山药 15g，炒芡实 12g，麦冬 9g，陈皮 6g，地骨皮 9g，炙甘草 6g，桂枝 9g，茯苓 12g，焦山楂 9g，龙骨、牡蛎各 15g，吴茱萸 6g。

**6 诊**  1973 年 4 月 26 日。干咳见好，胃脘有奔豚发作，头晕，口鼻干，眼模糊，腹冷，黄带量减少，脉沉弱。

依 4 月 23 日方，吴茱萸减为 5g，加蒺藜 9g。

**病例 22　杨某，男，66 岁。**

首诊　1971 年 8 月 9 日。不欲食，干呕恶心，吐涎沫，唾白沫痰，二便正常，气短，脉沉弱滑。

茯苓 9g，半夏 9g，橘皮 6g，炙甘草 5g，杏仁 9g，紫菀 9g，款冬花 9g，桔梗 6g，炙枇杷叶 6g，瓜蒌 9g，前胡 6g，竹茹 6g，藿香 5g，鸡内金 6g，神曲 6g。

2 诊　1971 年 8 月 13 日。食欲较好，恶心缓解，吐涎沫缓解，唾白沫痰，咳嗽，气短，脉沉弱。

依 8 月 9 日方加焦山楂 9g，藿香改为 6g，茯苓改为 12g，继服 2 剂。

**病例 23　杜某，女，32 岁。**

首诊　1971 年 3 月 1 日。气短，咳嗽，吐黄痰，有时还带少量血丝，心悸，大便日 3 次，食欲好，小便利，浮肿，口干渴，脉沉弱。

党参 9g，麦冬 9g，五味子 5g，龙齿 15g，当归 9g，远志 6g，炒酸枣仁 15g，生地黄 12g，茯神 9g，鸡内金 6g，炙甘草 6g，阿胶 9g（烊化），白术 9g，山药 15g，车前子 9g（包煎）。

**按：** 气短、口干，是久咳伤肺证，生脉散（党参、麦冬、五味子）主之。咯血，加生地黄、阿胶；心悸加炒酸枣仁、龙齿、远志、茯神。

2 诊　1971 年 3 月 5 日。气短、咳嗽、唾血均见好，仍心悸，大便日 3 次，溺赤，口干渴，脉沉弱。

党参 9g，麦冬 9g，五味子 6g，当归 9g，龙齿 15g，远志 6g，炒酸枣仁 15g，茯神 9g，玉竹 9g，山药 12g，莲子 9g，甘草 5g，竹叶 6g。

3 诊　1971 年 3 月 8 日。气短见好，仍咳嗽，不唾血，心悸甚，大便日 2 次，口干渴，尿赤，出汗，脉沉弱。

党参 9g，麦冬 9g，五味子 6g，当归 9g，龙齿 15g，远志 6g，炒酸枣仁 15g，茯苓 9g，山药 12g，白术 9g，莲子 6g，炙甘草 6g，橘红 6g。

4 诊　1971 年 3 月 13 日。气短、咳嗽均见好，仍心悸，大便日 2 次，口干见轻，出汗见轻，脉沉弱。

党参 9g，麦冬 6g，五味子 6g，当归 9g，龙齿 15g，远志 6g，炒酸枣仁 15g，茯苓 9g，山药 12g，白术 9g，莲子 9g，炙甘草 6g，橘红 6g。

**病例 24　赵某，女，77 岁。**

首诊　1971 年 3 月 18 日。咳嗽气喘，吐黏白痰，不欲食，消化迟钝，腹胀满，小便赤，口干，脉弦急。

杏仁 9g，半夏 9g，橘红 6g，苏子 5g，桑白皮 9g，茯苓 9g，炙甘草 5g，紫菀 9g，谷芽 6g，鸡内金 6g，神曲 6g，厚朴 6g，竹叶 6g，知母 9g。

2 诊　1971 年 3 月 20 日。咳嗽气喘见轻，吐痰少，能食，饭后胃脘胀满，口干苦，小便赤黄，脉弦不急。

杏仁 9g，半夏 9g，橘皮 8g，炙甘草 5g，苏子 5g，桑白皮 9g，茯苓 9g，紫菀 9g，谷芽 6g，鸡内金 6g，神曲 6g，厚朴 6g，知母 9g。

🎓 **病例25 赵某，女，成年。**

首诊 1973年1月20日。咳嗽，气喘，痰不利，脉沉弱。

桔梗6g，杏仁9g，炙麻黄5g，瓜蒌9g，前胡9g，百部9g，款冬花9g，甘草5g，桑白皮9g，陈皮6g，半夏6g。

**按：** 此基本上采用的是华盖散（麻黄、杏仁、甘草、陈皮、桑白皮、茯苓、苏子）方，治疗风寒伤肺、咳嗽气喘而痰不利症状。

2诊 1973年1月23日。发冷，头闷昏，咳嗽气喘，口干欲饮，脉沉弱。

桑叶9g，菊花9g，桔梗6g，杏仁9g，麦冬9g，前胡9g，连翘9g，金银花9g，甘草5g，荆芥穗6g，瓜蒌9g，陈皮6g。

**按：** 发冷、头闷昏、口干属于风热感冒，用金银花、连翘、桑叶、菊花清散风热，荆芥穗散风，杏仁、桔梗、瓜蒌止咳化痰。

3诊 1973年3月23日。咳嗽，气喘，吐白黏痰，胃脘下坠，脐部往上冲顶，不欲食，脉沉弱。

百部9g，杏仁9g，半夏9g，陈皮6g，炙甘草5g，茯苓9g，桂枝6g，白术9g，紫菀9g，前胡6g，枇杷叶6g，五味子5g。

**按：** 脐部往上冲顶，加苓桂术甘汤治疗。

4诊 1973年3月25日。咳嗽，吐白沫痰，胃脘吐酸嘈杂，脐上顶冲，不欲食，脉沉缓和。

百部9g，杏仁9g，半夏9g，陈皮6g，炙甘草5g，茯苓9g，桂枝6g，白术9g，紫菀9g，白前6g，枇杷叶6g，五味子5g，建曲5g。

5诊 1973年3月27日。仍咳嗽，吐痰减少，胃脘吐酸嘈杂见好，时顶冲，咽痒，脉沉。

依3月25日方，白前加为9g，加桔梗6g。

6诊 1973年4月2日。咳嗽已见轻，痰涕少，大便溏，面浮，脉沉弱。

百部9g，杏仁6g，半夏9g，陈皮6g，炙甘草5g，白前6g，云茯苓9g，白术9g，山药15g，紫菀9g，五味子6g，党参9g。

**按：** 大便溏，加山药、云茯苓、党参。

7诊 1974年7月25日。咳嗽，气喘，痰不利。

桔梗6g，杏仁9g，陈皮9g，前胡9g，紫菀9g，贝母9g，瓜蒌9g，炙甘草5g。

8诊 1974年8月22日。咳嗽气喘，吐黄痰，痰不易咳出，脉沉。

桔梗6g，紫菀9g，款冬花9g，桑叶9g，杏仁9g，炙枇杷叶6g，百部9g，前胡9g，麦冬9g，炙甘草5g，瓜蒌9g，陈皮6g。

🎓 **病例26 徐某，男，50岁。**

首诊 1971年10月13日。咳嗽胸闷，痰不利，胸不舒，脉沉。

桔梗6g，杏仁9g，橘皮6g，半夏9g，茯苓9g，苏子6g，厚朴6g，瓜蒌9g，前胡9g，炙甘草5g。

2诊 1971年10月15日。咳嗽胸闷，痰不利，胸不舒，药后见轻，不欲食，脉沉弱。

桔梗 6g，杏仁 9g，橘皮 9g，半夏 9g，茯苓 9g，苏子 6g，厚朴 6g，瓜蒌 9g，前胡 9g，神曲 6g，谷芽、麦芽各 6g，广木香 5g，炙甘草 5g。

**病例 27　李某，男，68 岁。**

首诊　1970 年 12 月 29 日。咳嗽，气短，白痰少，出虚汗，阴囊发抽，口干渴，睡眠差，脉沉弱。

党参 9g，白术 9g，茯苓 9g，炙甘草 6g，杏仁 9g，橘皮 9g，半夏 9g，麦冬 9g，五味子 6g，远志 9g，炒酸枣仁 15g，生龙骨、生牡蛎各 15g，浮小麦 30g。

2 诊　1971 年 1 月 7 日。咳嗽气短已见轻，白痰亦减少，口干，心悸失眠，阴囊发抽，出虚汗，胃脘冲顶即呼吸困难，脉沉弱较有力。

党参 9g，茯苓 9g，橘红 9g，炙甘草 5g，杏仁 9g，麦冬 9g，五味子 5g，远志 9g，炒酸枣仁 15g，生龙骨、生牡蛎各 15g，浮小麦 30g，玉竹 9g，半夏 6g，乌药 5g，香附 6g，牛膝 9g。

**按：**胃脘冲顶，用生龙骨、生牡蛎、牛膝、半夏降逆平冲。

**病例 28　宋某，男，成年。**

首诊　1971 年 1 月 8 日。咳嗽气短，不欲食，食后不舒，口干，晚上发热，脉细弱。

桔梗 6g，杏仁 9g，前胡 9g，桑白皮 9g，橘红 9g，半夏 9g，茯苓 9g，炙甘草 5g，麦冬 9g，玉竹 9g，神曲 6g，鸡内金 9g，芦根 15g，荆芥穗 6g。

2 诊　1971 年 1 月 12 日。咳嗽气短，吐白沫痰，不欲食，口干，小便黄赤，脉沉弱。

桔梗 6g，杏仁 9g，前胡 9g，荆芥 6g，桑白皮 9g，橘皮 9g，半夏 9g，麦冬 9g，甘草 5g，鸡内金 9g，神曲 6g，苏子 5g，莱菔子 5g，白芥子 3g，竹叶 6g，厚朴 6g。

**按：**苏子、莱菔子、白芥子，为三子养亲汤，治疗痰多胸满，咳嗽气逆。苏子降气行痰，莱菔子消食化痰，白芥子畅膈除痰。

3 诊　1971 年 1 月 15 日。咳嗽，气短见好，吐白沫痰，能食，口仍干渴，小便红黄，脉沉弱。

桔梗 6g，杏仁 9g，前胡 9g，荆芥 6g，桑白皮 9g，橘红 8g，半夏 9g，麦冬 9g，甘草 5g，鸡内金 6g，苏子 5g，莱菔子 5g，白芥子 5g，竹叶 9g。

## 病案实录

**病例 1　赵某，男，成年。**

首诊　1970 年 10 月 31 日。能食，大便每日 1 次，咳嗽，吐白沫痰，脉沉弱。

杏仁 9g，橘皮 9g，半夏 9g，茯苓 9g，炙甘草 5g，桑白皮 9g，干姜 5g，细辛 1.5g，五味子 5g，前胡 6g。

**按：**干姜、细辛、五味子，治疗寒饮咳嗽。

2 诊　1970 年 11 月 4 日。咳嗽，吐白黏痰，浮肿，能食，胃脘不适、冲顶扎痛。

桑白皮 9g，杏仁 9g，前胡 9g，橘皮 6g，半夏 9g，茯苓 9g，炙甘草 6g，干姜

5g，细辛 1.5g，五味子 5g，白芍 9g，桂枝 5g，西贝母 9g，百部 9g，白术 9g。

**按：** 胃脘不适、冲顶扎痛，加白芍、桂枝、炙甘草，取小建中汤的意思。

🎓 **病例 2 韩某，男，52 岁。**

首诊 1970 年 11 月 12 日。咳嗽气短，吐白黏痰，胸闷，口干，食纳、二便一般，发病从去年冬天开始，今年已咳嗽 20 余日，脉弦大。

杏仁 9g，桔梗 9g，炙麻黄 2.4g，橘皮 9g，瓜蒌 9g，浙贝母 9g，炙甘草 5g，桑白皮 9g，苏子 6g，炒莱菔子 5g，麦冬 9g，半夏 9g。

**按：** 麻黄、杏仁、甘草，名为三拗汤，治疗感冒有寒，咳嗽胸满。炙麻黄重在平喘。

2 诊 1970 年 11 月 22 日。咳嗽、气短均见轻，早晨咳痰不利，口稍干，脉沉弱。

杏仁 9g，橘皮 9g，炙麻黄 5g，百部 9g，半夏 9g，炙甘草 5g，浙贝母 9g，苏子 6g，茯苓 9g，桔梗 6g，瓜蒌 6g。

🎓 **病例 3 陈某，男，62 岁。**

首诊 1970 年 11 月 1 日。咳嗽气短，吐白黏痰，痰不利，胸闷，食欲差，二便一般，发病 5～6 日，脉紧。

桔梗 9g，杏仁 9g，前胡 9g，橘皮 9g，百部 9g，苏子 6g，桑白皮 9g，半夏 9g，紫菀 9g，瓜蒌 9g，炙甘草 5g，荆芥 5g，炙枇杷叶 6g。

2 诊 1970 年 11 月 15 日。咳嗽气喘，吐白黏痰，食欲、二便一般，发病 5～6 日，脉沉弱。

杏仁 9g，橘红 9g，前胡 9g，桔梗 6g，半夏 9g，苏子 6g，桑白皮 9g，茯苓 9g，炙甘草 5g，浙贝母 9g，瓜蒌 9g。

🎓 **病例 4 徐某，女，61 岁。**

首诊 1970 年 11 月 18 日。咳嗽气短，吐黄痰，曾吐血，口干，不欲食，发病从去年腊月开始，内烧，脉沉弱。

桔梗 6g，杏仁 9g，西贝母 9g，桑叶 9g，紫菀 9g，麦冬 9g，甘草 5g，枇杷叶 6g，地骨皮 12g，桑白皮 9g，百部 9g，鸡内金 6g。

2 诊 1970 年 11 月 22 日。咳嗽气短，吐痰少，胸闷，口干，能食，烧见好，脉沉弱。

桔梗 6g，杏仁 9g，西贝母 9g，桑叶 9g，紫菀 9g，麦冬 9g，甘草 5g，枇杷叶 6g，桑白皮 9g，地骨皮 12g，百部 9g，瓜蒌 9g，橘皮 6g。

**按：** 桑白皮、地骨皮，再加粳米、甘草即为泻白散，治疗肺火蒸热，咳嗽气急。桑白皮泻肺中邪气，除痰止嗽；地骨皮，泻肺中伏火，凉血退热。

3 诊 1970 年 12 月 23 日。药后咳嗽、气短、吐黄痰，有时口干，内热见好，能进食，脉弦数。

桔梗 6g，杏仁 9g，西贝母 9g，桑叶 9g，紫菀 9g，麦冬 9g，桑白皮 9g，甘草 5g，枇杷叶 6g，地骨皮 12g，百部 9g，知母 6g，玉竹 9g。

🎓 **病例 5 陈某，女，70 岁。**

首诊 1970 年 11 月 21 日。发病 1 个月，咳嗽，吐白痰，脉沉紧。

杏仁 9g，陈皮 6g，茯苓 9g，半夏 9g，炙甘草 5g，桑白皮 9g，桔梗 6g，前胡

9g，干姜 5g，细辛 1.5g，五味子 3g。

2 诊　1970 年 11 月 23 日。来人代诉，咳嗽，吐白痰，身痛，头昏，心烦。

杏仁 9g，橘皮 6g，半夏 9g，前胡 6g，茯苓 9g，炙甘草 5g，远志 6g，桑白皮 9g，百部 9g，桑枝 12g，干姜 5g，细辛 1.5g，五味子 3g。

### 🎓 病例 6　白某，男，64 岁。

首诊　1971 年 5 月 19 日。咳嗽，气短喘，吐白沫痰，下肢浮肿，脉沉弱。

橘皮 6g，半夏 9g，茯苓 9g，杏仁 9g，前胡 6g，炙甘草 5g，五味子 5g，紫菀 9g，桑白皮 9g，冬瓜皮 12g，炙枇杷叶 6g，茯苓皮 12g。

2 诊　1971 年 5 月 21 日。咳嗽，气短喘，吐白痰少，腿肿见好，脉沉弦紧。

橘皮 9g，半夏 9g，茯苓 9g，杏仁 9g，前胡 9g，炙甘草 5g，五味子 5g，紫菀 9g，冬瓜皮 12g，炙枇杷叶 6g，茯苓皮 12g，苏子 5g。

**按：**治疗咳嗽，最常用的是二陈汤，陈修园曰："此方为祛痰之通剂也，痰之本，水也。茯苓制水以治其本，痰之动，湿也。茯苓渗湿以镇其动，方中只此一味，是治痰正药。其余半夏降逆，陈皮顺气，甘草调中，皆取之以为茯苓之佐使耳。故仲景书，凡痰多者俱加茯苓，呕者俱加半夏，古圣不易之法也。"

3 诊　1976 年 8 月 28 日。大便不畅，腰背发抽，腹鸣，鼻不通气，口干缓解，背部、小腿、手足烧，咳嗽气喘缓解，头闷，脉沉较有力。

茯苓 9g，半夏曲 9g，七爪红 6g，麦冬 9g，石斛 12g，辽沙参 9g，当归 9g，火麻仁 15g，辛夷 6g，地骨皮 15g，牡丹皮 6g，炙麻黄 3g，杏仁 3g，狗脊 12g，桑寄生 15g，炙甘草 3g。

4 诊　1976 年 8 月 30 日。服 8 月 28 日方，大便不畅，腰背抽，腹鸣，鼻塞不通，背、手足、小腿烧，头闷，咳嗽气喘缓解，食纳尚可，口干缓解，脉弦。

桔梗 6g，连翘 15g，金银花 15g，甘草 5g，荆芥穗 6g，芦根 15g，石膏 12g，大黄 6g，茯苓 9g，地骨皮 15g，槟榔 6g，枳壳 6g，七爪红 9g，牡丹皮 6g，薄荷 6g，羌活 9g，狗脊 12g，桑寄生 12g。

### 🎓 病例 7　王某，女，58 岁。

首诊　1970 年 11 月 30 日。咳嗽气短，吐白痰，咽痒，不欲食，心悸发病 10 年，每年冬天加重。

杏仁 9g，半夏 9g，橘仁 6g，细辛 1.5g，干姜 5g，五味子 5g，炙甘草 6g，茯苓 9g，桂枝 6g，白术 9g，苏子 5g，前胡 6g，远志 6g。

2 诊　1970 年 12 月 2 日。咳嗽气短，吐白痰，咽痒，不欲食，心悸，腹胀满，脉沉弱。

杏仁 9g，半夏 9g，橘红 6g，细辛 2g，干姜 5g，五味子 5g，炙甘草 5g，茯苓 9g，桂枝 6g，白术 9g，前胡 6g，远志 6g，鸡内金 6g，厚朴 5g。

3 诊　1970 年 12 月 5 日。咳嗽气短，吐白痰，咽痒，能食，心悸，腹胀满见轻，脉沉弱。

杏仁 9g，半夏 9g，前胡 6g，橘皮 6g，炙甘草 5g，干姜 6g，细辛 2.4g，五味子 5g，茯苓 9g，桂枝 6g，白术 9g，远志 6g。

**病例 8** 郭某，男，成年。

首诊 1970 年 12 月 5 日。发冷热，头痛，咽干，鼻干，气喘咳嗽，吐红沫痰，右胸痛，脉沉数。

桔梗 9g，甘草 6g，桑叶 9g，杏仁 9g，瓜蒌 9g，浙贝母 9g，白茅根 15g，藕节 9g，桑白皮 9g，枇杷叶 6g，紫菀 9g，前胡 6g，菊花 9g，麦冬 9g，知母 6g，苏子 5g。

2 诊 1970 年 12 月 13 日。还有时口鼻干，发渴见好，未吐红痰，气喘咳嗽大轻，吐白黏痰，右胸下吸气时痛，能食、饭后嘈杂，便干，脉细弦。

桔梗 6g，甘草 5g，桑叶 9g，杏仁 9g，瓜蒌 9g，西贝母 9g，桑白皮 9g，紫菀 9g，麦冬 9g，鸡内金 6g，枇杷叶 6g，橘皮 6g，苏子 5g，玉竹 9g。

3 诊 1970 年 12 月 21 日。咳嗽已见好，能食，大便少、干，小便缓解，胃腹顶冲，腹鸣，阴囊痒、出汗，脉沉弱。肺炎已不要紧，暂未服药。

**病例 9** 徐某，男，57 岁。

首诊 1970 年 12 月 5 日。咳嗽气喘，痰黄、不易吐出，胸痛，面手腿浮肿，二便正常，发病 10 余日，每年有此病发作，脉沉滑。

杏仁 9g，炙麻黄 5g，桑白皮 9g，橘红 6g，半夏 9g，茯苓皮 15g，冬瓜皮 12g，炙甘草 5g，桂枝 6g，苏子 5g，瓜蒌 9g，干姜 5g，细辛 1.5g，五味子 5g。

按：因咳嗽而引起水肿，加茯苓皮、桑白皮利水消肿。

2 诊 1970 年 12 月 6 日。咳嗽气喘见轻，黄白痰利，胸痛，面浮，舌苔淡，脉滑。

杏仁 9g，炙麻黄 5g，桑白皮 9g，橘红 6g，半夏 9g，茯苓皮 15g，冬瓜皮 12g，炙甘草 5g，桂枝 5g，苏子 5g，瓜蒌 9g，干姜 5g，细辛 1.5g，五味子 3g。

按：三拗汤（麻黄、杏仁、甘草）治疗气喘，干姜、细辛、五味子温肺化饮。麻黄，有平喘作用，而心悸或血压高者慎用。

**病例 10** 张某，女，70 岁。

首诊 1970 年 12 月 5 日。头晕，咳嗽，吐青色痰，心悸，便干，口干苦，脉沉弱。

远志 6g，茯神 12g，杏仁 6g，橘皮 6g，桔梗 6g，炙甘草 5g，麦冬 9g，五味子 5g，前胡 6g，龙齿 12g。

2 诊 1970 年 12 月 7 日。药后心悸见好，仍咳嗽吐痰，头晕。

远志 6g，茯神 12g，杏仁 6g，橘皮 6g，桔梗 6g，炙甘草 6g，麦冬 9g，五味子 5g，前胡 6g，龙齿 12g。

**病例 11** 康某，女，75 岁。

首诊 1970 年 12 月 7 日。咳嗽，吐白黏痰。

桔梗 6g，橘红 6g，白前 6g，百部 6g，紫菀 9g，炙甘草 5g，浙贝母 6g，杏仁 9g，荆芥 5g，桑白皮 9g。

按：本案属一般咳嗽，用止嗽散加浙贝母、杏仁、桑白皮治疗。

2 诊 1970 年 12 月 10 日。药后咳嗽见好，胁部发扎，胸部憋。

桔梗 6g，橘红 6g，白前 6g，百部 6g，紫菀 9g，炙甘草 5g，浙贝母 6g，杏仁 9g，荆芥 5g，桑白皮 9g，白芍 9g，柴胡 3g，香附 6g，苏梗 6g。

按：胁部发扎，加白芍、柴胡、香附、苏梗治疗。

3诊　1970年12月12日。咳嗽，咳痰不利，胸闷，不欲食，发嗌。

桔梗6g，橘红6g，白前6g，百部9g，紫菀9g，炙甘草5g，瓜蒌9g，杏仁9g，苏子5g，麦芽6g，神曲6g，浙贝母6g，桑白皮6g。

**按：** 嗌相当于"噎"，咽喉窒塞。

🎓 **病例12　赵某，男，23岁。**

首诊　1970年12月8日。胸胁痛，咳嗽气喘，咳黄痰，口干，食纳、二便一般，发病半年多，脉两手反关弦。

白芍9g，柴胡5g，瓜蒌12g，苏梗9g，杏仁9g，橘红6g，桑白皮9g，桔梗6g，甘草5g，麦冬9g，浙贝母6g，枳壳6g，厚朴6g，前胡6g。

2诊　1970年12月12日。胸胁痛见好，左乳部跳痛，咳嗽气喘痰不利，吐黄痰，口干，脉反关弦。

白芍9g，柴胡3g，瓜蒌9g，苏梗9g，杏仁9g，橘红6g，桔梗6g，甘草5g，西贝母9g，桑白皮9g，麦冬9g，枇杷叶6g，玉竹9g，石斛9g。

🎓 **病例13　徐某，男，成年。**

首诊　1971年1月14日。头闷，咳嗽，吐白痰，不欲食，鼻不通，口干，发热，脉沉弱。

菊花9g，桑叶9g，连翘12g，金银花12g，桔梗6g，甘草5g，荆芥6g，薄荷6g，芦根15g，陈皮6g，麦冬6g，知母9g，神曲6g。

**按：** 本证属风热感冒夹咳嗽。

2诊　1971年1月15日。头闷，发热已见好，鼻已通，仍咳嗽，吐白痰，脉右弦数。

桔梗6g，杏仁9g，橘红8g，桑白皮9g，荆芥5g，麦冬9g，知母9g，款冬花12g，甘草5g，百部9g，桑叶9g，瓜蒌9g。

3诊　1971年1月16日。咳嗽已轻，吐痰少，头少闷痒，脉沉弱。

桔梗6g，甘草5g，杏仁9g，橘皮9g，桑白皮9g，麦冬9g，款冬花9g，桑叶9g，菊花9g，瓜蒌9g，百部9g。

4诊　1971年11月22日。感冒5～6日，头闷，咳嗽，吐白痰，气喘，发冷，发热，口干，能食，二便正常，脉左弱右弦。

前胡9g，杏仁9g，橘皮6g，桔梗6g，款冬花9g，苏叶6g，荆芥穗6g，桑叶9g，菊花9g，麦冬9g，半夏6g，金银花12g，连翘9g，甘草5g。

5诊　1971年11月23日。仍头闷，咳嗽，吐白痰，气喘，不发冷还发热，口干。

桔梗6g，杏仁9g，橘皮6g，款冬花9g，薄荷6g，荆芥穗6g，桑叶9g，菊花9g，芦根15g，麦冬9g，瓜蒌9g。

🎓 **病例14　陈某，男，61岁。**

首诊　1970年12月15日。咳嗽，吐白黏沫痰，口干渴，食欲差，二便正常，发病20日，脉右弦数。

桔梗6g，杏仁9g，西贝母9g，紫菀9g，款冬花9g，甘草5g，桑白皮9g，桑叶9g，知母9g，麦冬9g，玉竹9g，天花粉9g，百部9g，枇杷叶6g，鸡内金6g，橘皮6g。

2诊　1971年1月13日。头闷，咳嗽，吐沫痰，不欲食，脉弱数。

桑叶 9g，菊花 9g，荆芥穗 6g，薄荷 5g，桑白皮 9g，桔梗 6g，芦根 15g，杏仁 9g，款冬花 9g，橘皮 6g，甘草 5g，麦冬 9g，鸡内金 6g，神曲 6g，地骨皮 12g，连翘 12g。

**病例 15　郝某，女，50 岁。**

首诊　1974年11月1日。咳痰不利，痰系干块痰，伴有干恶心，咽干发黏，胸背带痛困，食不甘味，舌发红，脉沉弱。

桔梗 6g，瓜蒌皮 9g，紫菀 9g，炙枇杷叶 6g，款冬花 9g，贝母 9g，麦冬 9g，石斛 9g，谷芽 6g，神曲 6g，陈皮 6g，甘草 3g，山药 9g。

2诊　1974年11月11日。服11月1日方，咳嗽已见好，有时咽痒，头晕，面浮，白带多，腰困，舌干、仍发红，脉沉。

石斛 12g，桔梗 6g，甘草 5g，山药 12g，陈皮 5g，薏苡仁 12g，茯苓皮 9g，桑白皮 6g，金银花 12g，连翘 6g，麦冬 9g，菊花 6g，当归尾 9g，川芎 5g，赤芍 5g。

3诊　1974年11月16日。咳嗽见好，咽有时猛然发呛，咳嗽不已，头晕不要紧，白带多，腰困见好，舌右根发生硬疙瘩，有时口痛，发憋，胃脘发烧，脉沉。

桔梗 6g，甘草 3g，陈皮 6g，半夏 6g，当归尾 6g，川芎 5g，赤芍 6g，浙贝母 9g，前胡 6g，茯苓 9g，连翘 6g，金银花 9g，石斛 9g。

4诊　1974年11月21日。服11月16日方，咳嗽，吐白干痰，时发呛，头晕不清，有带发黄，口腮发憋，脘烧，牙疼，脉细弱。

桔梗 6g，甘草 5g，陈皮 6g，半夏 6g，浙贝母 9g，茯苓 9g，瓜蒌 9g，连翘 9g，金银花 9g，石斛 9g，玄参 9g，菊花 9g。

**病例 16　张某，女，54 岁。**

首诊　1970年12月29日。咳嗽气喘，头闷，不欲食，晚间发热，口干，脉沉弱。

桔梗 6g，紫菀 9g，橘皮 6g，白前 9g，百部 9g，甘草 5g，桑白皮 9g，地骨皮 12g，桑叶 9g，荆芥穗 9g，菊花 9g，神曲 6g，麦冬 9g，杏仁 9g。

2诊　1970年12月31日。药后仍咳嗽，吐白痰，阵发性咳，头闷，晚上身热，精神不振，脉沉弱。

桔梗 6g，杏仁 9g，橘红 9g，白前 9g，百部 9g，甘草 5g，荆芥穗 6g，桑叶 9g，菊花 9g，芦根 15g，连翘 9g，桑白皮 9g，地骨皮 15g，麦冬 9g，远志 6g。

**病例 17　赵某，女，成年。**

首诊　1970年12月31日。咳嗽，头晕，晚上出汗，口干，脉沉弱。

桑白皮 9g，菊花 9g，桔梗 6g，橘红 9g，杏仁 9g，芦根 15g，麦冬 9g，甘草 5g，竹茹 6g，藿香 5g，神曲 6g，连翘 9g，荆芥穗 5g。

2诊　1971年1月2日。咳嗽好转，仍恶心头晕，食欲差，口流淡水，脉沉弱。

橘红 9g，半夏 9g，茯苓 9g，甘草 5g，藿香 6g，神曲 6g，菊花 9g，竹茹 6g，鸡内金 6g，芦根 9g，杏仁 6g，桔梗 6g。

**病例 18　张某，男，成年。**

首诊　1971年1月8日。咳嗽，吐痰少，口干，头闷，脉不数。

桑叶 9g，菊花 9g，桔梗 6g，桑白皮 9g，甘草 5g，橘红 6g，紫菀 9g，百部 9g，前胡 9g，麦冬 9g，玉竹 9g。

2 诊 1971 年 1 月 9 日。头闷，咳嗽，口干，吐白黏痰，脉浮数。

桑叶 9g，菊花 9g，荆芥穗 6g，薄荷 5g，桔梗 6g，杏仁 9g，桑白皮 9g，橘皮 6g，甘草 5g，前胡 9g，麦冬 9g，款冬花 9g，地骨皮 9g。

**按**：桑菊饮用治风热感冒，桑白皮、地骨皮清肺热，前胡、款冬花治疗咳嗽。

3 诊 1971 年 1 月 10 日。头闷，咳嗽见轻，仍口干，晚上咳嗽重，脉不浮数。

桑叶 9g，菊花 9g，桔梗 6g，桑白皮 9g，甘草 5g，橘皮 8g，款冬花 9g，麦冬 9g，玉竹 9g，瓜蒌 9g，知母 9g，前胡 9g。

🎓 **病例 19** 王某，女，38 岁。

首诊 1971 年 1 月 11 日。患肺结核 6～7 年，咳嗽，吐白沫痰，口干，咽干，发汗，手烧，不欲食。

辽沙参 9g，麦冬 9g，五味子 6g，川贝母 9g，百合 9g，百部 9g，紫菀 9g，炙枇杷叶 6g，杏仁 6g，炙甘草 6g，龙骨 12g，牡蛎 12g，浮小麦 15g，山药 12g，莲子 9g，鸡内金 6g。

**按**：肺阴虚患者，以辽沙参、麦冬、五味子养阴润肺，紫菀、百部、百合止咳，川贝母化痰，炙枇杷叶润燥下气。对于肺结核患者，此方药物配伍相当合理。

2 诊 1971 年 1 月 16 日。药后胸闷见好，仍不欲食，咳嗽，吐白沫痰，口干，不发汗，不发热。

辽沙参 9g，麦冬 9g，五味子 6g，浙贝母 6g，百合 9g，百部 9g，紫菀 9g，炙枇杷叶 6g，杏仁 6g，炙甘草 6g，龙骨 12g，牡蛎 12g，浮小麦 15g，山药 15g，莲子 9g，鸡内金 8g。

3 诊 1971 年 4 月 4 日。咳嗽，吐白沫痰，时气短，口干，天明出汗、手热，食欲时好时差，二便正常，骨蒸内热，脉沉弱。

辽沙参 9g，麦冬 9g，五味子 5g，川贝母 9g，百合 12g，百部 9g，紫菀 9g，炙枇杷叶 6g，杏仁 6g，炙甘草 5g，龙骨 15g，牡蛎 15g，浮小麦 24g，莲子 9g，鸡内金 6g，地骨皮 9g，山药 12g。

🎓 **病例 20** 张某，男，成年。

首诊 1973 年 4 月 20 日。呕吐后身热，头晕，不欲食，二便正常，咳嗽，吐白沫痰，牙痛，口干苦。

桑叶 9g，菊花 9g，桔梗 6g，芦根 15g，金银花 15g，连翘 12g，焦三仙各 6g，藿香 6g，佩兰 6g，槟榔 6g，麦冬 9g，黄芩 6g，防风 6g，荆芥 6g，陈皮 6g，半夏 6g，甘草 5g。

**按**：外感风热，以荆芥、防风解表；以金银花、连翘、芦根清散之。胃不和，用二陈汤加藿香、佩兰芳香化浊，焦三仙加槟榔消导之。

2 诊 1973 年 4 月 21 日。高热（39℃），咽干，口苦，不欲食，小便少，大便稀而少，咳嗽，吐白黏痰，舌苔黄厚，脉洪大而长。

炙麻黄 5g，杏仁 9g，石膏 15g，甘草 6g，桔梗 6g，金银花 15g，连翘 12g，桑叶 9g，前胡 9g，百部 9g，瓜蒌 9g，陈皮 9g，麦冬 9g，黄芩 6g。

**按**：高热（39℃），由外受风寒，内有郁热引起，用麻杏石甘汤加金银花、连翘治疗。

3 诊　1973 年 4 月 24 日。服 4 月 21 日方，仍发高热，咽干，吐痰发黏，不欲食，大便不行，小便少，气喘咳嗽，呼吸不利。

炙麻黄 6g，杏仁 9g，石膏 15g，甘草 6g，桔梗 6g，芦根 15g，金银花 15g，连翘 15g，桑叶 9g，百部 9g，瓜蒌 15g，黄芩 9g，知母 9g，焦三仙各 6g，大黄 5g，苏子 5g，陈皮 6g。

4 诊　1973 年 4 月 25 日。服 4 月 24 日方后，今日大便 1 次，小便长，咽干不欲饮，不想食，痰黏甚，咳嗽气喘，呼吸不利，发冷发热。

桔梗 6g，麻黄 6g，杏仁 9g，石膏 15g，甘草 6g，芦根 24g，瓜蒌 15g，黄芩 9g，知母 9g，焦三仙各 6g，苏子 6g，陈皮 6g，海浮石 9g，槟榔 9g，金银花 15g，连翘 15g。

**按**：2 诊用炙麻黄，以减轻发汗作用。4 诊用麻黄，重在解表发汗，治疗发冷发热。痰不利，加海浮石，该药质轻上浮而能化痰，用于痰热咳嗽，痰稠腻及咯血等症。

**病例 21　武某，女，成年。**

首诊　1971 年 3 月 5 日。气短咳嗽，吐白痰，心悸，能食，二便、月经调，发病 14 年，由产后引起，脉沉弱。

茯苓 9g，半夏 9g，橘皮 6g，炙甘草 5g，远志 6g，干姜 3g，细辛 1.5g，五味子 3g，紫菀 9g，麦冬 9g，枇杷叶 6g，桑白皮 9g。

2 诊　1971 年 3 月 8 日。咳嗽气短，吐白痰，不欲食，心烦，睡眠差，月经正常，脉细弱。

茯苓 9g，半夏 9g，陈皮 6g，炙甘草 5g，干姜 5g，细辛 1.5g，五味子 5g，紫菀 9g，款冬花 9g，麦冬 9g，远志 6g，炒酸枣仁 15g，鸡内金 6g，神曲 6g，苏子 3g。

**病例 22　康某，男，21 岁。**

首诊　1971 年 3 月 15 日。咳嗽气短，吐白黏痰，有时黄，咽口干，有时痰不利，吐痰夹带食物，二便正常，不欲食，发病 15 年，脉沉弱。西医诊断为"气管炎"。

桔梗 6g，杏仁 9g，橘皮 8g，半夏 9g，瓜蒌 9g，紫菀 9g，款冬花 9g，麦冬 9g，知母 6g，竹茹 6g，炙甘草 5g，枇杷叶 6g，百部 9g，鸡内金 6g，谷芽 9g。

2 诊　1971 年 3 月 22 日。咳嗽气短，白痰不利，痰不多，呕吐见好，食纳见好，脉沉弱。

桔梗 6g，杏仁 9g，橘皮 8g，半夏 9g，紫菀 9g，款冬花 9g，辽沙参 9g，五味子 5g，黛蛤散 5g，百部 9g，枇杷叶 6g，谷芽 9g，桑叶 9g，麦冬 9g，炙甘草 5g。

**按**：痰不利，加黛蛤散。

**病例 23　谢某，男，58 岁。**

首诊　1971 年 3 月 16 日。咳嗽不止，气喘，食欲较增，大便干，如羊粪状，吐痰多。

杏仁 9g，炙麻黄 5g，橘皮 9g，干姜 5g，细辛 1.5g，五味子 3g，茯苓 9g，半夏 9g，炙甘草 6g，桑白皮 5g，西贝母 6g。

**按**：咳嗽不止，气喘，以三拗散治疗；病属寒饮引起，以干姜、细辛、五味子温肺化饮。

2 诊　1971 年 3 月 20 日。咳嗽气短，吐白痰，发冷，出汗多，浮肿，呼多吸少，小便少，心悸失眠。

附子 6g，白芍 9g，白术 9g，炙甘草 6g，茯苓 9g，干姜 5g，细辛 1.5g，五味子 5g，半夏 6g，东参 6g，远志 6g，炒酸枣仁 15g。

**按**：发冷、出汗多、浮肿、呼多吸少、小便少、心悸，系阳虚水泛证，已属危险证候，以《伤寒论》之真武汤（茯苓、白芍、白术、附子、生姜）为主，再加干姜、细辛、五味子温肺，以抢救患者于万一。

3 诊　1971 年 3 月 22 日。咳嗽，气短，吸气短，不欲食，大便不畅，小便不利，吐白绿黄痰，痰中带血。

杏仁 6g，橘红 6g，白糖参 6g，贝母 6g，山药 12g，莲子 9g，鸡内金 6g，谷芽 9g，炙甘草 5g，茯苓 9g，车前子 9g（包煎），紫菀 9g，款冬花 9g，藕节 6g。

**按**：服药后出现伤阴表现，引起痰中带血。治疗以白糖参补肺阴，杏仁、橘红、紫菀、款冬花止咳平喘，贝母化痰，藕节止血，山药、莲子、鸡内金、茯苓增进食欲，车前子利小便。

**📖 病例 24　张某，男，19 岁。**

首诊　1971 年 2 月 22 日。胸痛，咳嗽气喘，吐白痰，能食，二便正常，时轻咳嗽，痰不利，口干，发病 1 年，脉沉弦紧。

瓜蒌 15g，薤白 12g，杏仁 6g，橘红 9g，枇杷叶 6g，紫菀 9g，款冬花 9g，桔梗 6g，百部 9g，麦冬 9g，知母 6g，桑叶 9g，炙甘草 5g。

**按**：胸痛，加瓜蒌、薤白宽胸理气；痰不利，加麦冬、知母生津止咳。

2 诊　1971 年 2 月 25 日。药后，胸痛见轻，咳嗽见好，仍气喘，白痰少，口干，脉弦紧。

瓜蒌 15g，薤白 9g，杏仁 9g，橘红 9g，枇杷叶 6g，紫菀 9g，款冬花 9g，桔梗 6g，百部 9g，麦冬 6g，知母 6g，甘草 5g，黛蛤散 6g。

**按**：黛蛤散，以青黛、海蛤粉 1∶10 的比例配制而成。《本草求真》云："青黛味咸性寒，色青，大泻肝经实火，及散肝经火郁。"海蛤壳（粉），清热化痰，软坚散结，可苦降肺热而化稠痰，多用于顽固的痰咳喘满，或痰火郁结，胸胁疼痛之证。黛蛤散，主治肝肺实热证，即咳嗽、咳痰不利，咳则牵引胸胁疼痛、头晕耳鸣之证。

3 诊　1971 年 3 月 4 日。胸不痛，但拿重物仍痛，胸闷，气喘，不吐痰，口干见好，脉弦。

瓜蒌 15g，薤白 9g，杏仁 9g，苏子 6g，桔梗 6g，枳壳 6g，橘皮 9g，百部 9g，紫菀 9g，款冬花 12g，半夏 9g。

**按**：以治疗胸痹之瓜蒌薤白汤治疗胸痛。

4 诊　1971 年 3 月 10 日。胸已不痛，仍气喘，不吐痰，口又干，脉弦。

桔梗 6g，杏仁 9g，苏子 6g，瓜蒌 9g，橘皮 9g，半夏 9g，枳壳 6g，百部 9g，桑白皮 9g，麦冬 9g，知母 6g，甘草 5g，苏子 6g。

5 诊　1973 年 3 月 27 日。咳嗽，咳不出痰，咽干，余无不适，发病 3 日，脉沉弦。

桔梗 9g，杏仁 9g，紫菀 9g，白前 9g，甘草 6g，瓜蒌 12g，麦冬 9g，款冬花 6g，桑白皮 9g，大贝母 9g，知母 9g，黄芩 9g。

**按：**咳嗽、咳不出痰、咽干，加黄芩，合知母、瓜蒌清肺利痰。

6 诊　1973 年 3 月 29 日。咳嗽已见轻，无痰，咽口发干，胸闷，血涕，脉弦较缓。

桔梗 6g，杏仁 9g，紫菀 9g，白前 6g，甘草 5g，瓜蒌 12g，麦冬 9g，款冬花 9g，桑白皮 9g，大贝母 9g，知母 9g，黄芩 9g，苏梗 9g，陈皮 6g，炙枇杷叶 6g。

**病例 25　徐某，女，41 岁。**

首诊　1971 年 3 月 22 日。咳嗽气喘，吐白黏痰，口干，手足烧，痰不利，发病半年。

桔梗 6g，杏仁 9g，桑白皮 9g，紫菀 9g，款冬花 9g，瓜蒌 9g，麦冬 9g，橘皮 6g，玉竹 9g，知母 6g，前胡 9g，黛蛤散 5g，地骨皮 12g，甘草 5g，苏子 5g。

2 诊　1971 年 3 月 24 日。咳嗽气喘缓解，痰利，口干，手足烧，脉沉弱。

桔梗 6g，杏仁 9g，桑白皮 9g，紫菀 9g，款冬花 9g，麦冬 9g，橘皮 6g，玉竹 6g，知母 6g，黛蛤散 5g，地骨皮 12g，甘草 5g，苏子 6g。

**病例 26　赵某，女，成年。**

首诊　1971 年 3 月 15 日。咳嗽，气喘，吐白黏痰，吐 10 余口粉色血，口咽干，心悸，腿沉，食欲不振，乏味，二便正常，发病 3 日，脉沉弱。

桔梗 6g，白前 6g，百部 9g，橘皮 6g，甘草 5g，紫菀 9g，杏仁 9g，桑白皮 9g，麦冬 9g，远志 6g，瓜蒌 9g，苏子 5g，荆芥 6g。

2 诊　1971 年 3 月 18 日。咳嗽气喘见轻，吐白痰，咽干，心悸，饮食无味，脉沉弱。

桔梗 6g，白前 6g，百部 9g，橘皮 6g，炙甘草 5g，紫菀 9g，杏仁 9g，麦冬 9g，远志 6g，鸡内金 6g，神曲 6g，谷芽 9g。

3 诊　1971 年 3 月 20 日。仍咳嗽气喘，吐白痰，咽干，心悸，饮食无味，胸扎，脉沉弱。

桔梗 6g，白前 9g，百部 9g，橘皮 6g，甘草 5g，紫菀 9g，杏仁 9g，桑白皮 9g，麦冬 9g，远志 6g，瓜蒌 9g，桑枝 15g，荆芥 5g。

4 诊　1971 年 3 月 24 日。气喘咳嗽，吐白痰，胸闷，胁痛、小腹胀满，头痛，脉沉弱。

杏仁 9g，橘皮 9g，半夏 9g，炙甘草 3g，苏梗 9g，厚朴 6g，前胡 6g，木香 5g，川芎 9g，白芷 6g，茯苓 9g，乌药 6g，香附 6g。

5 诊　1971 年 3 月 25 日。气喘，咳嗽，吐白沫痰，余症均好，腿软，脉沉弱。

茯苓 9g，半夏 9g，陈皮 6g，炙甘草 5g，细辛 1.5g，干姜 5g，五味子 5g，前胡 6g，杏仁 6g，党参 9g。

**病例 27　赵某，男，27 岁。**

首诊　1971 年 3 月 3 日。咳嗽，轻咳嗽，口干，胸闷，吐白沫痰，手出汗，身体晚上多汗，脉沉弦。

白芍 9g，醋柴胡 5g，香附 6g，苏梗 9g，桔梗 6g，紫菀 9g，枇杷叶 6g，川贝母

9g，瓜蒌 9g，麦冬 9g，橘皮 6g，生龙骨、生牡蛎各 12g，浮小麦 15g，辽沙参 9g。

2 诊　1971 年 3 月 14 日。咳嗽，吐白痰，胸闷。

白芍 9g，醋柴胡 5g，香附 9g，苏梗 9g，沉香 5g，辽沙参 9g，麦冬 9g，五味子 5g，炙枇杷叶 6g，炙甘草 5g，瓜蒌 9g，川贝母 9g，杏仁 6g，桔梗 6g，紫菀 9g。

**按：** 胸闷，加沉香，本品既可降逆气，又可纳肾气，故可用于气逆喘急之证。

3 诊　1971 年 3 月 21 日。服 3 月 14 日方后，咳嗽、吐白痰、胸闷等征象都减轻。

白芍 9g，醋柴胡 5g，香附 6g，苏梗 9g，沉香 5g，辽沙参 9g，麦冬 9g，五味子 5g，炙枇杷叶 6g，炙甘草 5g，瓜蒌 9g，川贝母 9g，杏仁 9g，桔梗 6g，紫菀 9g。

4 诊　1971 年 3 月 28 日。服 3 月 21 日方后，咳嗽减轻，吐白痰不多，发黏不利，胸闷减退，咽干，有时嗳气，手足心烧，脉沉弱。

辽沙参 9g，麦冬 9g，五味子 5g，炙枇杷叶 6g，瓜蒌 9g，贝母 9g，杏仁 9g，玉竹 9g，紫菀 9g，桔梗 6g，橘皮 6g，沉香 5g，苏梗 9g。

5 诊　1971 年 4 月 2 日。咳嗽很轻微，咳痰少，有时胸闷，口唇干，手足心不发烧，脉沉弱。

辽沙参 9g，麦冬 9g，五味子 5g，炙枇杷叶 6g，瓜蒌 9g，贝母 9g，杏仁 9g，玉竹 9g，紫菀 9g，桔梗 6g，橘皮 6g，沉香 5g，石斛 9g。

6 诊　1971 年 4 月 16 日。咳嗽见好，吐黄黏痰，唇口干，手足热，胃脘时有奔豚，脉沉弱细。

桔梗 6g，川贝母 9g，杏仁 9g，桑白皮 9g，橘仁 6g，瓜蒌 9g，麦冬 9g，地骨皮 12g，玉竹 9g，甘草 5g。

7 诊　1971 年 5 月 10 日。咳嗽，唾黏痰多，咽干轻，手足烧，出汗，有时胸闷，脉沉弱。

桔梗 6g，紫菀 6g，款冬花 6g，桑白皮 9g，桑叶 9g，川贝母 9g，杏仁 9g，炙甘草 5g，炙枇杷叶 6g，橘皮 6g，百部 9g，瓜蒌 9g，地骨皮 12g，麦冬 9g。

8 诊　1971 年 5 月 19 日。食欲、大小便一般，仍咳嗽，唾白黏痰，胸部发憋痛，经常想长出气，咽喉有时不利，手心多汗，身体疲乏，四肢无力，精神不振，右胁痛，脉沉弱。

白芍 9g，柴胡 3g，香附 6g，苏梗 6g，郁金 6g，炙甘草 5g，桔梗 6g，橘红 6g，紫菀 9g，杏仁 6g，川贝母 6g，款冬花 9g，炙枇杷叶 6g。

9 诊　1971 年 5 月 27 日。咳嗽见好，白黏痰少、发稀，胸闷痛见好，有时胁困，咽干，睡眠不好，脉沉弱。

白芍 9g，香附 5g，柴胡 3g，苏梗 6g，炙甘草 5g，桔梗 6g，橘皮 6g，川贝母 6g，炙枇杷叶 6g，款冬花 9g，远志 6g，炒酸枣仁 12g，紫菀 9g。

10 诊　1971 年 6 月 1 日。近日感胸脯扎痛，有时咳嗽，咽干。

白芍 9g，柴胡 3g，香附 6g，苏梗 6g，郁金 6g，炙甘草 5g，桔梗 6g，橘红 6g，紫菀 9g，杏仁 6g，川贝母 6g，款冬花 9g，炙枇杷叶 6g。

11 诊　1971 年 7 月 5 日。胸部有时憋，胃脘有发冷感，咳嗽吐痰已不明显。

辽沙参 9g，麦冬 9g，五味子 5g，川贝母 6g，紫菀 9g，枇杷叶 6g，橘皮 6g，百部

9g，百合 9g，苏梗 9g，炙甘草 5g，半夏 6g，茯苓 9g，白豆蔻仁 5g。

**按**：白豆蔻仁有温胃的作用。

**病例 28　张某，女，19 岁。**

首诊　1971 年 3 月 9 日。咳嗽气短，咳不出痰，咽干渴，不欲食，二便正常，月经忽前忽后，手足烧，头晕，体倦无力，脘区发满闷，发病 2 个多月，由肺炎引起，舌淡，脉细弱。

辽沙参 9g，麦冬 9g，玉竹 9g，知母 6g，紫菀 9g，款冬花 9g，枇杷叶 6g，桔梗 6g，甘草 5g，瓜蒌 9g，鸡内金 9g，橘皮 6g，谷芽 9g，厚朴花 6g，菊花 9g，地骨皮 9g，桑叶 9g。

2 诊　1971 年 3 月 15 日。仍咳嗽，气短，已能咳出痰，咽干渴，食欲已增，手足烧见轻，头不晕，不吃药时脘闷，脉细弱。

辽沙参 9g，麦冬 9g，玉竹 9g，知母 9g，紫菀 9g，款冬花 9g，枇杷叶 6g，桔梗 6g，甘草 5g，瓜蒌 9g，鸡内金 6g，橘皮 6g，谷芽 9g，厚朴花 5g，黛蛤散 5g，桑叶 9g。

**病例 29　刘某，男，72 岁。**

首诊　1971 年 3 月 12 日。发病从去年冬天开始，咳嗽气短，吐白黏痰，心悸，失眠，食欲正常，口黏，欲饮水，大便常干秘，小便多黄频数，脉沉弱。

桔梗 6g，杏仁 9g，橘皮 6g，紫菀 9g，款冬花 9g，贝母 9g，枇杷叶 6g，麦冬 9g，五味子 5g，远志 6g，炒酸枣仁 15g，炙甘草 5g，当归 9g，火麻仁 15g，玉竹 9g。

2 诊　1971 年 3 月 27 日。咳嗽，气短，吐白黏痰，心悸，失眠，口干，便干，小便黄频，脉沉弱。

桔梗 6g，杏仁 9g，橘皮 6g，紫菀 9g，款冬花 9g，贝母 9g，枇杷叶 6g，麦冬 9g，五味子 5g，远志 6g，炒酸枣仁 15g，炙甘草 5g，当归 9g，火麻仁 15g，郁李仁 12g，酒大黄 3g，玉竹 9g。

3 诊　1971 年 3 月 30 日。药后仍咳嗽，气短，白黏痰，口干渴，便干秘，小便正常，脉沉。

桔梗 6g，甘草 5g，杏仁 9g，紫菀 9g，款冬花 6g，贝母 9g，麦冬 9g，玉竹 9g，知母 9g，当归 9g，远志 6g，炒酸枣仁 15g，郁李仁 12g，火麻仁 15g，大黄 3g，前胡 9g。

**病例 30　白某，女，53 岁。**

首诊　1971 年 3 月 13 日。咳嗽气喘，吐黄黏痰，头晕，身软困酸，痰不利，不欲食，二便正常，发病从去年冬天开始，加重 4 日，脉细弱。

桔梗 6g，杏仁 9g，白前 9g，百部 9g，贝母 9g，桑白皮 9g，紫菀 9g，瓜蒌 9g，苏子 5g，橘皮 6g，神曲 6g，鸡内金 6g，甘草 5g，菊花 9g。

2 诊　1971 年 3 月 16 日。气喘见轻，仍咳嗽，吐白黄痰，头晕，身颤，痰不利，能食，口咽干，脉弦。

桔梗 6g，杏仁 9g，白前 6g，百部 9g，浙贝母 6g，桑白皮 6g，炙枇杷叶 9g，瓜蒌 9g，橘皮 6g，山药 12g，黛蛤散 6g，紫菀 9g，麦冬 9g，苏子 5g，甘草 5g，知母 6g。

# 小　结

张子琳先生的学术观点很大一部分源于陈修园丛书，而其对咳嗽的治疗更是从《医学三字经》脱胎而出。按《医学三字经·咳嗽篇》的论述，可将咳嗽归纳为以下几种类型。

（1）痰饮引发型："《内经》虽分五脏诸咳，而所尤重者，在'聚于胃，关于肺'六字。盖胃中水谷之气，不能如雾上蒸于肺，而转溉诸脏，只是留积于胃中，随热气而化为痰，随寒气而化为饮。胃中既为痰饮所滞，则输肺之气亦必不清，而为诸咳之患矣。"在张子琳先生的病案中，燥湿化痰的二陈汤的运用比比皆是，体现了"聚于胃，关于肺"宗旨。

**标准方：** 橘皮 6g，半夏 9g，茯苓 9g，炙甘草 5g，桔梗 6g，杏仁 9g，川贝母 6g，苏梗 6g，款冬花 9g，白术 9g，紫菀 9g，百部 9g，白果 6g。

陈皮 6g，茯苓 9g，半夏 9g，炙甘草 5g，桔梗 6g，杏仁 9g，前胡 9g，桑叶 9g，菊花 9g，地骨皮 12g，山药 12g，莲子 9g。

东参 6g，白术 9g，茯苓 9g，半夏 9g，炙甘草 6g，山药 15g，白果 6g，远志 6g，麦冬 9g，五味子 6g，紫菀 9g，百部 9g，菟丝子 15g，桔梗 6g。

（2）外感引发型："经云：'微寒微咳'。可见咳嗽多因于风寒也。风从皮毛而入于肺，寒从背俞而入于肺，皆主乎外也。"无论外受风寒，或风热，皆可引起咳嗽。病案中，用荆芥、防风、苏叶或麻黄等，解表以治咳嗽。

**标准方：** 桔梗 9g，甘草 5g，防风 9g，荆芥 10g，炒牛蒡子 10g，芦根 15g，连翘 12g，金银花 12g，杏仁 9g，大贝母 9g，菊花 9g，桑叶 9g，鸡内金 6g，焦山楂 9g，前胡 10g，陈皮 6g，麦冬 10g。

桔梗 6g，甘草 5g，桑叶 9g，菊花 9g，连翘 15g，金银花 15g，石膏 9g，芦根 15g，杏仁 9g，贝母 9g，竹茹 6g，橘红 6g，前胡 9g，瓜蒌 12g，麦冬 9g，薄荷 6g。

桔梗 6g，麻黄 6g，杏仁 9g，石膏 15g，甘草 6g，芦根 24g，瓜蒌 15g，黄芩 9g，知母 9g，焦三仙各 6g，苏子 6g，陈皮 6g，海浮石 9g，槟榔 9g，金银花 15g，连翘 15g。

（3）阴虚致咳型："痨伤、咳嗽，主乎内也。二者不治，至于咳嗽失音，是金破不鸣矣。"

**标准方：** 辽沙参 9g，麦冬 9g，五味子 6g，川贝母 9g，紫菀 9g，百合 9g，百部 9g，枇杷叶 6g，山药 15g，鸡内金 6g，橘红 6g，款冬花 9g，桔梗 6g。

（4）寒饮引发型："柯韵伯治咳嗽，不论冬夏，不拘浅深，但是寒嗽，俱用小青龙汤多效。方中祛风散寒，解肌逐水，利肺暖肾，除痰定喘，攘外安内，各尽其妙……《金匮》治痰饮咳嗽，不外小青龙汤加减。方中诸味，皆可去取，唯细辛、干姜、五味不肯轻去。"每当遇到有外寒内饮型咳嗽时，张子琳先生就采用小青龙汤治疗；肺寒咳嗽，干姜、细辛、五味子是必不可少的。

**标准方：** 杏仁 9g，炙麻黄 5g，桑白皮 9g，橘红 6g，半夏 9g，茯苓皮 15g，冬瓜皮 12g，炙甘草 5g，桂枝 5g，苏子 5g，瓜蒌 9g，干姜 5g，细辛 1.5g，五味子 3g。

桔梗 6g，前胡 9g，橘红 9g，半夏 9g，炙甘草 5g，紫菀 9g，细辛 1.5g，干姜 5g，五味子 5g，苏子 5g，神曲 9g，杏仁 9g。

在张子琳先生的病案中，治疗咳嗽使用最多的药物是桔梗、杏仁、前胡、紫菀。以下几段关于桔梗、前胡、杏仁、紫菀的论述颇为精彩，录之以飨读者。

桔梗：此为开肺之品，故长于祛除痰壅，治肺实胸胁作痛及肺痈、咳吐脓血甚效。"《活人书》云：'治胸中痞满不痛，用桔梗、枳壳，取其通肺利膈下气也。'"

前胡："辛以畅肺、解风寒，甘以入脾理胸腹，苦泄厥阴之热，寒散太阳之邪。"其功长于下气，故能治痰热、咳逆、呕泛诸痰。盖气下则痰顺，此所以有推陈致新之功，为治风痰之要药欤。

杏仁：《本草求真》云："杏仁……既有发散风寒之能，复有下气除喘之力，缘辛则散邪，苦则下气，润则通秘，温则宣滞行痰。杏仁气味俱备，故凡肺经感受风寒，而见喘嗽咳逆，胸满便秘……无不可以调治。"

紫菀：有豁痰润喉之功，故感冒初起，咳嗽痰多者，罕用之，必咳久而痰涎聚集宜肃清肺部者始任之。

# 第三章　喘　证

喘证，即气喘，是以呼吸困难，甚则张口抬肩，鼻翼煽动，不能平卧等为主要临床特征的一种病证。严重者可由喘致脱，出现喘脱之危重证候。《灵枢·本神》曰："肺气虚则鼻塞不利，少气。实则喘喝，胸盈仰息"和《灵枢·经脉》中"肾足少阴之脉……是动则病……喝喝而喘"，可以得知喘证的成因和肺肾息息相关。喘病的病因很复杂，外邪侵袭、饮食不当、情志失调、劳欲久病等，均可引起肺失宣降、肺气上逆，或气无所主、肾失摄纳而致喘病。

《景岳全书·喘促》曰："实喘者，气长而有余；虚喘者，气短而不续。实喘者胸胀气粗，声高息涌，膨膨然若不能容，惟呼出为快也；虚喘者，慌张气怯，声低息短，惶惶然若气欲断，提之若不能升，吞之若不相及，劳动则甚，则惟急促似喘，但得引长一息为快也。"喘证的辨证首当分清虚实。实喘治肺，以祛邪利气为主；虚喘以培补摄纳为主，或补肺，或健脾，或补肾，阳虚则温补之，阴虚则滋养之；至于虚实夹杂、寒热互见者，又当按具体情况分清主次，权衡标本，辨证选方用药。

观张子琳治疗喘证的病案，可知张子琳认为肺气上逆是喘证的主要病机，故在临症时以宣肺化痰平喘为基本治疗方法，同时搭配开郁降气、补肺益气、补肾纳气等，主用杏仁、苏子、橘红、甘草、桔梗等降肺气；山茱萸、冬虫夏草、胡桃肉、熟地黄等补肾气；风寒甚者，加麻黄、杏仁等；风热甚者，加桑叶、枇杷叶等；痰湿蕴肺者，加半夏、茯苓；痰热郁肺者，加贝母、瓜蒌等；肺阴不足者，加麦冬、玉竹、石斛等；胸胁不舒者，加柴胡、香附等；脾虚湿盛者，加茯苓、白术等。

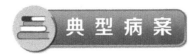
典型病案

## 一、实　喘

🎓 **病例1　韩某，男，成年。**

**首诊**　1970年11月22日。咳嗽气短，白痰黏痰，口干，胸闷。

杏仁9g，炙麻黄5g，炙甘草5g，橘皮9g，苏子6g，厚朴6g，桔梗6g，桑白皮6g，麦冬9g，莱菔子5g，半夏9g，干姜5g，细辛1.5g，五味子3g。

**按：**风寒伤肺，表气不得宣泄，以致肺气壅实，不得宣降而成喘；饮食不节，脾失健运，积湿生痰，由中焦而上干于肺，肺为痰壅，难于下降而成喘。此方以麻黄、杏仁、甘草表散风寒，宣肺平喘；苏子、莱菔子降气祛痰；干姜、细辛、五味子温化水饮；桑白皮泻肺。

2 诊 1970 年 11 月 23 日。咳嗽气短已见轻，不欲食，脉沉弱。

杏仁 9g，炙麻黄 5g，炙甘草 5g，橘皮 9g，苏子 6g，厚朴 6g，桑白皮 9g，麦冬 9g，莱菔子 5g，半夏 9g，干姜 5g，细辛 2.4g，五味子 3g，茯苓 9g。

**按：** 气短减轻，加重温肺之细辛剂量，茯苓祛湿邪，麦冬治口干，务使寒痰得祛，而喘促自平。

**病例 2 徐某，男，55 岁。**

首诊 1970 年 11 月 11 日。咳嗽，气短，吐白清沫痰，移时即化为水，出气长吸气短，喜热不能见冷，发病从 1958 年开始，一直未愈，每年冬天重，夏天轻，痰不利，西医检查为"肺气肿"，舌苔淡，脉虚大。

杏仁 9g，橘红 9g，半夏 9g，茯苓 9g，炙甘草 5g，干姜 6g，细辛 2.4g，五味子 5g，牛膝 9g，补骨脂 9g，沉香 5g，冬虫夏草 5g。

**按：** 吐白清沫痰，移时即化为水，是脾失健运而有寒湿，用二陈汤加干姜、细辛、五味子，强脾阳而祛寒湿；出气长吸气短，为肾不纳气，加牛膝、补骨脂、沉香、冬虫夏草，补肾纳气。

2 诊 1970 年 11 月 13 日。药后咳嗽气短、吐白清沫痰、吸气短都好转，脉沉弱不虚大。

杏仁 9g，橘红 9g，半夏 9g，茯苓 9g，炙甘草 5g，干姜 6g，细辛 2.4g，五味子 5g，牛膝 9g，补骨脂 9g，沉香 5g，冬虫夏草 5g。

3 诊 1970 年 11 月 19 日。咳嗽，气短见轻，吐痰少。

半夏 9g，茯苓 12g，陈皮 6g，炙甘草 5g，杏仁 9g，干姜 5g，细辛 2.1g，吴茱萸 5g，砂仁壳 6g，炙麻黄 1.5g，苏子 3g。

**按：** 胃不和，吐酸，加吴茱萸、砂仁壳。

4 诊 1970 年 11 月 21 日。咳嗽气短，吐白沫痰见轻。

杏仁 9g，橘红 6g，半夏 9g，茯苓 12g，炙甘草 6g，干姜 6g，细辛 2.4g，五味子 6g，川牛膝 9g，补骨脂 9g，冬虫夏草 6g，木香 5g，胡桃仁 3 个。

**按：** 胡桃仁，乃补肾纳气之品。

5 诊 1970 年 11 月 25 日。药后诸症见轻。

杏仁 9g，橘仁 6g，半夏 9g，茯苓 12g，炙甘草 6g，干姜 6g，细辛 2.4g，五味子 6g，川牛膝 9g，补骨脂 9g，冬虫夏草 6g，木香 5g，胡桃仁 3 个。

**病例 3 赵某，女，46 岁。**

首诊 1971 年 1 月 25 日。咳嗽气短，吐白黏沫痰，有时不利，咽痒，有喉鸣声，食欲衰退，有时面浮，二便正常，月经正常，发病 14～15 年，脉沉弱。

射干 9g，炙麻黄 5g，紫菀 9g，款冬花 9g，半夏 9g，五味子 5g，杏仁 9g，橘皮 6g，干姜 5g，细辛 1.5g，桑白皮 6g，炙甘草 5g，云茯苓 9g。

**按：** 咳嗽气短，咽痒、有喉鸣声，该患者的病情已属哮喘，治疗取《金匮要略》之射干麻黄汤。此为寒饮咳喘证，其中以炙麻黄、细辛祛寒化饮，款冬花、紫菀温肺止咳，射干止哮，五味子敛气，半夏、干姜祛痰。

2 诊　1971 年 1 月 29 日。药后仍咳嗽气喘，吐白黏痰，食欲差，心胸痛，脉沉弱。

射干 9g，炙麻黄 5g，紫菀 9g，款冬花 9g，半夏 9g，橘红 6g，杏仁 9g，干姜 5g、细辛 1.5g，桑白皮 6g，茯苓 9g，炙甘草 5g，苏子 5g，白芥子 3g。

**按：** 吐白黏痰，合二陈汤加苏子、白芥子祛痰。

🏵 **病例 4　朱某，女，14 岁。**

首诊　1971 年 8 月 12 日。气喘甚，咳嗽不安，吐白沫痰，不欲食，大便隔日 1 次，小便正常，发病从 6 岁开始，脉细弱。

射干 6g，紫菀 9g，款冬花 9g，半夏 9g，细辛 1.5g，五味子 5g，干姜 5g，橘皮 6g，冬虫夏草 5g，沉香 5g，白果 6g，炙麻黄 3g。

**按：** 此处方也是射干麻黄汤，患者发病从 6 岁开始，病史较久，由肺而及肾，再加白果治气喘，沉香降气，冬虫夏草补肾纳气。

2 诊　1971 年 8 月 14 日。气喘见轻，咳嗽，吐痰较利，后头痛，不欲食，大便干，脉左弦右弱。

射干 6g，紫菀 9g，款冬花 9g，半夏 9g，细辛 1.5g，五味子 5g，干姜 5g，橘皮 6g，冬虫夏草 5g，沉香 5g，白果 6g，炙麻黄 3g，蔓荆子 6g，川芎 6g。

**按：** 还伴有头痛，加蔓荆子、川芎。

🎓 **病例 5　陈某，男，62 岁。**

首诊　1970 年 11 月 11 日。咳嗽气喘，白痰不利，呕酸水，有时胸闷，脉沉紧。

半夏 9g，茯苓 12g，陈皮 6g，炙甘草 5g，杏仁 9g，干姜 5g，细辛 2.1g，吴茱萸 5g，砂仁壳 6g，炙麻黄 1.5g，苏子 3g。

**按：** 此为寒饮咳喘，呕酸水，以二陈汤燥湿化痰，吴茱萸、砂仁壳去酸止呕，干姜、细辛温肺，炙麻黄、杏仁、苏子平喘。当时因砂仁缺乏，用砂仁壳代替，聊胜于无吧。

2 诊　1970 年 11 月 12 日。咳嗽气喘见轻，吐白痰，较利，呕酸水，胸部顶憋，脉沉细紧。

茯苓 12g，半夏 12g，陈皮 9g，炙甘草 5g，杏仁 9g，炙麻黄 2.1g，干姜 6g，细辛 2.4g，吴茱萸 6g，砂仁壳 6g，草豆蔻 5g，苏子 3g。

**按：** 仍呕酸水，再加草豆蔻温胃止呕。

3 诊　1970 年 11 月 13 日。咳嗽气喘，吐白痰，呕酸水见好，胃腹自觉舒适，脉沉弱稍紧。

茯苓 12g，半夏 9g，陈皮 6g，炙甘草 5g，杏仁 9g，炙麻黄 3g，干姜 6g，细辛 2.7g，五味子 5g，吴茱萸 6g，草豆蔻 5g，砂仁壳 6g。

**按：** 药已显效，将细辛由 2.4g 加为 2.7g，以加强温肺散寒作用。以前有"辛不过钱（3g）"的说法，所以用细辛，最好不要超过 3g。

4 诊　1970 年 11 月 15 日。咳嗽气短，吐白沫痰，吐酸，脉沉弱。

橘皮 9g，茯苓 12g，半夏 9g，炙甘草 5g，炙麻黄 3g，杏仁 9g，细辛 2.7g，干姜 8g，五味子 5g，西贝母 6g，吴茱萸 6g，砂仁壳 6g，草豆蔻 5g。

**按：** 《本草求真》云："贝母味苦而辛，其性微寒，止于心肺燥郁，痰实壅盛。"

5 诊　1970 年 11 月 22 日。咳嗽气喘，痰白发黏，呕酸见好，沉弱紧。

杏仁 9g，炙麻黄 5g，橘皮 9g，干姜 6g，细辛 3g，五味子 6g，半夏 9g，茯苓 9g，苏子 5g，白芥子 5g，炒莱菔子 5g，炙甘草 5g，砂仁壳 6g。

**按：** 三子养亲汤，着重祛痰下气。

**◆ 病例 6** 杨某，男，54 岁。

**首诊** 1970 年 11 月 8 日。咳嗽，胸闷，痰不利，小腹胀满，发病 17 日，平素即有此病，但不严重。

杏仁 9g，橘红 9g，炙麻黄 5g，苏子 6g，瓜蒌 9g，半夏 9g，桑白皮 9g，厚朴 8g，炒莱菔子 6g，炙甘草 5g，桔梗 6g，枳壳 6g。

**按：** 此为风寒伤肺，以华盖散加减治疗，再加桔梗、枳壳通肺利膈下气，瓜蒌利痰，厚朴除满。

**2 诊** 1970 年 11 月 13 日。药后咳嗽、胸闷痰不利、小腹胀满等减轻。

杏仁 9g，橘红 9g，炙麻黄 5g，苏子 6g，瓜蒌 9g，半夏 9g，桑白皮 9g，厚朴 8g，炒莱菔子 6g，炙甘草 5g，桔梗 6g，枳壳 6g。

**按：** 寒痰阻肺，用华盖散平喘，炒莱菔子消食通滞。

**◆ 病例 7** 谢某，男，58 岁。

**首诊** 1971 年 3 月 9 日。咳嗽气喘，吐白黏痰，恶心欲吐，有时吐黄痰，不欲食，大便干，小便黄少，脉右弦滑，左较缓和，发病 2 个多月。

杏仁 9g，炙麻黄 5g，橘皮 6g，苏子 6g，桔梗 6g，炒莱菔子 6g，白芥子 9g，紫菀 9g，款冬花 9g，半夏 9g，鸡内金 6g，酒大黄 3g，西贝母 9g，桑白皮 9g，厚朴 6g。

**按：** 肺和大肠相表里，大便干，使肺气肃降受阻，故加酒大黄通之，加苏子、炒莱菔子、白芥子祛痰，西贝母化痰。

**2 诊** 1971 年 3 月 12 日。咳嗽气喘，吐白黏痰，时有黄痰，不欲进食，大便不干，小便黄少。

杏仁 9g，炙麻黄 5g，橘皮 9g，苏子 6g，桔梗 6g，炒莱菔子 6g，白芥子 6g，紫菀 9g，款冬花 9g，半夏 9g，鸡内金 6g，神曲 6g，桑白皮 9g，西贝母 9g。

**按：** 不欲食，加鸡内金、神曲开胃口，增进食欲。

**3 诊** 1971 年 3 月 13 日。咳嗽气喘，吐白黏痰，大便干，食纳少。

杏仁 9g，炙麻黄 5g，橘皮 9g，桔梗 6g，西贝母 9g，桑白皮 9g，酒大黄 5g，厚朴 6g，苏子 3g，白芥子 5g，莱菔子 6g，款冬花 9g，瓜蒌 9g，半夏 9g，鸡内金 8g。

**4 诊** 1971 年 3 月 14 日。咳嗽气喘，吐白黏痰，痰出不利，大便干。

杏仁 9g，炙麻黄 5g，橘红 9g，桔梗 6g，西贝母 9g，桑白皮 9g，厚朴 6g，苏子 6g，白芥子 5g，莱菔子 6g，鸡内金 9g，瓜蒌 12g，半夏 9g，酒大黄 6g，谷芽 9g，桑叶 9g。

**按：** 加桑叶与杏仁合用，宣肺透邪。

**5 诊** 1971 年 3 月 18 日。吐白痰，尿短赤。

杏仁 6g，炙麻黄 3g，橘皮 6g，茯苓 9g，半夏 9g，炙甘草 5g，西贝母 9g，五味子 5g，干姜 5g，细辛 1.5g，车前子 9g（包煎），竹叶 6g，桑白皮 9g。

**按：** 吐白痰，属寒饮郁肺，加干姜、细辛、五味子温化寒饮，用西贝母化痰，桑白皮泻肺等。尿短赤，是由于肺失宣降而引起，加车前子、竹叶以通利小便。

🎓 **病例 8**    刘某，男，成年。

**首诊**    1971 年 10 月 2 日。胸闷，气喘咳嗽，吐白痰，发病 10 余日，脉弦紧。

橘皮 8g，半夏 9g，前胡 9g，厚朴 6g，苏子 5g，炙甘草 5g，当归 9g，茯苓 9g，杏仁 9g，瓜蒌 9g，桔梗 6g，枳壳 6g。

**按**：胸闷、气喘咳嗽，以苏子降气汤治疗。此方治疗虚阳上浮，痰涎壅盛，气不下降而引起的胸膈痞满、咳嗽气喘症。

2 诊    1972 年 1 月 10 日。咳嗽气喘，吐白冷痰，痰出不利，胸不舒，脉紧滑。

桔梗 6g，杏仁 9g，橘皮 8g，半夏 6g，炙麻黄 3g，细辛 2.1g，五味子 5g，苏子 6g，瓜蒌 9g，茯苓 9g，炙甘草 5g。

**按**：寒饮犯肺引起的咳喘，以炙麻黄、杏仁、细辛、五味子治疗。

3 诊    1972 年 4 月 11 日。咳嗽气喘，吐白沫痰、冷，能食，大便干，小便正常，皮肤痒甚，脉弦紧。

桔梗 6g，杏仁 9g，橘皮 9g，半夏 9g，炙甘草 5g，干姜 5g，细辛 1.5g，前胡 9g，炙麻黄 3g，百部 9g，瓜蒌 12g，火麻仁 15g，当归 9g，炙枇杷叶 6g。

**按**：吐白沫痰、冷，是由寒饮引起的，继续按此治疗。

4 诊    1972 年 4 月 16 日。药后，咳嗽气喘，吐痰见轻，大便干，小便色黄，身热身痒，脉时弦紧。

桔梗 6g，杏仁 9g，橘皮 9g，半夏 9g，茯苓 9g，炙甘草 5g，干姜 5g，细辛 1.5g，五味子 3g，前胡 9g，炙麻黄 3g，百部 9g，瓜蒌 12g，火麻仁 15g，当归 9g，炙枇杷叶 6g，酒大黄 3g。

**按**：大便干，加当归、火麻仁、酒大黄。

🎓 **病例 9**    谢某，男，25 岁。

**首诊**    1970 年 11 月 22 日。呼吸困难，胸闷，咳不出痰，不欲食，大便多干，小便黄，口干，脉沉弱。

苏子 6g，橘皮 9g，半夏 9g，前胡 9g，当归 9g，厚朴 6g，炙甘草 3g，杏仁 9g，桔梗 6g，枳壳 5g，桑白皮 9g，木香 5g，生姜 3 片。

**按**：以苏子降气汤降气疏壅，祛痰止咳。

2 诊    1970 年 11 月 25 日。其母代诉：药后胸闷好转，口干。

苏子 5g，橘皮 9g，半夏 6g，前胡 6g，当归 9g，杏仁 8g，桔梗 6g，炙甘草 3g，木香 5g，枳壳 5g，西贝母 6g。

🎓 **病例 10**    马某，男，56 岁。

**首诊**    1973 年 9 月 26 日。食欲、二便一般，今年春天因患感冒，引起咳嗽气喘，吐白清痰。现症：痰尚利咳，吸气喘甚，右上胸闷，自觉得热则舒，口不干，舌苔白腻，脉沉右尺甚。

茯苓 9g，白术 9g，桂枝 6g，炙甘草 6g，川牛膝 9g，补骨脂 9g，冬虫夏草 5g，桔梗 6g，橘皮 6g，半夏 9g，炙枇杷叶 6g，紫菀 9g，百部 9g，炒苏子 5g，杏仁 6g。

**按**：处方为苓桂术甘汤，治疗心下有痰饮、胸胁支满、目眩症。此方温阳蠲饮，健脾利水，再加川牛膝、补骨脂、冬虫夏草补肾纳气，炒苏子、杏仁、炙枇杷叶降气平喘，治疗痰饮引起的咳喘。

2 诊 1973 年 10 月 3 日。服 9 月 26 日方，征象同前无变化，仍咳嗽气喘，吐白清痰，吸气喘甚，右胸闷、眼皮稍浮肿，脉沉右尺甚。

熟地黄 15g，山药 9g，山茱萸 9g，茯苓 9g，川牛膝 9g，补骨脂 9g，五味子 5g，胡桃仁 2 枚，半夏 9g，橘皮 6g，炙甘草 5g，干姜 5g，细辛 1.5g，炒苏子 5g。

**按：** 此为治疗肾不纳气而气短的方剂，即六味丸去牡丹皮、泽泻加川牛膝、五味子、补骨脂、胡桃仁。有寒饮，加干姜、细辛、五味子；加炒苏子治喘。

3 诊 1973 年 10 月 12 日。服 10 月 3 日方，咳嗽气喘大好，仍右胸闷、肩膊困，吐白痰、眼皮不浮肿，脉同前、右尺稍大。

原方继服。

**按：** 此方为张子琳经常使用的固定处方，只要诊断为呼长吸短而气短者，即可以此方服用。

4 诊 1973 年 10 月 23 日。咳嗽气喘、吐痰都见好转，右胸闷同前，脉同前。

依 10 月 3 日方加沉香 6g，百合 9g。

**按：** 沉香有纳气之效。

🎓 **病例 11** 赵某，女，53 岁。

首诊 1974 年 7 月 10 日。咳嗽气短，喘息，有哮鸣，时咽干痒苦，吐白痰，有时带血，两胁痛，骨蒸，头闷，目模糊，脉细弱。

桔梗 6g，紫菀 9g，款冬花 9g，陈皮 6g，炙枇杷叶 6g，贝母 9g，前胡 6g，百部 9g，白芍 9g，柴胡 3g，苏梗 9g，地骨皮 9g，炙甘草 5g，桑叶 9g，菊花 9g，香附 6g。

2 诊 1974 年 7 月 13 日。服 7 月 10 日方，仍咳嗽气喘，吐白痰，胸胁痛，骨蒸内热，脑闷，眼糊困，脉沉弱。

桔梗 6g，贝母 9g，炙枇杷叶 6g，桑叶 9g，百部 9g，炙甘草 5g，紫菀 9g，瓜蒌 9g，白芍 9g，蒺藜 9g，辽沙参 9g，柴胡 3g，苏梗 9g，陈皮 6g。

3 诊 1974 年 7 月 15 日。服 7 月 13 日方，咳嗽、气短、喘减轻，胸不痛，有时胁痛，仍骨蒸、脑闷、眼模糊，脉沉弱。

照 7 月 13 日方，加菊花 9g。

## 二、虚 喘

🎓 **病例 1** 赵某，男，56 岁。

首诊 1981 年 5 月 4 日。食欲尚可，二便正常，睡眠差。咳嗽喘气 20 年余，从小因劳累过度而有此病。晨吐痰多，为白色黏痰，带有泡沫状，未曾吐血。不能服用麻黄素片，心跳有时快，130 次/分，西医怀疑有冠心病。吸气短，憋气，有哮鸣声，腰困，西医诊断为"支气管哮喘"，舌苔正常，脉沉细。

熟地黄 15g，山茱萸 9g，山药 9g，茯苓 9g，补骨脂 9g，胡桃仁 3 枚，川牛膝 9g，女贞子 9g，五味子 6g，冬虫夏草 6g，沉香 6g，橘红 6g，半夏 9g，杏仁 6g。

**按：**肾不纳气，治宜补肾纳气。

🎓 **病例2　杨某，男，33岁。**

**首诊**　1970年11月28日。能食，二便正常，胸闷，腰困，鼻干，吸气短甚，胸闷30余年，腰困10余年，脉沉细。

熟地黄15g，山药9g，山茱萸9g，茯苓6g，川牛膝9g，五味子6g，补骨脂9g，冬虫夏草6g，胡桃仁3枚。

**2诊**　1970年12月10日。胸闷，腰困，鼻干，吸气短，脉沉弱。

熟地黄15g，山药9g，女贞子9g，茯苓6g，川牛膝9g，五味子6g，补骨脂9g，冬虫夏草6g，麦冬9g，胡桃仁3枚。

**3诊**　1970年12月15日。胸闷、左胸跳动、腰困见好，鼻干，不通气，吸气短促，脉沉弱无力。

远志9g，龙齿15g，茯苓9g，熟地黄15g，女贞子9g，川牛膝9g，五味子6g，补骨脂9g，麦冬9g，冬虫夏草6g，胡桃仁3枚，玄参9g，辛夷6g。

**按：**肾为气之根，下元不固，而气不摄纳，则吸气短甚。故采用六味丸去牡丹皮、泽泻，加川牛膝、五味子、补骨脂、冬虫夏草、胡桃仁，补肾纳气。

🎓 **病例3　马某，男，50岁。**

**首诊**　1971年3月26日。咳嗽气短，吐白沫痰，有时哮鸣，喘息，吸气困难，精神不振，肢体疲乏，食欲差，二便正常，发病4年，旧有"肺结核"，未完全钙化，主要是肺气肿、支气管喘息，脉沉细弱。

熟地黄9g，山药6g，女贞子6g，川牛膝9g，补骨脂9g，五味子3g，东参6g，冬虫夏草6g，茯苓9g，半夏6g，胡桃仁3枚，橘皮6g，杏仁6g，白果6g。

**2诊**　1971年3月28日。咳嗽气短，吐白痰，胃酸，喘促，吸气短，食少，服前药后无反应，脉较有力。

熟地黄12g，山药9g，女贞子9g，川牛膝9g，补骨脂9g，五味子5g，东参6g，冬虫夏草6g，云茯苓9g，半夏9g，胡桃仁9g，橘皮6g，杏仁6g，白果6g。

**按：**该患者为肾不纳气证，又兼精神不振，肢体疲乏，食欲差，为脾虚表现，以东参补脾益气。

🎓 **病例4　吉某，男，63岁。**

**首诊**　1973年10月13日。肺气肿已6～7年，食欲一般，胃部有胀闷感，清晨即大便、较溏，小便正常，气喘，吸气较困难，不感冒时不咳嗽，偶尔吐痰清白，太热、太冷皆不舒服，口干，舌根苔薄腻，脉虚弦。

熟地黄12g，山药9g，山茱萸6g，云茯苓6g，川牛膝9g，补骨脂9g，五味子5g，胡桃仁3个，川贝母6g，炙枇杷叶6g，杏仁6g，紫菀9g，白果6g，冬虫夏草5g，沉香6g。

**2诊**　1973年10月22日。服10月13日方，平和无反应，征象同前，大便不似以前急，气喘，口干，不咳嗽、吐痰，脘闷。

原方加款冬花6g，冬虫夏草加为6g。

**3诊**　1973年10月27日。药后平和无反应，仍气喘，吸气困难，咳嗽、吐痰很少，口干，脘区满闷，脉虚弦。

依 10 月 13 日方熟地黄加为 15g，冬虫夏草加为 6g，加苏梗 6g，去紫菀。

4 诊 1973 年 11 月 1 日。气喘见轻，口干，胸部发闷，吸气短甚，脉虚弦。

熟地黄 15g，山药 9g，山茱萸 9g，云茯苓 6g，川牛膝 9g，补骨脂 9g，五味子 9g，胡桃仁 3 枚，川贝母 6g，炙枇杷叶 6g，杏仁 6g，紫菀 9g，白果 6g，冬虫夏草 6g，沉香 6g。

5 诊 1978 年 9 月 20 日。食欲不振，大便偏干，小便正常，睡眠差，每晚能睡 4 小时，气短气喘，不咳嗽，不吐痰，轻度口干，吸气短促，舌质淡紫，苔白，脉虚弦。

熟地黄 15g，山茱萸 9g，山药 9g，茯苓 6g，川牛膝 6g，补骨脂 9g，五味子 6g，胡桃仁 3 枚，沉香 6g，辽沙参 9g，麦冬 9g，枸杞子 9g，白果 6g，冬虫夏草 6g。

6 诊 1978 年 9 月 27 日。服 9 月 20 日方，食欲差，大便稍干，小便正常，睡眠香，但仍每晚只睡 4 小时，主要系气短气喘，吸气短甚，口干不要紧，舌苔正常、质发紫，脉虚弦好转。

熟地黄 12g，山茱萸 9g，山药 9g，茯苓 6g，川牛膝 9g，补骨脂 9g，五味子 5g，胡桃仁 3 枚，沉香 6g，辽沙参 6g，麦冬 9g，枸杞子 9g，白果 6g，冬虫夏草 6g，苏子 3g。

**病例 5 韩某，男，78 岁。**

首诊 1977 年 8 月 20 日。咳嗽气短，不欲食，咳白黏痰，气喘促，动则尤甚，口干，大便干燥，3～4 日一行，小便黄赤，盗汗。发病 30～40 年，舌尖红苔黄厚腻，脉左手大、右手甚小。

桔梗 6g，杏仁 6g，七爪红 6g，百部 9g，紫菀 9g，前胡 9g，甘草 5g，瓜蒌 15g，麦冬 9g，炙枇杷叶 6g，白果 6g，百合 9g，苏子 5g，浮小麦 15g，牡蛎 12g，竹叶 6g，炒谷芽 6g，神曲 6g。

2 诊 1977 年 8 月 23 日。服 8 月 20 日方，咳嗽缓解，气短、食欲稍好，咳白黏痰，咳出不利，气喘促，口干，大便干，小便黄赤，脉右手较前大。

照原方继服 2 剂。

3 诊 1977 年 8 月 26 日。咳嗽、气短缓解，稍有食欲，痰不利、色黄，气促缓解，大便干，盗汗缓解。

桔梗 6g，杏仁 9g，七爪红 6g，百部 9g，紫菀 9g，前胡 9g，甘草 5g，瓜蒌 21g，麦冬 9g，炙枇杷叶 6g，白果 6g，百合 9g，苏子 5g，浮小麦 15g，牡蛎 12g，炒谷芽 6g，神曲 6g，竹叶 6g。

4 诊 1977 年 8 月 31 日。服 8 月 26 日方，咳嗽、气短显著减轻，痰仍不利，大便干见好，早晨出汗，食纳、睡眠都见好，脉左手大，右手细小。

按原方服 2 剂，另竹沥膏 1 瓶，分 4 次冲服。

**病例 6 安某，男，65 岁。**

首诊 1980 年 10 月 3 日。食欲尚好，大便正常，小便次频，不咳嗽，气短喘息，吸气短甚，腰腿酸困，吐痰少，能入寐，发病 6～7 年，舌质淡，苔白腻，脉左手沉小、至数不显明，右手沉弱、至数明显、虚弱。

熟地黄 15g，山萸肉 9g，山药 9g，茯苓 9g，胡桃仁 3 个，菟丝子 15g，川牛膝

9，五味子 6g，补骨脂 9g，白果 9g，冬虫夏草 6g。

2 诊　1980 年 10 月 23 日。服 10 月 3 日方，药店缺冬虫夏草未购到，余药服后食欲大便好，小便频数，吐痰不多、利，气短喘息，腰腿酸困，能入寐，舌苔白腻，脉左手沉弱迟钝，右手沉弱。

熟地黄 15g，山茱萸 9g，山药 9g，茯苓 6g，胡桃仁 3 枚，菟丝子 15g，川牛膝 9g，五味子 6g，补骨脂 9g，白果 9g，冬虫夏草 6g，沉香 6g，东参 3g。

🎓 **病例 7　刘某，男，18 岁。**

首诊　1973 年 3 月 16 日。咳嗽，气喘，吐痰不利，口干，胸闷，天气变化即发作，发病 10 余年，不能见冷。

瓜蒌 9g，百合 9g，贝母 9g，杏仁 9g，桑白皮 9g，天冬 9g，炙枇杷叶 6g，远志 6g，苏子 5g，百部 9g，款冬花 9g，紫菀 9g，炙甘草 5g，陈皮 6g。

2 诊　1973 年 3 月 20 日。服 3 月 16 日方，咳嗽、气喘好转，白痰已利，口干缓解，胸闷缓解，不能见冷，脉沉。

原方继服。

3 诊　1973 年 3 月 22 日。咳嗽、气喘缓解，痰已利，口干，胸闷缓解，不能见冷，脉沉。

依 3 月 16 日方加麦冬 9g。

4 诊　1973 年 3 月 24 日。服 3 月 22 日方，咳嗽、气喘见好，痰不利，口咽发干，脉沉。

瓜蒌 9g，百合 9g，贝母 9g，杏仁 9g，桑白皮 9g，天冬 9g，炙枇杷叶 6g，远志 6g，百部 9g，苏子 5g，紫菀 9g，甘草 5g，陈皮 9g，玉竹 9g，沙参 9g，五味子 6g。

🎓 **病例 8　王某，男，55 岁。**

首诊　1979 年 4 月 16 日。食欲尚可，大便不溏，有时失禁，小便次频，有时咳嗽气短，吐白块痰，痰多，不咳嗽则没痰，口咽发干，失眠，至多能睡 4 小时，心慌心悸，气喘，咳嗽时震得头痛，痰不利咳，舌苔薄白，脉沉虚弱。发病 10 年，加重 8 年，经西医检查未见异常。

东参 6g，白术 9g，半夏 9g，橘红 6g，茯苓 9g，炙甘草 6g，紫菀 9g，百部 9g，杏仁 9g，白果 6g，瓜蒌 9g，苏子 5g，远志 6g，炒酸枣仁 15g，麦冬 9g，五味子 5g，菟丝子 15g。

**按：**大便不溏，有时失禁，由脾虚不能固涩引起，以六君子汤治疗。小便次频，加菟丝子。

2 诊　1979 年 5 月 4 日。食欲和二便都显著见好，不咳嗽，还有少量白黄痰，仍心慌气短，有时头闷痛，咽喉痛见好，能入寐，口鼻睡醒以后发干，舌苔薄白，脉沉弱。

东参 6g，白术 9g，山药 12g，茯苓 9g，半夏 9g，炙甘草 6g，橘红 6g，远志 6g，麦冬 9g，五味子 5g，龙齿 15g，菟丝子 15g，当归 12g，菊花 9g，川芎 9g，白芷 9g。

3 诊　1979 年 5 月 22 日。食欲好，大便已正常，每日 1 次，咽喉不痛，不吐痰，仍气喘，头闷见轻，呕恶消失，睡眠正常，苔淡白，脉沉弱。

党参 9g，白术 9g，茯苓 9g，半夏 9g，橘红 6g，炙甘草 5g，麦冬 9g，五味子

6g，百合 9g，白果 6g，菊花 9g，远志 6g，炒酸枣仁 15g，山药 15g。

**病例 9　王某，男，40 岁。**

首诊　1974 年 11 月 9 日。食欲不振，二便一般，呼吸困难，胸闷气喘，经常太息，以深呼吸为快，发病 1 年多，舌苔淡白，脉弦紧。

苏子 6g，前胡 9g，厚朴 6g，陈皮 6g，沉香 6g，半夏 9g，广木香 5g，杏仁 6g，当归 9g，牛膝 9g，上肉桂 3g。

**按：**苏子降气汤治疗虚阳上越、痰涎壅盛之证，加沉香降逆，上肉桂温补肾阳而治下虚。

2 诊　1974 年 11 月 16 日。服 11 月 9 日方，食欲稍进，呼吸困难略有好转，吸气喘较轻松，余无不适，舌苔淡白，脉沉较缓和。

原方继服 3 剂。

3 诊　1974 年 12 月 10 日。服 11 月 9 日方，食欲较增，口苦见好，胸闷气喘减轻，吸气短较轻，舌无苔，脉弦紧。

苏子 9g，前胡 9g，厚朴 7.5g，陈皮 6g，沉香 6g，半夏 9g，杏仁 9g，牛膝 9g，当归 9g，上肉桂 5g，补骨脂 6g，胡桃仁 6g，五味子 3g。

4 诊　1975 年 1 月 3 日。服 1974 年 12 月 10 日方，食欲较好，口苦见好，气喘胸闷已减轻，吸气短亦缓解，舌根苔稍腻，脉紧较缓和。

苏子 7.5g，前胡 9g，厚朴 7.5g，陈皮 6g，沉香 6g，半夏 9g，杏仁 9g，牛膝 9g，当归 9g，上肉桂 5g，补骨脂 9g，胡桃仁 3 枚，五味子 5g，冬虫夏草 6g。

## 病 案 实 录

**病例 1　杨某，男，54 岁。**

首诊　1970 年 11 月 8 日。咳嗽，胸闷，痰不利，小腹胀满，发病 17 日，平素即有此病，不严重。

杏仁 9g，橘红 9g，炙麻黄 5g，苏子 6g，瓜蒌 9g，半夏 9g，桑白皮 9g，厚朴 8g，炒莱菔子 6g，炙甘草 5g，桔梗 6g，枳壳 6g。

2 诊　1970 年 11 月 13 日。药后咳嗽、胸闷、痰不利、小腹胀满等减轻。

原方继服。

**病例 2　赵某，男，成年。**

首诊　1970 年 11 月 12 日。咳嗽，吐白沫痰，出冷汗，喘息，心烦。

茯苓 9g，白术 9g，炒白芍 9g，炙甘草 5g，东参 6g，干姜 6g，附子 6g，细辛 2.1g，五味子 5g，半夏 9g，陈皮 6g，鸡内金 6g。

**按：**此为肾阳虚而寒饮盛引起的喘息、出冷汗，以真武汤加干姜、细辛、五味子、东参治疗。

**病例 3　赵某，男，成年。**

首诊　1970 年 11 月 15 日。据其女诉，气喘，痰不利，吐白黏痰，不欲食，出冷汗。

茯苓 12g，白术 9g，炒白芍 9g，炙甘草 5g，东参 6g，干姜 6g，附子 6g，细辛

2.7g，五味子 6g，半夏 9g，橘红 6g，鸡内金 8g，川牛膝 9g，沉香 5g。

2 诊　1970 年 12 月 2 日。气短喘促，吐血痰多，食纳差，二便正常，脉细弱。

东参 6g，白术 9g，茯苓 12g，炙甘草 6g，橘皮 6g，半夏 9g，干姜 5g，细辛 2g，五味子 5g，白果 6g，冬虫夏草 6g，杏仁 9g，西贝母 6g。

**按：** 再加补肾纳气之品。

3 诊　1970 年 12 月 4 日。药后仍气短喘，吐痰较少，能食，大便日 2 次。

东参 6g，白术 9g，茯苓 9g，炙甘草 6g，橘皮 6g，半夏 9g，干姜 6g，细辛 2.4g，五味子 5g，白果 6g，冬虫夏草 6g，杏仁 6g，补骨脂 9g，胡桃仁 3 枚，川牛膝 9g。

**按：** 陈修园在《医学从众录》中说："虚喘方：加味六君子汤，治肺脾虚寒，痰嗽气喘：人参、白术、茯苓、半夏、陈皮、炙甘草、干姜、细辛、五味子。"上方即此方，再加补肾纳气之品而来。

### 🎓 病例 4　韩某，女，52 岁。

首诊　1970 年 11 月 20 日。咳嗽气喘，痰不利，余无感觉，发病 1 月余。

杏仁 9g，炙麻黄 3g，炙甘草 5g，橘仁 9g，桔梗 6g，桑白皮 9g，半夏 9g，茯苓 9g，苏子 5g。

**按：** 此为华盖散加味。

### 🎓 病例 5　白某，男，63 岁。

首诊　1970 年 11 月 20 日。咳嗽气喘，吐白沫痰，口干，能食，二便一般，发病 5～6 年，每年冬天加重，下午胃憋，脉紧滑。

杏仁 9g，炙麻黄 3g，橘红 8g，半夏 9g，茯苓 9g，苏子 5g，干姜 5g，细辛 1.5g，五味子 5g，麦冬 9g，厚朴 6g，桑白皮 9g，炙甘草 5g。

2 诊　1971 年 5 月 17 日。咳嗽气短喘，吐白沫痰，下肢浮肿，脉沉弱。

橘皮 6g，茯苓 9g，半夏 9g，杏仁 9g，前胡 6g，炙甘草 5g，茯苓皮 12g，冬瓜皮 12g，桑白皮 9g，炙枇杷叶 6g，紫菀 9g。

### 🎓 病例 6　赵某，女，成年。

首诊　1970 年 11 月 28 日。气短，口干，呼吸困难，不能见热，脉细弱。

沙参 9g，麦冬 9g，五味子 3g，玉竹 9g，石斛 9g，桑叶 9g，枇杷叶 5g，杏仁 6g。

**按：** 肺阴虚咳喘，用沙参、麦冬、五味子、玉竹、石斛补阴生津，桑叶清肺，杏仁下气，枇杷叶润肺降逆。

### 🎓 病例 7　白某，男，74 岁。

首诊　1970 年 12 月 9 日。口咽干，呼吸困难，气喘胸痛，不欲食，大便干、排出困难，咳吐白痰，小便频数，发病 10 余日，服黑锡丹更重。

苏子 5g，橘皮 6g，半夏 6g，当归 6g，前胡 6g，厚朴 6g，炙甘草 5g，木香 5g，火麻仁 12g，麦冬 9g，玉竹 6g，石斛 9g。

**按：** 黑锡丹，为镇纳肾虚阳浮之药，今改为苏子降气汤。

### 🎓 病例 8　马某，男，48 岁。

首诊　1970 年 12 月 24 日。咳嗽，气喘，吐白黏痰，胸痛，不欲食，口苦干，大便正常，小便不利，骨头酸楚，头闷痛。每年冬天即有此病，今冬较剧。舌质赤、苔淡，脉沉弱。

杏仁 9g，桔梗 6g，前胡 9g，炙麻黄 3g，炙甘草 5g，橘皮 6g，半夏 6g，桑白皮 9g，百部 9g，浙贝母 9g，瓜蒌 9g，苏子 6g，紫菀 9g。

2 诊　1970 年 12 月 25 日。仍咳嗽，气喘，吐白黏痰，胸胁痛，口干苦，尿不利，头闷，脉沉弱。

杏仁 9g，炙麻黄 5g，射干 9g，紫菀 9g，款冬花 9g，半夏 9g，细辛 2.4g，五味子 5g，苏子 5g，白果 6g，橘皮 6g，炙甘草 5g。

**按：**此为射干麻黄汤。

3 诊　1970 年 12 月 27 日。仍咳嗽气喘，吐白痰，胸胁痛见轻。

杏仁 9g，炙麻黄 5g，射干 9g，紫菀 9g，款冬花 9g，半夏 9g，细辛 1.5g，五味子 5g，苏子 5g，白果 6g，橘皮 6g，炙甘草 5g，桔梗 6g，桑白皮 6g。

🎓 **病例 9　方某，女，64 岁。**

首诊　1971 年 1 月 2 日。咳嗽气喘，咳黏痰，吸气，胸闷，食少，大便干，口干，小便正常，发病 1 月余。

炙麻黄 3g，杏仁 9g，炙甘草 5g，桔梗 6g，款冬花 6g，苏子 5g，麦冬 6g，党参 6g，五味子 5g，橘红 6g，白果 6g，百部 6g。

2 诊　1971 年 1 月 4 日。咳嗽气喘，吐黏痰，胸闷，吸气，不欲食，大便正常。

炙麻黄 3g，杏仁 6g，炙甘草 5g，桔梗 6g，苏子 5g，党参 9g，橘红 8g，百部 9g，半夏 9g，五味子 5g，白果 6g，木香 5g，川朴 5g。

🎓 **病例 10　王某，男，61 岁。**

首诊　1971 年 1 月 9 日。咳嗽，气喘，胸闷，痰不利，吐黏白痰。

杏仁 9g，炙麻黄 5g，炙甘草 5g，橘皮 6g，厚朴 6g，苏子 3g，炒莱菔子 3g，白芥子 3g，半夏 6g，茯苓 6g，桑白皮 9g，桔梗 6g。

2 诊　1971 年 1 月 10 日。药后，气喘、胸闷见好，痰较利，但痰烧、苦。

杏仁 6g，炙麻黄 5g，甘草 5g，橘红 6g，厚朴 6g，苏子 3g，炒莱菔子 3g，白芥子 3g，半夏 6g，茯苓 6g，桔梗 6g，桑白皮 9g，生石膏 9g，黄芩 5g。

**按：**痰烧、苦，加生石膏、黄芩。

🎓 **病例 11　田某，男，67 岁。**

首诊　1971 年 1 月 17 日。咳嗽气短，气喘，吐黑白痰，口干欲饮，不能多食，消化差，头晕闷，眼憋，大便干燥，小便正常，发病 50 余日，脉沉弦数。

杏仁 9g，麻黄 5g，甘草 5g，桔梗 6g，桑叶 9g，菊花 9g，荆芥穗 6g，麦冬 9g，橘红 9g，鸡内金 8g，神曲 6g，瓜蒌 9g，玉竹 9g。

2 诊　1971 年 1 月 22 日。咳嗽气短，气喘，吐黑白痰不利，口鼻干，咽干欲饮，消化不好，头闷烧，大便正常，脉沉弦数见轻。

杏仁 9g，炙麻黄 6g，甘草 6g，石膏 12g，桑白皮 9g，荆芥 6g，橘皮 9g，桑叶 9g，知母 9g，瓜蒌 9g，菊花 9g，苏子 5g，鸡内金 8g，麦冬 9g。

🎓 **病例 12　孟某，女，48 岁。**

首诊　1971 年 2 月 3 日。咳嗽气喘，吐白沫痰，不利，喘息，口干，胸脯扎痛，不欲食，大便干，小便欠利，脉沉细。

杏仁 9g，炙麻黄 5g，橘皮 6g，半夏 9g，麦冬 9g，紫菀 9g，瓜蒌 9g，苏子 5g，鸡内金 6g，神曲 6g，茯苓 9g，炙甘草 5g。

2 诊　1971 年 3 月 6 日。咳嗽、气喘都好转，胸不扎痛，不能食，失眠，大便正常，小便不利，脉细弱。

杏仁 9g，炙麻黄 5g，橘皮 9g，半夏 9g，麦冬 9g，紫菀 9g，瓜蒌 9g，苏子 5g，鸡内金 9g，神曲 6g，炙甘草 5g，远志 6g，炒酸枣仁 15g。

3 诊　1971 年 3 月 9 日。咳嗽，胸扎痛，不欲食，失眠，脉沉弱。

杏仁 9g，炙麻黄 5g，橘皮 6g，半夏 9g，麦冬 9g，紫菀 9g，瓜蒌 6g，炙甘草 5g，枇杷叶 9g，鸡内金 6g，神曲 6g，远志 9g，炒酸枣仁 15g。

# 小　结

从以上病案可以看出，张子琳治疗喘证时常用如下几个处方。

其一，外感风寒咳喘多用华盖散。如寒饮明显加干姜、细辛、五味子；如内有痰热合定喘汤治疗（炙麻黄、杏仁、甘草、白果、款冬花、黄芩、苏子、半夏、桑白皮）。

**标准方：** 小青龙汤加减：茯苓 12g，半夏 9g，陈皮 6g，炙甘草 5g，杏仁 9g，炙麻黄 3g，干姜 6g，细辛 2.7g，五味子 5g，吴茱萸 6g，草豆蔻 5g，砂仁壳 6g。

定喘汤加减：炙麻黄 3g，杏仁 9g，炙甘草 5g，桔梗 6g，款冬花 6g，苏子 5g，麦冬 6g，党参 6g，五味子 5g，橘红 6g，白果 6g，百部 6g。

其二，如为痰壅气逆而致的喘咳，多用苏子降气汤。此方治疗肺中痰壅、肾不纳气之上实下虚者，有时用肉桂，有时用沉香。如属肺阴虚、肾气虚而痰不利之咳喘者，不宜用人参补之，也不宜用麻黄散之，而使用蒌贝定喘汤有很好的疗效。

**标准方：** 苏子降气汤加减：苏子 6g，橘红 6g，半夏 9g，前胡 9g，厚朴 6g，炙甘草 5g，沉香 6g，当归 9g，贝母 9g，白术 9g，菟丝子 15g，白果 6g，山药 12g，瓜蒌 9g。

蒌贝定喘汤（白锡纯报道之验方）：瓜蒌 15g，百合 15g，贝母 6g，杏仁 9g，莱菔子 6g，桑白皮 9g，麦冬 6g，炙枇杷叶 9g，远志 6g，冬虫夏草 6g，苏子 3g，葶苈子 3g，大枣 3 枚，橘红 6g。

其三，单纯肾不纳气而气短的，用六味丸去牡丹皮、泽泻，加牛膝、补骨脂、五味子、冬虫夏草、胡桃仁等治疗。

**标准方：** 熟地黄 15g，山药 9g，山茱萸 9g，茯苓 9g，川牛膝 9g，补骨脂 9g，五味子 5g，胡桃仁 2 枚，半夏 9g，橘皮 6g，炙甘草 5g，干姜 5g，细辛 1.5g，炒苏子 5g。

另有肾阳虚脱证，表现为"气喘，卧不着席，出冷汗，四肢冷冰。病属阴盛阳衰，肾不纳气，以加味真武汤治之，先服龟龄集 1 瓶的三分之一，继服汤药，脉沉迟"，"炒白芍 9g，云茯苓 9g，半夏 9g，白术 9g，干姜 6g，细辛 2.4g，五味子 6g，沉香 6g，红参 6g，附子 6g"。很多这样的患者以真武汤而得救，很有示范意义。

治疗喘证诸药的具体应用，在《实用药性字典》中有一段论述颇为精彩，兹摘录于此："瓜蒌，其仁以清胸中痰火，润肠涤秽之功为巨。瓜蒌根（天花粉）治时热大渴，痈疮肿毒之功为巨。瓜蒌皮润肠消痰并行而力较缓，此其别也。凡治痰之剂，有宣有下，有消有攻有润，而瓜蒌则润剂也，然润中有别，瓜蒌清而润，苏子温而润，莱菔子消而润，麦冬补而润，牛蒡、杏仁散而润者也。"

# 第四章 哮 证

哮证，是一种以发作时呼吸急促，喉间有哮鸣音，甚则喘息不能平卧为主要特征的气喘性疾病。其病理以痰为主：脏腑阴阳失调，津液运化失常，聚液成痰，伏藏于肺，成为哮证的夙根。朱丹溪云："哮喘专主于痰"。由于有伏痰的"夙根"，如感邪引发，痰随气升，痰阻气逆，肺失宣降，气道挛急，以致痰鸣气喘，引发哮证。此病位主要在肺系，关系到脾肾。脾为生痰之源，肺为贮痰之器，肾为气之根。肺与脾、肾在生理上相互资生，因而在病理上也相互影响。对于本证的治疗，历代医家都认为"发作时治标，平时治本"是首要原则。

张子琳治疗本病，发作时攻邪，治分寒热：寒哮宜温肺化饮，下气止咳平喘，张子琳多选用《金匮要略》之射干麻黄汤，其条文为："咳而上气，喉中水鸡声，射干麻黄汤主之"，组成药物为射干、麻黄、紫菀、款冬花、半夏、细辛、五味子、生姜、大枣。热哮当清热化痰，宣肺平喘，张子琳多选定喘汤，组成药物为白果、麻黄、款冬花、半夏、桑白皮、杏仁、苏子、黄芩、甘草。日久哮证当治本，采用补肺、健脾、益肾等法，临症选择合适的方剂。肺气虚者，以生脉散之党参、麦冬、五味子为主，有时根据需要用沙参、东参、太子参代替党参，再加枇杷叶、百合之类药物；脾虚而痰浊壅盛者以二陈汤为主，再加白术、厚朴等；肾虚不纳气者，以六味丸之熟地黄、山药、山茱萸等益精填髓，滋补肾精，再加牛膝、补骨脂、胡桃仁、冬虫夏草等补肾纳气。

## 典型病案

**病例1 方某，女，36岁。**

**首诊** 1971年1月12日。气喘有哮声，咳嗽，吐白痰，严重时痰不利，胸闷，有时呼吸困难，能食，二便正常，月经正常，发病2年，脉沉弱。

射干6g，炙麻黄5g，紫菀9g，款冬花9g，半夏9g，细辛1.5g，五味子5g，杏仁6g，橘皮6g，苏子5g，生姜3片，大枣3枚。

**按：**此即治疗哮喘的射干麻黄汤方剂。射干，《本草正义》云："射干之主治，虽似不一，实则降逆开痰，破结泄热二语，足以概之。"此方以射干利咽喉，宣肺豁痰；配合麻黄以开肺平喘；细辛、生姜辛散风寒；紫菀、款冬花、半夏，温润降逆，又能化痰；五味子收敛肺气，更加大枣一味，安中以调和诸药。

**2诊** 1971年1月16日。气喘、哮声好转，咳嗽，吐白痰，药后痰较利，胸扎憋，脉沉弱。

射干 6g，炙麻黄 5g，杏仁 9g，橘皮 9g，紫菀 9g，款冬花 9g，半夏 9g，细辛 2.1g，五味子 5g，苏子 5g，生姜 3 片，大枣 3 枚。

**按：** 病情好转，继续治疗，细辛由原来的 1.5g 加为 2.1g，以加强温肺散寒作用。

3 诊 1971 年 3 月 15 日。气喘，哮鸣，咳嗽，吐白痰，胸闷，呼吸不通，胸部两胁痛，身痒，脉沉弱。

射干 6g，炙麻黄 5g，紫菀 9g，款冬花 9g，半夏 9g，细辛 1.5g，五味子 5g，杏仁 6g，苏子 5g，白芍 9g，柴胡 5g，橘红 6g，西贝母 9g，蛇床子 9g，地肤子 6g，生姜 3 片，大枣 3 枚。

**按：** 本案例张子琳选用射干麻黄汤，并根据每次的不同症状，临症加减，灵活运用。首诊主诉为哮证、痰喘，射干麻黄汤加苏子降气平喘，加橘皮理气化痰。2 诊喘哮好转，故而守原方。3 诊又有两胁痛之症，因而加入柴胡、白芍疏肝理气；有身痒之症，又加入地肤子、蛇床子祛湿止痒。

🔹 **病例 2 张某，男，18 岁。**

首诊 1973 年 5 月 15 日。咳嗽气喘，吐白黏痰、不利，哮鸣，口干，能食，二便正常，喘甚，时出汗，发病 10 年左右，每年夏天加重，冬天病轻，脉细弱无力。

瓜蒌仁 9g，百合 15g，贝母 6g，杏仁 6g，莱菔子 3g，桑白皮 9g，天冬 6g，炙枇杷叶 6g，远志 6g，葶苈子 3g，冬虫夏草 5g，炒苏子 3g，大枣 5 枚，白果 6g，紫菀 9g。

**按：** 此乃治疗喘证的蒌贝定喘汤，滋阴润肺，平喘纳气。

🔹 **病例 3 马某，女，20 岁。**

首诊 1973 年 8 月 16 日。不能多食，二便一般，月经推后 10 日左右，幼年时患麻疹后引起气短，喘息，咳嗽，吐白沫痰，有哮鸣声，每年冬天重、夏天轻（哮喘），舌苔白薄腻，脉沉弱。

炙麻黄 3g，五味子 5g，半夏 9g，陈皮 6g，白果 6g，射干 6g，苏子 3g，白术 6g，炙枇杷叶 6g，紫菀 9g，炙款冬花 9g，干姜 3g，细辛 1.5g，贝母 9g，炙甘草 5g。

🔹 **病例 4 李某，女，51 岁。**

首诊 1971 年 2 月 7 日。咳嗽气喘，吐白沫痰，哮喘，发病 4 年，每年冬天加重，脉弦紧。

杏仁 9g，炙麻黄 5g，炙甘草 5g，橘皮 6g，桑白皮 9g，桔梗 6g，苏子 5g，白芥子 5g，莱菔子 3g，紫菀 9g，款冬花 6g，半夏 9g，细辛 1.5g，五味子 5g。

**按：** 此方以炙麻黄、杏仁、炙甘草治喘，苏子、莱菔子、白芥子泻肺涤痰；半夏、细辛温肺化饮；紫菀、款冬花、桔梗、橘皮止咳；五味子敛肺气；桑白皮泻肺热。

2 诊 1971 年 2 月 10 日。咳嗽气喘，吐白沫痰，哮喘，饭后憋，口咽干，脉沉紧。

杏仁 9g，炙麻黄 5g，炙甘草 5g，橘皮 6g，紫菀 9g，苏子 5g，白芥子 5g，莱菔子 3g，款冬花 9g，半夏 9g，细辛 1.5g，五味子 3g，厚朴 5g，麦冬 9g。

**按：** 饭后憋，加厚朴。口咽干，加麦冬。

3 诊 1971 年 2 月 13 日。药后，咳嗽气喘见好，食欲好转，饭后憋，口咽干。

杏仁 9g，炙麻黄 3g，甘草 5g，橘皮 9g，紫菀 9g，款冬花 9g，苏子 5g，麦冬 9g，厚朴 6g，莱菔子 5g，白芥子 3g，桑白皮 9g，知母 9g，瓜蒌 9g。

**按：** 再加知母清肺热，瓜蒌泻肺涤痰宽胸。

4诊　1971年2月19日。咳嗽气喘显著见好，能食，饭后憋也见轻，口咽干好转。

杏仁 9g，炙麻黄 3g，甘草 5g，橘皮 6g，紫菀 9g，款冬花 9g，苏子 5g，麦冬 9g，厚朴 6g，莱菔子 5g，白芥子 3g，桑白皮 6g，知母 9g，瓜蒌 9g。

**🎓 病例5　武某，女，18岁。**

首诊　1971年3月14日。咳嗽气喘，哮鸣，吐白痰，不欲食，二便正常，发病 3～4年，脉沉弱。

射干 6g，炙麻黄 3g，紫菀 6g，款冬花 6g，半夏 9g，橘皮 6g，杏仁 6g，苏子 5g，桑白皮 6g，桔梗 6g。

**按：** 取射干麻黄汤的方意，但把原来的治疗肺寒方变成了治疗肺热方。桑白皮有泻肺热而下气平喘之功效。《本草纲目》云："橘皮苦能泻能燥，辛能散，温能和，其治百病，总是取其理气燥湿之功。"

2诊　1971年3月19日。药后咳嗽、气喘减轻，口干，身烧，手烧，脉细弱。

射干 6g，炙麻黄 3g，杏仁 6g，橘红 6g，半夏 6g，桑白皮 9g，麦冬 6g，桔梗 6g，地骨皮 6g，紫菀 9g，款冬花 6g，甘草 3g。

**按：** 口干，身烧，手烧，加麦冬、地骨皮。

3诊　1971年3月24日。药后，哮鸣缓解，仍咳嗽气喘，口不干，手身烧，痰不利，脉沉弱。

射干 6g，炙麻黄 3g，杏仁 6g，橘红 6g，半夏 6g，紫菀 9g，款冬花 9g，桑白皮 9g，麦冬 9g，甘草 5g，瓜蒌 9g，黛蛤散 5g，地骨皮 12g。

**按：** 痰不利，加瓜蒌、黛蛤散，清热利痰。

**🎓 病例6　高某，男，58岁。**

首诊　1971年3月28日。咳嗽气喘，吐白沫痰，痰不利，不能多食，二便正常，腿痛，发病4～5年，遇感冒更重，脉沉。

射干 9g，炙麻黄 5g，紫菀 9g，款冬花 9g，半夏 6g，橘皮 6g，细辛 1.5g，生姜 3片，五味子 5g，苏子 6g，瓜蒌 9g，杏仁 9g。

2诊　1971年4月2日。服3月28日方，咳嗽气喘减轻，痰不利，能食，腿痛，脉沉。

射干 9g，炙麻黄 5g，紫菀 9g，款冬花 9g，半夏 9g，橘皮 6g，细辛 1.5g，生姜 3片，五味子 5g，苏子 6g，瓜蒌 9g，杏仁 9g。

**🎓 病例7　王某，男，43岁。**

首诊　1971年4月26日。气短、喘，咳嗽，哮鸣，冬天腹胀满，现无腹胀满，能食，二便正常，发病4～5年，脉滑。

射干 9g，炙麻黄 5g，款冬花 9g，紫菀 9g，橘皮 6g，半夏 9g，细辛 1.5g，五味子 5g，杏仁 9g，百部 9g，生姜 3片。

2诊　1971年4月30日。药后气短、喘，吐白沫痰，哮鸣，口干，脉较缓。

依4月26日方加桑白皮 9g，麦冬 9g。

**按：** 治疗哮喘，总离不开射干麻黄汤。

**病例 8 陈某，女，56 岁。**

首诊 1973 年 4 月 7 日。咳嗽气短，吐白黏痰，哮鸣，气喘，痰不利，发病 12～13 年。

射干 9g，炙麻黄 3g，紫菀 9g，款冬花 9g，半夏 9g，五味子 5g，陈皮 6g，细辛 1.5g，瓜蒌 9g，杏仁 9g，苏子 5g，白果 6g，炙枇杷叶 6g。

**按：**白果能敛肺气，平咳喘，止带浊，缩小便，宜于痰多咳喘、带下淋浊、小便频数等症。

2 诊 1973 年 4 月 12 日。药后咳嗽夜间减轻，仍哮鸣，气短，痰不利。

于 4 月 7 日方瓜蒌加至 12g，炙麻黄加至 5g。

**病例 9 曲某，女，23 岁。**

首诊 1974 年 8 月 9 日。哮喘从幼发生，发作时不咳嗽，只是气喘有哮鸣声，吐黄痰或是白痰，食欲、二便正常，有时口干苦，脉沉弱。

射干 9g，炙麻黄 3g，紫菀 9g，款冬花 9g，半夏 9g，五味子 5g，杏仁 9g，苏子 5g，白果 6g，炙枇杷叶 6g，炒黄芩 6g，炙甘草 5g，沉香 5g。

**按：**此也可看作是定喘汤之加减方。吐黄痰，加黄芩清肺热，加沉香治气喘胸闷。

2 诊 1974 年 8 月 13 日。服 8 月 9 日方，仍咽喉感觉发冷，气喘减轻，吐白沫痰，仍口干苦，脉沉弱。

射干 9g，炙麻黄 3g，紫菀 9g，款冬花 9g，半夏 9g，干姜 5g，细辛 1.5g，炙甘草 5g，杏仁 9g，苏子 6g，白果 6g，沉香 5g，桑白皮 9g，陈皮 6g。

**按：**咽喉感觉发冷，加干姜、细辛，祛肺寒。

3 诊 1974 年 8 月 19 日。咽喉冷见好，仍哮鸣，气喘，吐沫痰见好，痰微黄、发黏，口不苦、仍干，脉沉弱。

射干 12g，炙麻黄 5g，紫菀 9g，款冬花 9g，半夏 9g，干姜 3g，细辛 1.5g，杏仁 9g，苏子 6g，白果 9g，沉香 5g，桑白皮 9g，陈皮 6g，茯苓 9g，百部 9g。

**病例 10 田某，男，26 岁。**

首诊 1975 年 9 月 7 日。咳嗽气喘，哮鸣，吐白黏痰，其余无不适，发病 1 年余，睡眠不实，脉沉。

桔梗 6g，杏仁 9g，紫菀 9g，前胡 9g，苏子 6g，百部 9g，橘红 9g，射干 9g，远志 6g，炒酸枣仁 12g，半夏 9g，炙甘草 5g，贝母 9g。

**按：**咳嗽明显，故用紫菀、百部、前胡、橘红。

2 诊 1975 年 9 月 10 日。服 9 月 7 日方，仍咳嗽，气短，哮鸣，吐白黄黏痰，睡眠不实，口干，脉沉。

原方加炙麻黄 3g，麦冬 9g。

3 诊 1975 年 10 月 4 日。服 9 月 10 日方，气短缓解，仍咳嗽，哮鸣，吐白黄黏痰，能入寐，胸闷满，口不干，脉沉。

桔梗 6g，杏仁 9g，紫菀 9g，前胡 9g，苏子 6g，百部 9g，橘红 6g，射干 9g，贝母 9g，半夏 9g，炙甘草 6g，瓜蒌 15g，厚朴 6g，桑白皮 9g，炙麻黄 5g。

**按：**胸闷满，加瓜蒌、厚朴。

### 病例 11　郝某，男，29 岁。

**首诊**　1976 年 5 月 21 日。食欲不振，鼻不通气，二便近日正常，咳嗽，气喘，肩息抬高，不能安睡，吐稀白冷痰，有哮鸣声，睡眠不佳，发病从 1969 年开始，加重 1 年余，口干不欲饮。

桔梗 6g，炙麻黄 3g，橘红 6g，杏仁 9g，半夏 9g，炙甘草 5g，贝母 9g，射干 9g，紫菀 9g，款冬花 9g，干姜 5g，五味子 3g，白果 6g，苏子 5g，沉香 6g，细辛 1.5g，远志 6g。

**按：**风寒犯肺、鼻不通气，用细辛祛寒通鼻窍。

**2 诊**　1976 年 5 月 31 日。服 5 月 21 日方，食欲仍差，鼻气见通，近日感冒、又行路影响气喘、肩息甚，吐白稀痰，有哮鸣声，失眠，口干，脉沉弱无力。

苏子 6g，橘红 6g，半夏 9g，当归 9g，前胡 9g，厚朴 6g，肉桂 3g，炙甘草 5g，生姜 3 片，大枣 3 枚，沉香 6g，党参 9g，冬虫夏草 6g，麦冬 9g，远志 6g，白果 6g，五味子 3g。

**按：**气喘仍甚，有哮鸣声，改用苏子降气汤治喘，加冬虫夏草、党参，与沉香、五味子补肾纳气，双管齐下。

**3 诊**　1976 年 6 月 3 日。服 5 月 31 日方，胸闷减轻，食欲增，鼻气通，行动则喘甚，吐白稀痰，有哮声，口干，喘甚则失眠，脉沉弱。

原方党参加为 12g，去肉桂。

**4 诊**　1976 年 6 月 16 日。胸闷见好，食欲一般，鼻已通气，喘息见轻，仍哮鸣，吐白稀痰少，较前利咳，口不干，仍失眠，恶心不要紧，脉沉弱。

原方继续服用，党参改为 9g，加射干 9g。

**5 诊**　1976 年 6 月 27 日。服 6 月 16 日方 8 剂，胸闷气喘都显著好转，哮鸣减轻，吐痰少，已利咳，口干好，能入寐，不恶心，脉沉较有力、缓和。

熟地黄 18g，山药 9g，女贞子 9g，茯苓 9g，川牛膝 9g，胡桃仁 3 枚，补骨脂 9g，五味子 6g，沉香 6g，冬虫夏草 9g，党参 9g，麦冬 9g，橘红 6g，白果 6g，半夏 9g，炙枇杷叶 6g，射干 9g。

**按：**胸闷气喘都显著好转，哮鸣减轻，由原来的肺、肾并治，转为单独以肾不纳气来处方。即六味丸去牡丹皮、泽泻，加牛膝、胡桃仁、补骨脂、五味子、沉香、冬虫夏草等，以期彻底治愈。

### 病例 12　田某，男，35 岁。

**首诊**　1971 年 9 月 21 日。食欲正常，大便常干，小便有时不禁，喘，吐白黏痰，发病 15 年，脉沉弱滑。

射干 9g，炙麻黄 5g，杏仁 9g，炙甘草 5g，紫菀 9g，款冬花 9g，细辛 1.5g，半夏 9g，橘皮 8g，五味子 5g，炒莱菔子 5g，苏子 5g，白芥子 5g，干姜 5g，白果 6g。

**2 诊**　1971 年 9 月 22 日。哮喘药后较轻，吐痰仍不利，饥饿时嗳气，脐部上冲，脉沉弱。

射干 9g，炙麻黄 5g，杏仁 9g，炙甘草 6g，紫菀 9g，款冬花 9g，细辛 2.4g，半夏 9g，橘皮 9g，五味子 6g，炒莱菔子 6g，苏子 6g，白芥子 6g，干姜 6g，白果 6g，沉香 5g。

3 诊 1971 年 9 月 23 日。仍喘，痰较利，吐白沫痰与黏痰，脐部上冲，脉沉弱。

熟地黄 15g，山茱萸 9g，茯苓 9g，山药 9g，川牛膝 9g，补骨脂 9g，沉香 6g，五味子 6g，胡桃仁 3 枚，冬虫夏草 6g，半夏 9g，橘皮 6g，白果 6g，炙枇杷叶 6g。

**按：** 改为补肾纳气方。

4 诊 1971 年 9 月 25 日。药后哮喘缓解，吐痰较利，仍从脐部上冲，脉沉弱。

党参 9g，代赭石 9g，芡实 9g，生山药 12g，山茱萸 9g，生龙骨、生牡蛎各 12g，生白芍 9g，苏子 6g。

**按：** 喘轻，脐部上冲，选用张锡纯《医学衷中参西录》之治喘息方："治阴阳两虚，喘逆迫促，有将脱之势。亦治肾虚不摄，冲气上干，致胃气不降作满闷。野台参、生赭石、生芡实、生山药、萸肉、生龙骨、生牡蛎、生杭芍、苏子。"

5 诊 1971 年 9 月 27 日。服药后胃脘有奔豚减轻，时喘，手足发冷，痰不利，脉沉弱。

党参 12g，代赭石 12g，芡实 12g，生山药 15g，山茱萸 9g，生龙骨、生牡蛎各 15g，生白芍 9g，苏子 6g，半夏 9g，橘皮 6g。

**按：** 效不更方，继续服用。

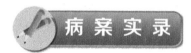

**病案实录**

⬛ **病例 1 白某，男，37 岁。**

首诊 1970 年 11 月 16 日。咳嗽气喘，有哮鸣声，痰不利，鼻梁凹酸困，发病 2～3 年，每年冬天重，脉弦。

射干 6g，麻黄 3g，紫菀 9g，款冬花 9g，半夏 9g，橘皮 9g，杏仁 9g，瓜蒌 9g，生姜 3 片，五味子 5g，大枣 3 枚，苏子 5g。

⬛ **病例 2 徐某，女，21 岁。**

首诊 1971 年 1 月 12 日。咽部经常有哮鸣声，吐白痰，气喘，食纳、二便均好，发病从去年夏天开始，脉沉紧。

射干 6g，炙麻黄 5g，紫菀 9g，款冬花 9g，橘红 6g，半夏 9g，五味子 5g，细辛 1.5g，生姜 3 片，大枣 3 枚，杏仁 6g。

⬛ **病例 3 贾某，男，50 岁。**

首诊 1973 年 10 月 14 日。食欲平时好，近日差，日大便 2 次、溏，小便频，腰困，咳嗽气短，吐白沫痰，哮鸣，呼气短，时头痛晕。发病 10 年上下，有"肺结核"病史，浮肿，不能见冷，脉滑。

桔梗 6g，射干 9g，紫菀 9g，款冬花 9g，杏仁 6g，炙麻黄 3g，橘皮 6g，半夏 9g，干姜 5g，细辛 1.5g，五味子 5g，厚朴 6g，白果 6g，茯苓 9g，炙枇杷叶 6g。

⬛ **病例 4 田某，男，59 岁。**

首诊 1971 年 3 月 4 日。咳嗽气短，面肿，吐白沫痰，有哮鸣音，口干，不欲食，发病2年，脉沉弱。

射干6g，炙麻黄5g，紫菀9g，款冬花9g，半夏9g，五味子5g，桑白皮9g，桔梗6g，麦冬9g，杏仁9g，细辛1.5g。

🎓 **病例5　霍某，女，19岁。**

首诊　1971年3月11日。咳嗽，气喘，哮鸣，吐白痰，不欲食，二便正常，月经后推，发病从幼年开始，脉沉弱。

射干6g，炙麻黄5g，紫菀9g，款冬花9g，半夏9g，杏仁9g，橘皮9g，细辛2.1g，五味子5g，生姜3片。

🎓 **病例6　郭某，女，46岁。**

首诊　1971年3月11日。咳嗽气喘，吐白痰，哮鸣，能食，二便正常，月经提前，发病2～3年，脉细弱。

射干6g，炙麻黄5g，紫菀9g，款冬花9g，半夏6g，橘皮6g，五味子5g，细辛1.5g，炙甘草5g，生姜3片，大枣3枚，杏仁9g。

🎓 **病例7　杜某，男，成年。**

首诊　1971年3月15日。哮喘，不欲进食。

射干9g，炙麻黄5g，紫菀9g，款冬花9g，半夏9g，桔梗6g，炙甘草5g，瓜蒌9g，苏子5g，莱菔子5g，白芥子5g，桔梗6g，陈皮6g，鸡内金6g，谷芽9g。

**按：** 不欲进食，故用莱菔子、鸡内金、陈皮、谷芽以消导之。

🎓 **病例8　贾某，女，42岁。**

首诊　1971年3月16日。咳嗽，无痰，气短，哮鸣，发病4年，四季不间断，咽干，脉沉弱，诊为"肺结核"。

桔梗6g，杏仁9g，贝母9g，紫菀9g，款冬花9g，山药12g，麦冬9g，枇杷叶6g，百部9g，麦冬9g，辽沙参9g，五味子5g，炙甘草5g。

🎓 **病例9　张某，男，18岁。**

首诊　1971年3月17日。咳嗽气短，呼吸困难，吐白黑痰，哮鸣，不欲食，二便正常，发病10余年，脉沉弱。

射干6g，炙麻黄3g，紫菀6g，款冬花9g，半夏9g，五味子3g，杏仁9g，苏子5g，厚朴6g，细辛1g，橘皮6g，鸡内金6g，谷芽6g，炙甘草5g。

🎓 **病例10　郭某，女，37岁。**

首诊　1971年3月18日。咳嗽气喘，吐白沫痰，哮鸣胸闷，胃脘下坠，能食，二便正常，月经忽前忽后，白带多，手麻冷，发病6年，每年冬天加重，脉沉弱。

射干9g，炙麻黄5g，紫菀9g，款冬花9g，半夏9g，橘红3g，细辛1.5g，五味子5g，杏仁9g，百部9g，苏子5g，桂枝6g，生姜3片。

2诊　1971年3月23日。咳嗽气喘，吐白沫痰，喉有哮声，胸闷，手冷麻，白带多，脉沉弱。

射干9g，炙麻黄3g，紫菀9g，款冬花9g，半夏9g，橘皮6g，细辛1.5g，五味子5g，杏仁9g，百部9g，苏子3g，炙甘草3g，生姜3片，远志6g，石菖蒲6g。

**病例 11　宁某，男，75 岁。**

首诊　1971 年 3 月 19 日。咳嗽气喘，吐白沫痰，喘，不欲食，每 2 日大便 1 次，不能平卧，诊为"肺气肿"，自觉发冷、发热。

射干 6g，炙麻黄 3g，紫菀 9g，款冬花 9g，半夏 9g，橘皮 6g，五味子 5g，细辛 1.5g，杏仁 6g，苏子 5g，厚朴 5g，生姜 3 片，大枣 3 枚。

**病例 12　刘某，男，51 岁。**

首诊　1971 年 3 月 22 日。咳嗽气短，吐白痰，有时吐白沫，呕吐，哮鸣，不欲食，大小便正常，发病 10 余年，每年冬天发作，夏天则好，脉沉紧。

射干 6g，五味子 6g，前胡 6g，细辛 1.5g，杏仁 9g，云茯苓 9g，炒莱菔子 5g，厚朴 6g，橘红 6g，半夏 9g，苏子 5g，白芥子 3g。

**病例 13　张某，男，59 岁。**

首诊　1971 年 3 月 7 日。咳嗽气短，吐白黄黏痰，胸闷，有时哮鸣，食纳、二便正常，发病 3 年，脉沉弱。

炙麻黄 5g，射干 9g，五味子 5g，杏仁 9g，橘红 6g，半夏 9g，细辛 1.5g，白芥子 3g，茯苓 9g，款冬花 9g，干姜 5g，桑白皮 6g。

**病例 14　陈某，女，27 岁。**

首诊　1971 年 3 月 12 日。咳嗽气喘，哮鸣，吐白黏痰、利，腰酸，能食，二便、月经正常，发病 1 年多，怕冷，时失眠，脉沉弱。

射干 9g，炙麻黄 5g，紫菀 9g，款冬花 9g，半夏 6g，橘皮 6g，茯苓 9g，生姜 3 片，杏仁 9g，远志 6g，炒酸枣仁 12g，桑寄生 12g。

**病例 15　徐某，男，82 岁。**

首诊　1971 年 3 月 21 日。咳嗽气短，吐痰不利，口咽干，食少，便干，溺黄，脉弦，发病 2 年，冬天加重。

杏仁 9g，炙麻黄 5g，甘草 5g，射干 9g，紫菀 9g，款冬花 9g，半夏 6g，橘皮 6g，瓜蒌 9g，桑白皮 9g，麦冬 9g，知母 6g，黛蛤散 6g。

**病例 16　王某，男，64 岁。**

首诊　1971 年 3 月 21 日。咳嗽气喘，吐白黏痰，有时不利，哮鸣，口干，不欲进食，二便正常，发病 10 余年，近 2 年来不能劳动，脉弦紧。

射干 9g，炙麻黄 5g，紫菀 9g，款冬花 9g，半夏 9g，五味子 3g，橘皮 9g，苏子 6g，莱菔子 6g，白芥子 5g，杏仁 9g，桑白皮 9g，细辛 1.5g，生姜 3 片。

2 诊　1971 年 3 月 26 日。来人代诉，哮喘见好。

射干 9g，炙麻黄 5g，紫菀 9g，款冬花 9g，半夏 9g，桑白皮 9g，杏仁 9g，甘草 5g，炒黄芩 6g，苏子 5g，橘皮 6g。

3 诊　1971 年 3 月 30 日。药后仍气短，咳嗽，吐白痰。

射干 9g，炙麻黄 5g，紫菀 9g，款冬花 9g，半夏 9g，炙甘草 5g，细辛 1.5g，橘皮 6g，杏仁 9g，五味子 5g，桑白皮 9g，白果 6g，百部 9g，桔梗 6g，生姜 3 片。

4 诊　1971 年 4 月 7 日。其爱人来诉：药后哮声、咳嗽气短、白痰都见效，现仍口干，后半夜天明时仍咳嗽气短。

射干 6g，炙麻黄 3g，紫菀 9g，款冬花 9g，半夏 6g，橘皮 6g，杏仁 9g，五味子 5g，桔梗 6g，桑白皮 9g，百部 9g，玉竹 9g，麦冬 9g，知母 6g，炙甘草 5g。

🎓 **病例 17　徐某，男，60 岁。**

首诊　1971 年 3 月 29 日。咳嗽气短，痰不利，喘促，能食，二便正常，咽口干，哮鸣，近日身烧，发病 30 年余，每年冬天重，春夏轻。

射干 9g，炙麻黄 5g，橘皮 6g，杏仁 9g，紫菀 9g，款冬花 9g，半夏 9g，瓜蒌 9g，桑白皮 6g，麦冬 9g，黛蛤散 6g。

🎓 **病例 18　白某，男，64 岁。**

首诊　1971 年 4 月 1 日。胸闷咳嗽，喉有哮声，吐白黏痰，口干苦，痰不利，不欲食，二便正常，溺赤，发病 3 年，每年冬天重，脉弦滑。

杏仁 9g，炙麻黄 5g，橘皮 9g，射干 9g，瓜蒌 9g，黛蛤散 6g，紫菀 9g，款冬花 9g，麦冬 9g，苏子 6g，莱菔子 6g，白芥子 5g，桑白皮 9g，黄芩 6g，半夏 9g。

🎓 **病例 19　张某，男，46 岁。**

首诊　1971 年 4 月 2 日。咳嗽气短，吐白黏痰，气喘，痰不利，出虚汗，能食，二便正常，有时喉有哮鸣声，发病 15 年，加重 7～8 年，每年冬天重，夏天好，脉沉弱。

射干 9g，炙麻黄 5g，半夏 9g，杏仁 9g，橘皮 9g，紫菀 9g，款冬花 9g，茯苓 9g，细辛 1.5g，五味子 5g，冬虫夏草 5g，炙甘草 5g。

🎓 **病例 20　高某，男，74 岁。**

首诊　1971 年 4 月 11 日。咳嗽气喘，吐白黏痰不利，口干，能食，二便正常，哮喘，发病数年。

射干 9g，炙麻黄 5g，紫菀 9g，款冬花 9g，半夏 9g，五味子 3g，橘皮 8g，杏仁 9g，细辛 1.5g，瓜蒌 9g，生姜 3 片，麦冬 9g，桑白皮 9g。

# 小　结

哮，是一种比较顽固的疾病，往往可以伴随终身。哮和喘，在某些地方，似乎相类，其实这两种疾病在症状上是有不同之处的：哮以声响言，喘以气息言，所谓"哮者，气为痰阻，呼吸有声……若出纳升降失常，斯喘作焉。"而哮证有时可以兼喘，而喘证则多不兼哮。

张子琳对该病，按以下几种类型治疗：

**标准方 1：**风寒型，射干麻黄汤为主。

射干 6g，炙麻黄 5g，杏仁 9g，橘皮 9g，紫菀 9g，款冬花 9g，半夏 9g，细辛 2.1g，五味子 5g，苏子 5g，生姜 3 片，大枣 3 枚。

**标准方 2：**外寒内热型，定喘汤为主。

炙麻黄 3g，款冬花 9g，桑白皮 9g，半夏 6g，苏子 5g，杏仁 9g，炒黄芩 6g，甘草 5g，白果 6g，橘皮 6g。

**标准方 3：**脾虚痰盛型，二陈汤为主。

橘红 6g，半夏 9g，云茯苓 9g，射干 6g，五味子 6g，前胡 6g，细辛 1.5g，杏仁

9g，炒莱菔子 5g，苏子 5g，白芥子 3g，厚朴 6g。

**标准方 4**：肺阴虚型，沙参生脉散为主。

辽沙参 9g，麦冬 9g，五味子 5g，桔梗 6g，杏仁 9g，贝母 9g，紫菀 9g，款冬花 9g，山药 12g，麦冬 9g，枇杷叶 6g，百部 9g，炙甘草 5g。

**标准方 5**：肾不纳气型，六味丸加减方。

熟地黄 18g，山药 9g，女贞子 9g，茯苓 9g，川牛膝 9g，胡桃仁 3 枚，补骨脂 9g，五味子 6g，沉香 6g，冬虫夏草 9g，党参 9g，麦冬 9g，橘红 6g，白果 6g，半夏 9g，炙枇杷叶 6g，射干 9g。

# 第五章 肺 痈

肺痈，是指由于热毒瘀结于肺，以致肺叶生疮，肉败血腐，形成脓疡，以发热，咳嗽，胸痛，咳吐腥臭浊痰，甚则咯吐脓血痰为主要临床表现的一种病证。《金匮要略》中指出："咳而胸满，振寒，脉数，咽干不渴，时出浊唾腥臭，久久吐脓如米粥者，为肺痈。"本病由感受外邪，内犯于肺；或痰热素盛，蒸灼肺脏，以致热壅血瘀，蕴酿成痈，血败肉腐化脓。多为风热外邪自口鼻或皮毛侵犯于肺所致，正如《类证治裁·肺痿肺痈》所说："肺痈者，咽干吐脓，因风热客肺蕴毒成痈。"或因风寒袭肺，未得及时表散，内蕴不解，郁而化热所为。若宿有痰热蕴肺，复加外感风热，内外合邪，则更易引发本病。《医宗金鉴·外科心法要诀·肺痈》曾指出："此证系肺脏蓄热，复伤风邪，郁久成痈"。劳累过度，正气虚弱，则卫外不固，外邪易乘虚侵袭，是致病的重要内因。

本病病位在肺，病理性质属实、属热。该病似乎属于西医之肺脓疡一类的疾病，由于来势凶险，瞬息万变，稍不注意，就有生命危险，所以一般都要住院治疗，以便在出现危险证候时，能采取必要的抢救措施。本章所记录的病案大都属已经过了急性期，还留有一些后遗症的患者。如遇到该病，大家千万不要麻痹大意，以免耽误该病的治疗，留下遗憾。

## 典型病案

### 🎓 病例1 贾某，男，48岁。

**首诊** 1980年4月17日。患肺结核已3年，现症：左胸部不舒适，有时疼痛；口干能饮水；背困，左边甚；胃脘痛，食欲好；大便偏干，不通畅；小便饮水多则不黄，否则溺黄。嗳气，睡眠好，舌稍青灰、苔淡薄，脉细弱无力。

芦根15g，桃仁9g，薏苡仁15g，冬瓜子12g，赤芍10g，郁金9g，丝瓜络12g，瓜蒌15g，麦冬9g，陈皮6g。

**2诊** 1980年4月23日。服4月17日方，左胸部不适无明显感觉，近日未发现大的疼痛，口干发渴，背困，胃脘时痛，能食，大便干，小便饮水少时发黄，嗳气，睡眠好，舌质红苔白、灰蓝色不明显，脉沉弱。

芦根16g，桃仁9g，薏苡仁15g，冬瓜子12g，赤芍10g，郁金9g，丝瓜络12g，瓜蒌15g，麦冬9g，陈皮6g，火麻仁15g，川楝子9g，延胡索6g。

**3诊** 1980年4月29日。服4月23日方，左胸部疼痛，无明显感觉，无大发作疼痛，口干发渴，右胸胁痛，能进饮食，嗳气，大便干，小便黄，睡眠一般，舌质稍赤苔薄白、不呈现灰蓝色，脉沉较前有力。

芦根 18g，桃仁 9g，薏苡仁 15g，冬瓜子 12g，赤芍 10g，郁金 9g，丝瓜络 12g，丹参 12g，香附 6g，柴胡 5g，延胡索 6g，辽沙参 9g，麦冬 9g，乌梅 3 枚，瓜蒌 15g，川楝子 9g。

4 诊　1980 年 5 月 6 日。服 4 月 29 日方，左胸部疼痛，口干渴缓解，右胸胁仍隐痛，大便不太干，小便黄缓解，仍嗳气，舌淡苔白，脉细弱。

芦根 18g，桃仁 9g，薏苡仁 15g，冬瓜子 12g，赤芍 10g，郁金 9g，丝瓜络 12g，丹参 12g，香附 6g，柴胡 5g，延胡索 6g，辽沙参 9g，麦冬 9g，乌梅 3g，川楝子 9g，紫苏 9g，瓜蒌 10g，陈皮 6g。

5 诊　1980 年 5 月 15 日。服 5 月 6 日方，左胸痛较前几日好转，近日又常感觉疼痛，口干渴见好，头闷痛见好，左胁区有时痛，大便不干，日便 2 次，小便黄，时嗳气，舌苔滑润，脉细弱，较前稍有力。

芦根 18g，桃仁 9g，薏苡仁 15g，冬瓜子 12g，赤芍 10g，郁金 9g，丝瓜络 12g，丹参 12g，柴胡 6g，延胡索 6g，辽沙参 9g，麦冬 9g，紫苏 6g，橘红 6g，香附 6g。

**按：** 该患者是否患"肺痈"尚不能确定，因为既没有胸部 X 线检查结果，患者自己也未交代，现只能根据处方为千金苇茎汤而推定患者患有肺痈。该病以咳吐腥臭黄痰脓血为特征，方中苇茎清泄肺热，桃仁活血逐瘀行滞，薏苡仁清热利湿，冬瓜子祛痰排脓，药虽平淡，但其清热化痰、逐瘀排脓之功甚宏。其中，以芦根代替苇茎，估计是当地的药房没有苇茎，而以芦根取代。左胁痛加柴胡、赤芍、香附疏肝理气；口干加沙参、麦冬。

**病案 2**　马某，女，49 岁。

**首诊**　1976 年 3 月 11 日。患"胸膜炎"，从 1955 年开始，经西医多方治疗一直未愈，现在已经胸膜化脓（1969 年初化脓，到 1975 年 3 月份又化脓）。现症：左胸肋区疼痛，流脓，食欲不振，二便一般，尿少，浮肿，月经仍有，咳嗽，痰不利、发黏白，咽干，咳嗽影响睡眠，舌胖大有齿痕，脉沉少虚弦。

代赭石 9g，旋覆花 6g，桔梗 6g，丹参 12g，瓜蒌 15g，薤白 9g，佩兰叶 6g，橘红 6g，鸡内金 6g，厚朴花 6g，代代花 6g，川贝母 9g，炙枇杷叶 6g，青橘叶 6g，谷芽 9g，杏仁 6g，香附 5g。

**按：** 此为施今墨先生治疗胸膜炎之验方。张子琳每当遇到西医诊断为胸膜炎时，就以此方给予治疗，而且疗效还不错。施老先生喜欢用对药：如旋覆花，代赭石；瓜蒌，薤白；厚朴花，代代花；桃仁，杏仁；谷芽，麦芽；枳壳，桔梗等。原书的方义说，"复、赭、橘叶、枳壳、桔梗、薤、蒌、杏、丹、香附宽胸、消炎止痛、鸡内金、谷芽、广皮消纳痰气、助开胃口。三剂而愈。"

**病案 3**　宋某，男，42 岁。

**首诊**　1974 年 11 月 2 日。咳嗽、吐白痰 5 个多月，痰中带脓血，气短，诊为"肺化脓"，不能劳累，累时即吐脓血多，腰困，食纳、二便尚可，舌质偏红，苔腻厚黄，脉弦滑。

桔梗 9g，苇茎 30g，冬瓜仁 24g，桃仁 6g，枇杷叶 6g，紫菀 9g，茜草 6g，藕节 15g，仙鹤草 12g，粉甘草 5g，白及 9g，川贝母 9g，橘皮 6g。

**按：**治以润肺清热，祛痰止咳，止血排脓为主。

# 小　结

肺痈患者，千金苇茎汤一方足矣，但也可采用银苇合剂治疗，其方组成为桔梗、杏仁、红藤、鱼腥草、金银花、连翘、冬瓜子、桃仁、鲜芦根。

# 第六章　肺　　胀

　　肺胀见于《灵枢·胀论》"肺胀者，虚满而喘咳"，《金匮要略》"咳而上气，此为肺胀，其人喘，目如脱状，脉浮大者，越婢加半夏汤主之""肺胀，咳而上气，烦躁而喘，脉浮者，心下有水，小青龙加石膏汤主之"；《医醇賸义》"肺为主气之脏，居于至高，寒气逆上，肺气壅塞……故虚满而喘咳，当温肺降气，以解寒邪，温肺桂枝汤主之"。

　　本病多因先天禀赋不足，或喘息、久咳、慢性肺系疾病所引起，常由于肺咳、哮病等之后，肺气壅滞，肺叶恒久膨胀，不能敛降而胀廓充胸致病。以胸中胀闷、咳嗽咳痰、气短而喘为主要症状。如果病情迁延难愈，常累及心、脾、肾三脏，出现以喘息气促、咳嗽吐痰、胸部膨满、胸闷如塞，或唇甲发绀、心悸浮肿，甚至出现昏迷、喘脱等紧急病证而危及生命。

## 典型病案

### 病例1　龚某，女，28岁。

　　首诊　1978年4月3日。产后87日，旧有支气管炎，1973年冬天因跑步致风寒袭肺引发，感冒即发作。近日产后又发作，较前加剧。患者食欲尚可，乳还够食，饮食乏味，二便一般。近日吸气困难，咽痒咳嗽，深咳嗽时多吐白黏痰，能入寐，有哮鸣声，出虚汗，脉沉。

　　前胡9g，橘红6g，百部9g，紫菀9g，杏仁6g，炙枇杷叶6g，白果6g，熟地黄15g，山药9g，山茱萸9g，茯苓6g，补骨脂9g，川牛膝9g，五味子6g，胡桃仁3枚，冬虫夏草6g。

　　2诊　1978年4月14日。服4月3日方，食欲较好，已有味道，仍吸气困难，咽痒、咳嗽，深咳嗽时才能呼吸，才能咳出痰来，吐白色黏痰，出虚汗，有哮鸣音，舌苔少，脉沉弱。

　　前胡9g，橘红6g，百部9g，紫菀9g，杏仁6g，炙枇杷叶6g，射干9g，川贝母9g，熟地黄12g，山药9g，山茱萸9g，茯苓6g，补骨脂9g，五味子6g，胡桃仁3枚。

　　**按**：本案例为慢性支气管炎、妇人产后发作，治疗时一方面宣肺降肺，另一方面则选用补肾药物，增强患者纳气功能。方中前胡降气化痰，百部润肺止咳，枇杷叶清肺止咳，杏仁、白果治喘，射干止哮，川贝母、橘红化痰；再加熟地黄、山药、山茱萸、茯苓等滋补肾精，冬虫夏草、胡桃仁、补骨脂、五味子、川牛膝补肾纳气。处方宣肺补肾、从肺肾两方面着手用药，以期此吸气困难之症得愈。

🎓 **病例2　李某，男，22岁。**

首诊　1973年4月4日。能食，二便正常，胸闷，左睾丸天热时下坠，冷时则上去，胸闷3日，睾丸下坠日久，脉沉弱。

茯苓12g，半夏9g，陈皮9g，炙甘草5g，苏梗9g，枳壳6g，瓜蒌15g，广木香6g。

🎓 **病例3　田某，男，71岁。**

首诊　1974年1月1日。食欲以前不好，近日正常，大便正常，小便有时短黄，轻度浮肿，气短，胸闷，有哮鸣音，失眠，不欲饮水，有时神志不清，说胡话。

当归9g，白芍9g，石菖蒲6g，远志6g，龙齿15g，炒酸枣仁15g，瓜蒌15g，朱茯神12g，苏梗6g，广木香5g，炙甘草6g，辽沙参9g，小麦15g，大枣15g，茯苓皮12g，车前子6g（包煎），陈皮6g，鸡内金6g，薤白6g。

🎓 **病例4　程某，男，46岁。**

首诊　1973年12月28日。食欲一般，大便偏干，小便黄，气短、心慌、心悸，失眠，头晕，口干，手足心烧，身发燥热，有时痰中带血，晚上咳嗽，吐白黏痰，发病5年余，舌苔白黄、中间有裂纹，脉沉而缓和。

辽沙参12g，麦冬9g，五味子6g，当归9g，远志6g，柏子仁9g，炒酸枣仁15g，龙齿15g，炙甘草6g，阿胶6g（烊化），茜草6g，生地黄12g，石斛9g，地骨皮9g，珍珠母12g。

2诊　1974年1月2日。服12月28日方，平和无反应，睡眠还差，口干，便干，呼吸发憋，脉沉缓和。

原方柏子仁加为12g，炒酸枣仁改为24g，石斛改为15g，加夜交藤15g，瓜蒌15g，杏仁9g。

🎓 **病例5　李某，女，50岁。**

首诊　1974年1月11日。咳嗽、吐痰，早晨黄、中午后白；胸痛、气喘、呼吸困难；口干，恶心欲吐；胸部发生赤色斑，发痛发痒，背部也有一块，发冷发热，身痛，发病1周，红斑昨日初起，舌边淡紫苔黄黏，脉沉弦数。

桔梗6g，杏仁6g，大贝母9g，甘草6g，瓜蒌12g，麦冬9g，竹茹9g，金银花15g，连翘15g，当归尾9g，赤芍9g，川芎6g，知母9g，蒲公英15g，荆芥6g，防风6g。

🎓 **病例6　戎某，男，24岁。**

首诊　1974年3月13日。能食，大便干，小便黄，右背痛，有时胸闷痛，两胁痛，疲乏无力，发病半年，舌苔腻白，脉沉弱。

白芍9g，柴胡6g，瓜蒌15g，薤白12g，羌活9g，川续断9g，狗脊12g，苏梗9g，香附6g，陈皮6g，半夏9g，桑寄生15g。

# 小　结

本病在临床上可见于肺炎、急性支气管炎、支气管哮喘、肺气肿合并感染等疾患。

# 第七章 痹 证

痹证，是指正气不足，因风、寒、湿、热等外邪侵袭人体，致痹阻经络，气血运行不畅。其以肌肉、筋骨、关节发生疼痛、麻木、重着、屈伸不利，甚至关节肿大灼热为主要临床表现的病证。

痹证在文献中有许多名称，如风痹、寒痹、风湿痹、行痹、痛痹、着痹、历节、白虎历节、痛风等。《内经》最早提出了痹病名，其论病因说："所谓痹者，各以其时，重感于风寒湿之气也"；论证候分类说："其风气甚者为行痹，寒气甚者为痛痹，湿气甚者为着痹也"。张仲景在《金匮要略》里对湿痹、历节风进行了辨证论治，其所创立的桂枝附子汤、桂枝芍药知母汤、乌头汤等至今仍为治痹的常用效方。

随着清代温病学的形成，其对热痹的病因、症状和治疗有了更充分的论述，痹证日久入络在这一时期受到重视。西医学的风湿性关节炎、类风湿关节炎、强直性脊柱炎、骨性关节炎、坐骨神经痛等疾病以肢体痹证为临床特征者，可参照本节辨证论治。正气不足是痹证的内在因素和病变的基础。体虚腠理空疏、营卫不固，为感邪创造了条件。正气不足，无力驱邪外出，病邪稽留而病势缠绵。《素问·痹论》说："风寒湿三气杂至，合而为痹也。"

风为阳邪，开发腠理，又具穿透之力；寒借此力内犯，风又借寒凝之积，使邪附病位，而成伤人致病之基；湿邪借风邪的疏泄之力，寒邪的收引之能，而入侵筋骨肌肉；风寒又借湿邪之性，黏着、胶固于肢体而不去。风、热均为阳邪，风胜则化热，热胜则生风，狼狈相因，开泄腠理而让湿入，又因湿而胶固不解。痹证日久不愈，气血津液运行不畅之病变日甚，血脉瘀阻，津液凝聚，痰瘀互结，闭阻经络，深入骨骱，出现皮肤瘀斑、关节肿胀畸形等症，甚至深入脏腑，出现脏腑痹的证候。初病属实，久病必耗伤正气而虚实夹杂，伴见气血亏虚、肝肾不足的证候。

张子琳治疗此病，使用最多的是黄芪桂枝五物汤。如表虚不明显者，则多用当归、川芎、赤芍、秦艽、防风、桑枝、红花、丝瓜络。偏寒加桂枝，偏热加忍冬藤、黄柏，偏湿加薏苡仁、苍术、木瓜。其基本大法不离该范畴。

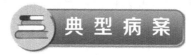

典型病案

**病例1　徐某，男，58岁。**

首诊　1972年1月7日。食欲尚可，二便正常，两下肢两足发麻，发冷，发病3年余，一直未治愈，舌苔白腻，脉沉迟。

黄芪 24g，桂枝 9g，白芍 9g，当归 9g，川芎 6g，细辛 3g，牛膝 9g，红花 5g，鸡血藤 12g，生姜 3 片，大枣 3 枚。

**按：**治疗痹证，张子琳使用最多的是黄芪桂枝五物汤加味。在《金匮要略》一书中，此方为治疗血痹之方，用于营卫气血俱不足、邪伤血分的疾患。表现为肌肉麻痹而无痛感，如受邪较重，也可发生疼痛。方中黄芪扶气，桂枝通阳，白芍除痹，佐以生姜、大枣调和营卫，合用以奏温阳行痹之效。"治风先治血"，治疗该患者的痹证，首先是当归、川芎、白芍活血养血；发麻加鸡血藤、红花、牛膝通络；发冷再加细辛，该味药极辛，能达三阴，外温经而内温脏。

**2 诊**　1972 年 1 月 10 日。左下肢发麻发冷，药后稍轻，脉沉弱。

照 1 月 7 日方，黄芪加为 30g，鸡血藤加为 15g，牛膝加为 12g。

**按：**药后病情稍轻，说明药是用对了，增加黄芪剂量，加强补气功能。

**3 诊**　1972 年 1 月 12 日。药后腹内极舒适，仍上下肢冷麻，左足浮肿，脉沉弱。

黄芪 30g，桂枝 9g，白芍 9g，当归 9g，川芎 9g，细辛 3g，牛膝 9g，红花 5g，鸡血藤 12g，薏苡仁 15g，苍术 9g，党参 9g，生姜 3 片，大枣 3 枚。

**按：**左足浮肿，内有蕴湿，加薏苡仁、苍术健脾燥湿；加党参补脾。

**4 诊**　1972 年 1 月 19 日。药后仍下肢冷，麻见好，足浮肿。

黄芪 30g，桂枝 12g，白芍 9g，当归 9g，川芎 9g，细辛 3g，牛膝 9g，鸡血藤 12g，红花 5g，薏苡仁 18g，苍术 9g，附子 6g，通草 6g。

**按：**仍下肢冷，加附子补肾阳，通草性极通，善开关节，内通窍而外通营，取《伤寒论》之当归四逆汤（当归、桂枝、白芍、细辛、通草、甘草、大枣）之意。

**5 诊**　1972 年 1 月 30 日。服药后下肢仍发麻，不冷，浮肿已见好，足发赤。

照 1 月 19 日方，去附子，桂枝减为 9g。

**按：**足发赤，乃用药过热，应适可而止，去附子，减桂枝剂量。

🎓 **病例 2**　冯某，女，60 岁。

**首诊**　1973 年 3 月 17 日。右手指发憋，疼痛已 2 年，食欲、二便一般，手烧，脉沉弱。

当归 9g，川芎 9g，白芍 9g，秦艽 9g，桑枝 24g，丝瓜络 12g，苍术 9g，薏苡仁 12g，红花 5g，威灵仙 9g，炙甘草 5g，地骨皮 12g，木通 6g。

**按：**此即张子琳治疗痹证最常用的处方模式，即四物汤去地黄，加秦艽、威灵仙祛风寒；加苍术、薏苡仁祛湿；"痛者不通也"，加桑枝、丝瓜络、木通通络；"血行风自灭"，加川芎、红花活血，可谓面面俱到。

**2 诊**　1973 年 3 月 20 日。药后诸症同前，手烧较甚，脉细弱。

照 3 月 17 日方，地骨皮加为 15g，加炒栀子 6g。

**按：**手烧，在用地骨皮的同时，再加炒栀子。

**3 诊**　1973 年 3 月 22 日。右手指憋见好，疼痛如前，手烧也缓解，脉沉弱。

照 3 月 17 日方，桑枝加为 30g，丝瓜络加为 15g，地骨皮加为 15g，加炒栀子 6g。

**4 诊**　1973 年 3 月 24 日。右手指痛见好，憋也见好，手烧见好，脉沉弱。

照 3 月 17 日方，桑枝加为 30g，丝瓜络加为 15g。

按：处方治以养血活血，祛风活络，清热利湿，行气开郁，利关节筋骨，补脾益气，泻火除烦，畅心胸之气。

**病例3 杨某，男，37岁。**

首诊 1973年5月11日。食欲一般，二便正常，左腿发麻酸困，有时疼痛，行走过多即引发痛甚，有时足不耐冷，身体疲软无力，发病3年余，因打针不如法引起，脉虚弦。

当归9g，川芎6g，白芍9g，桑枝24g，秦艽9g，牛膝12g，独活9g，苍术9g，桂枝6g，黄芪15g，红花5g，木瓜9g，炙甘草5g，生姜3片，大枣3个。

按：本病是因打针不如法引起，不知是否由于打针时误伤了神经？治疗用黄芪桂枝五物汤加味，足不耐冷加桂枝，左腿发麻酸困、身体疲软无力加黄芪、桑枝；下肢甚加牛膝、木瓜、独活，强筋骨、祛风湿、通经络。

2诊 1973年5月19日。服5月11日方，左腿仍麻困、疼痛，出汗、疲乏减轻，身体较前有力，脉较有力。

原方黄芪加为24g，苍术改为白术9g。

按：苍术辛温发散，能祛风湿；白术味苦而甘，能燥湿实脾。凡欲补脾，则用白术；凡欲运脾，则用苍术。患者因出汗，故以白术易苍术。

3诊 1973年5月24日。服5月19日方，左腿仍麻酸困、时痛，足已不冷，足稍感觉麻痒，觉着没力气，脉虚弦。

当归9g，川芎6g，白芍9g，桑枝24g，秦艽9g，牛膝9g，独活9g，白术9g，桂枝6g，黄芪24g，红花5g，木瓜9g，炙甘草5g，鸡血藤9g，薏苡仁15g，生姜、大枣各9g。

按：鸡血藤行血而能补血，行血之力较强，此处取其通经活络作用。

4诊 1973年5月29日。服5月24日方，左腿麻酸困已见好，足不发冷，足痒，有力，脉已不弦。

原方，黄芪加为30g。

5诊 1973年6月2日。左腿麻困已见轻，行路多时足稍麻，已有力，腿转为痛，脉已缓和。

当归9g，川芎6g，白芍12g，炙甘草5g，桑枝30g，秦艽9g，牛膝9g，独活9g，白术9g，桂枝9g，黄芪30g，红花5g，鸡血藤12g，薏苡仁15g，威灵仙9g。

6诊 1973年6月8日。左下肢麻困不要紧，转化为疼痛，较前有劲，足梢仍麻，脉左弦甚。

照6月2日方加乳香、没药各9g，白芍改为赤芍9g。

按：加乳香、没药，活血止痛。

7诊 1973年6月12日。服6月8日方，腿痛见轻，足梢麻也缓解，脉左手弦较缓，两手基本平衡。

当归9g，川芎6g，白芍9g，炙甘草5g，桑枝30g，秦艽9g，牛膝9g，独活9g，桂枝6g，黄芪30g，红花5g，鸡血藤12g，薏苡仁15g，威灵仙9g，苍术9g，乳香、没药各9g。

8诊　1973年6月16日。这3日以来，腿痛较甚，足梢麻痒均缓解，脉沉稍弦。

照6月12日方加木瓜9g。

**按：** 木瓜味酸入肝，能舒利筋脉，且其性温祛湿，还能和胃止痛。

9诊　1973年6月21日。服药后，腿痛时痛时轻，足梢轻麻，两脉平均。

照6月16日方服。

10诊　1973年6月25日。服6月21日方，腿痛逐渐见轻，足梢时麻也见轻，脉已平衡。

照6月12日方加木瓜9g。

11诊　1973年6月28日。腿痛近2日痛甚，足梢麻痒，脉沉弱，两手平衡。

照6月25日方，加蛇床子、地肤子各9g。

12诊　1973年7月3日。腿痛近几日波动很大，时轻时重，脉沉弱。

当归9g，川芎6g，赤芍9g，炙甘草5g，桑枝30g，秦艽9g，牛膝9g，独活9g，桂枝6g，黄芪30g，红花5g，鸡血藤12g，薏苡仁15g，威灵仙9g，苍术9g，乳香、没药各9g。

**按：** 苍术，有除湿之功效。

13诊　1973年7月7日。腿痛近日又甚，只足梢麻不要紧，痒也缓解，脉沉较无力。

当归9g，川芎6g，赤芍9g，炙甘草5g，桑枝30g，牛膝12g，独活9g，桂枝9g，黄芪24g，红花5g，鸡血藤15g，威灵仙9g，苍术9g，乳香、没药各9g，秦艽9g。

14诊　1973年7月11日。服7月7日方腿痛又减轻，发痒已消失，足梢发麻也消失，脉沉较有力。

原方继服，黄芪加为30g，当归加为12g。

15诊　1973年7月16日。腿仍痛，稍麻痒，脉沉。

秦艽12g，防风9g，独活9g，当归12g，苍术9g，桂枝9g，乳香、没药各9g，怀牛膝12g，防己9g，鸡血藤15g，威灵仙9g，海风藤9g，桑枝30g，川芎6g，黄芪24g。

16诊　1973年7月20日。腿麻困好，疼痛较重，脉沉弦。

秦艽12g，防风9g，独活9g，当归12g，苍术9g，桂枝9g，乳香、没药各9g，牛膝12g，防己9g，鸡血藤9g，威灵仙9g，海风藤9g，桑枝30g，赤芍9g，川芎6g，黄芪24g，红花5g，姜枣为引（生姜3片，大枣3枚）。

17诊　1973年7月24日。麻困已轻，服药后疼痛好转，肌肉内不舒适，脉弦较缓和。

照7月20日方服。

**按：** 该患者前后诊疗17次之多，但病情总是时好时差，最终也只是疼痛好转。可见，痹证是一种十分难缠的疾病。

🎓 **病例4　刘某，女，51岁。**

首诊　1974年2月27日。食欲还可，消化迟钝，二便一般，主症为下肢发麻软弱无力，行动不能自如，有发冷感觉，脉沉弱。

生黄芪 30g，桂枝 9g，白芍 9g，当归 9g，川芎 6g，川牛膝 9g，桑枝 15g，炙甘草 6g，陈皮 6g，神曲 6g，生姜 9g，大枣 3 枚，党参 12g。

**按：** 下肢发麻软弱无力，行动不能自如，有发冷感觉，以黄芪桂枝五物汤加味治疗。消化迟钝，加党参补脾，陈皮、神曲消食健胃。

2 诊　1974 年 3 月 4 日。服 2 月 27 日方，消化较好，腿仍麻软无力，仍感觉发冷。

照上方生黄芪加为 45g，党参加为 15g，加谷芽 9g。

**按：** 加大生黄芪、党参剂量，补气祛邪，通络去麻。

3 诊　1974 年 3 月 10 日。服 3 月 4 日方，能食，消化功能正常，下肢发冷见好，发麻发软见轻，脉右手无力，左手较有力。

照上方生黄芪加为 60g，党参加为 24g。

4 诊　1974 年 3 月 15 日。服 3 月 10 日方，食欲同前，下肢发冷好转、仍觉冷，仍轻度软麻，血压有时偏高，脉沉弱、左手细小。

生黄芪 45g，桂枝 9g，白芍 9g，当归 9g，川芎 6g，川牛膝 9g，桑枝 24g，炙甘草 6g，陈皮 6g，神曲 6g，桑寄生 15g，龙骨、牡蛎各 15g，生姜 3 片，大枣 3 枚。

**按：** 血压有时偏高，加桑寄生、龙骨、牡蛎益阴潜阳，而有助于血压的平稳。

5 诊　1974 年 3 月 28 日。服 3 月 15 日方，食欲较好，下肢发冷缓解，发麻亦好转，关节痛为多年的旧病，脉沉弱左小，均较有力。

照上方生黄芪加为 60g，加丝瓜络 12g。

**按：** 患者四肢麻软，又有行动不自如，且有发冷之感觉，脾胃功能亦差。治当以健脾行气、补血活血、调和阴阳，以期行气开郁、通利关节、顺畅肌肉，同时温中散寒，通达四肢。因有高血压而加用益阴潜阳药物。

🌸 **病例 5**　王某，女，47 岁。

首诊　1976 年 2 月 18 日。能食，大便干，小便正常，42 岁即绝经。主症：两上肢、两手疼痛、发僵发冷，两下肢也疼痛、发冷，手浮肿，不能弯曲，四肢乏力，发病半年，经服中药多次无效，脉沉弱缓迟。

生黄芪 21g，桂枝 9g，当归 9g，川芎 6g，白芍 12g，桑枝 21g，木瓜 12g，丝瓜络 15g，秦艽 9g，威灵仙 9g，牛膝 9g，红花 5g，薏苡仁 15g，甘草 3g，生姜 3 片，大枣 3 枚，木通 6g。

2 诊　1976 年 2 月 20 日。服 2 月 18 日方，两上肢、手已感觉筋脉灵活，显著见效，大便不干，腿仍冷，脉沉。

原方生黄芪加为 24g，桑枝加为 24g，当归加为 12g，川芎加为 9g。

3 诊　1976 年 3 月 4 日。能食，大便已不干，两上肢不能高举，手指发僵不灵活，两下肢痛、时轻时重，手肿轻，发冷缓解，脉沉弱。

照 2 月 18 日方，生黄芪加为 24g，当归加为 12g。

4 诊　1976 年 3 月 9 日。服 3 月 4 日方，能进食，大便不干，上肢比以前能高举，仍不灵动，手指浮肿，屈伸不灵活，下肢痛减轻，手冷，吐白痰多，有时黄，脉沉。

茯苓 12g，半夏 9g，陈皮 6g，炙甘草 5g，黄芪 21g，桂枝 9g，薏苡仁 15g，苍术 9g，防己 9g，桑枝 24g，木瓜 9g，丝瓜络 12g，秦艽 9g，威灵仙 9g，当归 9g，川芎

6g，白芍 9g，红花 5g。

**按**：在治疗痹证的同时，因吐白痰多，而加用二陈汤以祛痰；手指浮肿，加防己，利水消肿。

5 诊　1976 年 3 月 15 日。服 3 月 9 日方，想食，右上肢比之前灵活，左上肢仍不灵活，手指浮肿屈伸不灵，下肢有抽缩感，痰利，手不冷，面浮肿，左牙关紧。

茯苓 12g，半夏 9g，陈皮 6g，炙甘草 5g，黄芪 21g，桂枝 9g，薏苡仁 15g，苍术 9g，防己 9g，桑枝 21g，丝瓜络 12g，木瓜 9g，秦艽 9g，威灵仙 9g，当归 9g，川芎 6g，白芍 9g，僵蚕 6g，桑白皮 9g。

**按**：左牙关紧，在当归、川芎、白芍的基础上，再加僵蚕祛风而止牙关紧。

6 诊　1976 年 4 月 6 日。服上方，能食，上肢已较前灵活，手浮肿，上午好，下午还肿，手冷见好，面不肿，牙关紧已好转，进食稍不舒，左上背僵见好，与右背一样，两膝和两肘关节还有时痛。

茯苓 12g，半夏 9g，陈皮 6g，炙甘草 5g，黄芪 21g，桂枝 9g，薏苡仁 15g，牛膝 12g，苍术 9g，防己 9g，桑枝 24g，丝瓜络 12g，木瓜 12g，秦艽 9g，威灵仙 9g，当归 9g，川芎 6g，白芍 9g，僵蚕 6g，桑白皮 9g。

**🎓 病例 6　陈某，男，48 岁。**

首诊　1976 年 11 月 26 日。食欲、二便正常，睡眠不安，右上肢受冷即发麻、发困，脉沉弱。

当归 9g，川芎 6g，炒白芍 9g，生黄芪 15g，桂枝 6g，桑枝 15g，白术 9g，薏苡仁 12g，炙甘草 6g，远志 6g，炒酸枣仁 15g，生姜 3 片，大枣 3 枚。

2 诊　1976 年 12 月 9 日。睡眠好，右上肢麻困见好，胸闷、肩背困均见好，脉沉。

当归 9g，川芎 6g，炒白芍 9g，生黄芪 15g，桂枝 6g，桑枝 15g，白术 9g，薏苡仁 12g，秦艽 9g，远志 6g，炙甘草 5g，夜交藤 12g，苏梗 6g，瓜蒌 12g，忍冬藤 9g。

3 诊　1976 年 12 月 13 日。服 12 月 9 日方，右上肢痛困，胸闷见好，睡眠好，食欲、二便一般。

当归 9g，川芎 6g，炒白芍 12g，生黄芪 18g，桂枝 9g，桑枝 24g，白术 9g，薏苡仁 15g，木瓜 9g，秦艽 9g，忍冬藤 12g，炙甘草 6g，生姜 3 片，大枣 3 枚。

4 诊　1976 年 12 月 20 日。服 12 月 13 日方，右上肢有时痛，不经常痛，胸闷见好，有时失眠，脉沉。

当归 9g，川芎 6g，炒白芍 12g，生黄芪 18g，桂枝 6g，桑枝 24g，白术 9g，薏苡仁 15g，木瓜 9g，忍冬藤 12g，炙甘草 6g，远志 6g，夜交藤 12g。

**按**：忍冬藤，即金银花藤，有清热通络的作用。

**🎓 病例 7　邱某，男，65 岁。**

首诊　1977 年 3 月 8 日。食睡、二便一般。现症：全身疼痛，喜热畏冷，手足颤震，有时心慌，发病 2 年，脉沉弱无力。

黄芪 15g，桂枝 9g，白芍 9g，当归 9g，川芎 6g，桑枝 21g，秦艽 9g，丝瓜络 12g，红花 5g，川牛膝 9g，远志 6g，威灵仙 6g，木瓜 9g，生姜 3 片，大枣 3 枚。

2 诊　1977 年 3 月 13 日。服 3 月 8 日方，平和无反应，身痛减轻，手足震颤也见轻，无心慌，脉沉较有力。

原方黄芪加为 18g，桑枝加为 24g，丝瓜络加为 15g，加鸡血藤 9g。

3 诊　1977 年 3 月 15 日。服 3 月 13 日方，全身疼痛明显减轻，遇气候波动时、劳累时仍疼痛甚，身不怕冷，晚间睡时足冷，有时手足震颤，心慌见好，晚上有汗，痛甚时手浮肿，食、睡、二便好，脉沉弱较前有力。

黄芪 21g，桂枝 9g，白芍 9g，当归 12g，川芎 6g，桑枝 24g，丝瓜络 15g，川牛膝 9g，威灵仙 9g，木瓜 9g，薏苡仁 15g，白术 9g，生姜 3 片，大枣 3 枚，鸡血藤 9g，远志 6g。

4 诊　1977 年 3 月 17 日。服 3 月 15 日方，全身疼痛已不要紧，现脖子发僵疼痛，下肢、足梢痛，两肩膊前痛，手足有时震颤，手轻度浮肿，食欲、睡眠都好，大便不畅，小便无异常，舌苔淡白，脉弦紧。

当归 9g，白芍 9g，川芎 6g，羌活 6g，葛根 9g，秦艽 9g，威灵仙 6g，黄芪 12g，桑枝 15g，牛膝 9g，木瓜 9g，桂枝 6g，薏苡仁 15g，丝瓜络 12g，陈皮 6g，生姜 3 片，大枣 3 枚，桑寄生 12g。

**按：**脖子发僵疼痛，加羌活、葛根，祛背脊风湿。

5 诊　1977 年 3 月 24 日。服 3 月 17 日方，近日仍脖子疼痛、不能动，两上肢手关节痛甚，余无感觉。

当归 12g，川芎 9g，赤芍 9g，秦艽 9g，防风 9g，威灵仙 9g，桑枝 21g，木瓜 9g，桂枝 9g，丝瓜络 12g，红花 5g，黄芪 15g，桑寄生 15g，羌活 9g，炙甘草 6g，生姜 3 片，大枣 3 枚。

6 诊　1977 年 4 月 1 日。服 3 月 24 日方，颈痛见好，两上肢、下肢疼痛甚，余无感觉，手浮肿，身沉重，舌质稍红，苔薄白，脉沉弱。

黄芪 24g，白芍 9g，桂枝 9g，当归 9g，川芎 6g，秦艽 9g，威灵仙 6g，桑枝 21g，木瓜 9g，薏苡仁 15g，苍术 9g，牛膝 12g，炙甘草 6g，生姜 3 片，大枣 3 枚，鸡血藤 9g。

7 诊　1977 年 4 月 7 日。服 4 月 1 日方，颈痛、两上肢右下肢及脚面侧痛，左手浮肿，身沉重，余无感觉。发病一年半，舌质稍红，苔薄白，脉沉弱。

黄芪 30g，白芍 12g，桂枝 9g，当归 9g，川芎 6g，秦艽 9g，威灵仙 6g，桑枝 24g，木瓜 12g，薏苡仁 24g，白术 9g，牛膝 12g，炙甘草 6g，生姜 3 片，大枣 3 枚，鸡血藤 9g，海风藤 9g，丝瓜络 12g。

**按：**还是黄芪桂枝五物汤加味治疗。

🔹 **病例 8　王某，男，63 岁。**

首诊　1978 年 3 月 17 日。下肢两腿肚疼痛，发憋胀，脉沉。

苍术 9g，牛膝 6g，黄柏 5g，独活 9g，薏苡仁 24g，秦艽 9g，桑寄生 12g，木瓜 9g，桑枝 21g，丝瓜络 15g，甘草 5g，桂枝 6g。

**按：**该患者下肢疼痛是因有湿热侵袭，用三妙丸为主方，其中黄柏清热，苍术燥湿，牛膝补肝肾、壮筋骨，又能引药下行。

2 诊　1978 年 3 月 20 日。服 3 月 17 日方，下肢两腿肚疼痛，憋胀减轻，手足烧，脉沉缓慢。

苍术 9g，牛膝 9g，黄柏 6g，独活 9g，薏苡仁 30g，秦艽 9g，桑寄生 15g，木瓜 12g，桑枝 24g，甘草 5g，桂枝 6g。

3 诊　1978 年 3 月 23 日。服 3 月 20 日方，下肢两腿肚疼痛，憋胀减轻，手心烧，足冷，眼发糊，脉沉细弱。

原方加菊花 9g，蒺藜 9g，丝瓜络 12g。

**按**：手心烧，有黄柏；足冷，有桂枝；眼发糊，加菊花、蒺藜。

4 诊　1978 年 3 月 31 日。下肢两腿肚轻度憋胀、困痛，轻度手足烧，眼发糊，脉沉。

苍术 9g，牛膝 12g，黄柏 6g，独活 9g，薏苡仁 30g，秦艽 9g，桑寄生 15g，木瓜 12g，丝瓜络 15g，桑枝 24g，甘草 5g，菊花 9g，蒺藜 12g，桂枝 5g，地骨皮 12g。

5 诊　1978 年 4 月 3 日。服 3 月 31 日方，下肢两腿肚憋胀减轻，困痛甚，两足冒热气，有往上行的感觉，夜间痛甚，脉沉弱。

苍术 9g，牛膝 15g，独活 9g，薏苡仁 30g，木瓜 12g，丝瓜络 15g，桑枝 24g，地骨皮 15g，当归 12g，赤芍 9g，桃仁 6g，红花 5g，黄柏 6g，黄芪 15g，牡丹皮 6g，忍冬藤 12g，甲珠 5g。

**按**：下肢两腿肚夜间痛甚，为有血瘀，加桃仁、红花、甲珠活血祛瘀。

6 诊　1978 年 4 月 13 日。服 4 月 3 日方，腿肚以前憋，现已不憋，困痛发酸，左足心烧，口唇肿，舌尖红苔白腻，脉沉弱。

苍术 9g，牛膝 9g，独活 9g，薏苡仁 30g，木瓜 12g，黄柏 6g，地骨皮 12g，赤芍 9g，牡丹皮 6g，当归 9g，川芎 6g，桃仁 6g，红花 5g，忍冬藤 15g，金银花 15g，连翘 12g，甘草 5g。

**按**：口唇肿，肺胃有热，加金银花、连翘清热。

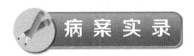

### 病案实录

**病例 1　张某，女，成年。**

首诊　1970 年 10 月 26 日。头闷，行动不灵活，身痛，恶梦多，睡眠、食纳好，舌苔腻白黄，脉沉弱。

当归 9g，白芍 9g，地龙 6g，桑枝 15g，菊花 9g，生石决明 15g，桑寄生 12g，怀牛膝 9g，生龙骨、生牡蛎各 15g，生地黄 9g，山茱萸 9g，鸡内金 6g，陈皮 6g，茯神 9g，石菖蒲 6g。

**病例 2　杨某，男，76 岁。**

首诊　1970 年 10 月 28 日。右腿外侧疼痛，行走不便，经常发冷，脉弦。

黄芪 15g，桂枝 9g，白芍 9g，牛膝 9g，独活 9g，秦艽 9g，桑寄生 12g，苍术 9g，薏苡仁 15g，当归 9g，川芎 6g，生姜 3 片，大枣 3 枚。

**病例 3　康某，男，21 岁。**

首诊　1970 年 10 月 30 日。两下肢憋痛，经常左胁痛，发病 3 日，脉弦紧。

当归尾 9g，川芎 6g，赤芍 9g，香附 6g，柴胡 5g，苍术 12g，独活 9g，秦艽 9g，牛膝 12g，薏苡仁 15g，木瓜 12g，生姜 3 片。

🏵 **病例 4　武某，男，70 岁。**

首诊　1970 年 11 月 2 日。能食，二便正常，四肢麻木，腿软，足无知觉，有时手烧，舌质淡苔白，脉沉弱。

白芍 9g，桂枝 6g，黄芪 15g，桑枝 15g，当归尾 9g，川芎 6g，赤芍 9g，红花 3g，桃仁 3g，鸡血藤 9g，牛膝 9g，忍冬藤 9g。

🏵 **病例 5　张某，女，成年。**

首诊　1970 年 11 月 5 日。心烦，身体发麻，出汗多，下肢麻甚，发病 1 年，脉沉细弱。

黄芪 15g，桂枝 6g，白芍 9g，炙甘草 6g，远志 6g，当归 9g，川芎 6g，鸡血藤 9g，桑枝 15g，龙骨 15g，牡蛎 15g，生姜 3 片，大枣 3 枚。

🏵 **病例 6　郑某，女，54 岁。**

首诊　1970 年 11 月 10 日。能食，大便偏溏，小便正常，左胯腿疼，发病从 6 月份开始，脉沉紧。

当归 6g，熟地黄 9g，苍术 9g，川芎 6g，茯苓 6g，白芍 9g，牛膝 9g，防己 6g，防风 9g，独活 9g，秦艽 9g，威灵仙 6g，白芷 6g，炙甘草 5g，陈皮 6g，生姜 3 片。

🏵 **病例 7　刘某，男，59 岁。**

首诊　1970 年 11 月 24 日。食纳、二便正常，右上肢震颤，有时困麻，无力，发病受风已 2 年，震颤有 2 个月，脉沉弱。

生黄芪 15g，白芍 9g，桂枝 9g，生龙骨、生牡蛎各 15g，桑枝 15g，当归 9g，川芎 9g，丝瓜络 12g，秦艽 9g，生姜 3 片，大枣 3 枚。

2 诊　1970 年 11 月 26 日。药后，晚上震颤见好，仍发麻困，脉沉弱。

生黄芪 18g，白芍 9g，桂枝 9g，生龙骨、生牡蛎各 15g，桑枝 24g，当归 9g，川芎 9g，丝瓜络 15g，秦艽 9g，木通 6g，红花 5g，桃仁 5g，生姜 3 片，大枣 3 枚。

3 诊　1970 年 12 月 23 日。右上肢酸困、发麻、震颤，脉沉弱。

生黄芪 24g，白芍 9g，桂枝 9g，生龙骨、生牡蛎各 15g，桑枝 24g，当归 9g，川芎 9g，丝瓜络 15g，鸡血藤 9g，秦艽 9g，红花 5g，生姜 3 片，大枣 3 枚。

4 诊　1970 年 12 月 27 日。药后仍上肢酸困发麻，震颤与前相若，脉沉弱。

黄芪 30g，当归 12g，川芎 6g，白芍 9g，生龙骨、生牡蛎各 15g，桑枝 15g，鸡血藤 9g，红花 5g，地龙 6g，丝瓜络 12g，党参 9g，生姜 3 片，大枣 3 枚。

5 诊　1970 年 12 月 31 日。药后震颤见轻，上肢酸困、发麻，脉沉弱。

黄芪 36g，当归 15g，川芎 9g，白芍 9g，桑枝 18g，鸡血藤 12g，红花 5g，地龙 9g，丝瓜络 15g，红花 5g，党参 12g，生姜 9g，大枣 3 枚。

🏵 **病例 8　梁某，女，49 岁。**

首诊　1970 年 12 月 2 日。不欲食，二便正常，不行经，上肢抽痛手麻，指冷，内烧，善太息，发病 20 年，脉细紧。

当归 9g，川芎 6g，白芍 9g，桑枝 15g，黄芪 9g，桂枝 5g，丝瓜络 12g，陈皮

6g，神曲 6g，鸡内金 8g，炙甘草 5g，鸡血藤 9g，石斛 12g。

**▣ 病例 9　白某，女，45 岁。**

**首诊**　1970 年 11 月 26 日。其女诉，上肢麻木抽痛，发病 10 余年，从产后开始，最近 2～3 年逐渐加重。

黄芪 15g，白芍 9g，桂枝 9g，桑枝 15g，威灵仙 9g，丝瓜络 15g，当归 9g，川芎 6g，红花 5g，秦艽 9g，鸡内金 9g，木通 6g，生姜 3 片，大枣 3 枚。

**2 诊**　1970 年 12 月 6 日。服药后上肢麻木、抽痛见好，脉细弱。

黄芪 15g，白芍 9g，桂枝 9g，桑枝 15g，威灵仙 9g，丝瓜络 15g，当归 9g，川芎 6g，红花 5g，鸡血藤 9g，木通 6g，秦艽 9g，龙齿 15g，远志 6g，茯神 12g，炙甘草 6g。

**▣ 病例 10　刘某，男，成年。**

**首诊**　1970 年 12 月 11 日。来信说，今年夏天，在河里洗澡引发腿疼痛和麻木，先是一条腿，后来又发展为两条腿，交替疼痛。

当归 9g，川芎 9g，白芍 9g，麻黄 6g，桂枝 9g，炙甘草 6g，生姜 3 片，大枣 3 枚，独活 9g，防风 9g，秦艽 9g，苍术 9g，川牛膝 9g，木瓜 9g。

**▣ 病例 11　刘某，女，34 岁。**

**首诊**　1970 年 12 月 18 日。头晕，上肢肩臂抽搐，手指麻痒，食欲差，大便正常，小便频数，月经后推，40 日一行，咳嗽，吐黏痰。

当归 9g，川芎 6g，白芍 9g，桑枝 15g，钩藤 9g，鸡血藤 9g，菊花 9g，生石决明 12g，陈皮 6g，鸡内金 6g，半夏 6g，炙甘草 5g，菟丝子 12g。

**▣ 病例 12　范某，女，36 岁。**

**首诊**　1970 年 12 月 19 日。能食，二便正常，月经正月，四肢发麻痛，发冷，腰困痛，头昏，两胁痛，手震颤，发病从 4 月份开始，舌苔淡，脉沉弱。

当归 9g，川芎 6g，白芍 9g，黄芪 15g，桂枝 9g，鸡血藤 9g，桑枝 15g，丝瓜络 9g，柴胡 5g，香附 6g，狗脊 12g，川续断 9g，桑寄生 12g，生姜 3 片，大枣 3 枚。

**▣ 病例 13　孟某，男，52 岁。**

**首诊**　1970 年 12 月 19 日。食纳一般，大便正常，有时小便不利，有时心悸，睡眠不足，四肢抽搐、发冷、发困，发病 4 年。

当归 9g，白芍 9g，川芎 9g，黄芪 15g，桂枝 9g，天麻 6g，钩藤 9g，丝瓜络 9g，木瓜 9g，忍冬藤 9g，桑枝 15g，远志 6g，炒酸枣仁 12g，鸡血藤 9g，姜枣引（生姜 3 片，大枣 3 枚）。

**▣ 病例 14　曲某，女，28 岁。**

**首诊**　1970 年 12 月 20 日。膝盖痛、肿，体疲无力，发病从农历正月开始。

生黄芪 12g，桂枝 9g，白芍 9g，炙甘草 5g，川牛膝 9g，木瓜 9g，附子 5g，防风 9g，羌活 9g，当归 9g，川芎 6g，党参 9g，白术 9g，茯苓 9g，松节 9g，生姜 3 片，大枣 3 枚。

**▣ 病例 15　于某，女，30 岁。**

**首诊**　1970 年 12 月 21 日。手弯、足弯痛，无力，发僵，食纳、二便、月经都正常，发病月余，脉弦。

当归 9g，川芎 9g，白芍 9g，黄芪 15g，桂枝 9g，桑枝 15g，秦艽 9g，威灵仙

9g，防风 9g，丝瓜络 12g，牛膝 9g，生姜 3 片，大枣 3 枚。

2 诊　1970 年 12 月 23 日。药后手弯已能抬举，足弯时好时痛亦轻，发僵亦好转，脉弦。

当归 9g，川芎 6g，白芍 9g，黄芪 15g，桂枝 9g，桑枝 15g，秦艽 9g，威灵仙 9g，防风 9g，丝瓜络 12g，片姜黄 6g，红花 5g，牛膝 9g，生姜 3 片，大枣 3 枚。

3 诊　1970 年 12 月 25 日。手弯已见好，足弯走路多仍痛，两手大指筋痛甚，脉沉弱。

当归尾 9g，川芎 6g，白芍 9g，黄芪 15g，桂枝 9g，桑枝 15g，秦艽 9g，威灵仙 9g，防风 9g，丝瓜络 12g，片姜黄 6g，红花 5g，生姜 3 片，大枣 3 枚。

**病例 16　赵某，女，51 岁。**

首诊　1970 年 12 月 21 日。右胳膊疼痛发困，不能抬举 3 个月。平时多年心悸，食欲时好时差，二便正常，精神不振，脉细弱无力、不规律。

当归 9g，川芎 6g，白芍 9g，秦艽 9g，威灵仙 9g，桑枝 15g，桂枝 6g，丝瓜络 9g，黄芪 12g，茯神 9g，远志 6g，炒酸枣仁 15g，生姜 3 片，大枣 3 枚，龙齿 15g。

**病例 17　王某，男，37 岁。**

首诊　1970 年 12 月 27 日。不欲食，大便先干、后正常，小便黄，两上肢隐痛，右上肢甚，左腿痛，身体经常发冷，发病从 1958 年开始，今年 10 月份又严重，全身无力，腰困，有阳痿感，脉细弱疾。

黄芪 15g，桂枝 6g，白芍 9g，当归 9g，川芎 6g，熟地黄 12g，秦艽 9g，桑枝 15g，威灵仙 6g，川牛膝 9g，枸杞子 9g，川续断 9g，桑寄生 12g，陈皮 6g，鸡内金 6g，生姜 3 片，大枣 3 枚。

**病例 18　孟某，女，21 岁。**

首诊　1974 年 6 月 6 日。右手指甲发抽，指甲已抽成深凹，余无不适，脉沉。

当归 9g，川芎 6g，赤芍 9g，生地黄 12g，丹参 9g，红花 3g，桃仁 3g，桑枝 15g，黄芪 9g，炙甘草 5g，丝瓜络 9g，桂枝 5g。

2 诊　1974 年 6 月 11 日。右指甲发抽，呈凹陷状，以前发痛，服药后不痛，稍有发高的倾向，脉沉。

当归 12g，川芎 6g，赤芍 9g，生地黄 12g，丹参 12g，红花 5g，桃仁 5g，桑枝 18g，黄芪 15g，炙甘草 5g，丝瓜络 12g，桂枝 6g，鸡血藤 9g。

**按：**此症系西医所称的"匙状指"，是由于缺铁引起的。经服用张子琳先生的几剂药之后，就产生如此的效果，难能可贵。

# 小　结

风湿性关节炎属"痹证"，发病急，侵及大关节，反复发作。多与上呼吸道链球菌感染有关，以多发性、游走性、大关节红肿热痛为特征。如治疗失宜，可累及心脏，引起风湿性心脏病。还有类风湿关节炎，首侵小关节或脊柱，可造成关节变形，骨质损害，类风湿因子阳性。后期因关节变形僵硬，身体消耗，而致生活不能自理。无论从西医的角度，还是从中医的角度，这种疾病都是很难治疗的。从上面病案的治疗来看，好多病例虽经多方治疗，却都是反反复复，时好时犯。

中医对于痹证，虽然认为是由风、寒、湿引起的，但在临床上却很难将这三种因素截然分开，治疗用药都差不多。即使是热痹证，也离不开祛风湿的几种药，只不过加几味清热药罢了。而张子琳所用治疗痹证的处方，基本上可分为以下三种：

（1）气虚风寒型：黄芪桂枝五物汤加味方。

**标准方：** 黄芪 30g，桂枝 12g，白芍 9g，当归 9g，川芎 9g，细辛 3g，牛膝 9g，鸡血藤 12g，红花 5g，薏苡仁 18g，苍术 9g，附子 6g，通草 6g。

（2）血虚风湿型：四物汤加减方。

**标准方：** 当归 9g，川芎 9g，白芍 9g，秦艽 9g，桑枝 24g，丝瓜络 12g，苍术 9g，薏苡仁 12g，红花 5g，威灵仙 9g，炙甘草 5g，地骨皮 12g，木通 6g。

（3）湿热偏重型：三妙丸加味方。

**标准方：** 苍术 9g，牛膝 6g，黄柏 5g，独活 9g，薏苡仁 24g，秦艽 9g，桑寄生 12g，木瓜 9g，桑枝 21g，丝瓜络 15g，甘草 5g，桂枝 6g。

此外，还有偏重麻木型的痹证。麻木，是肢体或局部失却感觉，重着不知的疾患。大抵麻则为轻，而木则为重。麻是肌肤不仁，但犹觉气微流行，木则痛痒不知，真气不能运及。《内经》云："荣气虚则不仁，卫气虚则不用。"治麻以气虚为主，风痰为标，多用黄芪，再加通络之品；治木以活血为主，多加当归、枸杞子、桃仁、穿山甲之类。如下方就是治疗麻木的处方：白芍 9g，桂枝 6g，黄芪 15g，桑枝 15g，当归尾 9g，川芎 6g，赤芍 9g，红花 3g，桃仁 3g，鸡血藤 9g，牛膝 9g，忍冬藤 9g。

对于合并震颤的痹证，则加镇肝息风之品。如下方所示：当归 9g，白芍 9g，川芎 9g，黄芪 15g，桂枝 9g，天麻 6g，钩藤 9g，丝瓜络 9g，木瓜 9g，忍冬藤 9g，桑枝 15g，远志 6g，炒酸枣仁 12g，鸡血藤 9g，姜枣引（生姜 3 片，大枣 3 枚）。

还有上肢抽搐型的痹证，大拇指抽向手心、时久不能展舒，口周围时发麻、跳动。对此症以下方来治疗：当归 9g，川芎 6g，白芍 9g，天麻 6g，僵蚕 6g，钩藤 9g，桑枝 15g，全蝎 5g，白附子 6g，丝瓜络 12g，炙甘草 5g。

风湿热的患者往往两腿发生硬小疙瘩，疼痛、发烧，为风湿小结。以下方治疗：当归尾 9g，赤芍 9g，川芎 6g，金银花 15g，连翘 12g，天花粉 9g，红花 5g，甘草 5g，蒲公英 5g，白芷 6g，防风 6g，陈皮 6g，神曲 6g，牛膝 6g。

# 第八章 咯 血

咯血，其血由肺而来，必经气道咳嗽而出，痰血相兼，或痰中带血丝，或纯血鲜红，间夹泡沫。咳不离乎肺，咯血是由肺络受伤而引起的病证。肺为娇脏，喜润恶燥，在正常的情况下，肺脏全赖肾水滋养和津液的濡润，才能发挥其清肃治节之权。如果因外感风热燥气，或情志内伤等，都能直接或间接损伤肺络，使血液离经而咯出。

在临床上，常因肺阴素虚，复感风热燥邪，或木火刑金、肺失肃降而致咯血。故在治疗方面，应以清热润肺、平肝宁络、凉血止血为基本原则。

若风热伤肺，可用桑杏汤（桑叶、杏仁、贝母、沙参、栀子皮、梨皮、香豉）去香豉，加白茅根、茜草以止血。若为肺肾阴虚，法当润肺止血，可用清燥救肺汤。前人有"治燥不同治火"之说，治火可用苦寒，燥证则宜柔润；火邪可以发之，燥邪则宜濡之；治火可用直折，治燥只宜滋润。故选用润燥养阴之方治疗。急性大咯血属急症，来势凶险，如能辨证精确，随机化裁，常可收桴鼓之效。

## 典型病案

**病例 1 朱某，男，23 岁。**

首诊 1970 年 10 月 31 日。患肺炎已 1 个月，现症：咳嗽，吐白黏痰，有时不利，近日痰中带血，口干，胸部扎痛，不欲食，二便一般，头晕，身热，手烧，气喘憋，脉沉弦。

桔梗 6g，杏仁 9g，紫菀 9g，西贝母 9g，麦冬 9g，枇杷叶 6g，瓜蒌 9g，藕节 9g，白茅根 9g，茜草 6g，炒蒲黄 6g，枳壳 6g，甘草 5g。

**按**：该患者之咯血，是由于风热犯肺，肺失清肃，热壅于肺，热伤阳络，血溢于肺，咳则血随痰出。所以在治疗时，也仍然是在清热利痰、止咳降肺的基础上，再加上一些凉性的止血药物。方中桔梗、杏仁、紫菀止咳；西贝母、瓜蒌清肺利痰；麦冬润肺；枇杷叶、枳壳降肺气；藕节、白茅根、炒蒲黄性偏凉，有很好的止血作用。

2 诊 1970 年 11 月 4 日。肺炎，咳嗽气喘，吐白痰，已利，带血，口干鼻干，胸扎痛，能食，头晕痛，身热干烧，脉弦数。

桔梗 9g，杏仁 9g，紫菀 9g，西贝母 9g，麦冬 9g，枇杷叶 6g，瓜蒌 9g，藕节 9g，白茅根 12g，茜草 6g，甘草 5g，桑叶 9g，菊花 9g，地骨皮 12g。

**按**：头晕痛，加桑叶、菊花；身热干烧，加地骨皮养阴清热。

3 诊 1970 年 11 月 6 日。咳嗽气喘、精神均见好，仍唾血，身热，脉弦数。

桔梗 9g，杏仁 9g，紫菀 9g，西贝母 9g，麦冬 9g，枇杷叶 6g，瓜蒌 9g，阿胶 9g（烊化），藕节 9g，茜草 6g，甘草 5g，桑叶 9g，地骨皮 12g，白茅根 15g。

按：咯血不止，再加阿胶养阴止血。

4 诊　1970 年 11 月 9 日。咳嗽、气喘见好，2 日未唾血，身发热，口咽干，出虚汗，消化不良，脉弦数。

桔梗 6g，杏仁 9g，紫菀 9g，西贝母 9g，枇杷叶 6g，阿胶 9g（烊化），茜草 6g，桑白皮 9g，地骨皮 12g，沙参 9g，麦冬 9g，五味子 5g，生龙骨、生牡蛎各 12g，浮小麦 15g，炙甘草 5g，藕节 9g。

按：病情好转，出现气阴两虚症状。口咽干是阴虚，加沙参、麦冬、五味子养阴生津；出虚汗，是卫气不固的表现，加生龙骨、生牡蛎、浮小麦止汗。

5 诊　1970 年 11 月 11 日。咳嗽、气喘见好，近日未咯血，发热，口咽干，食欲差，白日仍出汗，夜间已无，脉弦数。

桔梗 6g，杏仁 9g，紫菀 9g，百部 9g，白及 9g，枇杷叶 6g，阿胶（烊化）9g，茜草 6g，藕节 9g，沙参 9g，麦冬 9g，五味子 5g，生龙骨、生牡蛎各 12g，浮小麦 18g，炙甘草 5g。

按：再加白及、茜草以增强止血功能，以免复发。

6 诊　1970 年 11 月 14 日。咳嗽、气喘显著减轻，仍发热身烧，出虚汗，能进食，口咽干，脉弦数。

桔梗 6g，杏仁 9g，紫菀 9g，百部 9g，白及 9g，枇杷叶 6g，阿胶 9g（烊化），沙参 9g，麦冬 9g，五味子 8g，桑叶 9g，地骨皮 12g，知母 9g，甘草 5g，生龙骨、生牡蛎各 15g，浮小麦 24g。

按：知母，泻肺胃实热，且有生津作用。

7 诊　1970 年 11 月 19 日。咳嗽气喘，口咽干减轻，出虚汗少，总的说是病情显著好转，眼憋糊，头晕不清，痰不利，手烧见轻，脉弦数。

桔梗 6g，杏仁 9g，瓜蒌 9g，紫菀 9g，百部 9g，白及 9g，枇杷叶 6g，阿胶 9g（烊化），沙参 9g，麦冬 9g，五味子 5g，桑叶 9g，西贝母 9g，甘草 5g，生龙骨、生牡蛎各 15g，浮小麦 24g，地骨皮 12g。

8 诊　1970 年 11 月 22 日。咳嗽、气喘均好转，仍口咽干，不出汗，目憋糊，头晕热，痰已利，手时烧，脉弦数较缓和。

桔梗 6g，杏仁 9g，瓜蒌 9g，紫菀 9g，百部 9g，白及 9g，枇杷叶 6g，阿胶 9g（烊化），沙参 9g，麦冬 9g，五味子 5g，桑叶 9g，西贝母 9g，甘草 5g，地骨皮 12g，菊花 9g。

按：该患者的治疗，皆取"治燥不同治火"的宗旨，总离不开清热润肺、凉血止血这些治则。瓜蒌、枇杷叶、西贝母清降肺气、润肺祛痰。而一派止血药物，如阿胶、白及、藕节、茜草，都是润而凉，且有止血效果。

📖 **病例 2**　王某，男，38 岁。

首诊　1971 年 3 月 17 日。咳嗽，气短紧，吐白沫痰，带血丝，胃脘痛，不能食，呕吐。

山药 9g，莲子 9g，鸡内金 6g，陈皮 6g，茯苓 9g，竹茹 6g，半夏 6g，百合 9g，辽沙参 9g，炙枇杷叶 6g，当归 9g，炙甘草 5g，紫菀 9g，茜草 6g，藕节 6g。

**按**：该患者吐白沫痰，带血丝，且不能食，"脾为后天之本"，所以首先是以山药、莲子、鸡内金、陈皮养脾阴而增进食欲，培土生金。再加止咳、止血、润肺药物，以期逐渐治愈。

2 诊　1971 年 3 月 18 日。咳嗽见轻，不行动不气喘，带血丝少，脘痛见轻，呕吐见好，不欲食，患者自觉后头痛。

山药 12g，莲子 9g，鸡内金 6g，陈皮 6g，茯苓 9g，竹茹 9g，半夏 6g，百合 9g，辽沙参 9g，炙枇杷叶 6g，当归 9g，火麻仁 12g，紫菀 9g，茜草 6g，藕节 6g，谷芽 9g。

3 诊　1971 年 3 月 21 日。仍咳嗽，吐白沫，不带血，脘痛，胸闷，不呕吐，食欲好转。

山药 12g，莲子 9g，鸡内金 6g，陈皮 6g，茯苓 9g，半夏 6g，百合 9g，辽沙参 9g，炙枇杷叶 6g，当归 9g，火麻仁 12g，紫菀 9g，谷芽 9g，百部 9g。

**按**：该患者咯血合并胃痛、呕吐、不欲食，所以在治疗咯血的同时，以二陈汤和胃治疗呕吐、胃痛，再加养脾阴药物，增进饮食。止血仍然离不开润肺、止咳药物的配合。

🎓 **病例 3　徐某，男，59 岁。**

首诊　1971 年 7 月 2 日。咳嗽，吐白痰，带血丝，有时血多痰少，口干，痰不利，头闷，食欲、二便正常，发病 4 日，脉沉弱。

桔梗 6g，杏仁 9g，紫菀 9g，贝母 9g，桑叶 9g，菊花 9g，茜草 6g，藕节 12g，仙鹤草 9g，瓜蒌 9g，枳壳 6g，甘草 5g，黑侧柏 6g，白茅根 12g，炙枇杷叶 6g。

2 诊　1971 年 7 月 5 日。仍咳嗽，吐白痰，带血（色较淡），口干，痰已利，头闷，脉沉弱。

照 7 月 2 日方再服 2 剂。

3 诊　1971 年 7 月 7 日。咳嗽，唾白痰少，无血，口干，头闷，胸闷，脉沉弱。

桔梗 6g，杏仁 9g，紫菀 9g，贝母 9g，桑叶 9g，菊花 9g，茜草 6g，藕节 12g，炙枇杷叶 6g，瓜蒌 9g，枳壳 6g，甘草 5g，仙鹤草 12g，白茅根 15g，生白芍 9g，生地黄 12g。

**按**：血多痰少，口干，痰不利，为阴虚肺燥引起，加生地黄养阴凉血。咯血多，止血药就多，如茜草、仙鹤草、藕节、白茅根、侧柏叶等。

🎓 **病例 4　霍某，男，28 岁。**

首诊　1971 年 12 月 4 日。患肺结核已 4 年，检查为"浸润型"。咳嗽，吐白黏痰，带血，唾血时轻时重，手烧，心悸，失眠，食欲、二便正常，疲乏无力，两胸胁背不舒，脉弦急。

贝母 9g，知母 6g，天冬 9g，款冬花 9g，五味子 6g，薏苡仁 9g，炙甘草 5g，紫菀 9g，百合 9g，阿胶 9g（烊化），当归 9g，苏梗 6g，百部 9g，茜草 6g，藕节 9g，远志 6g，炒酸枣仁 15g，生地黄 9g。

2 诊　1971 年 12 月 8 日。药后，咳嗽，吐痰带血，初服上药均好转，今日又见血，仍心悸，失眠较好，胸痛，左胸胁跳烧，脉弦。

照 12 月 4 日方，改生地黄为 12g，加白芍 9g。

3 诊　1971 年 12 月 11 日。药后，咳吐痰血均好转，仍心悸，睡眠不好，有时稍胸痛，两胁发闷，脉弦。

照 12 月 4 日方服，炒酸枣仁加为 18g，苏梗加为 9g。

🎓 **病例 5　张某，男，19 岁。**

首诊　1972 年 5 月 22 日。咳嗽，吐粉红痰，血鼻涕，咽干，扁桃体发炎，胃泛酸，头闷，身热，脉较前弦数。

桔梗 6g，甘草 6g，贝母 9g，玄参 12g，金银花 15g，连翘 9g，炒牛蒡子 9g，麦冬 12g，菊花 9g，白茅根 12g，炒栀子 6g，牡丹皮 6g，薄荷 5g。

**按：** 本例为支气管扩张症，本患者属阴虚体质、肺胃常有热，所以，常发生咯血，还合并有"扁桃体发炎"。治疗以滋阴、清热为主。桔梗、甘草、牛蒡子利咽喉，玄参、麦冬养阴治咽痛，金银花、连翘、薄荷、菊花清散风热，牡丹皮、炒栀子清血热，白茅根清热止血。

2 诊　1972 年 6 月 18 日。近日又咳嗽，吐白痰带血丝，头闷重，脉弦。

桔梗 6g，杏仁 9g，紫菀 9g，橘皮 6g，款冬花 9g，炙枇杷叶 6g，百部 9g，瓜蒌 9g，炙甘草 5g，贝母 9g，麦冬 9g，菊花 9g，桑叶 9g，阿胶 9g（烊化），茜草 6g。

**按：** 着重散风热，止咳嗽，止血。

3 诊　1972 年 6 月 22 日。药后咳嗽减轻，吐痰带血多，头仍闷重，脉弦。

桔梗 6g，杏仁 9g，紫菀 9g，款冬花 9g，炙枇杷叶 6g，贝母 9g，瓜蒌 9g，炙甘草 5g，藕节 9g，茜草 6g，仙鹤草 9g，阿胶 9g（烊化），麦冬 9g，白茅根 9g。

**按：** 吐痰带血多，止血药也多，如藕节、茜草、仙鹤草、阿胶、白茅根。

4 诊　1972 年 6 月 25 日。药后咳嗽见轻，吐痰已少，痰红，头晕，脉弦较缓。

桔梗 6g，杏仁 9g，紫菀 9g，款冬花 9g，炙枇杷叶 6g，贝母 9g，瓜蒌 9g，炙甘草 5g，藕节 9g，白茅根 9g，麦冬 9g，天冬 9g，阿胶 9g（烊化），桑叶 9g，菊花 9g，白前 6g。

5 诊　1972 年 7 月 2 日。药后咳嗽见轻，吐痰少，痰红止，头仍重，小便黄，夜出汗多，脉弦。

原方继服。

🎓 **病例 6　马某，女，41 岁。**

首诊　1973 年 11 月 26 日。咳嗽气短，吐白痰，有时带血丝，手烧，不欲食，大便干，2~3 日 1 次，小便正常，月经提前 10 余日至 20 余日一行，有血块，淋漓延绵 10 余日，精神不振，脉细弱。检查示"空洞性肺结核"。

辽沙参 9g，麦冬 9g，五味子 5g，百合 12g，白及 9g，川贝母 9g，紫菀 9g，百部 9g，山药 12g，莲子 9g，炙枇杷叶 6g，炙甘草 5g，鸡内金 6g。

**按：** 重点是滋阴润肺，止咳祛痰，培土生金。

2 诊　1973 年 12 月 8 日。服 11 月 26 日方，仍咳嗽，气短，吐白硬块痰，痰中带血，近日食欲较好，便干见好，脉较有力。

照上方辽沙参、百合各加 3g，加地骨皮 9g，阿胶 6g（烊化），茜草 6g。

3 诊　1973 年 12 月 21 日。仍咳嗽、气短，吐痰少，干咳嗽，近日不带血，食欲少，便干见好，口干渴，喜进冷食，手烧，内热，脉虚弱。

辽沙参 9g，麦冬 9g，五味子 6g，百合 12g，白及 9g，川贝母 9g，紫菀 9g，百部 9g，山药 9g，莲子 9g，炙枇杷叶 6g，炙甘草 5g，鸡内金 6g，地骨皮 12g，桑叶 9g，知母 9g，谷芽 6g，陈皮 5g。

🍄 **病例7　赵某，男，38 岁。**

首诊　1974 年 6 月 9 日。胸痛，因搬石头用力猛引起唾血，口干渴，食欲、二便正常，发病 3 日，脉沉。

桔梗 6g，瓜蒌 15g，贝母 9g，白茅根 15g，仙鹤草 12g，大小蓟各 9g，茜草 6g，黑蒲黄 6g，枳壳 6g，藕节 9g，麦冬 9g，当归尾 9g，赤芍 9g，丹参 9g。

**按：** 搬石头用力猛，致使支气管的血管破裂，引起咯血，一部分咳出，一部分留存胸部，形成瘀血而胸痛。故加瓜蒌、贝母、枳壳宽胸理气；丹参、赤芍、当归尾活血止痛。口干渴加麦冬，再加大小蓟、藕节、仙鹤草、茜草、白茅根、黑蒲黄，凉血止血。

2 诊　1974 年 6 月 15 日。服 6 月 9 日方，唾血已止，仍口干渴，胸闷痛，脉弦。

当归尾 9g，赤芍 9g，香附 6g，川芎 6g，乌药 6g，五灵脂 6g，苏梗 9g，枳壳 6g，青皮 6g，麦冬 9g，瓜蒌 15g，生蒲黄 6g。

**按：** 胸闷痛，由气滞血瘀引起，首先要行气，加香附、乌药、青皮、苏梗、枳壳理气。咯血已止，瘀血尚存；瘀血不去，咯血难止，加五灵脂、生蒲黄、川芎、赤芍活血止血。

🍄 **病例8　刘某，男，64 岁。**

首诊　1975 年 2 月 18 日。食欲尚可，消化迟钝，大小便尚可，咳嗽气短，吐白黏痰，痰中带血，晚上口干，舌涩，身体疲乏无力，睡眠不实，头闷，痰不利。发病已 2 年余，西医检查右肺上叶不张，原因不明。舌苔腻厚白黄，脉虚数无力。

辽沙参 9g，麦冬 9g，五味子 5g，紫菀 9g，炙枇杷叶 6g，川贝母 9g，茜草 6g，仙鹤草 12g，山药 9g，莲子 9g，瓜蒌 9g，藕节 9g，粉甘草 5g，桑叶 9g，陈皮 6g，远志 6g，炒酸枣仁 12g。

**按：** 咳嗽气短、口干，加辽沙参、麦冬、五味子；痰不利，加瓜蒌、川贝母；头闷加桑叶，且有清肺热的作用；消化迟钝，加山药、莲子养胃阴，增进食欲；痰中带血，加茜草、仙鹤草、藕节止血。

2 诊　1975 年 3 月 10 日。消化较好，咳嗽少，睡眠好转，痰中不见血，大便正常，小便微不利，稍口干，脉沉弱。

原方继服 3 剂。

🍄 **病例9　田某，男，27 岁。**

首诊　1976 年 6 月 10 日。早饭食欲衰减，午饭尚好，大便正常，小便次频，尿时尿道痛，腰困。咳嗽，吐白黏痰，痰中带血，初系满口血，以后系痰中带血丝、血点，有时痰血混合，口干，咽干，时胸痛，手心有时烧，有时头晕，能入寐，腰困。发病 10 余日。舌质红少苔，脉沉至数正常。

桔梗 6g，贝母 9g，紫菀 9g，橘红 6g，炙枇杷叶 6g，瓜蒌 9g，麦冬 9g，百部 9g，甘草 5g，茜草 6g，阿胶 9g（烊化），藕节 9g，仙鹤草 12g，地骨皮 12g，桑叶

9g，竹叶 6g。

**2 诊**　1976 年 6 月 12 日。服 6 月 10 日方，食欲尚可，尿时尿道不痛，近日痰中无血，口咽时干，胸仍痛，手心下午烧，头不晕，腰仍困。

桔梗 6g，贝母 9g，紫菀 9g，橘红 6g，炙枇杷叶 6g，瓜蒌 15g，麦冬 9g，百部 9g，茜草 6g，地骨皮 15g，桑叶 9g，苏子 6g，仙鹤草 12g，甘草 5g。

**按：**2 剂药就痰中血消，可见药物是用对了。

**3 诊**　1976 年 6 月 14 日。服 6 月 12 方日，再未唾血，口咽睡卧时干，胸痛见轻，下午手烧，腰困，头晕见好，脉沉弱。

桔梗 6g，贝母 9g，杏仁 9g，紫菀 9g，橘红 6g，炙枇杷叶 6g，瓜蒌仁 12g，麦冬 9g，百部 9g，苏子 6g，茜草 6g，地骨皮 15g，甘草 5g，沉香 6g，牡丹皮 6g，桑叶 9g。

**🎓 病例 10　金某，女，68 岁**

**首诊**　1977 年 3 月 31 日。近日感觉咽部发呛即唾血，有时口苦干，大便正常，小便黄，舌苔白，脉弦。

酒黄连 6g，酒黄芩 6g，甘草 5g，酒大黄 6g，藕节 9g，白茅根 15g，枳壳 6g，麦冬 9g，生地黄 12g，牛膝 9g，炒栀子 6g。

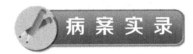
病案实录

**🎓 病例 1　朱某，男，36 岁。**

**首诊**　1970 年 11 月 15 日。咳嗽，吐白痰带血，胸有时扎痛，带血，时口干，食纳、二便正常，身烧，体倦乏力，发病 3 年。

桔梗 6g，杏仁 6g，西贝母 9g，百部 9g，茜草 6g，阿胶 9g（烊化），枇杷叶 6g，甘草 5g，桑叶 9g，紫菀 9g，麦冬 9g，瓜蒌皮 9g，沙参 9g，五味子 5g，藕节 9g。

**2 诊**　1970 年 11 月 19 日。咳嗽，痰血少，胸扎痛，口干，手烧，脉沉弱。

桔梗 6g，杏仁 6g，西贝母 9g，百部 9g，茜草 6g，阿胶 9g（烊化），枇杷叶 6g，甘草 5g，紫菀 9g，沙参 9g，麦冬 9g，五味子 5g，百合 9g，白及 9g，藕节 9g。

**🎓 病例 2　张某，男，30 岁。**

**首诊**　1970 年 11 月 25 日。咳嗽，吐白黑痰，前期带血 1 次，其他无不适，发病 20 余日，脉稍弦疾。

桔梗 6g，百部 9g，杏仁 9g，橘皮 6g，枇杷叶 6g，炙甘草 5g，西贝母 9g，紫菀 9g，五味子 3g，桑白皮 9g，藕节 9g。

**🎓 病例 3　郭某，男，成年。**

**首诊**　1970 年 12 月 6 日。发冷发热，咽鼻干，气喘咳嗽，右胸痛，吐红沫痰，脉软缓和。

桔梗 6g，甘草 5g，桑叶 9g，杏仁 9g，瓜蒌 9g，西贝母 9g，白茅根 15g，藕节 9g，茜草 6g，桑白皮 9g，枇杷叶 6g，紫菀 9g，麦冬 9g，鸡内金 6g，薄荷 5g，荆芥穗 6g，苏子 5g。

**病例 4 赵某，男，成年。**

首诊 1970 年 12 月 7 日。吐白痰多，消化较差，胸闷，腰困，左胁不舒，痰中带血，大便亦有血，脉沉弱弦滑。

茯苓 12g，半夏 9g，陈皮 9g，炙甘草 5g，枳实 6g，竹茹 9g，石菖蒲 6g，炒酸枣仁 15g，钩藤 6g，全蝎 5g，白芍 9g，柴胡 3g，鸡内金 6g，胆南星 6g，白茅根 9g，藕节 9g。

**病例 5 戎某，女，48 岁。**

首诊 1971 年 1 月 7 日。不欲食，咳嗽，吐白沫痰，带血丝，心悸，气短，失眠，大便少，小便较利，偏半身不遂，口干。

红参 5g，麦冬 9g，五味子 5g，鸡内金 6g，陈皮 6g，远志 6g，炒酸枣仁 12g，柏子仁 6g，川贝母 6g，阿胶 6g（烊化），枇杷叶 6g，当归 9g，黄芪 12g，赤芍 6g，地龙 5g。

**病例 6 马某，女，22 岁。**

首诊 1971 年 1 月 9 日。咳嗽，痰中带血，口咽干，能食，二便正常，头晕，手心烧，发病 3～4 日，哺乳期，脉细弱。

桔梗 6g，杏仁 9g，紫菀 9g，麦冬 9g，桑叶 9g，瓜蒌 18g，菊花 6g，枇杷叶 6g，白茅根 15g，茜草 6g，藕节 9g，生地黄 15g，甘草 5g。

**病例 7 赵某，男，27 岁。**

首诊 1971 年 3 月 25 日。能食，二便正常，轻度咳嗽，口干，胸闷，唾白沫痰，不见红痰，手烧，脉较上次缓和。

白芍 9g，醋柴胡 3g，香附 6g，苏梗 6g，桔梗 6g，紫菀 9g，枇杷叶 6g，川贝母 9g，牡丹皮 6g，麦冬 9g，瓜蒌 9g，藕节 6g，茜草 6g，白茅根 9g。

2 诊 1971 年 3 月 27 日。咳嗽，不口干，胸有时憋，吐白痰，有时吐血样痰，晚上汗已少，脉沉弱兼弦。

白芍 9g，醋柴胡 3g，香附 6g，苏梗 9g，桔梗 6g，紫菀 9g，枇杷叶 6g，川贝母 9g，瓜蒌 9g，茜草 6g，阿胶 9g（烊化），炙甘草 5g。

**病例 8 刘某，男，40 岁。**

首诊 1971 年 3 月 16 日。不欲进食 1 年余，睡眠不好日久，心烦，二便正常，口干，头晕，有时腹内发热，胸部经常憋，脘痛喜按，近日唾血 2 次，伴疲倦无力，脉沉弱。

山药 12g，莲子 9g，鸡内金 6g，谷芽 6g，厚朴花 6g，苏梗 9g，远志 6g，茯神 9g，阿胶 9g（烊化），白茅根 12g，藕节 9g，石斛 12g，甘草 5g，炒酸枣仁 15g，麦冬 9g，茜草 9g。

**病例 9 白某，女，32 岁。**

首诊 1971 年 5 月 31 日。咳嗽吐黄痰，痰中带血，口咽鼻干，胸闷不疏，骨蒸内热，手烧，气疲无力，食欲时好时差，大便常干，小便多黄，月经正常，头晕，有时失眠，发病从 1961 年开始，西医诊断为"肺结核"，有时大咯血，高热，脉沉弱无力。

辽沙参 9g，麦冬 9g，五味子 5g，紫菀 9g，百部 9g，白及 6g，阿胶 9g（烊化），炙枇杷叶 6g，山药 9g，莲子 9g，川贝母 9g，桑叶 9g，当归 9g，火麻仁 6g，地骨皮 12g，百合 9g，杏仁 6g，瓜蒌 9g。

# 小　结

咯血证，多由肺炎、肺结核、支气管扩张引起。也有的患者是由于用力过度，使血管破裂而引起咯血。这些患者大多为阴虚证，平时就有口干、手足发热等表现。其代表性方剂有以下几种。

（1）阴虚咯血：沙参生脉散为主。

沙参 9g，麦冬 9g，五味子 5g，桔梗 6g，杏仁 9g，瓜蒌 9g，紫菀 9g，百部 9g，白及 9g，枇杷叶 6g，阿胶 9g（烊化），桑叶 9g，西贝母 9g，甘草 5g，地骨皮 12g，菊花 9g。

（2）瘀阻咯血：失笑散为主。

当归尾 9g，川芎 6g，赤芍 9g，五灵脂 6g，生蒲黄 6g，香附 6g，乌药 6g，苏梗 9g，枳壳 6g，青皮 6g，麦冬 9g，瓜蒌 15g。

（3）积热咳血：金匮泻心汤为主。

酒黄连 6g，酒黄芩 6g，酒大黄 6g，藕节 9g，白茅根 15g，枳壳 6g，麦冬 9g，生地黄 12g，牛膝 9g，炒栀子 6g，甘草 5g。

# 第九章 失 音

　　失音，是指声音不扬或者嘶哑，甚则全然不能发声的疾病。对于本病的发病机制，《临证指南医案·失音》总结说："金实则无声，金破亦无声"，可谓言简意赅。

　　喉是肺之门户，具有发音的功能，声音的有无及强弱与肺的功能密切相关，而喉的发音赖肺津之滋润及肺气之鼓动而成。肺气充沛，津液充足，则气道通利，喉咙得养，发音洪亮；若肺有病变，喉失所养，则见喉干、喉痒，声音嘶哑，甚至失音。如风热犯肺，肺气失宣，肺窍壅塞，可见声音嘶哑或失音，即所谓"金实不鸣"。当以宣肺祛邪之法治之，方用清咽利膈汤（前胡、防风、荆芥、连翘、牛蒡子、山豆根、玄参、栀子、桔梗、甘草）加减。若肺阴不足，或肺燥津伤，喉失所养，亦可见声音嘶哑或失音、喉干或痛，即所谓"金破不鸣"。治以养阴润肺，一般选用百合固金汤（百合、生地黄、熟地黄、麦冬、白芍、玄参、贝母、桔梗、甘草、当归）。

　　观张子琳治疗失音的病案，大都为病程较久的肺阴不足患者。治疗时选用滋养肺肾、利咽开音之品以恢复喉之发音功能。用麦冬、玄参滋阴润肺，山豆根清热解毒，诃子肉敛肺润燥，蝉蜕、胖大海、石菖蒲通窍开声。

## 三 典型病案

**病例 1　赵某，女，57 岁。**

　　首诊　1974 年 3 月 6 日。咽干，咽痛，失音，从 1973 年 8 月开始，能食，大便少、不畅，小便一般，舌质红，脉沉稍数。

　　玄参 12g，麦冬 9g，连翘 6g，诃子肉 6g，石菖蒲 6g，桔梗 6g，山豆根 5g，川贝母 6g，蝉蜕 6g，胖大海 6g，甘草 5g，藏青果 6g，路路通 6g。

　　**按：**本方是晋剧老艺人说书红（本名为高文翰）自创的一剂治疗失音的验方。说书艺人全凭一副好嗓子，但长时间的说书，肺津耗伤引起声音嘶哑是难免的。经过多年揣摩，说书红终于总结出了一个屡试不爽的方剂，也让其他艺人获益匪浅。本方经张子琳先生之手，又造福于其他失音患者。

　　2 诊　1974 年 3 月 10 日。服药后仍咽痛，咽干，失音，大便不畅，眼模糊，舌质红，脉弦数。

　　玄参 15g，麦冬 12g，连翘 9g，诃子肉 6g，石菖蒲 5g，桔梗 6g，山豆根 6g，金果榄 6g，川贝母 9g，蝉蜕 6g，胖大海 6g，菊花 9g，藏青果 6g，金银花 15g，炒牛蒡子 9g，甘草 5g。

**按**：本例失音患者已有 10 月余病程，初为外感风邪，郁而化热，灼伤津液，故见咽干、咽痛、舌质红、脉数等热象。"金实则无声，金破亦无声。"该患者的失音是二者兼而有之。方用玄参、麦冬滋阴润燥，连翘、山豆根、蝉蜕清热利咽，桔梗、甘草、胖大海宣肺启音，诃子肉、藏青果敛肺降火，石菖蒲、路路通通窍开音。2 诊时咽痛较前更为明显，故加入金银花、金果榄、菊花、炒牛蒡子辛凉之品以加强清热解毒、利咽消肿之功效。

**病例 2　方某，女，55 岁。**

**首诊**　1974 年 4 月 2 日。音稍哑，咽发干，睡眠时好时不好，能食，二便正常，有白痰，发病 1 月余，脉稍数。

玄参 9g，麦冬 9g，连翘 9g，石菖蒲 6g，桔梗 6g，贝母 9g，蝉蜕 5g，胖大海 6g，甘草 5g，藏青果 6g，竹茹 5g，路路通 2 个，夜交藤 9g，合欢花 9g，炒牛蒡子 6g。

**按**：仍然采用说书红的验方，胖大海治疗音哑。咽不利，加炒牛蒡子；睡眠差，加夜交藤、合欢花治疗。

**2 诊**　1974 年 4 月 12 日。服 4 月 2 日方，音哑已不要紧，咽仍干，睡眠不好，吐黄痰，出汗多，干恶心，脉沉弱。

照 4 月 2 日方夜交藤加为 12g，合欢花加为 12g，玄参加为 12g。

**按**：玄参，治疗咽痛必不可少。

**病例 3　张某，女，21 岁。**

**首诊**　1978 年 9 月 3 日。4 个月以前，患重感冒，引起咽喉疼痛，音哑，说不出话，现在以咽痒、嗓子疼、失音为主要症状，食纳、二便一般，手心烧，舌苔白腻，脉沉数。

玄参 12g，麦冬 9g，连翘 9g，诃子肉 6g，石菖蒲 5g，桔梗 6g，山豆根 6g，川贝母 9g，竹茹 6g，蝉蜕 6g，胖大海 6g，甘草 5g，路路通 3 枚，藏青果 6g，炒牛蒡子 9g。

**2 诊**　1978 年 9 月 24 日。服 9 月 3 日方，咽喉仍疼痛，音哑、说不出话等稍减轻，手仍烧，消化饭后不转，舌尖红，舌有红点，脉沉数。

玄参 15g，麦冬 9g，连翘 12g，诃子肉 6g，金银花 15g，桔梗 6g，山豆根 6g，川贝母 9g，蝉蜕 6g，胖大海 6g，甘草 5g，路路通 3 个，炒牛蒡子 9g，牡丹皮 6g，地骨皮 15g，神曲 6g，山楂 6g，藏青果 6g。

**按**：手烧加牡丹皮、地骨皮；消化差加神曲、山楂。

**3 诊**　1978 年 10 月 8 日。服 9 月 24 日方，咽喉仍干痛，失音较前好转，说话比之前轻松，手烧，消化转运见好，舌质偏红，苔白少津，脉沉数。

桔梗 6g，甘草 5g，玄参 18g，麦冬 9g，诃子肉 6g，金银花 15g，山豆根 6g，贝母 9g，连翘 12g，蝉蜕 6g，胖大海 6g，路路通 6g，怀牛膝 9g，牡丹皮 6g，地骨皮 6g。

**4 诊**　1978 年 10 月 21 日。服 10 月 8 日方，咽喉干痛显著好转，仍发干，轻痛，音哑逐渐能说清，手烧缓解，消化比之前好，脉沉弱稍数。

桔梗 6g，甘草 5g，玄参 15g，麦冬 9g，生地黄 15g，山豆根 6g，金银花 12g，贝母 9g，连翘 12g，胖大海 6g，炒牛蒡子 9g，牡丹皮 6g，玉竹 9g，薄荷 5g，白芍 9g。

按：经过几次的诊疗，效果终于显现出来。生地黄、玄参、麦冬滋阴润肺，治疗金破不鸣；金银花、连翘、薄荷清热解毒，治疗金实不鸣。

🔲 **病例4　冯某，男，51岁。**

首诊　1980年5月3日。音哑从1979年12月份开始，咽喉不痛、发干，主要是说话失音，咽喉憋气，食欲、二便一般，舌苔薄白，脉沉细。

玄参12g，麦冬9g，连翘6g，诃子肉6g，石菖蒲6g，桔梗6g，山豆根3g，川贝母6g，蝉蜕6g，胖大海6g，甘草5g，藏青果6g，路路通3枚，竹茹6g。

2诊　1980年5月10日。服5月3日方，咽干见好，气已舒不憋，说话声哑，食纳、二便一般，舌苔薄黄而干，脉右沉左细。

玄参12g，麦冬9g，连翘6g，诃子肉6g，石菖蒲6g，桔梗6g，山豆根6g，川贝母6g，蝉蜕6g，胖大海6g，甘草5g，藏青果6g，路路通3枚，竹茹6g。

3诊　1980年5月20日。服5月10日方，口咽发渴好转，气息已舒，不发憋，仍声哑，说话不响亮，食欲、二便正常，舌时黄时干，脉沉弱稍快。

玄参12g，麦冬10g，连翘9g，诃子肉6g，石菖蒲6g，桔梗6g，山豆根6g，川贝母9g，蝉蜕6g，胖大海9g，甘草5g，藏青果6g，路路通5g，竹茹6g。

🔲 **病例5　史某，男，55岁。**

首诊　1980年9月18日。食欲、二便、睡眠均无异常，主要症状：从1978年因感冒不重视引起咽喉失音，经多法治疗未愈，除说不出话，还有口咽干，咳不出痰，舌苔淡白，脉沉稍弦滑。

玄参10g，麦冬10g，桔梗6g，诃子肉6g，石菖蒲5g，川贝母9g，蝉蜕6g，胖大海6g，甘草5g，路路通3个，瓜蒌9g，橘红6g。

2诊　1980年9月27日。服9月18日方，失音稍有好转，咳痰稍觉容易，口咽仍干，食欲、二便正常，药后有嘈杂感觉，舌苔白有齿印，脉沉带弦滑。

桔梗9g，麦冬10g，诃子肉9g，石菖蒲5g，大贝母9g，蝉蜕6g，胖大海6g，甘草5g，路路通4个，瓜蒌15g，橘红9g，玄参10g。

3诊　1980年10月5日。服9月27日方，头昏同前，咳痰较利，口咽干，食欲、二便一般，胃脘不舒适，嘈杂已减轻，咳嗽黏痰转为稀痰，一直有咸味，便物偏溏、日1次，舌质淡苔白有齿印，脉沉弱、弦滑不明显。

玄参9g，麦冬9g，桔梗6g，炙甘草5g，诃子肉6g，石菖蒲5g，川贝母9g，蝉蜕6g，胖大海5g，路路通3个，茯苓9g，陈皮6g，半夏9g，乌贼骨9g。

按：嘈杂，加乌贝散（乌贼骨、大贝母）治疗。

# 小　结

风热犯肺、肺窍壅塞，可引起失音；或肺阴不足，喉失所养，也可引起失音。张子琳以上病案，基本上是一以贯之，大体上采用说书红的验方。咽痛明显时，再加金银花、牛蒡子利咽喉药，以加强清热功能。如果合并梅核气，则可加用半夏厚朴汤，一起治疗。

# 第十章 鼻 炎

鼻炎，属中医"鼻塞""鼻鼽"范畴。鼻鼽最早见于《素问·脉解》，其曰："头痛、鼻鼽、腹肿者，阳明并于上，上者则其孙络太阴也，故头痛、鼻鼽、腹肿也。"后世医家对本病的论述也较多，如金代《刘河间医学六书》中说："鼽者，鼻出清涕也。"明代《秘传证治要诀及类方》说："清涕者，脑冷肺寒所致。"

本病主要因为肺气虚弱，卫表不固，风寒乘虚而入，犯及鼻窍，邪正相搏，肺气不得通调，津液停聚，鼻窍壅塞，遂致打喷嚏、流清涕。此外脾虚则脾气不能输布于肺，肺气也虚，而卫气之根在肾，肾虚则卫气化生无源。故鼻鼽的病变在肺，但其病理变化与脾肾也有一定关系。

## 典型病案

🎓 **病例1** 陈某，男，24岁。

**首诊** 1970年12月20日。能食，二便正常，体倦无力，鼻气不通，从小即有头痛，脉沉弱。

苍耳子9g，辛夷6g，菊花9g，薄荷6g，连翘9g，生地黄9g，白芍9g，白芷9g，金银花9g，当归9g，细辛2.4g，川芎6g，甘草6g。

**2诊** 1970年12月22日。鼻气不通。

苍耳子9g，辛夷6g，菊花9g，薄荷6g，连翘9g，生地黄12g，白芍9g，白芷9g，金银花12g，当归9g，细辛2.4g，川芎9g，甘草6g。

**3诊** 1970年12月24日。药后仍鼻不通气。

辛夷5g，生地黄9g，细辛1.5g，川芎6g，荆芥穗9g，藁本5g，防风5g，金银花9g，桔梗5g，白芷5g，连翘9g，石菖蒲6g，薄荷6g，苍耳子6g，黄芩9g，菊花6g，蝉蜕6g，夏枯草6g。

**4诊** 1970年12月26日。药后证象无变化，稍觉鼻塞好转。

辛夷6g，生地黄12g，细辛1.5g，川芎6g，荆芥穗6g，藁本6g，防风6g，金银花9g，桔梗6g，白芷6g，连翘9g，石菖蒲9g，薄荷6g，苍耳子9g，黄芩9g，菊花9g，蝉蜕6g，夏枯草9g。

**按：**《内经》认为"肺开窍于鼻"，故鼻病当责之于肺。当外感风寒、邪气侵袭鼻窍而致鼻塞、流清涕，继则化火灼津，痰浊阻塞鼻窍而流黄臭、脓浊样鼻涕，一般都是采用苍耳子散（苍耳子、辛夷、白芷、薄荷）治疗。其中苍耳子能使清阳之气上行，发散而通窍，故可治头痛、鼻渊等症；辛夷散风热，通九窍；薄荷疏肝泻肺、清利头目；白芷上行头面，祛风通窍。合生地四物汤凉血活血，细辛、荆芥穗、防风祛风通窍；金银花、连翘、菊花散风热；黄芩清肺热。

**病例2　胡某，女，42。**

首诊　1980年4月17日。近日经常伤风、感冒。症状：鼻流清涕，鼻不通气，口干，头闷不清，食欲、二便、精神都正常，近日肝区不舒适，嗳气，舌无苔，脉沉弱。

桔梗6g，桑叶10g，菊花10g，荆芥穗6g，麦冬9g，陈皮6g，辽沙参12g，五味子6g，赤芍9g，柴胡5g，香附6g，紫苏6g，甘草5g。

2诊　1980年4月25日。服4月17日方，鼻流清涕、鼻不通气，口干，头闷不清，食欲、二便均正常，肝区不舒不要紧，胃酸，嗳气，出虚汗多，背部冷，舌苔薄白，脉沉稍紧。

羌活9g，荆芥穗6g，桂枝6g，半夏9g，陈皮6g，桔梗6g，炙甘草5g，生姜3片，辛夷6g，枳壳6g，龙骨、牡蛎各12g，大枣3枚。

3诊　1980年4月28日。服4月25日方，仍流鼻涕，鼻不通气，口干，头闷缓解，背部冷，食欲、二便正常，肝区不舒减轻，胃酸见好，虚汗见好。

当归9g，白芍9g，川续断9g，狗脊9g，羌活6g，桂枝6g，炙甘草5g，荆芥穗6g，苍耳子6g，麦冬10g，半夏9g，陈皮6g，龙骨、牡蛎各12g，川芎6g。

**按：**该患者以感冒症状为主，背冷加羌活、桂枝祛风寒；流鼻涕、鼻不通气，加苍耳子、荆芥穗治疗；当归、川芎、白芍活血养血；有虚汗，加龙骨、牡蛎敛汗。

4诊　1980年5月4日。服4月25日方，自觉不如4月17日方效果明显。现症：鼻流清涕很多，不觉减少，鼻不通气，口干，头闷，肝不舒缓解，出虚汗缓解，背还冷，舌苔白，脉沉。

苍耳子9g，辛夷6g，菊花10g，薄荷6g，连翘9g，生地黄9g，白芍9g，白芷9g，金银花9g，当归9g，细辛2g，川芎2g，甘草5g。

**按：**该患者之鼻炎治疗以苍耳子散为主，加金银花、连翘清热，细辛治鼻塞，生地四物汤活血凉血。

5诊　1980年5月6日。服5月4日方，鼻流清涕多，鼻不通气，口干，头闷痛，肝不舒，胃酸，时背冷，鼻辣，舌苔淡白，脉沉弱。

菊花10g，蒺藜12g，石决明12g，薄荷6g，芥穗6g，麦冬10g，桔梗6g，桑白皮9g，金银花12g，甘草5g，紫苏9g，陈皮6g，白芷6g，川芎6g。

6诊　1980年6月4日。服5月6日方2剂，食欲、二便正常，鼻流清涕少，鼻不通气，口干思水，头闷痛，肝区无不适，鼻辣、胃酸、背冷消失，月经提前7~8天，舌淡苔白少津，脉沉弱。

苍耳子9g，辛夷6g，菊花9g，薄荷6g，连翘6g，生地黄9g，白芍9g，白芷9g，金银花9g，当归9g，细辛2g，川芎5g，甘草5g，蔓荆子9g，藁本9g。

7诊　1981年3月1日。鼻不通气，咳嗽，咯痰不利，吐白黏痰，时口干，食欲好，饭后消化不好，大小便一般，月经正常，鼻痒，有时咽痛，舌苔淡白，有齿印，脉沉。

辛夷9g，苍耳子9g，菊花9g，薄荷9g，连翘9g，生地黄9g，白芍9g，白芷

6g，金银花 9g，川芎 6g，甘草 5g，桔梗 6g，贝母 9g，杏仁 9g，前胡 9g，橘红 6g，瓜蒌 12g，神曲 9g，焦山楂 9g。

**按**：又感冒鼻塞、咳嗽，鼻炎发作，治疗仍然以苍耳子散，再加治咳嗽药物。

🎓 **病例3　于某，女，23岁。**

首诊　1977年6月29日。食欲好，大便干，小便正常，鼻子不通气，流清涕如感冒一般，身体疲乏，头痛，月经推后，来时急躁，少腹痛，手关节痛，大拇指里边痛，舌淡苔润滑白薄，脉沉弱。

苍耳子 9g，细辛 1.5g，菊花 9g，薄荷 6g，白芍 9g，白芷 6g，当归 9g，川芎 6g，辛夷 6g，甘草 5g，荆芥穗 6g，桔梗 6g，桑枝 9g，丝瓜络 9g。

2诊　1977年9月20日。服6月29日方，时久未诊，能食，大便干甚，小便正常，鼻不通气，疲乏轻，不头痛，月经周期正常，经量少，天冷时手僵、捏不住东西，脉细弱。

苍耳子 9g，细辛 1.5g，薄荷 5g，白芷 6g，辛夷 6g，甘草 5g，荆芥穗 6g，当归 9g，瓜蒌 15g，火麻仁 9g，桑枝 15g，丝瓜络 12g，川芎 6g，生地黄 12g。

3诊　1977年11月27日。服9月20日方，鼻子较通气，头晕痛，手面憋，口鼻干，大便干，腰憋，腹胀满，脉沉细无力。

苍耳子 9g，细辛 1.5g，辛夷 6g，白芷 6g，薄荷 5g，荆芥穗 5g，当归 9g，瓜蒌 15g，火麻仁 15g，川芎 5g，苍术 6g，厚朴 9g，大腹皮 9g，桑白皮 9g，冬瓜皮 12g，麦冬 9g，菊花 9g。

🎓 **病例4　赵某，男，18岁。**

首诊　1971年10月27日。右鼻孔不通，鼻内干，不通时不闻香臭，发病年余，脉弦紧。

苍耳子 9g，辛夷 6g，菊花 9g，薄荷 6g，连翘 9g，生地黄 9g，白芍 9g，白芷 9g，金银花 9g，当归 9g，川芎 5g，甘草 6g，细辛 2.4g。

2诊　1971年10月31日。药后仍右鼻孔不通，鼻内不干，脉弦。

苍耳子 9g，辛夷 6g，菊花 9g，薄荷 6g，连翘 12g，金银花 12g，生地黄 12g，白芍 9g，白芷 6g，细辛 1.5g，川芎 6g，甘草 6g，荆芥穗 5g。

3诊　1971年11月2日。药后鼻孔较通，鼻内干见轻，鼻内有疼痛感觉，脉弦。

苍耳子 9g，辛夷 6g，菊花 9g，薄荷 6g，连翘 12g，金银花 15g，生地黄 15g，白芍 9g，白芷 5g，细辛 1.5g，川芎 6g，甘草 6g，黄芩 6g，荆芥穗 3g。

🎓 **病例5　郝某，女，48岁。**

首诊　1973年12月16日。近日鼻口干，发火发辣发憋，颧骨胀肿，胸不舒，腰困甚，脉沉弱。

山药 9g，莲子 9g，陈皮 6g，辽沙参 9g，麦冬 9g，玉竹 9g，石斛 12g，甘草 5g，谷芽 6g，鸡内金 6g，茯苓 6g，金银花 6g。

2诊　1974年1月8日。有时口干，有时鼻憋气，鼻发火、手热见好，耳鸣，大便先硬后溏，腰困，小便不禁，脉沉。

山药 9g，莲子 6g，辽沙参 9g，麦冬 9g，玄参 9g，玉竹 9g，石斛 12g，生地黄

9g，甘草 5g，菟丝子 12g，地骨皮 9g，连翘 6g，鸡内金 6g，陈皮 5g。

3 诊　1974 年 3 月 26 日。近日鼻咽干，今天鼻中带血，大便偏溏，时耳鸣，腰困，白带多，眼模糊，舌干烧，脉沉弱。

麦冬 9g，天冬 9g，玉竹 9g，石斛 15g，生地黄 12g，玄参 9g，牡丹皮 6g，甘草 5g，鸡内金 6g，天花粉 9g，菊花 9g，白茅根 9g，厚朴 5g，黑栀子 3g。

4 诊　1974 年 5 月 4 日。服 3 月 26 日方，近日鼻不干，舌头中间有一片赤赭色、干甚，有时龈痛、不要紧，耳时鸣，眼有睁不开模样，腰痛，胃脘痛、恶心，二便一般，头晕，舌质赤少津，脉细弱。

辽沙参 9g，麦冬 9g，玉竹 9g，石斛 9g，山药 9g，甘草 5g，竹茹 6g，川续断 9g，狗脊 9g，川楝子 9g，延胡索 6g，生地黄 9g，陈皮 6g，菊花 6g。

5 诊　1974 年 10 月 22 日。近日感冒已缓解，鼻涕已少，大便正常，发冷热见好，牙和舌头又憋，脉沉弱。

辛夷 5g，薄荷 5g，菊花 9g，川芎 5g，甘草 3g，玄参 9g，山药 12g，当归 9g，连翘 9g，金银花 9g，石斛 9g，白芷 5g，桔梗 3g。

6 诊　1977 年 3 月 3 日。鼻气不通，两耳流黄水，发痒，脉沉细。

苍耳子 6g，辛夷 6g，菊花 6g，薄荷 6g，生地黄 9g，白芍 9g，白芷 6g，金银花 9g，川芎 5g，当归 9g，甘草 5g，细辛 1.5g，黄芩 6g，连翘 9g。

另方搽耳用：枯矾、炮甲珠各 3g，冰片 0.3g。先将甲珠、枯矾研细，加冰片，再研极细末，装瓶备用，每日吹入 2～3 次。

**病例 6　刘某，男，40 岁。**

首诊　1976 年 1 月 13 日。鼻流清涕已有 6～7 年的病程，一直未愈，鼻窍通畅，能闻香臭，鼻涕无不正味，头不觉痛，只是清涕止不住，感受过冷过热，或刺激性食物都能引发，清涕多，其他无感觉，脉沉弱。

黄芪 15g，当归 9g，柴胡 1.5g，升麻 1.5g，党参 12g，炙甘草 6g，陈皮 5g，党参 12g，五味子 6g，生姜 3 片，大枣 3 枚。

## 附：鼻头色赤　鼻䶪

**病例 1　武某，男，23 岁。**

首诊　1973 年 9 月 13 日。鼻头赤色，经常鼻头有出油的现象，伴有关节炎宿疾，鼻赤 2～3 年，脉沉。

当归 9g，川芎 6g，白芍 9g，赤芍 9g，生地黄 15g，陈皮 6g，红花 5g，苍耳子 6g，炒黄芩 6g，甘草 5g，连翘 6g，金银花 9g。

2 诊　1975 年 3 月 25 日。鼻头发赤，有出油情况，发痒，余无不适，脉沉弦。

当归 9g，生地黄 12g，川芎 6g，赤芍 9g，酒黄芩 6g，赤茯苓 9g，陈皮 6g，甘草 5g，金银花 12g，连翘 12g。

3 诊　1975 年 3 月 29 日。服 3 月 25 日方，鼻头发赤和出油见轻，微觉有黄痰不利咳，胸脯因有痰咳不出而出汗，脉弦滑。

照 3 月 25 日方生地黄减为 6g，连翘减为 9g，加瓜蒌 12g，浙贝母 9g，杏仁 9g。

**病例 2　邢某，男，成年。**

首诊　1973 年 10 月 27 日。鼻红肿，消化差，睡眠不好。

当归 9g，川芎 6g，白芍 9g，赤芍 9g，生地黄 18g，陈皮 6g，红花 6g，苍耳子 6g，炒黄芩 6g，甘草 5g，连翘 12g，金银花 15g，桃仁 6g，神曲 6g，远志 5g。

2 诊　1973 年 10 月 31 日。药后平稳有效，原方继服。

3 诊　1973 年 11 月 8 日。鼻红肿轻，仍出油。

当归 9g，川芎 6g，白芍 9g，赤芍 9g，生地黄 18g，陈皮 6g，红花 6g，苍耳子 6g，炒黄芩 6g，甘草 5g，连翘 12g，金银花 12g，桃仁 6g。

**病例 3　武某，男，15 岁。**

首诊　1976 年 3 月 8 日。食欲中午差，二便正常，有时口干，鼻头色赤，有时鼻头痒，余无不适，脉沉。

当归 9g，生地黄 15g，川芎 6g，赤芍 9g，酒黄芩 6g，赤茯苓 9g，陈皮 6g，甘草 5g，生姜 3 片。以上药物用水 400ml，煎 320ml，加酒 20ml，调五灵脂末 6g，热服。

2 诊　1976 年 3 月 22 日。服 3 月 8 日方，食欲较前增强，仍口发干，鼻头色赤同前，鼻头痒，舌质偏红润泽无苔，脉转弦数。

生地黄 15g，赤芍 9g，川芎 6g，酒黄芩 6g，甘草 5g，桔梗 6g，连翘 12g，金银花 15g，玄参 9g，麦冬 9g，赤茯苓 9g，五灵脂 6g，陈皮 6g，当归 6g。

3 诊　1976 年 12 月 19 日。服 3 月 22 日方 10 余剂，鼻头赤，现已显著见轻，有时还赤。

当归尾 9g，川芎 5g，赤芍 9g，炒黄芩 6g，桔梗 6g，甘草 5g，连翘 12g，浙贝母 9g，金银花 18g，薄荷 5g，天花粉 9g，陈皮 6g。

**按：**以上处方为《医宗金鉴》之凉血四物汤，此方可凉血调营，散瘀化滞，治疗肺火熏蒸，由鼻部血液瘀滞所生的酒渣鼻。

**病例 4　贾某，男，58 岁。**

首诊　1979 年 7 月 26 日。鼻衄，于 7 月 21 日出血 3 次，7 月 22~23 日各出血 2 次，口干渴，舌苔白，脉沉弦。

生地黄 15g，牡丹皮 9g，炒栀子 6g，白茅根 15g，甘草 5g，黑柏叶 9g，枳壳 6g，阿胶 9g（烊化），黑藕节 9g，怀牛膝 9g，麦冬 9g。

2 诊　1979 年 7 月 27 日。服 7 月 26 日方，鼻衄，再未大出血，有时还小量地点滴出血，口干渴不要紧，头晕，脉沉稍弦。

生地黄 18g，牡丹皮 10g，白茅根 20g，甘草 5g，黑柏叶 9g，枳实 6g，阿胶 9g（烊化），黑藕节 12g，怀牛膝 9g，麦冬 10g，炒栀子 9g。

**按：**鼻衄，多由肺有蕴热，阴津被耗，血热妄行，上循其窍，则鼻窍干燥而衄血。以生地黄、牡丹皮、炒栀子清热凉血，麦冬润肺燥，怀牛膝引血下行，枳实降肺胃之气，黑藕节、白茅根、阿胶、黑柏叶止血。

**病例 5　李某，男，15 岁。**

首诊　1972 年 3 月 26 日。食欲、二便正常，鼻衄，两颞痛、晕，脉沉弱。

生地黄 15g，牡丹皮 6g，白芍 9g，白茅根 15g，炒栀子 6g，牛膝 6g，枳壳 5g，仙鹤草 12g，藕节 9g，菊花 9g，甘草 5g，阿胶 6g（烊化）。

**病例 6　闫某，男，27 岁。**

首诊　1981 年 3 月 3 日。食欲、大小便一般，左鼻孔出血多，有时右鼻孔也出血，不如左鼻孔出得多，余无不适，发病将近 1 个月，舌质红，脉沉。

生地黄 15g，炒栀子 9g，枳壳 6g，阿胶 9g（烊化），白茅根 15g，粉丹皮 9g，怀牛膝 9g，赤芍 9g，茜草 6g，小蓟 9g。

2 诊　1981 年 3 月 14 日。服 3 月 3 日方，药未抓全，缺阿胶、炒栀子，药后仍鼻衄，舌时红，脉沉弦。

生地黄 15g，炒栀子 4g，枳壳 6g，阿胶 10g（烊化），白茅根 15g，粉丹皮 9 g，怀牛膝 9g，白芍 9g，小蓟 9g，仙鹤草 15g。

## 病案实录

**病例 1　徐某，男，51 岁。**

首诊　1970 年 12 月 20 日。鼻干，鼻气不通，有时流稀涕，不欲食，口干不欲饮，二便通调，经常晚上重，胃脘时痛时憋，嗳气，脉弦不和。发病 2 年余。

茯苓 9g，半夏 9g，陈皮 6g，炙甘草 5g，川楝子 9g，延胡索 6g，鸡内金 7.5g，玉竹 9g，石斛 15g，麦冬 9g，厚朴 6g，辛夷 6g，薄荷 5g。

**病例 2　杜某，男，15 岁。**

首诊　1971 年 3 月 11 日。鼻不通气。

苍耳子 6g，辛夷 5g，白芷 6g，细辛 1.5g，黄芩 5g，薄荷 5g，荆芥穗 5g，生地 9g。

**病例 3　李某，男，24 岁。**

首诊　1981 年 7 月 21 日。食纳、大小便正常，主要症状：左右眼先后起颗粒视力不受影响，诊为"麦粒肿"（脸腺炎），左下腮牙龈发肿，经治疗肿已消退，但遗留硬疙瘩，未消除。近日发生鼻衄，口干鼻干。舌尖偏红，苔薄白，脉沉稍弦。发病从 4 月份开始。中医辨证为阴虚内热。

生地黄 15g，白芍 10g，炒栀子 9g，牡丹皮 9g，白茅根 15g，连翘 12g，金银花 15g，玄参 12g，怀牛膝 9g，麦冬 12g。

**病例 4　李某，女，15 岁。**

首诊　1972 年 12 月 26 日。鼻衄已 2～3 年，鼻干，能食，二便正常，脉沉弱。

生地黄 24g，生白芍 9g，炒栀子 9g，牡丹皮 6g，牛膝 6g，白茅根 15g，阿胶 9g（烊化），仙鹤草 9g，麦冬 9g。

**病例 5　崔某，男，26 岁。**

首诊　1972 年 4 月 7 日。鼻不通，流清涕，头闷，脉平。发病 1～2 年。

苍耳子 9g，辛夷 6g，菊花 9g，薄荷 6g，白芷 9g，连翘 9g，金银花 9g，当归 9g，细辛 2.4g，川芎 6g，甘草 5g，白芍 9g，党参 9g，白术 9g。

🎓 **病例 6　谢某，男，24 岁。**

首诊　1972 年 4 月 12 日。口干，口黏，鼻窍不通，头痛，内热，食少，大便正常，小便黄，咽痒则咳，脉弦数。发病 10 余日。

麦冬 9g，玉竹 9g，天花粉 9g，知母 9g，石斛 9g，薄荷 9g，辛夷 6g，荆芥穗 6g，蔓荆子 9g，地骨皮 12g，陈皮 6g，竹茹 6g，甘草 5g，竹叶 6g，谷麦芽各 6g，神曲 6g，前胡 9g。

🎓 **病例 7　任某，女，35 岁。**

首诊　1972 年 5 月 21 日。咽痛，近日鼻未出血，头闷，四肢无力，嗜睡，脉沉弱。

生白芍 9g，当归 9g，生地黄 15g，牡丹皮 6g，白茅根 15g，炒栀子 6g，麦冬 9g，桔梗 6g，辽沙参 9g，甘草 5g，怀牛膝 9g，菊花 9g，石斛 15g，竹茹 6g，陈皮 6g。

🎓 **病例 8　张某，男，成年。**

首诊　1972 年 5 月 26 日。慢性鼻炎。

苍耳子 9g，辛夷 6g，菊花 9g，薄荷 6g，连翘 9g，生地黄 9g，白芍 9g，白芷 6g，金银花 9g，当归 9g，细辛 1.5g，川芎 5g，甘草 6g。

🎓 **病例 9　宿某，男，39 岁。**

首诊　1972 年 6 月 15 日。患萎缩性鼻炎 10 余年，鼻干、口咽干，时手烧足烧、头闷不清醒，能食，二便一般，脉弦。

苍耳子 6g，辛夷 6g，薄荷 6g，菊花 9g，连翘 12g，生地黄 15g，白芍 9g，金银化 12g，当归 9g，细辛 1.5g，川芎 6g，甘草 6g，玄参 12g，栀子 6g，知母 9g，玉竹 9g，麦冬 9g。

🎓 **病例 10　杨，女，22 岁。**

首诊　1972 年 10 月 2 日。鼻痛、不通，流浊涕，头痛，嗅觉不灵，口鼻干，身烧。发病年余。

苍耳子 9g，黄芩 6g，辛夷 6g，细辛 1.5g，薄荷 6g，连翘 9g，金银花 6g，甘草 6g，桔梗 6g，白芍 9g，菊花 9g，生地黄 15g，白芷 6g，当归 9g，川芎 5g。

# 小　结

鼻炎包括鼻齄、鼻衄、酒渣鼻、萎缩性鼻炎等各种类型。

（1）对一般鼻炎，多以苍耳子散合生地四物汤为主方，鼻塞加细辛、荆芥穗，有黄臭鼻涕，加黄芩、金银花、连翘、菊花，头痛加藁本、蔓荆子。

**标准方：**苍耳子 9g，辛夷 6g，菊花 9g，薄荷 6g，连翘 9g，生地黄 12g，白芍 9g，白芷 9g，金银花 12g，当归 9g，细辛 2.1g，川芎 6g，甘草 6g。

（2）鼻衄患者亦不少，多为阴虚血热体质，再加外感风热引起。方以生地黄、牡丹皮、炒栀子凉血，生白芍柔肝，麦冬生津，牛膝引血下行，白茅根、阿胶、仙鹤草止血。

**标准方：**生地黄 24g，生白芍 9g，炒栀子 9g，牡丹皮 6g，牛膝 6g，白茅根 15g，阿胶（烊化）9g，仙鹤草 9g，麦冬 9g。

（3）酒渣鼻表现为鼻头红肿、疼痛、发痒，鼻两侧出油，多由肺经蕴热引起。多采用《医宗金鉴》之凉血四物汤方治疗。

**标准方**：当归 9g，生地黄 12g，川芎 6g，赤芍 9g，酒黄芩 6g，赤茯苓 9g，陈皮 6g，甘草 5g，金银花 12g，连翘 12g。

（4）鼻流清涕，多年一直未愈，鼻窍通畅，能闻香臭，只是清涕提不住，感受过冷、过热，或刺激性食物都能引发。由中气不足引起，采用补中益气汤治疗，有很好的效果。

**标准方**：黄芪 15g，当归 9g，柴胡 1.5g，升麻 1.5g，党参 12g，炙甘草 6g，陈皮 5g，党参 12g，五味子 6g，生姜 3 片，大枣 3 枚。

# 第十一章 鼻 渊

鼻渊，是一种鼻科常见病、多发病，亦有"脑漏""脑崩"之称。多因外感风热邪毒，或风寒侵袭，久而化热，邪热循经上蒸，犯及鼻窍；或胆经炎热，随经上犯，蒸灼鼻窍；或脾胃湿热，循胃经上扰等所致。《医学摘粹·杂证要诀·七窍病类》曰："如中气不运，肺金壅满，即不感风寒，而浊涕时下者，此即鼻渊之谓也，而究其本源，总由土湿胃逆，浊气填塞于上，肺是以无降路矣。"《辨证录》曰："人有鼻塞不通，浊涕稠黏，已经数年，皆以为鼻渊而火结于脑也，谁知是肺经郁火不宜。"《医宗金鉴》对鼻渊有专门论述，"此证内因胆经之热，移于脑髓，外因风寒凝郁，火邪而成。鼻窍中时流黄色浊涕，宜奇授藿香丸服之……奇授藿香丸：藿香连枝叶，研细末，雄猪胆汁和丸，如梧桐子大。每服五钱，食后苍耳子汤下，或黄酒送下。"其所说的藿香丸，至今仍以藿胆丸在药店流通。

张子琳先生治疗鼻渊多从肺、脾、肝三脏论治。常用药物有白芷、细辛、苍耳子、辛夷、薄荷、牛蒡子、菊花疏散外邪，宣肺通窍；当归、川芎、白芍活血行气，平抑肝阳；若鼻窍不通则加荆芥穗、石菖蒲以通鼻窍；体弱气虚乏力加黄芪以补气敛肺气。

## 典型病案

### 病例 1 杨某，女，37 岁。

首诊 1972 年 6 月 20 日。近日鼻窦炎，头晕，面肿，手足烧，口干苦，脱发，脉细弱。

苍耳子 6g，辛夷 6g，菊花 9g，连翘 12g，金银花 12g，甘草 5g，黄芩 6g，麦冬 9g，生地黄 12g，地骨皮 12g，川芎 6g，白芷 6g，茯苓皮 12g，冬瓜皮 12g，桑白皮 9g，何首乌 9g。

2 诊 1972 年 6 月 22 日。药后鼻窦炎好转，头晕缓解，面肿消，手烧，口干缓解，脱发，脉沉弱。

苍耳子 6g，辛夷 5g，菊花 9g，连翘 9g，金银花 9g，甘草 6g，黄芩 6g，麦冬 9g，生地黄 15g，地骨皮 15g，牡丹皮 6g，川芎 6g，白芷 6g，茯苓皮 12g，桑白皮 9g，首乌 9g，当归 9g。

按：鼻窦炎患者，应该有鼻塞、头痛、流黄臭鼻涕的症状。治疗还是以苍耳子散加味为主，口干苦加黄芩，手足烧加生地黄、牡丹皮、地骨皮。既然确诊为鼻窦炎，则加金银花、连翘、菊花清热解毒；白芷、川芎治头痛。因合并面肿，与中年妇女内分泌失调有关，是由于津液输布不利，加茯苓皮、桑白皮、冬瓜皮利水消肿。脱发、脉细弱为血虚表现，加当归、川芎、生地黄养血，何首乌有乌须黑发作用以治疗脱发。处方可谓面面俱到，疗效自然不言而喻。

**病例2 徐某，女，55岁。**

首诊 1974年3月10日。不欲食，经常头晕、前额痛，恶心，眼模糊，鼻不通气、不闻香臭，二便正常，能入寐，多梦，咳嗽，吐白痰，脉弱。

茯苓12g，半夏9g，陈皮6g，炙甘草5g，白芷6g，菊花9g，辛夷6g，泽泻9g，竹茹6g，白芍9g，川芎9g，远志5g，蒺藜9g。

**按：**虽然是鼻渊，但不欲食、恶心，所以处方首先解决消化不良的问题。以二陈汤加竹茹和胃治恶心，辛夷、白芷治鼻塞，川芎、菊花、蒺藜治头晕痛。

2诊 1974年3月17日。服3月10日方，食欲较好，还头晕，前额痛未发作，无恶心，眼时糊，鼻不通气，咳嗽，吐白痰。

茯苓9g，半夏9g，陈皮6g，贝母9g，甘草5g，白芷6g，川芎9g，白芍9g，蒺藜9g，辛夷6g，苍耳子6g，荆芥穗6g，菊花9g，紫菀9g，炙枇杷叶6g。

**按：**咳嗽，吐白痰，再加贝母、紫菀、炙枇杷叶止咳祛痰；苍耳子、辛夷、荆芥穗、白芷治鼻不通气。

**病例3 赵某，女，21岁。**

首诊 1971年3月2日。鼻塞3年，涕稠，头部抽痛，脉细弱。

苍耳子9g，辛夷6g，菊花9g，薄荷6g，连翘9g，生地黄9g，白芍9g，白芷9g，金银花9g，当归9g，细辛2.4g，川芎5g，甘草5g。

2诊 1971年3月14日。鼻窦炎，脉细弱。

苍耳子9g，辛夷6g，薄荷6g，川芎5g，菊花9g，连翘9g，生地黄12g，白芍9g，甘草5g，白芷9g，金银花9g，当归9g，细辛2.4g，麦冬9g。

**按：**以上仍然是苍耳子散加味治疗鼻窦炎。生地四物汤凉血活血，金银花、连翘、菊花清热，细辛通窍，麦冬润肺。

**病例4 贾某，男，18岁。**

首诊 1972年5月16日。鼻炎病史数年，去年以来加重，上火即流臭浊涕，头痛，鼻口干，手足烧，胃脘不舒，嗳气，二便尚可，吐黄痰多，脱发，多梦，脉沉弱。

苍耳子9g，辛夷6g，菊花6g，薄荷6g，连翘9g，生地黄9g，白芍9g，白芷9g，金银花9g，当归9g，细辛1.5g，川芎6g，甘草5g，陈皮9g，厚朴6g。

2诊 1972年5月18日。药后鼻炎症状见好，头近日不痛，鼻口还干，手足烧，脘区不适，嗳气，黄痰已少，脉沉弱。

照5月16日方，生地黄加至12g，加麦冬9g，地骨皮9g。

3诊 1972年5月21日。药后仍然口鼻干，手足心烧好转，胃仍不舒，嗳气好转，黄痰减少，脱发，脉沉弱。

苍耳子6g，辛夷6g，菊花9g，薄荷6g，连翘9g，生地黄18g，白芍9g，白芷6g，金银花12g，当归6g，细辛1.5g，川芎6g，甘草5g，陈皮6g，厚朴6g，地骨皮12g，麦冬9g。

4 诊　1972 年 5 月 24 日。药后口鼻还干，手足烧缓解，胃脘胀满，有饥饿感，黄痰转为白痰，脉沉弱。

苍耳子 6g，辛夷 6g，菊花 6g，薄荷 6g，生地黄 12g，白芍 9g，白芷 6g，金银花 9g，细辛 1.5g，川芎 6g，麦冬 9g，陈皮 8g，厚朴 8g，茯苓 9g，地骨皮 9g，苍术 6g。

5 诊　1972 年 5 月 28 日。口鼻干减轻，仍手足烧，手心脱皮，胃脘胀满减轻，食欲增进，痰减少，嗳气，脉沉弱较前有力。

苍耳子 6g，辛夷 6g，菊花 9g，薄荷 5g，生地黄 12g，白芍 9g，白芷 6g，金银花 12g，细辛 1.5g，川芎 6g，麦冬 9g，陈皮 9g，厚朴 6g，云茯苓 9g，神曲 6g，地骨皮 12g，苍术 6g。

6 诊　1972 年 6 月 13 日。口鼻仍干，手足烧脱皮，嗳气，进食不多，腰痛，脉沉弱虚弦。

苍耳子 9g，辛夷 6g，菊花 9g，薄荷 6g，生地黄 15g，白芍 9g，白芷 6g，金银花 12g，细辛 1.5g，川芎 6g，麦冬 9g，陈皮 9g，云茯苓 9g，厚朴 9g，川续断 9g，狗脊 12g，地骨皮 12g。

7 诊　1972 年 6 月 15 日。仍口鼻干，手足烧，嗳气，不能多食，腰困痛，长时间站立足跟酸困，脉沉弱。

苍耳子 6g，辛夷 6g，菊花 9g，薄荷 5g，生地黄 15g，白芷 6g，白芍 9g，金银花 12g，细辛 1.5g，川芎 6g，麦冬 9g，地骨皮 12g，牡丹皮 6g，甘草 5g，川续断 9g，狗脊 12g，桑寄生 15g。

8 诊　1972 年 6 月 22 日。口鼻仍干，手足发烧，嗳气见轻，能进食，腰困痛，有时长时间站立足跟酸困，脉沉弱。

苍耳子 6g，辛夷 5g，菊花 9g，薄荷 6g，生地黄 15g，白芷 6g，白芍 9g，红花 12g，细辛 15g，川芎 6g，麦冬 9g，知母 9g，地骨皮 12g，甘草 6g，狗脊 12g，川续断 9g，连翘 12g。

9 诊　1972 年 6 月 25 日。口鼻干见轻，手足烧，能食，腰困痛见好，足跟经常酸困，脉沉弱。

苍耳子 6g，辛夷 9g，菊花 9g，薄荷 9g，生地黄 15g，白芷 6g，白芍 9g，细辛 1.5g，川芎 6g，麦冬 9g，玄参 9g，地骨皮 12g，甘草 5g，狗脊 12g，川续断 9g，牛膝 9g。

**按：** 鼻炎病史数年，去年以来加重，上火即鼻流臭浊涕，头痛，鼻口干，完全是鼻窦炎的症状。经过 9 次诊疗，基本上好转。此方为张子琳治疗鼻窦炎的常用处方。配伍严谨，临床效果不错。

🎓 **病例 5　段某，男，25 岁。**

首诊　1972 年 2 月 24 日。鼻炎病史 2 年余，鼻气不通，有臭涕，涕黄如脓，头额痛，善感冒，食欲、二便正常，脉细弱。

苍耳子 9g，辛夷 6g，菊花 9g，连翘 9g，生地黄 15g，白芍 9g，白芷 9g，金银花 15g，当归 9g，细辛 2.4g，川芎 6g，甘草 6g。

2 诊　1972 年 2 月 26 日。照 2 月 24 日方，辛夷加为 8g，加荆芥穗 6g，黄芩 6g。

💠 **病例6　李某，男，30岁。**

首诊　1973年5月2日。从急性鼻窦炎转为慢性鼻窦炎，鼻头红肿，头晕，鼻气不通，发干，身热，口干，疲乏，大便正常，小便有时痛，脉沉弱。

苍耳子9g，辛夷6g，菊花9g，薄荷6g，连翘12g，生地黄15g，白芍9g，白芷9g，金银花12g，当归9g，细辛2.5g，川芎6g，甘草6g，黄芩9g，麦冬9g。

2诊　1973年5月5日。服5月2日方诸症好转，仍头晕，鼻气不大通，鼻发干缓解，身时热，口干。

照5月2日方，金银花加为24g，连翘加为15g，加知母9g。

3诊　1973年5月18日。仍鼻头红肿，不很通气，发干，身又热，口干，时头晕。

照5月2日方，连翘、金银花各加3g，加玄参15g。

💠 **病例7　徐某，女，55岁。**

首诊　1974年3月10日。不能多食，经常头晕、额前痛，恶心，眼模糊，鼻不通气、不闻香臭，二便正常，能入寐，多梦，咳嗽，吐白痰，脉弱。

茯苓12g，半夏9g，陈皮6g，炙甘草5g，白芷6g，菊花9g，辛夷6g，泽泻9g，竹茹6g，白芍9g，川芎9g，远志5g，蒺藜9g。

2诊　1974年3月17日。服3月10日方，食欲较好，仍头晕，前额痛未发作，无恶心，眼时糊，鼻不通气，咳嗽，吐白痰。

茯苓9g，半夏9g，陈皮6g，贝母9g，甘草5g，白芷6g，川芎9g，白芍9g，蒺藜9g，辛夷6g，苍耳子6g，荆芥穗6g，菊花9g，紫菀9g，炙枇杷叶6g。

# 小　结

综观以上病案，可知张子琳治疗鼻渊（鼻窦炎）时一般都是采用苍耳子散加味。翻检《施今墨医案》，有"颚窦发炎"一案的如是记载："郭某，26岁，鼻窦频流黄涕，气味难闻，饮食一切如常。辛夷3g，苍耳子5g，薄荷5g，白芷3g，酒川芎5g，大生地9g、细辛0.9g同捣，防风5g，炒荆芥穗5g，藁本3g，蝉蜕5g，菖蒲9g，银花9g，连翘9g，桔梗5g，菊花6g，夏枯草6g，枯黄芩9g。方以通字为主要，如细辛、苍耳子、藁本、川芎、荆芥穗、防风、菖蒲、白芷、薄荷皆辛通之药；桔梗、银花、连翘、菊花、蝉蜕、夏枯草、黄芩，清热消炎。服十四、五剂而愈。"看了以上文字，再看张子琳的处方用药，有一种似曾相识的感觉。张子琳治疗鼻窦炎的处方，可能就源于施今墨老先生的医案。该处方源于京城名老中医，所以经张子琳用于临床之后，治疗疗效明显也就不足为奇了。

# 第十二章 咽 痛

咽喉为口腔与肺胃之通道，称为脾之外窍；喉咙通气道合声门，与肺相通，为肺系之所属。郑梅涧在《重楼玉钥》说："夫咽喉者，生于肺胃之上，咽者咽也，主通利水谷，为胃之系，乃胃气通道也；喉者空虚，主气息出入呼吸，为肺气之系，乃肺气之通道也；人之一身，唯此最为关要。"

咽喉连于肺胃，故外感为患，咽喉常先遭其侵犯，其病因病机，主要是邪毒侵袭，火热上蒸，气血痰浊瘀阻。其病理变化，初期出现恶寒、发热、头身痛、咳逆、咽痛、喉肿、声嘶、尿黄、脉数、舌苔红等证候。如病情发展迅速，每致咽喉肿塞，吞咽呼吸困难，甚则化脓、高热神昏。

咽痛多表现在西医学急性咽炎、扁桃体炎疾病中。扁桃体炎中医学称之为乳蛾，一般采用清咽利膈汤（金银花、连翘、黄连、黄芩、荆芥、防风、薄荷、牛蒡子、栀子、桔梗、玄参、甘草、大黄、朴硝）治疗。

## 典型病案

### 病例 1 贺某，男，49 岁。

首诊　1975 年 11 月 18 日。咽干，咽痛，不欲饮，咳嗽痰不利，鼻不通气，不能多食，大便早晨不成形，小便黄，发病从昨晚开始加重。

桔梗 6g，甘草 5g，炒牛蒡子 9g，芦根 15g，麦冬 9g，玄参 9g，前胡 9g，荆芥穗 6g，金银花 15g，连翘 12g，橘红 6g，贝母 9g，瓜蒌 9g，桑叶 9g，竹叶 6g。

2 诊　1975 年 11 月 20 日。服 11 月 18 日方，咽仍干，咽痛，咳嗽痰不利，痰白黏、夹有沫痰，中午时带黄痰，鼻涕多，不通气，食欲不能多进，大便正常，小便不黄，头闷，脉沉。

桔梗 6g，甘草 5g，炒牛蒡子 9g，芦根 15g，麦冬 9g，玄参 9g，前胡 9g，荆芥穗 6g，薄荷 6g，浙贝母 9g，橘红 6g，杏仁 9g，桑叶 9g，菊花 9g，金银花 15g。

3 诊　1977 年 12 月 26 日。感冒 3 日，咽痒，咽喉痛，咽干，鼻流清涕，鼻不透气，咳嗽有白痰，食、便正常，脉浮数左手甚。

桔梗 6g，甘草 5g，玄参 9g，炒牛蒡子 9g，麦冬 9g，荆芥穗 6g，芦根 15g，浙贝母 9g，前胡 9g，橘红 6g，瓜蒌 12g，连翘 9g，薄荷 6g。

4 诊　1977 年 12 月 30 日。服 12 月 26 日方，感冒症状减轻，咽痒、咽痛、流清涕都好转，现转成稠鼻涕，有味，咳嗽，吐黏痰，咽干，鼻子不通气，脉沉不浮数。

桔梗 6g，橘红 6g，半夏 9g，紫菀 9g，百部 9g，麦冬 9g，荆芥穗 6g，前胡 9g，杏仁 9g，浙贝母 9g，甘草 5g，芦根 15g，知母 6g。

**按**：该患者的咽痛，是由风热感冒引起的。治疗都离不开银翘散中的金银花、连翘、芦根、玄参、牛蒡子之类的药物，即辛凉解表、清热解毒。特别强调的是，在治疗咽痛时，张子琳对于养阴的玄参，疏散风热、清利咽喉的牛蒡子，似乎情有独钟、独具匠心。读者可细心体会其中的奥妙。

**病例 2　李某，男，15 岁。**

首诊 1976 年 12 月 27 日。扁桃体发炎，咽喉发肿疼痛，舌尖红甚，口干，脉沉数。发病 3 日。

桔梗 6g，甘草 5g，金银花 18g，连翘 12g，薄荷 6g，炒牛蒡子 9g，玄参 12g，麦冬 9g，荆芥穗 6g，山豆根 9g，牡丹皮 6g。

2 诊 1977 年 1 月 16 日。服 1976 年 12 月 27 日方，咽痛消失。近日又咽喉疼痛，扁桃体肥大，口咽干，能食，大便不干，小便黄，舌质红苔黄，脉数。

桔梗 9g，甘草 6g，金银花 18g，连翘 15g，薄荷 6g，麦冬 9g，玄参 15g，浙贝母 9g，牡丹皮 9g，山豆根 9g，炒牛蒡子 9g。

3 诊 1977 年 8 月 26 日。恶寒畏风，咽痛，服镇痛片后，出虚汗过多，头不痛，咽干，鼻塞，舌红中部苔黄稍腻，脉左右寸数。

桔梗 6g，甘草 6g，芦根 12g，板蓝根 9g，玄参 12g，麦冬 9g，炒牛蒡子 9g，薄荷 5g，山豆根 6g。

4 诊 1977 年 9 月 24 日。食欲好，大便稀，小便频数，咽喉痛干，口干渴、有浊气，鼻流清涕，舌尖红苔薄干，脉沉弱。发病已 3 日。

甘草 5g，桔梗 6g，玄参 9g，麦冬 9g，浙贝母 9g，炒牛蒡子 9g，连翘 9g，金银花 15g，薄荷 5g。

5 诊 1978 年 1 月 21 日。感冒 3 日，鼻流清涕，鼻痛，口干，扁桃体发炎，咽喉痛，余无不适，脉沉数。

桔梗 6g，甘草 5g，玄参 12g，麦冬 9g，炒牛蒡子 9g，连翘 12g，浙贝母 9g，薄荷 6g，蒲公英 15g。

6 诊 1978 年 3 月 21 日。咽喉疼痛，咽干，唇干痛，食欲好，大便干，小便不利，脉沉。发病 3～4 日。

桔梗 6g，甘草 5g，连翘 12g，玄参 12g，山豆根 6g，金银花 12g，浙贝母 9g，炒牛蒡子 9g，麦冬 9g，酒大黄 3g，滑石 9g，竹叶 6g，白茅根 15g，薄荷 6g。

7 诊 1978 年 4 月 16 日。于 3 月 21 日就诊以后，因抓不全药，一直迟到近日才吃上，服后症状同前，咽干，咽喉疼痛，大便不干，小便不利。

桔梗 6g，甘草 6g，连翘 12g，山豆根 9g，炒牛蒡子 9g，麦冬 12g，滑石 12g，竹叶 6g，白茅根 15g，蒲公英 15g，薄荷 6g。

8 诊 1978 年 11 月 9 日。感冒 4～5 日，咽喉疼痛，口咽干，头闷不清，食、便正常，脉沉弱。

甘草 6g，炒牛蒡子 9g，玄参 15g，麦冬 12g，板蓝根 9g，薄荷 6g，菊花 9g，山豆根 9g，连翘 12g。

9 诊　1978 年 11 月 11 日。服 11 月 9 日方，感冒症状已缓解，仍咽喉疼痛，咽干。

甘草 6g，炒牛蒡子 9g，玄参 15g，麦冬 12g，板蓝根 12g，薄荷 5g，芦根 15g，连翘 12g，藏青果 6g，山豆根 9g。

10 诊　1978 年 12 月 7 日。感冒 2 日，引起扁桃体发炎，头痛，咽痛，咽干，鼻不通气，鼻干，食纳、二便正常，脉稍数。

桑叶 9g，菊花 9g，玄参 12g，麦冬 9g，甘草 6g，薄荷 6g，荆芥穗 6g，芦根 15g，连翘 12g，炒牛蒡子 9g，板蓝根 12g，山豆根 6g。

11 诊　1978 年 12 月 20 日。感冒半个月，现症：咽喉肿、疼痛，咽干，脉沉稍数。

桔梗 6g，甘草 6g，麦冬 12g，连翘 12g，炒牛蒡子 9g，山豆根 9g，蒲公英 15g，板蓝根 9g，薄荷 6g，玄参 15g。

12 诊　1978 年 12 月 25 日。服 12 月 20 日方，感冒症状已好转，仍咽喉轻度发肿、疼痛，咽干。

桔梗 6g，甘草 6g，麦冬 12g，连翘 12g，山豆根 9g，蒲公英 15g，板蓝根 12g，薄荷 6g，牡丹皮 6g，大青叶 6g，金果榄 6g。

13 诊　1978 年 12 月 28 日。服 12 月 25 日方，咽喉仍痛，咽喉干、发肿，脉沉。

桔梗 6g，甘草 6g，麦冬 12g，连翘 12g，山豆根 9g，蒲公英 15g，板蓝根 12g，薄荷 6g，玄参 15g，牡丹皮 6g，大青叶 6g，藏青果 6g。

14 诊　1979 年 3 月 1 日。感冒 2 日，咽喉疼痛，口咽发干，余无不适，舌苔黄腻，脉沉。

桔梗 6g，甘草 6g，连翘 12g，薄荷 6g，炒牛蒡子 9g，麦冬 12g，玄参 12g，山豆根 9g，板蓝根 9g。

15 诊　1979 年 3 月 9 日。服 3 月 1 日方，咽痛消失，现在咽喉不痛，咽干。

桔梗 6g，甘草 6g，连翘 12g，薄荷 6g，炒牛蒡子 9g，麦冬 9g，玄参 12g，山豆根 9g，板蓝根 15g。

16 诊　1979 年 3 月 29 日。食欲差，大便正常，小便黄，全身憋痛，无汗，嗓子疼，前头疼，口干，恶心，舌红苔白。

金银花 12g，连翘 12g，荆芥 9g，防风 9g，桔梗 6g，藿香 9g，半夏曲 6g，白芷 9g，麦冬 9g，牛蒡子 9g，竹叶 6g，甘草 5g，忍冬藤 12g。

17 诊　1979 年 3 月 31 日。咽喉疼痛、发肿，有出脓的小白点。

桔梗 9g，甘草 6g，连翘 15g，炒牛蒡子 9g，薄荷 5g，麦冬 9g，玄参 15g，蒲公英 15g，金银花 15g，板蓝根 12g，山豆根 9g，浙贝母 9g。

18 诊　1980 年 10 月 5 日。感冒 6～7 日，初系咽喉痛，现在咽喉痛已缓解，头晕闷，鼻气不通，口干，食欲、二便正常，出虚汗多，舌质红，苔薄白，脉虚弱稍浮。

桔梗 6g，甘草 5g，桑叶 9g，菊花 9g，荆芥穗 5g，芦根 15g，麦冬 10g，黄芪 12g，防风 9g，白术 10g。

19 诊　1980 年 10 月 7 日。服 10 月 5 日方，仍头闷，鼻不通气，出虚汗，余无不适，脉不浮数，舌质红，脉不浮数。

桑叶 9g，菊花 10g，薄荷 6g，连翘 10g，杏仁 9g，桔梗 9g，甘草 5g，荆芥穗 6g，芦根 15g，葱白 3 寸，淡豆豉 9g。

**按**：该患者每当感冒即引起咽痛，断断续续十几个月，时好时差。治疗则始终以银翘散为主，发冷加荆芥、防风、葱白、淡豆豉等，发热则加板蓝根、大青叶、蒲公英。而玄参、牛蒡子、山豆根为治疗咽痛要药。扁桃体炎属于中医学"乳蛾"范畴，一般加大贝母软坚化结。

**病例 3　李某，女，成年。**

首诊　1970 年 10 月 30 日。不欲食，胸闷，消化迟钝，头晕，手足烧，口干渴，咽喉痛，口痛轻，发热，乳少，舌无苔，脉弦数。

桔梗 6g，甘草 5g，玄参 12g，麦冬 9g，菊花 9g，金银花 9g，薄荷 3g，地骨皮 12g，苏梗 9g，瓜蒌 9g，甲珠 5g，王不留行 12g，通草 6g，鸡内金 6g。

**按**：乳少，加王不留行、通草治疗。

**病例 4　戎某，男，53 岁。**

首诊　1970 年 11 月 8 日。今日跌倒引起鼻衄，出血多，用冷水拍后，引起咽痛干，脉细数。

桔梗 6g，甘草 5g，金银花 12g，连翘 9g，浙贝母 9g，薄荷 6g，麦冬 9g，玄参 12g，山豆根 6g。

## 病案实录

**病例 1　齐某，女，39 岁。**

首诊　1975 年 1 月 8 日。食欲好，二便正常，月经正常、量少，白带多、有味，腰困，胸痛、移走性痛，两手指发麻、发憋，发病月余，以前即麻过，不注意，近日感冒，口咽干痛，头闷，脉沉。

桔梗 6g，甘草 5g，玄参 15g，炒牛蒡子 9g，贝母 9g，金银花 15g，连翘 12g，麦冬 12g，菊花 9g，薄荷 5g，山豆根 3g。

2 诊　1975 年 1 月 18 日。服 1 月 8 日方，仍腰困，胸痛，主要症状是近日晚上咽干，白天中午咽痛，耳聋，脉细弱。

桔梗 6g，甘草 5g，麦冬 9g，玄参 12g，炒牛蒡子 6g，瓜蒌 9g，川贝母 9g，金银花 12g，连翘 9g，石菖蒲 5g，薄荷 5g。

3 诊　1975 年 1 月 21 日。服 1 月 18 日方，咽痛干白天已好转，晚上还痛，背痛，耳闷，脉沉弱。

照 1 月 18 日方，玄参加为 15g，炒牛蒡子加为 9g，加牛膝 6g。

4 诊　1975 年 1 月 24 日。服 1 月 21 日方，胸痛，转至背痛，咽痛发干，脉沉弱。

桔梗 6g，甘草 5g，麦冬 12g，贝母 9g，玄参 15g，金银花 15g，连翘 12g，薄荷 6g，天花粉 9g，炒牛蒡子 9g，石斛 12g。

**病例2　谢某，男，41岁。**

**首诊**　1975年2月15日。稍感咽干憋痛，扁桃体肥大，左胸痛，上肢痛，头晕，发木胀，手窜行，左腹部不舒适，舌苔白黄中间发黑，脉左反关弦数较缓和。

桔梗6g，甘草6g，炒牛蒡子9g，藏青果6g，金银花15g，连翘15g，贝母9g，赤芍9g，薄荷6g，桑枝24g，秦艽9g，丝瓜络12g，玄参12g，瓜蒌12g，苏梗9g，菊花9g。

**2诊**　1975年2月22日。服2月15日方，咽喉仍憋痛，扁桃体大，咽唾沫仍觉得不适，左胸痛，臂膊、背痛，头不晕，头皮发木，手足窜行，左腹不舒，舌苔轻黄黑已不显著，脉右手沉弱，左手反关沉。

桔梗6g，甘草6g，炒牛蒡子9g，金银花15g，连翘12g，贝母9g，白芍9g，玄参12g，桑枝24g，丝瓜络12g，瓜蒌12g，苏梗9g，乌药6g，香附6g，麦冬9g。

**3诊**　1975年3月5日。服2月22日方，仍咽喉痛，扁桃体大，左胸痛，臂膊、背痛见轻，头皮已不发木，手足窜行，左腹部不舒，咽干缓解，黑苔不明显，舌苔白腻黄。

桔梗6g，甘草5g，金果榄6g，金银花24g，连翘15g，麦冬9g，玄参12g，赤芍9g，炒牛蒡子9g，瓜蒌15g，桑枝24g，苏梗9g，薄荷5g，藏青果6g。

**病例3　马某，女，18岁。**

**首诊**　1975年4月16日。感冒3日，发热时发冷，头痛，全身酸楚，口干咽喉痛，扁桃体肥大，不欲食，二便无异常，舌苔腻黄，脉沉弱。

菊花9g，桑叶9g，桔梗6g，甘草5g，金银花15g，连翘12g，炒牛蒡子9g，薄荷6g，荆芥穗6g，芦根15g，川芎6g，白芷6g，麦冬9g，神曲6g。

**2诊**　1975年4月22日。服4月16日方，发冷发热见好，仍头晕痛，身体酸楚，口干见好，咽喉痛，扁桃体发炎肿大，服药后食欲已好。因未注意，最近又重感冒，鼻不通，诸症又复发。舌苔腻，脉沉。

菊花9g，桑叶9g，桔梗6g，甘草5g，金银花15g，连翘12g，炒牛蒡子9g，薄荷5g，荆芥穗6g，麦冬9g，玄参12g，神曲6g，麦芽6g，白芷6g，川芎6g。

**病例4　谢某，男，17岁。**

**首诊**　1975年9月27日。咽喉不舒适，发干渴，咽东西不痛，发病时久，脉稍弦。

桔梗6g，甘草5g，玄参12g，炒牛蒡子9g，贝母9g，连翘12g，金银花15g，薄荷3g，麦冬12g。

**2诊**　1975年9月28日。服药后，咽喉不适好转，仍咽干，身体发热，脉沉。

桔梗6g，甘草5g，玄参12g，生地黄15g，炒牛蒡子9g，贝母9g，牡丹皮6g，赤芍9g，连翘15g，金银花18g，薄荷6g，菊花9g。

**3诊**　1975年9月30日。服9月28日方，咽痛也好转，时咽干，头部和后颈摸着发烧，右耳肿，脉沉。

照9月28日方，金银花加为24g。

**4诊**　1975年10月2日。服9月30日方，咽不痛，但仍不舒，口不干，脖筋烧，耳不肿不烧，脉沉。

甘草5g，玄参12g，生地黄15g，贝母9g，牡丹皮6g，赤芍9g，连翘15g，金银花15g，薄荷5g，菊花9g。

5 诊　1975 年 10 月 4 日。服 10 月 2 日方，咽仍不舒，口不干，脖筋烧缓解，耳朵肿见好，脉沉。

桔梗 6g，贝母 9g，玄参 9g，赤芍 9g，薄荷 5g，菊花 9g，牡丹皮 6g，瓜蒌 12g，橘红 6g，炒牛蒡子 9g，甘草 5g。

**病例 5　阎某，男，15 岁。**

首诊　1977 年 8 月 29 日。做扁桃体手术已 4 日，体温一直不退，最高达 39.2℃，现症：咳嗽咽干，欲吐，不欲食，二便一般，舌苔白，脉细数。

桔梗 6g，甘草 5g，麦冬 9g，川贝母 9g，金银花 15g，连翘 12g，竹茹 6g，芦根 15g，石膏 9g，牡丹皮 6g，地骨皮 9g，前胡 6g。

2 诊　1977 年 9 月 1 日。服 8 月 29 日方，体温下降，身热很快消退，咳嗽见好，仍口咽干痛，不欲吐，已能进食，便干，鼻痛，脉沉弱。

桔梗 6g，甘草 5g，麦冬 9g，炒牛蒡子 6g，玄参 12g，金银花 15g，连翘 9g，瓜蒌 12g，生地黄 12g，贝母 6g，山豆根 6g。

**病例 6　刘某，女，41 岁。**

首诊　1980 年 3 月 27 日。不欲食，大便一般，小便黄，咽喉疼痛，口咽干，发热，体温 38～39℃，舌质稍红少津，脉弦数。发病 3 日。辅助检查示扁桃体肥大、化脓。

桔梗 9g，甘草 5g，炒牛蒡子 10g，玄参 12g，贝母 10g，麦冬 12g，连翘 15g，金银花 15g，薄荷 6g，牡丹皮 6g，赤芍 10g，板蓝根 15g，大贝母 10g。

2 诊　1980 年 3 月 30 日。服 3 月 27 日方 2 剂，食欲欠佳，大便一般，小便黄，时发热，咽喉已不痛，口干不思水，昨夜发热（38℃），舌红苔薄白，脉沉数。

桔梗 9g，甘草 6g，玄参 12g，金银花 15g，连翘 12g，麦冬 10g，薄荷 6g，牡丹皮 9g，板蓝根 15g，焦三仙各 6g，竹叶 9g，白茅根 15g，炒栀子 6g。

**病例 7　赵某，女，22 岁。**

首诊　1978 年 1 月 20 日。身发冷发热，体温超 38℃，咽喉疼痛，晚上咽干发涩，头不清，食纳能进，舌根僵、牙龈痛，偏右腭下痛，舌质淡，苔白腻，脉数。

桔梗 6g，甘草 5g，炒牛蒡子 9g，僵蚕 6g，玄参 15g，麦冬 9g，贝母 9g，连翘 12g，金银花 15g，石斛 12g，薄荷 5g，菊花 9g，藏青果 6g。

2 诊　1978 年 1 月 22 日。服 1 月 20 日方，发冷发热见好，体温超 38℃，咽喉时痛，晚上咽时干，涩缓解，头已清，能食，舌根仍僵，牙龈肿，偏左后腭下痛。

桑叶 9g，菊花 9g，芦根 15g，连翘 12g，薄荷 6g，桔梗 6g，甘草 5g，僵蚕 6g，玄参 12g，麦冬 9g，石斛 12g，瓜蒌 15g，贝母 9g，苏梗 9g，地骨皮 12g，远志 6g。

3 诊　1978 年 1 月 24 日。服 1 月 22 日方，傍晚时发冷发热，夜汗多，咽不痛，牙龈肿痛，舌根干、发僵，腭下痛。

桔梗 6g，甘草 5g，金银花 15g，连翘 12g，玄参 12g，石斛 15g，麦冬 9g，僵蚕 6g，薄荷 5g，知母 9g，玉竹 6g。

4 诊　1978 年 1 月 31 日。服 1 月 24 日方，咽喉干痛、发冷发热见好，出虚汗少，牙龈肿痛减少，腭部不痛，背困，脉细弱。

桔梗 6g，甘草 5g，玄参 15g，炒牛蒡子 9g，石斛 12g，麦冬 9g，金银花 15g，连翘 9g，生地黄 15g，山豆根 6g，藏青果 6g。

**病例 8 李某，女，44 岁。**

**首诊** 1981 年 8 月 31 日。口不苦，咽喉痛，小便饮水少发黄，大便稍稀，背困，背和右上肢发冷，行路多下肢发冷困，手足轻烧，出汗多，舌苔薄白根腻，脉沉弦数。

桔梗 9g，甘草 5g，玄参 15g，炒牛蒡子 9g，贝母 9g，地骨皮 15g，牡丹皮 6g，麦冬 10g，牡蛎 15g，浮小麦 15g，麻黄根 6g，金银花 15g，连翘 12g，竹叶 9g，白茅根 12g。

**2 诊** 1981 年 9 月 7 日。服 8 月 31 日方，咽痛，口干喜饮水，有黄干痰块，大便偏稀、日 1～2 次，临明即便，小便黄，尿时发烧，背困，右上肢发冷见好，下肢冷困见好，手足发烧，出汗多，有时心悸，舌苔薄黄，脉沉弱。

桔梗 6g，甘草 5g，玄参 15g，炒牛蒡子 9g，贝母 9g，地骨皮 15g，牡丹皮 6g，麦冬 10g，生地黄 12g，竹叶 9g，木通 6g，金银花 15g，连翘 12g，白茅根 12g，牡蛎 15g，麻黄根 6g，浮小麦 15g。

# 小 结

咽痛，多为西医学之急性咽炎、急性扁桃体炎，通常因感冒后热邪蕴积肺胃，而熏蒸于咽喉，引发红肿、疼痛，甚则化脓。有的患者由于是链球菌感染，可能引发风湿性关节炎、风湿性心脏病、急性肾小球肾炎，危害终身。所以，咽痛绝不是一个可以小觑的疾病。

对于咽痛病，大部分患者平时就属阴虚体质，再加感受风寒、风热，甚或邪毒侵袭，则使病情日益恶化。张子琳治疗本病，结合阴虚与热毒两方面同步进行治疗，多以银翘散再加玄参、麦冬、山豆根、浙贝母，甚则板蓝根、大青叶、蒲公英等予以治疗，手足热加牡丹皮、地骨皮清虚热。

**标准方：**桔梗 6g，甘草 5g，炒牛蒡子 9g，浙贝母 9g，玄参 12g，麦冬 12g，连翘 15g，金银花 15g，蒲公英 12g，瓜蒌 12g，薄荷 6g，菊花 9g，芦根 15g，板蓝根 12g，藁本 9g。

# 第十三章  水  肿

水肿，是指因感受外邪，饮食失调，或劳倦过度等，使肺失宣降通调，脾失健运，肾失开合，三焦气化失常，导致体内水液潴留，泛滥肌肤，以头面、眼睑、四肢、腹背，甚至全身浮肿为临床特征的一类病证。西医学中，患急慢性肾小球肾炎、肾病综合征、充血性心力衰竭、内分泌失调及营养障碍等疾病均可出现水肿的症状。本病发病率较高，中医药治疗具有良好的疗效。

水肿病在《内经》中称为"水"，根据不同症状分为风水、石水、涌水，并对水肿的症状等作了详细的描述。如"水始起也，目窠上微肿，如新卧起之状，其颈脉动，时咳，阴股间寒，足胫肿，腹乃大，其水已成矣。以手按其腹，随手而起，如裹水之状，此其候也。"关于其病因则指出："故其本在肾，其末在肺""诸湿肿满，皆属于脾"。《金匮要略》称本病为"水气"，按病因、病证分为风水、皮水、正水、石水、黄汗五类；又根据五脏证候分为心水、肺水、肝水、脾水、肾水。至元代《丹溪心法·水肿》才将水肿分为阴水和阳水两大类，指出："若遍身肿，烦渴，小便赤涩，大便闭，此属阳水；若遍身肿，不烦渴，大便溏，小便少，不涩赤，此属阴水。"这一分类方法至今对临床辨证仍有重要意义。

若因外感风寒，肺失宣降通调，以致风遏水阻、风水相搏，发为水肿；或久居湿地、冒雨涉水，水湿之气内侵；或平素饮食不节，脾为湿困，而失其运化之职，发为水肿。"三焦者，决渎之官，水道出焉。"湿热内侵，久羁不化，三焦为之壅滞，发为水肿。"肾者水脏，主津液。"生育不节，房劳过度，或久病伤肾，均可致肾气虚衰，气化失常，不能蒸水化气而成水肿。

肺、脾、肾三脏相互联系，相互影响，如肺脾之病水肿，久必及肾而使水肿加重；肾阳虚衰，火不暖土，则脾阳也虚，土不制水，则使水肿更甚；肾虚水泛，上逆犯肺，则肺气不降，失其宣降通调之功能，而加重水肿。因外邪所致的水肿，病位多在肺脾；因内伤所致的水肿，病位多在脾肾。

张子琳先生一生勤求古训，博采众方，立论中正平允，用药平和轻灵，注重培补调理，对水肿的治疗亦自成体系。观其治疗水肿的病案，多以五皮饮随症加减，方中茯苓皮甘淡性平，功专行皮肤水湿；大腹皮行气消胀、利水消肿；橘皮理气和胃、醒脾化湿；桑白皮清降肺气，通调水道以利水消肿；生姜皮辛凉，辛能散皮中之水。在临床上，他经常以冬瓜皮代替生姜皮。偏寒者，加附子、干姜温阳利水；偏热者，加滑石、木通清利湿热；若肿而喘，加麻黄、杏仁宣肺泄水平喘。

## 三 典型病案

**病例 1 朱某，女，67 岁。**

首诊 1970 年 11 月 17 日。咳嗽气喘，吐白黏痰，不利，腹浮肿，下肢浮肿，食欲不振，大便干，小便欠利，腹困，咳嗽、浮肿 4～5 日，脉细数。

黄芪 15g，党参 9g，白术 9g，茯苓皮 15g，陈皮 8g，大腹皮 6g，冬瓜皮 9g，半夏 9g，杏仁 6g，防己 6g，车前子 9g（包煎），桂枝 6g，桑白皮 6g，鸡内金 8g，砂仁壳 6g。

按：《金匮要略》云："风水，脉浮身重，汗出恶风者，防己黄芪汤主之。"本案属风水表虚之证，故以防己黄芪汤（防己、黄芪、白术、炙甘草、生姜、大枣）为主，合五皮饮，以皮治皮，不伤中气。又加党参、白术、半夏健脾燥湿，杏仁治咳嗽气喘，车前子利小便，桂枝通阳利水，以使水肿除，咳嗽停。

2 诊 1970 年 11 月 21 日。咳嗽气喘，吐白痰见轻，余症均见好转。

黄芪 15g，党参 9g，白术 9g，茯苓皮 15g，陈皮 8g，大腹皮 6g，冬瓜皮 9g，半夏 9g，杏仁 9g，防己 6g，车前子 9g（包煎），桂枝 6g，桑白皮 6g，鸡内金 8g，砂仁壳 6g。

按：药证相当，故见诸症减轻。

3 诊 1970 年 12 月 31 日。咳嗽气喘，吐白痰，面、腹、下肢浮肿，服药后见轻，停药即重，再按原方继服。

黄芪 15g，党参 9g，白术 9g，茯苓皮 15g，陈皮 7.5g，大腹皮 6g，冬瓜皮 9g，半夏 9g，杏仁 9g，防己 6g，车前子 9g（包煎），桂枝 6g，桑白皮 6g，鸡内金 7.5g，砂仁壳 6g。

按：该病非二三剂药就可以治愈，且停药即又发作，须继续治疗。

4 诊 1971 年 3 月 11 日。咳嗽好转，气喘亦好转，不吐痰，腹、腿浮肿甚，小便不利。

黄芪 18g，党参 12g，白术 9g，茯苓皮 18g，陈皮 9g，大腹皮 9g，冬瓜皮 15g，茯苓 12g，泽泻 9g，猪苓 9g，车前子 15g（包煎），桑白皮 9g，防己 9g，桂枝 6g。

按：腹、腿浮肿甚，小便不利，加泽泻、猪苓，以加强利水作用。

**病例 2 康某，男，59 岁。**

首诊 1970 年 11 月 25 日。能食，二便正常，浮肿，体倦无力，下肢按压有坑，脉沉弱。发病 1 年余。

黄芪 15g，白术 9g，茯苓皮 15g，桑白皮 9g，冬瓜皮 12g，陈皮 9g，大腹皮 6g，生姜皮 5g，防己 9g，车前子 9g（包煎）。

按：浮肿，体倦无力，明显为气虚水肿，以防己黄芪汤，再合五皮饮加车前子治疗。

2 诊 1970 年 11 月 28 日。体倦无力，浮肿，脉沉弱。

黄芪 15g，白术 12g，茯苓皮 15g，桑白皮 9g，冬瓜皮 9g，生姜皮 6g，大腹皮

6g，陈皮 9g，防己 9g，薏苡仁 15g，车前子 9g（包煎），桂枝 6g。

**按**：原方加桂枝通阳化气利水，薏苡仁健脾渗湿。

3 诊　1970 年 11 月 29 日。浮肿，无力，脉沉弱。

黄芪 30g，焦白术 9g，茯苓皮 15g，桑白皮 9g，冬瓜皮 9g，生姜皮 6g，陈皮 9g，防己 9g，薏苡仁 15g，肉桂 6g，车前子 9g（包煎），大腹皮 6g。

**按**：仍浮肿无力，加重黄芪剂量，改肉桂温肾利水。

4 诊　1970 年 12 月 2 日。手浮肿减轻，下肢还肿，身体较轻松，脉较有力。

黄芪 30g，焦白术 15g，防己 9g，茯苓皮 18g，陈皮 9g，桑白皮 9g，大腹皮 9g，生姜皮 6g，冬瓜皮 9g，薏苡仁 24g，党参 12g，车前子 12g（包煎）。

**按**：浮肿减轻，再加党参、焦白术健脾利水消肿。

❖ **病例 3　武某，女，17 岁。**

首诊　1970 年 12 月 11 日。能食，二便正常，月经推后，两腿浮肿 3～4 个月，腰困，腿抽痛，体倦无力，头颠痛，脉沉弱。

黄芪 9g，白术 9g，防己 9g，薏苡仁 15g，桑白皮 9g，茯苓皮 15g，生姜皮 5g，陈皮 6g，大腹皮 6g，牛膝 9g，川续断 9g，狗脊 9g，藁本 9g。

**按**：两腿浮肿 3～4 个月，气虚明显，以防己黄芪汤治疗。加牛膝引药下行。颠顶痛加藁本。

2 诊　1970 年 12 月 13 日。药后两腿肿减轻，小腿仍肿，腰困，时腿下部抽痛，头颠痛，胃脘痛，脉较疾。

黄芪 12g，白术 9g，防己 9g，薏苡仁 15g，桑白皮 9g，茯苓皮 15g，生姜皮 5g，陈皮 7.5g，大腹皮 6g，牛膝 9g，白芍 9g，炙甘草 5g，藁本 9g。

**按**：腿下部抽痛、胃脘痛，加白芍、炙甘草缓急止抽，舒挛止痛。

3 诊　1970 年 12 月 17 日。仍小腿浮肿，腰困已好转，行走多时腿抽痛，仍胃脘痛，有时头顶痛，脉沉弱。

黄芪 15g，白术 9g，防己 9g，薏苡仁 15g，桑枝 15g，茯苓皮 15g，生姜皮 5g，陈皮 9g，大腹皮 6g，牛膝 9g，炙甘草 5g，白芍 9g，藁本 9g，香附 6g，木香 6g。

❖ **病例 4　胡某，女，46 岁。**

首诊　1971 年 4 月 21 日。能食，有时嗳气，二便正常，月经忽前忽后，面、腿浮肿，压下有坑，下肢发冷，手麻指痛，体倦无力，发肿 3 年，近日咽干，有时腹胀，舌苔中红边白，脉细弱。

桑白皮 9g，茯苓皮 12g，陈皮 6g，大腹皮 6g，白术 9g，党参 9g，茯苓 9g，桔梗 6g，麦冬 9g，玄参 9g，桑枝 15g，薏苡仁 15g，甘草 5g。

**按**：治疗水肿，用五皮饮合四君子汤，咽干加麦冬、玄参。手指麻，加桑枝。

2 诊　1971 年 4 月 28 日。药后浮肿见轻，下肢时冷，手指不麻，仍腹胀大，脉沉细弱。

桑白皮 9g，茯苓皮 15g，陈皮 6g，大腹皮 6g，焦白术 9g，党参 9g，茯苓 9g，桑枝 15g，薏苡仁 9g，麦冬 9g，地骨皮 12g，甘草 5g。

3 诊　1971 年 6 月 22 日。浮肿见轻，下肢时冷，手指时麻，腿有时胀大，能食、二便正常，月经推后半个月至2～3个月，骨蒸内热，脉沉弱。

桑白皮9g，茯苓皮15g，陈皮6g，大腹皮6g，焦白术9g，党参9g，茯苓9g，薏苡仁15g，麦冬9g，地骨皮12g，木香5g，桑枝15g。

🎓 **病例5　赵某，男，27岁。**

**首诊**　1971年6月1日。不欲食，饭后不下转，腹胀满，下肢浮肿，腹鸣，大便溏、日2次，小便少，发病7～8个月，腰困，脉沉弱。

苍术9g，厚朴6g，茯苓9g，焦白术9g，猪苓9g，泽泻9g，桂枝6g，车前子9g（包煎），茯苓皮12g，桑白皮9g，大腹皮6g，陈皮6g，生姜皮3g，鸡内金6g，黄芪9g。

**按**：该患者的水肿，采用胃苓散合五皮饮治疗，少加黄芪补气运水。

**2诊**　1971年6月29日。食欲已增，饭后消化好转，腹胀满显著好转，腿浮肿亦见好，小便清长，腹仍鸣，大便不溏，余症也均好转，脉沉弱。

苍术9g，厚朴8g，茯苓12g，白术9g，泽泻9g，桂枝5g，车前子12g（包煎），茯苓皮15g，薏苡仁15g，桑白皮9g，冬瓜皮12g，大腹皮6g，陈皮6g，鸡内金6g，黄芪9g，知母9g，麦冬9g。

🎓 **病例6　贾某，女，44岁。**

**首诊**　1971年8月22日。食欲、二便正常，月经正常，常浮肿，于月经来前易浮肿，身软，身体肥胖，吐痰多，脉细弱。

茯苓12g，半夏6g，陈皮6g，薏苡仁30g，苍术6g，大腹皮6g，冬瓜皮9g，香附6g，泽泻9g，车前草9g。

**按**：月经前易浮肿，由内分泌紊乱引起。其中车前草，功同车前子，还有清热解毒的作用，可治热证出血与皮肤疮毒。此方是张子琳治疗肥胖患者浮肿的验方，每当遇到这样的患者就以此方施治，其中薏苡仁、车前草，是必须要用到的。

**2诊**　1972年3月12日。肥胖，全身浮肿，身体无力，心悸动，小便不长，发病7～8年，舌苔白腻，脉沉弱。

茯苓12g，半夏9g，陈皮9g，薏苡仁30g，苍术9g，大腹皮9g，香附6g，泽泻9g，冬瓜皮9g，车前草9g，白术9g。

**3诊**　1972年3月18日。仍无力，浮肿时轻时重，小便已长，脉沉弱。

照3月12日方，茯苓加为15g，白术加为12g。

**4诊**　1972年3月21日。药后浮肿见消，腹中舒适，疲乏无力。

茯苓15g，半夏9g，陈皮9g，薏苡仁30g，苍术9g，白术9g，广木香5g，泽泻6g，党参9g，黄芪12g，车前草9g，冬瓜皮9g，大腹皮5g。

**5诊**　1972年3月30日。药后浮肿消退，腹内舒畅，疲乏见好，有白带，脉沉弱。

茯苓12g，半夏9g，陈皮9g，薏苡仁30g，苍术9g，白术12g，广木香5g，泽泻6g，党参12g，黄芪15g，车前草9g，冬瓜皮12g，大腹皮5g。

**6诊**　1972年4月4日。药后腹内较舒适，时腿软，心慌、浮肿消失，白带少，脉沉弱较有力。

照3月30日方，党参、黄芪各加3g，加桂枝5g。

**7诊**　1972年4月12日。药后心慌、浮肿均逐渐好转，下肢稍浮肿，脉沉弱。

茯苓 15g，半夏 9g，陈皮 9g，薏苡仁 30g，苍术 9g，白术 15g，广木香 5g，泽泻 9g，党参 15g，黄芪 30g，冬瓜皮 12g，大腹皮 5g。

8 诊　1972 年 4 月 16 日。药后心慌、浮肿好转，下肢已不肿，脉沉弱。

照 4 月 12 日方继服。

9 诊　1972 年 5 月 8 日。服药后心慌见好，近日又浮肿，肢体发软，脉弱。

茯苓 15g，半夏 9g，陈皮 9g，薏苡仁 30g，苍术 9g，白术 12g，广木香 5g，泽泻 9g，党参 15g，黄芪 30g，冬瓜皮 12g，大腹皮 6g。

**按：** 处方一直不变，补气利水而已。

**🎖 病例 7　贾某，女，31 岁。**

首诊　1970 年 11 月 10 日。食欲不振，腹胀满腰困，大便正常，小便不利，浮肿，下肢按压有坑，发病 3 个月，脉沉细。

茯苓 12g，泽泻 9g，猪苓 9g，肉桂 6g，白术 12g，茯苓皮 15g，生姜皮 5g，陈皮 6g，桑白皮 9g，大腹皮 6g，黄芪 15g，防己 9g，鸡内金 6g，车前子 9g（包煎），薏苡仁 15g，苍术 9g。

**按：** 浮肿患者，离不开五苓散、五皮饮、防己黄芪汤。

2 诊　1970 年 11 月 12 日。药后浮肿，下肢已见消退，比前天减轻，余无异常，脉沉细。

照 11 月 10 日方，黄芪加为 18g，肉桂加为 8g。

3 诊　1970 年 11 月 14 日。药后已能食，仍腹胀满、但见轻，腰仍困，小便少，浮肿，下肢按压有深坑大见减轻，脉细弱。

照 11 月 10 日方，黄芪加为 24g，陈皮、大腹皮各加为 9g，薏苡仁加为 24g。

4 诊　1970 年 11 月 18 日。已想食，腹胀满见轻，仍腰困，小便长，浮肿见好，仍不能睡，小腹冷，脉沉弱。

照 11 月 10 日方，黄芪加为 24g，加附子 6g。

**按：** 小腹冷，下焦虚寒，在用肉桂的基础上，再加附子。

**🎖 病例 8　杨某，女，成年。**

首诊　1972 年 10 月 22 日。不欲食，饭后憋甚，大便、小便一般，浮肿，疲倦无力，发病 4～5 个月，脉沉弱。

茯苓 12g，半夏 9g，陈皮 9g，苍术 9g，厚朴 6g，广木香 5g，鸡内金 6g，砂仁 5g，茯苓皮 12g，桑白皮 9g，大腹皮 6g，冬瓜皮 12g，桂枝 6g，薏苡仁 15g，白术 9g。

2 诊　1972 年 10 月 26 日。服药后，饭后憋稍减轻，其他同前，脉沉弱。

茯苓 12g，半夏 9g，陈皮 9g，苍术 9g，厚朴 6g，广木香 5g，鸡内金 6g，砂仁 5g，茯苓皮 12g，桑白皮 9g，大腹皮 6g，冬瓜皮 12g，桂枝 6g，薏苡仁 15g，白术 9g，防己 9g，生黄芪 15g。

3 诊　1972 年 11 月 7 日。淋证已好转，浮肿已减轻，发憋见轻、还带憋，脉沉弱。

茯苓 15g，半夏 9g，陈皮 9g，苍术 9g，厚朴 6g，广木香 5g，砂仁 5g，鸡内金 6g，茯苓皮 15g，桑白皮 9g，大腹皮 9g，冬瓜皮 15g，桂枝 6g，薏苡仁 15g，白术 12g，防己 9g，黄芪 15g。

🎓 **病例9　尹某，男，39岁。**

首诊　1974年1月14日。患肾炎已1.5个月，不能多食，大便正常，小便灼热，色黄尿少，腰憋困、小腹胀满，下肢浮肿，压下有坑，口咽干，时手足烧，有时身冷，苔花剥黄腻，脉沉不缓和。

茯苓9g，泽泻9g，猪苓6g，白术9g，桂枝6g，桑白皮9g，冬瓜皮12g，茯苓皮15g，大腹皮9g，陈皮9g，麦冬9g，车前子9g（包煎），薏苡仁15g，甘草5g，竹叶6g。

2诊　1974年1月18日。服1月14日方，食欲较增，小便已长，溺黄，仍腰憋困，小便憋见好，仍腿浮肿，有时身冷，身痒，脉沉。

照1月14日方，加黄芪15g，桂枝加为9g，冬瓜皮加为15g。

3诊　1974年1月31日。已能食，小便不热但黄，量较多，仍腰憋困，有时小腹胀满，有时面、腿浮肿，咽干缓解，痰多，脉沉弱。

照1月18日方，薏苡仁加为24g，白术加为12g，加半夏9g。

4诊　1974年3月6日。近日食欲好，小便灼热，溺黄，腰憋困，小腹胀满见好，下肢浮肿，咽干，手足不烧，身冷亦好转，舌苔根腻黄，脉沉已缓和。

茯苓9g，泽泻9g，猪苓6g，生白术9g，桑白皮9g，冬瓜皮12g，陈皮6g，茯苓皮12g，麦冬9g，甘草5g，竹叶6g，白茅根15g，狗脊12g，川续断9g，桑寄生15g，杜仲12g，知母6g，黄柏6g。

**按：** 合并小便灼热、溺黄，加白茅根、竹叶、知母、黄柏，清利尿道湿热。

5诊　1974年3月9日。小便灼，腰困，下肢浮肿见轻，咽干。

照3月6日方，继服2剂。

6诊　1974年3月13日。小便频见好，腰仍憋困，口不干，鼻不通，流清涕，腿软浮肿，脉较数。

熟地黄18g，桑寄生15g，牛膝12g，狗脊15g，女贞子9g，山药9g，牡丹皮6g，云茯苓6g，泽泻6g，菟丝子12g，枸杞子9g，党参12g，麦冬9g，五味子6g，黄芪15g，菊花9g，桑叶9g。

7诊　1974年3月19日。服3月13日方4剂，小便频数见好，腰仍憋困，口干见好，腿憋软，浮肿，脚烧，脉弦。

生地黄15g，女贞子9g，桑寄生15g，牛膝9g，狗脊12g，山药9g，牡丹皮6g，云茯苓6g，泽泻6g，菟丝子15g，辽沙参9g，麦冬9g，黄芪12g，茯苓皮15g，冬瓜皮15g，防己6g，黄柏6g，知母6g，陈皮6g。

**按：** 此系肾阴虚引起的浮肿，采用六味地黄丸加知母、黄柏，再加利水药物来治疗。

8诊　1974年3月27日。服3月19日方，小便频少，腰仍憋困，小腿时浮肿，脚烧，脉稍弦。

照3月19日方继服。

9诊　1974年4月4日。服药后，小便频见好，仍腰困痛，腿软浮肿，口干，脉沉弱已不弦。

照3月19日方，继服2剂。

**病例 10 张某，女，42 岁。**

首诊 1974 年 4 月 29 日。面浮肿，腰阵发性疼痛，头痛，口干渴，小便不黄，脉沉弱。

桑白皮 9g，茯苓皮 12g，冬瓜皮 12g，陈皮 6g，黄芪 15g，桑寄生 15g，当归 9g，党参 9g，白术 12g，枸杞子 9g，狗脊 12g。

2 诊 1974 年 5 月 13 日。头不痛，口干渴见轻，小便不黄，劳累时腰仍疼痛，有时浮肿，手烧，脉沉弱。

桑白皮 9g，茯苓皮 15g，冬瓜皮 12g，陈皮 6g，黄芪 21g，桑寄生 15g，当归 9g，党参 12g，白术 12g，枸杞子 9g，狗脊 12g，地骨皮 12g，川续断 9g，麦冬 9g。

3 诊 1979 年 5 月 3 日。从昨日开始小便次数增多，而且尿浑黄，腰痛，口干苦，早晨起来脚稍肿，头有时晕，手心又烧，舌苔腻厚，脉沉。

辽沙参 9g，麦冬 9g，五味子 6g，川续断 12g，狗脊 12g，桑寄生 15g，枸杞子 9g，黄芪 15g，茯苓皮 12g，冬瓜皮 12g，白术 9g，牡丹皮 6g，地骨皮 12g，甘草梢 5g，竹叶 6g，萆薢 9g，泽泻 9g，菊花 9g。

**按：**尿道有湿热，使下焦阻滞而水道不通，治以利尿清湿热。病久而气虚，加黄芪治疗。

4 诊 1979 年 5 月 17 日。服 5 月 3 日方，小便次数减少，尿色淡黄，腰痛见轻，口干苦缓解，足浮肿、面手浮肿均见轻，有时头晕，手时烧，舌苔白腻，脉沉。

辽沙参 9g，麦冬 9g，五味子 5g，川续断 12g，桑寄生 12g，枸杞子 9g，黄芪 15g，茯苓皮 12g，冬瓜皮 12g，白术 9g，地骨皮 9g，甘草梢 5g，竹叶 9g，萆薢 9g，泽泻 9g，白茅根 12g。

**病例 11 王某，女，63 岁。**

首诊 1974 年 6 月 15 日。不欲食，腹胀大，四肢浮肿，小便欠利，耳闷头闷，发病 1 年余，血压 190/120mmHg，腹有憋闷感，脉细弱。

桑白皮 9g，茯苓皮 15g，冬瓜皮 15g，陈皮 9g，大腹皮 6g，生黄芪 15g，薏苡仁 15g，防己 6g，龙骨、牡蛎各 15g，牛膝 12g，桑寄生 15g，厚朴 6g，泽泻 9g，菊花 9g，白术 9g。

**按：**血压高，加龙骨、牡蛎、桑寄生、牛膝、菊花，益阴潜阳。

2 诊 1974 年 6 月 20 日。服 6 月 15 日方，仍腹胀大，四肢浮肿，尿长，头时闷，耳鸣，血压 170/110mmHg，脉沉细弱。

桑白皮 9g，茯苓皮 15g，冬瓜皮 15g，陈皮 9g，大腹皮 9g，黄芪 15g，薏苡仁 15g，防己 9g，龙骨、牡蛎各 15g，牛膝 9g，桑寄生 15g，泽泻 9g，菊花 9g，白术 9g。

3 诊 1974 年 6 月 23 日。服 6 月 20 日方，小腹胀满甚，手肿见轻，小便清长，头发闷，耳鸣，脉左沉弱，右沉弦。

桑白皮 9g，茯苓皮 15g，陈皮 9g，大腹皮 9g，黄芪 12g，薏苡仁 15g，防己 9g，龙骨、牡蛎各 15g，牛膝 9g，桑寄生 15g，泽泻 9g，菊花 9g，白术 9g，桑叶 9g，厚朴 6g。

4 诊 1974 年 7 月 6 日。腹胀满见轻，头时闷，左耳鸣，脉沉弱。

桑白皮 9g，茯苓皮 12g，陈皮 9g，大腹皮 9g，黄芪 15g，薏苡仁 12g，防己 9g，龙骨、牡蛎各 15g，牛膝 9g，泽泻 9g，菊花 9g，白术 9g，桑叶 9g，厚朴 9g。

5 诊　1974 年 7 月 9 日。服 7 月 6 日方，腹胀满见轻，头有时闷，耳时鸣，浮肿大见消失，脉沉弱无力。

照 7 月 6 日方继服。

6 诊　1974 年 7 月 15 日。腹胀满缓解，头闷，左耳鸣，浮肿见好，咳嗽缓解，气喘，左乳抽痛，出汗多。

桑白皮 9g，茯苓皮 12g，陈皮 9g，大腹皮 9g，黄芪 18g，薏苡仁 12g，防己 9g，龙骨、牡蛎各 15g，牛膝 9g，泽泻 9g，白术 9g，杏仁 9g，苏子 6g，半夏 9g，炙麻黄 3g，厚朴 6g。

7 诊　1974 年 7 月 24 日。最近气喘咳嗽，吐白沫痰，胸闷、腹胀满都缓解，头不清，左耳响，手出汗缓解，脉沉弱较前有力。

桑白皮 9g，茯苓皮 15g，陈皮 9g，大腹皮 9g，黄芪 18g，薏苡仁 12g，白术 9g，杏仁 9g，前胡 9g，苏梗 9g，半夏 9g。

8 诊　1974 年 7 月 27 日。服 7 月 24 日方，气喘咳嗽好转，白沫痰少，有白黏痰，腹又发紧憋，出汗缓解，左乳不舒，脉沉弱。

桑白皮 9g，茯苓皮 15g，陈皮 9g，大腹皮 9g，黄芪 21g，薏苡仁 12g，白术 9g 厚朴 6g，苏梗 9g，半夏 9g，泽泻 9g，桂枝 6g，杏仁 9g。

9 诊　1974 年 8 月 3 日。咳嗽吐痰见好，痰少，左胸不舒缓解，腹紧憋也见轻，左头发抽，小便少，脉沉弱。

桑白皮 9g，茯苓皮 15g，陈皮 9g，大腹皮 9g，黄芪 21g，薏苡仁 12g，白术 9g，厚朴 6g，党参 9g，半夏 9g，泽泻 9g，桂枝 6g，菊花 9g，川芎 6g，牛膝 9g，桑寄生 15g。

**病例 12　韩某，男，57 岁。**

首诊　1974 年 10 月 23 日。能食，二便一般，腰困甚，面、腿浮肿，腿压下有坑，身体无力，有时气短，足冷，发病从 1960 年生活困难时开始，脉细弱。

黄芪 24g，桂枝 9g，白芍 9g，白术 12g，防己 9g，薏苡仁 15g，狗脊 12g，川续断 9g，桑白皮 9g，茯苓皮 15g，陈皮 9g，党参 12g，生姜 3 片，大枣 3 枚。

2 诊　1974 年 10 月 28 日。服 10 月 23 日方，自觉有好转现象，脉较有力。

照 10 月 23 日方，黄芪加为 30g，党参、白术各加 3g。

3 诊　1974 年 11 月 7 日。服 10 月 28 日方，浮肿见好，腰困已减轻，身体已有力，仍气短，足冷，脉较前有力。

黄芪 30g，桂枝 9g，白芍 9g，白术 15g，防己 9g，薏苡仁 18g，狗脊 15g，川续断 12g，桑白皮 9g，茯苓皮 15g，党参 15g，陈皮 9g，冬瓜皮 12g，生姜 3 片，大枣 3 枚。

4 诊　1974 年 11 月 25 日。仍腿发沉稍浮肿，近日工作劳累，受影响，腰发困，脉沉迟缓。

黄芪 45g，桂枝 12g，白芍 9g，白术 9g，防己 9g，薏苡仁 18g，狗脊 12g，川续断 9g，桑白皮 9g，茯苓皮 15g，党参 18g，陈皮 9g，生姜皮 5g，生姜 3 片，大枣 3 枚，牛膝 9g。

5 诊　1974 年 11 月 29 日。服 11 月 25 日方，面浮好转，腿仍沉困，腰困，脉沉。

黄芪 30g，桂枝 12g，白芍 9g，白术 12g，防己 9g，薏苡仁 18g，狗脊 12g，川续断 12g，桑白皮 9g，茯苓皮 15g，党参 21g，陈皮 9g，牛膝 9g，冬瓜皮 12g，生姜 3 片，大枣 3 枚。

6 诊 1974 年 12 月 16 日。服 11 月 29 日方 5 剂，面浮见好，还带肿，停药后又感觉疲困，腰常困乏，脉沉。

黄芪 45g，桂枝 12g，白术 12g，防己 9g，薏苡仁 18g，狗脊 12g，川续断 12g，桑白皮 9g，茯苓皮 15g，党参 21g，陈皮 9g，牛膝 9g，冬瓜皮 12g，生姜 3 片，大枣 3 枚。

7 诊 1974 年 12 月 23 日。服 12 月 16 日方 5 剂，疲困再度减轻，浮肿亦减，现仍腰困，腿仍肿、但较前减轻。

黄芪 45g，党参 24g，桂枝 12g，防己 9g，薏苡仁 18g，狗脊 15g，川续断 12g，桑白皮 9g，茯苓皮 15g，陈皮 9g，牛膝 15g，冬瓜皮 15g，生姜 3 片，大枣 3 枚。

**病例 13 张某，女，44 岁。**

首诊 1975 年 9 月 30 日。不欲食，全身浮肿，大便溏泄，小便不利，腹胀满，气短紧，平日身体不好，这次发病 10 余日，月经正常，脉细弱。

茯苓 12g，白术 12g，桂枝 5g，泽泻 9g，猪苓 9g，大腹皮 9g，陈皮 9g，桑白皮 9g，茯苓皮 15g，冬瓜皮 12g，杏仁 6g，车前子 9g（包煎），黄芪 15g，厚朴 5g，薏苡仁 12g。

2 诊 1975 年 10 月 4 日。服 9 月 30 日方，全身浮肿稍轻，大便不泄，小便已利，腹时憋，天冷气喘甚，晴天即轻松，脉细弱。

照 9 月 30 日方，桂枝加为 6g，黄芪加为 24g，薏苡仁加为 15g。

**病例 14 杨某，男，47 岁。**

首诊 1975 年 10 月 9 日。不欲食，大便近日不利，小便多年不利，尿色无异常，全身浮肿，下肢按下有坑，腹经常憋，头晕痛，胃脘痛，大发作已 3 年，近日加重，有时吐，如高粱水样，心动悸，脉细弱。

茯苓 9g，泽泻 9g，猪苓 6g，白术 9g，桂枝 6g，厚朴 6g，桑白皮 9g，陈皮 6g，茯苓皮 12g，大腹皮 9g，冬瓜皮 12g，黄芪 15g，半夏 9g，广木香 5g，建曲 6g。

2 诊 1975 年 10 月 11 日。服 10 月 9 日方，食纳不能进，二便正常，浮肿见消，胸时憋，胃脘胀满，未呕吐，心时悸，头仍痛，脉沉弱。

照 10 月 9 日方，黄芪加为 24g，加川芎 9g，白芷 9g。

**病例 15 李某，女，43 岁。**

首诊 1976 年 3 月 9 日。能食，经常有便意，但排不出，有时日 1 次，有时日 2～3 次，不稀，小便短时即浮肿甚，不短即可肿，月经正常，腹鸣，腿冷，腹胀满，背痛腰困，发病 14～15 年，诊为"特发性水肿"，经过许多医院治疗，服用多种药物无效，因之来此医治。舌无苔，脉细弱无力。

桑白皮 9g，茯苓皮 15g，大腹皮 9g，陈皮 9g，茯苓 12g，桂枝 9g，白术 12g，生黄芪 18g，泽泻 9g，车前子 9g（包煎），防己 9g，厚朴 6g，党参 15g，冬瓜皮 12g，生姜皮 6g。

**按：** 按中医理论，水肿病的机制大体相同。处方取五皮饮、防己黄芪汤、五苓散加减，一以贯之。

**2 诊** 1976 年 3 月 11 日。服 3 月 9 日方，大便还欲便不得，每日 1 次，小便短，仍浮肿，药后发汗，浮肿见轻，腹鸣，腿时冷，腹胀满缓解，转至胸闷，背痛、腰困同前，四肢沉困，脉沉弱无力迟慢。

桑白皮 9g，茯苓皮 15g，大腹皮 9g，陈皮 6g，茯苓 12g，桂枝 6g，白术 12g，生黄芪 18g，泽泻 9g，防己 6g，厚朴 6g，党参 12g，冬瓜皮 12g，生姜皮 5g，苏梗 9g，广木香 5g。

**3 诊** 1976 年 3 月 14 日。服 3 月 11 日方，大便还欲便不得，日便 1～2 次，小便短，浮肿见轻，腹鸣缓解，腿冷，腹胀满见轻，胸闷，背痛，腰困，四肢仍沉困乏力。

照原方继服，黄芪加为 21g，广木香加为 6g。

**按：**气虚则水气运行无力，故须加重黄芪用量，气行则水行，膀胱气化功能增强，而水能够被排出。

**4 诊** 1976 年 3 月 16 日。服 3 月 14 日方，大便不通畅减轻，小便较长，浮肿见消退，腹鸣见轻，腹胀满显著好转，大见轻松，背痛腰困，手心烧，口干，脉沉弱。

桑白皮 9g，茯苓皮 15g，大腹皮 9g，陈皮 6g，茯苓 12g，桂枝 6g，白术 12g，生黄芪 24g，防己 6g，厚朴 6g，党参 12g，苏梗 9g，广木香 6g，麦冬 9g，地骨皮 12g，泽泻 9g，生姜皮 3g，狗脊 12g，桑寄生 15g。

**5 诊** 1976 年 3 月 18 日。服 3 月 16 日方，大便已通畅、不干，小便次多、量多，浮肿大见消退，腹鸣减轻，腹胀满基本已好，背腰仍困痛，手烧缓解，咽干，胸闷，胃脘有饱闷感，脉沉弱稍有力。

照 3 月 16 日方，加瓜蒌皮 12g，陈皮加为 9g。

**按：**胸闷，加瓜蒌、苏梗；胃脘饱闷，加陈皮、木香、厚朴。

**⬥ 病例 16　张某，女，19 岁。**

**首诊** 1971 年 5 月 4 日。右乳下憋，觉紧，说话多气不足，浮肿、面部甚，能食，二便正常，月经正常，发病 1 年，脉沉弦。

桑白皮 9g，茯苓皮 12g，冬瓜皮 12g，陈皮 9g，大腹皮 9g，杏仁 9g，防风 6g，紫苏 9g，白芍 9g，柴胡 5g，枳实 6g，广木香 5g，香附 6g，桔梗 6g，厚朴 6g，当归 9g。

**按：**《金匮要略》云："面目肿大，有热，名曰风水。视人之目窠上微拥，如蚕新卧起状，其颈脉动，时时咳，按其手足上，陷而不起者，风水""师曰：诸有水者，腰以下肿，当利小便；腰以上肿，当发汗乃愈"。该患者浮肿，且面部甚，为风水，当发汗，故加防风、紫苏、杏仁。急性肾小球肾炎患者，开始都面部浮肿，治疗应按风水处理。

**2 诊** 1971 年 5 月 6 日。药后右乳下憋，气喘，浮肿，面部浮肿甚，咽干，脉较缓和。

桑白皮 9g，茯苓皮 12g，冬瓜皮 12g，橘皮 9g，杏仁 9g，紫苏 6g，防风 6g，白芍 9g，柴胡 5g，香附 6g，厚朴 6g，枳壳 5g，麦冬 9g，木香 5g。

**按：**右乳下憋，加疏肝理气之品，如柴胡、香附、白芍、枳壳、木香等。

**3 诊** 1971 年 5 月 21 日。仍右乳下憋，气不足见轻，面浮见轻，胸部憋，能食，脉弦较缓。

当归 9g，柴胡 5g，香附 6g，枳实 5g，广木香 5g，川芎 6g，茯苓皮 12g，冬瓜皮 12g，桑白皮 9g，陈皮 6g，紫苏 6g，瓜蒌 9g，青皮 5g，杏仁 9g，厚朴 6g。

4 诊　1971 年 5 月 23 日。药后右乳憋见轻，气上足见好，面浮见轻，已有食欲，脉沉弦见好。

当归 9g，柴胡 5g，香附 6g，枳实 5g，广木香 5g，川芎 6g，茯苓皮 15g，冬瓜皮 12g，桑白皮 9g，陈皮 6g，紫苏 6g，瓜蒌 9g，青皮 6g，杏仁 9g，厚朴 6g。

**按：**右乳憋，加瓜蒌、青皮疏肝解郁之品。

5 诊　1971 年 5 月 30 日。右乳憋见轻，已想进食，面浮肿，脉沉弱。

白芍 6g，柴胡 5g，香附 6g，川芎 6g，枳实 5g，茯苓皮 9g，白术 9g，炙甘草 5g，鸡内金 6g，陈皮 6g，山药 12g，桑白皮 6g，冬瓜皮 12g，青皮 5g。

**按：**治疗方法是利水消肿，疏肝理气，健脾开胃，多方面着手，而终于取得了效果。

**🔖 病例 17　吕某，女，50 岁。**

首诊　1971 年 10 月 5 日。食欲好，二便正常，头面、腹浮肿，下午发憋，发病 8 个月之久，心悸，睡眠不好，脉沉弱无力。

黄芪 15g，防己 6g，白术 9g，冬瓜皮 12g，桑白皮 9g，大腹皮 9g，陈皮 9g，茯苓皮 15g，厚朴 6g，远志 6g，炒酸枣仁 12g。

**按：**腰以下肿，当利小便，方剂为防己黄芪汤、五皮饮利水消肿，发憋加厚朴。

2 诊　1971 年 10 月 16 日。服药后头面、腹浮肿见轻，下午腹胀满，心悸，失眠，脉沉弱。

茯苓 12g，桂枝 9g，白术 9g，炙甘草 6g，黄芪 15g，防己 9g，冬瓜皮 12g，茯苓皮 12g，陈皮 6g，大腹皮 6g，远志 6g，炒酸枣仁 12g，厚朴 6g。

3 诊　1971 年 10 月 30 日。服药后浮肿缓解，仍不欲食，腹内憋，近日有奔豚气发作，吐酸发冷，心悸，脉沉弱。

照 10 月 16 日方，加木香 6g，半夏 9g。

**按：**"近日有奔豚气发作，吐酸发冷"是有奔豚气，加半夏、木香。

**🔖 病例 18　杜某，男，39 岁。**

首诊　1972 年 4 月 16 日。不欲食，二便一般，全身浮肿，下肢压下有坑，全身乏力，气短，走路急时气喘，发病从 1971 年 8 月开始，脉沉弱无力。

党参 9g，白术 9g，茯苓 9g，炙甘草 5g，黄芪 15g，陈皮 6g，薏苡仁 15g，防己 6g，茯苓皮 12g，冬瓜皮 9g，半夏 9g，鸡内金 6g，谷芽 6g，当归 9g。

**按：**此为脾虚水肿，治疗以四君子汤加黄芪补气健脾，加五皮饮利水消肿。

2 诊　1972 年 4 月 18 日。服药后仍浮肿，下肢有坑，乏力，气短、气喘缓解，不欲食，口鼻干，脉细弱。

照 4 月 16 日方，加川芎 6g，白芍 9g，五味子 5g，麦冬 9g，去半夏。

3 诊　1972 年 4 月 20 日。服药后仍不欲食，浮肿减轻，时气短，口干缓解，脉沉细。

党参 9g，白术 9g，茯苓 9g，炙甘草 5g，黄芪 15g，防己 9g，陈皮 6g，茯苓皮

12g，冬瓜皮 12g，薏苡仁 15g，鸡内金 6g，谷芽 9g，当归 9g，川芎 6g，白芍 9g，五味子 5g，麦冬 9g。

**病例 19　刘某，女，45 岁。**

首诊　1972 年 4 月 22 日。能食，二便一般，月经提前，面浮肿甚，头痛，有时足肿，手足烧，失眠，体软无力，发病从去年春天开始，脉虚弱。

黄芪 15g，防己 9g，桑白皮 9g，茯苓皮 15g，冬瓜皮 12g，大腹皮 9g，陈皮 9g，防风 9g，杏仁 9g，苏叶 9g，远志 6g，炒酸枣仁 12g，薏苡仁 15g。

按：面浮肿甚，是风水，加防风、杏仁、苏叶治疗。防己黄芪汤合五皮饮治疗足肿。

2 诊　1972 年 4 月 30 日。服 4 月 22 日方浮肿消失，头痛见轻，手足烧，口干，有时失眠，脉沉弱。

照 4 月 22 日方，继服 2 剂。

**病例 20　边某，男，成年。**

首诊　1972 年 5 月 6 日。食欲较好，大小便见好，胸闷见轻，打饱嗝，还上翻，稍浮肿，鼻干，手足烧，脉沉弱。

半夏 9g，厚朴 6g，茯苓 9g，紫苏 6g，瓜蒌 15g，桑白皮 9g，冬瓜皮 12g，地骨皮 12g，麦冬 9g，炙甘草 5g，枳壳 6g，竹茹 6g，玄参 9g，谷麦芽各 6g。

按：胸闷、打饱嗝、还上翻，用二陈汤加枳壳、竹茹、紫苏、瓜蒌。略加桑白皮、冬瓜皮，治疗浮肿。

2 诊　1972 年 7 月 12 日。能食，大便完谷不化，小便一般，腹胀满，面和上下肢浮肿，发病已 3 个月，胸胁痛，冲顶恶心，脉沉弱。

茯苓 9g，半夏 9g，陈皮 9g，苍术 9g，厚朴 6g，桑白皮 9g，茯苓皮 15g，薏苡仁 15g，大腹皮 9g，冬瓜皮 12g，香附 6g，青皮 6g，苏梗 9g，枳壳 6g，白术 12g，桂枝 6g。

按：各方面的药物，都有加强。

3 诊　1972 年 7 月 15 日。服药后大便完谷不化见好，腹胀满缓解，胸痛浮肿见消，不顶冲恶心，脉沉弱。

茯苓 12g，半夏 9g，陈皮 9g，苍术 9g，厚朴 6g，桑白皮 9g，茯苓皮 15g，薏苡仁 18g，大腹皮 9g，冬瓜皮 15g，白术 12g，桂枝 6g，枳壳 6g，苏梗 9g。

**病例 21　杨某，女，37 岁。**

首诊　1972 年 5 月 31 日。脖筋痛，头颠发闷，手足心烧，口鼻咽干，鼻塞，腰痛，手面浮肿，脉沉弱。

当归 9g，川芎 6g，白芍 12g，炙甘草 5g，生地黄 12g，麦冬 9g，牡丹皮 6g，地骨皮 12g，辛夷 5g，陈皮 6g，茯苓皮 12g，菊花 9g，狗脊 12g，川续断 9g，桑寄生 12g，冬瓜皮 12g，桑白皮 9g，何首乌 9g。

2 诊　1972 年 6 月 3 日。头顶闷，手足烧，口干减轻，鼻塞好转，腰痛，手浮肿，脖筋痛，脉沉弱。

当归 9g，川芎 6g，白芍 9g，生地黄 9g，桑枝 15g，麦冬 9g，牡丹皮 6g，地骨皮 9g，陈皮 6g，茯苓皮 12g，菊花 9g，狗脊 12g，川续断 9g，冬瓜皮 12g，何首乌 9g，桑白皮 9g。

3 诊 1972 年 6 月 17 日。服药后头重闷，右脖筋痛见好，眼腔骨痛，腰背时困，浮肿也消，仍手烧，心时跳，口干，脱发甚，脉沉弱。

当归 9g，川芎 6g，白芍 9g，生地 12g，蔓荆子 9g，何首乌 9g，狗脊 12g，川续断 9g，桑白皮 9g，茯苓皮 12g，冬瓜皮 12g，远志 6g，麦冬 9g，陈皮 6g，羌活 6g。

**病例 22 张某，女，44 岁。**

首诊 1972 年 6 月 16 日。面、手、腿浮肿，食纳、大小便一般，头晕，眼模糊不清，手烧，发肿 10 余日，脉沉缓。

桑白皮 9g，茯苓皮 15g，大腹皮 9g，陈皮 9g，冬瓜皮 12g，防风 6g，杏仁 9g，苏叶 6g，菊花 9g，桑叶 9g，生石决明 15g，蒺藜 12g，薏苡仁 15g，地骨皮 12g。

2 诊 1976 年 12 月 29 日。食欲较香，大便每日 2～3 次，浮肿见轻，背时困，口鼻时干，手足仍烧，脉沉弱。

山药 15g，莲子 9g，陈皮 6g，茯苓 9g，白术 12g，神曲 6g，炙甘草 6g，地骨皮 15g，牡丹皮 6g，麦冬 9g，黄芪 15g，桑白皮 9g，冬瓜皮 12g，党参 12g。

**病例 23 高某，男，68 岁。**

首诊 1972 年 11 月 30 日。面、腿浮肿，能食，轻度腹胀满，二便正常，发病半个多月，初系吐酸，吐涎沫，服附子理中丸引起浮肿，已有 3～4 日，脉弦滑。

桑白皮 9g，茯苓皮 15g，陈皮 9g，生姜皮 6g，冬瓜皮 15g，大腹皮 9g，苍术 9g，薏苡仁 15g，防己 9g，桂枝 6g，茯苓 9g。

2 诊 1972 年 12 月 2 日。服药后面浮渐好转，腹时憋，脉弦滑。

桑白皮 9g，茯苓皮 15g，陈皮 9g，生姜皮 6g，冬瓜皮 15g，大腹皮 9g，苍术 9g，薏苡仁 18g，防己 9g，桂枝 9g，茯苓 9g，黄芪 9g，牛膝 6g。

3 诊 1972 年 12 月 4 日。面浮，腿肿粗，有深坑，腹胀满好转，脉弦滑。

黄芪 15g，白术 9g，防己 9g，茯苓皮 15g，冬瓜皮 15g，生姜皮 6g，大腹皮 9g，陈皮 9g，桂枝 9g，车前子 9g（包煎），泽泻 9g，薏苡仁 24g。

4 诊 1972 年 12 月 6 日。服药后，面浮肿已消失，腿浮肿也渐消，脉弦滑。

照 12 月 4 日方，黄芪加为 24g，白术加为 15g。

**病例 24 孟某，男，34 岁。**

首诊 1973 年 2 月 26 日。眼浮肿，食欲一般，饱闷，大便偏干，口干渴，小便长，疲乏，睡眠不实，多梦，发病 1 年余，脉沉弱。

茯苓 12g，陈皮 6g，薏苡仁 15g，白术 9g，桑白皮 9g，茯苓皮 15g，冬瓜皮 12g，当归 9g，郁李仁 12g，麦冬 9g，远志 6g，炒酸枣仁 12g，防风 9g，菟丝子 12g。

**按：** 大便偏干，加当归、郁李仁。郁李仁，润肠通便，利尿退肿，可谓一举两得。

2 诊 1973 年 3 月 6 日。服 2 月 26 日方，眼皮肿见好，时饱闷，便仍干，口干渴，睡眠较好，脉沉弱。

照 2 月 26 日方，加黄芪 12g 继服。

3 诊 1973 年 3 月 17 日。晨起眼浮肿，胃脘满闷见轻，大便偏干，口干渴见轻，睡眠好，精神好转，腰困厉害，四肢发麻。

茯苓 12g，陈皮 9g，薏苡仁 15g，白术 9g，桑白皮 9g，茯苓皮 15g，冬瓜皮 15g，当归 12g，郁李仁 15g，麦冬 9g，远志 6g，炒酸枣仁 12g，黄芪 15g，枸杞子 9g，焦杜仲 9g。

4 诊　1973 年 3 月 26 日。浮肿见轻，胃脘满闷，大便时干，腰困，四肢麻，手冷，脉较有力。

照 3 月 17 日方，去郁李仁，加桂枝 9g。

📖 **病例 25　朱某，女，50 岁。**

首诊　1974 年 6 月 21 日。不欲食，大便正常，小便欠利，面部、右手、左足浮肿，脐有水、有臭味，发病半年，精神衰退，口干发热，脉沉弱。

生黄芪 15g，桑白皮 9g，茯苓皮 12g，大腹皮 6g，防己 6g，陈皮 9g，泽泻 9g，车前子 9g（包煎），白术 9g，麦冬 9g，地骨皮 12g，薏苡仁 15g。

2 诊　1974 年 6 月 29 日。服 6 月 21 日方，浮肿减轻，小便已利，仍口干，发热，心悸，脉沉弱。

照 6 月 21 日方，地骨皮加为 15g，加远志 6g，龙齿 12g，知母 9g。

📖 **病例 26　戎某，男，57 岁。**

首诊　1975 年 11 月 5 日。食欲、二便正常，面足浮肿，已有 3 日，余无不适，脉沉弱。

桑白皮 9g，茯苓皮 15g，冬瓜皮 12g，生姜皮 5g，陈皮 6g，大腹皮 9g，防风 9g，紫苏 6g，茯苓 9g，白术 9g。

**按：** 面足浮肿，已有 3 日，属风水急性期，以五皮饮加防风、紫苏祛风，茯苓、白术健脾利湿。

2 诊　1975 年 11 月 8 日。服 11 月 5 日方，面浮肿显著消失，感腿软沉困，头晕，脉沉。

照 11 月 5 日方，白术加为 12g，加生黄芪 15g，菊花 9g，薏苡仁 15g。

**按：** 邪去，体虚，加黄芪增加抵抗力。

3 诊　1975 年 11 月 17 日。服药后，面浮消失，今日又带浮肿，腿软困还未复原，鼻干，头稍晕，脉沉。

桑白皮 9g，茯苓皮 15g，冬瓜皮 12g，生姜皮 5g，陈皮 6g，大腹皮 9g，防风 9g，紫苏 6g，茯苓 9g，白术 12g，生黄芪 18g，薏苡仁 15g，菊花 9g。

4 诊　1975 年 11 月 21 日。服 11 月 17 日方，面仍稍浮肿，头晕，手心烧，腿软困缓解，鼻干，胸闷。

桑白皮 9g，茯苓皮 15g，冬瓜皮 12g，陈皮 6g，大腹皮 9g，防风 6g，紫苏 6g，菊花 9g，地骨皮 12g，麦冬 9g，瓜蒌 12g。

5 诊　1975 年 12 月 1 日。服 11 月 21 日方，面部稍浮肿，头仍晕，手足烧也见轻，小腿以下困，胸稍憋，鼻干，能食，大便干，小便正常，脉沉弱。

桑白皮 9g，茯苓皮 15g，冬瓜皮 12g，陈皮 9g，大腹皮 6g，防风 6g，紫苏 6g，菊花 9g，瓜蒌 12g，地骨皮 12g，麦冬 9g，玄参 9g，杏仁 6g。

📖 **病例 27　崔某，女，38 岁。**

首诊　1975 年 12 月 28 日。食欲好，大便一般，小便少，浮肿，以面部、下肢为甚，肝区痛，感冒 5～6 日一直未愈，咽干，鼻不通气，脉沉细弱。

桑白皮 9g，冬瓜皮 12g，茯苓皮 15g，陈皮 9g，大腹皮 9g，茯苓 9g，泽泻 9g，猪苓 6g，白术 9g，桂枝 6g，防己 9g，黄芪 15g，杏仁 9g，防风 9g，麦冬 9g。

2 诊 1975 年 12 月 31 日。服 12 月 28 日方，小便少，浮肿已见消，感冒一直未愈，鼻不通，流清涕，肝区痛好转，咽干好转，正在月经行时，经量很多，脉沉弱较有力。

桑白皮 9g，冬瓜皮 12g，茯苓皮 12g，陈皮 6g，杏仁 9g，荆芥穗 6g，防风 9g，黄芪 18g，当归 12g，川续断 12g，茯苓 9g，泽泻 9g，白术 9g。

## 病 案 实 录

**病例 1 肖某，女，44 岁。**

首诊 1970 年 11 月 19 日。能食，二便正常，全身浮肿，月经提前 10 余日，不到半个月即来，疲乏无力，头晕，口黏，发病从 1968 年开始，因腿痛住过医院，心慌，白带多，脉虚弦。

远志 6g，党参 9g，白术 9g，茯苓 9g，炙甘草 5g，柏子仁 9g，黄芪 12g，防己 9g，茯苓皮 15g，桑白皮 9g，麦冬 9g，冬瓜皮 15g，陈皮 6g，当归 9g，山药 15g。

2 诊 1970 年 11 月 28 日。仍肿胀，头晕见好，心慌，气短，咳嗽，吐白青痰，脉细弱。

桑白皮 9g，冬瓜皮 9g，茯苓皮 12g，远志 6g，珍珠母 12g，橘皮 6g，西贝母 9g，桔梗 6g，半夏 6g，沙参 6g，麦冬 9g，五味子 5g，菊花 9g，炙甘草 5g。

3 诊 1970 年 12 月 9 日。浮肿发胀好转，仍心慌气短，咳嗽吐痰同前，脉沉弱。

桑白皮 9g，茯苓皮 15g，冬瓜皮 12g，陈皮 6g，远志 6g，龙齿 15g，半夏 9g，炙甘草 5g，党参 9g，麦冬 9g，五味子 5g，西贝母 6g，紫菀 9g，杏仁 6g，白术 9g。

4 诊 1970 年 12 月 14 日。浮肿好转，仍心慌气短，脉沉弱。

桑白皮 9g，茯苓皮 12g，冬瓜皮 9g，陈皮 6g，远志 6g，龙齿 15g，麦冬 6g，五味子 5g，茯苓 9g，半夏 9g，东参 6g，白术 9g，黄芪 15g。

**按：**心慌气短，合生脉散（人参、麦冬、五味子）治疗。利尿消肿之后，加黄芪补气。

5 诊 1971 年 1 月 4 日。近日仍浮肿，有时还心慌，气短，气喘，脉沉弱。

桑白皮 9g，茯苓皮 6g，冬瓜皮 9g，陈皮 6g，远志 6g，麦冬 9g，五味子 5g，茯苓 9g，半夏 9g，东参 6g，白术 9g，黄芪 15g，防己 6g。

6 诊 1971 年 3 月 6 日。前几日感冒，卧床 2 日已愈。现症：浮肿，心慌，气短喘见好，皮肤发痒，有小疹，脉沉缓。

桑白皮 9g，茯苓皮 15g，冬瓜皮 9g，陈皮 9g，远志 6g，麦冬 9g，五味子 5g，黄芪 15g，防己 9g，党参 9g，白术 9g，地肤子 9g，蛇床子 9g，薏苡仁 15g。

7 诊 1971 年 3 月 26 日。仍浮肿，心慌，气短喘，皮肤痒，有小疹，小便少，脉沉弱。

桑白皮 9g，茯苓皮 15g，冬瓜皮 12g，陈皮 6g，远志 6g，白果 6g，党参 9g，麦冬 9g，五味子 5g，黄芪 12g，防己 9g，白术 9g，车前子 9g（包煎），地肤子 9g，蛇床子 9g，白鲜皮 9g。

🎓 **病例 2　白某，男，19 岁。**

**首诊**　1970 年 11 月 10 日。脾脏肿大，胃腹部憋胀不舒适，大便溏泄，日便 10 余次，有黏液，小便欠利，面目、腹部、下肢多浮肿，腿压下有坑，发病已 1 年余，舌苔白，脉弦疾。

茯苓 9g，白术 9g，猪苓 6g，泽泻 9g，苍术 9g，厚朴 6g，陈皮 9g，大腹皮 9g，桑白皮 9g，茯苓皮 9g，广木香 5g，砂仁壳 6g，车前子 9g（包煎），肉桂 5g。

**按：** 面目、腹部及下肢多浮肿，则按水肿病治疗。方剂以胃苓散、五皮饮为主。

**2 诊**　1970 年 12 月 6 日。胃腹整个胀大，大便日 6～7 次，小便不利、灼红，浮肿，胁肋难受，鼻衄，口干，有时大便带血，脉沉弱。

白芍 9g，柴胡 5g，香附 6g，白茅根 15g，白术 9g，泽泻 9g，猪苓 9g，车前子 12g（包煎），防己 9g，赤小豆 15g，阿胶 9g（烊化），地榆 9g，生山药 12g，陈皮 9g，茯苓皮 15g，桑白皮 9g。

**按：** 热证表现：小便不利，灼红，鼻衄，口干，有时大便带血，取四苓汤（猪苓、泽泻、茯苓、白术）加车前子、防己、赤小豆以利尿；再加阿胶、地榆、白茅根止血之品；胁肋难受，加白芍、柴胡、香附治疗；以茯苓皮、桑白皮、陈皮消肿。

**3 诊**　1970 年 12 月 10 日。征象同前，鼻衄、便血见好。

白芍 9g，柴胡 5g，香附 6g，白茅根 15g，白术 9g，泽泻 6g，猪苓 9g，车前子 12g（包煎），防己 9g，赤小豆 15g，生山药 12g，陈皮 9g，茯苓皮 15g，桑白皮 9g。

**4 诊**　1970 年 12 月 14 日。左胁痛，腹胀满好转，胃脘感觉有水，大便日 4～5次、不溏，浮肿见轻，脉沉弱。

白芍 9g，柴胡 5g，香附 6g，白术 9g，茯苓 9g，猪苓 9g，泽泻 9g，大腹皮 6g，山药 15g，陈皮 9g，防己 9g，赤小豆 24g，桑白皮 9g，车前子 15g（包煎），茯苓皮 15g，黄芪 12g。

**按：** 诸症好转，加黄芪补气。

**5 诊**　1970 年 12 月 16 日。左胁阵发性刺痛，腹胀满见好，水气少，大便日 4～5次，浮肿，脉沉弱。

赤芍 9g，柴胡 5g，丹参 12g，香附 6g，生牡蛎 15g，白术 9g，茯苓皮 15g，猪苓 9g，泽泻 9g，赤小豆 24g，防己 9g，桑白皮 9g，车前子 15g（包煎），黄芪 12g。

🎓 **病例 3　易某，女，47 岁。**

**首诊**　1970 年 12 月 7 日。消化不好，腹痛，小便不利，上下身浮肿，出虚汗，服药汗止，停药即多汗，上肢痛麻，脉细弱较有力。

党参 12g，白术 9g，茯苓 12g，炙甘草 5g，黄芪 15g，猪苓 9g，泽泻 9g，肉桂 6g，车前子 15g（包煎），防己 9g，陈皮 6g，茯苓皮 15g，桑白皮 9g，生姜皮 6g，大腹皮 6g，半夏 9g，木香 5g。

**按：** 消化不好，以四君子汤为主方治疗。

2 诊　1970 年 12 月 11 日。胃痛憋，腹痛，服药时小便利，停药即不利，浮肿，出汗，上肢麻痛，消化差，脉沉弱。

党参 9g，白术 9g，茯苓皮 15g，炙甘草 5g，黄芪 12g，防己 6g，猪苓 9g，泽泻 9g，肉桂 6g，车前子 12g（包煎），炒白芍 9g，大腹皮 6g，半夏 6g，厚朴 6g，砂仁壳 5g，鸡内金 6g，陈皮 6g。

**病例 4　杨某，男，74 岁。**

首诊　1970 年 12 月 3 日。左手掌痛、浮肿，右腿浮肿，大便多干，小便好，发病 2～3 个月，脉弦大。

当归 9g，川芎 6g，赤芍 9g，桑枝 15g，桑白皮 9g，冬瓜皮 9g，茯苓皮 15g，陈皮 9g，郁李仁 12g，薏苡仁 15g，秦艽 9g，甘草 5g，丝瓜络 12g。

2 诊　1970 年 12 月 5 日。左手弯痛，浮肿，便干，脉弦大。

当归 9g，川芎 6g，赤芍 9g，桑枝 15g，薏苡仁 18g，苍术 9g，桑白皮 9g，冬瓜皮 12g，茯苓皮 15g，陈皮 9g，秦艽 9g，甘草 5g，红花 5g，丝瓜络 9g，防风 9g。

**病例 5　徐某，女，30 岁。**

首诊　1971 年 3 月 8 日。能食，大便干，小便正常，腰困，全身浮肿，月经提前，手烧，发病 4 个月，西医诊断为"肾炎"。

桑白皮 9g，茯苓皮 15g，冬瓜皮 15g，陈皮 9g，大腹皮 6g，川续断 9g，狗脊 9g，桑寄生 12g，防己 9g，黄芪 12g，郁李仁 9g，牛膝 9g，车前子 9g（包煎）。

2 诊　1971 年 3 月 12 日。大便干见好，腰困，浮肿，手不烧，脉沉弱。

桑白皮 9g，茯苓皮 15g，冬瓜皮 9g，陈皮 9g，大腹皮 6g，川续断 9g，狗脊 9g，桑寄生 12g，防己 9g，黄芪 15g，郁李仁 9g，车前子 9g（包煎），生姜皮 5g。

**按**：生姜皮，味辛性凉，无毒，主辛凉解表、和脾胃、行水气，治浮肿和胀满；茯苓皮，主利水道、开腠理，治水肿肤胀，行水而不耗气。

**病例 6　杨某，男，60 岁。**

首诊　1971 年 4 月 11 日。不欲食，全身浮肿，腹胀满，二便不利，头晕，口僵流涎水，发病 2～3 年，脉细弱。

党参 9g，白术 9g，茯苓 9g，炙甘草 5g，陈皮 6g，黄芪 15g，防己 9g，当归 9g，郁李仁 9g，车前子 6g（包煎），泽泻 9g，桑白皮 9g，茯苓皮 12g，大腹皮 9g，冬瓜皮 12g。

2 诊　1971 年 4 月 13 日。不欲食，浮肿，腹胀满，二便不利，头晕，口流涎水，口干，脉细弱。

桑白皮 9g，茯苓皮 12g，大腹皮 6g，冬瓜皮 12g，当归 9g，郁李仁 9g，车前子 9g（包煎），陈皮 6g，鸡内金 6g，神曲 6g，谷麦芽各 6g，厚朴 6g，莱菔子 5g，麦冬 9g，菊花 9g。

3 诊　1971 年 4 月 17 日。仍不饮食，浮肿，腹胀满，二便不利，头晕，口流涎水，口干，脉微细。

桑白皮 9g，茯苓皮 12g，腹皮 6g，冬瓜皮 15g，郁李仁 9g，当归 9g，车前子 9g（包煎），陈皮 6g，鸡内金 6g，神曲 6g，谷麦芽各 6g，厚朴 6g，菊花 9g，石斛 12g，玉竹 9g。

4 诊　1971 年 4 月 19 日。浮肿，腹胀满，食后不转，头晕缓解，口干，仍口流涎沫，脉沉弱。

桑白皮 9g，茯苓皮 15g，大腹皮 6g，冬瓜皮 15g，郁李仁 12g，当归 9g，半夏 9g，橘皮 8g，鸡内金 6g，厚朴花 6g，石斛 9g，杏仁 9g，瓜蒌 9g。

**🎓 病例 7　王某，女，成年。**

首诊　1971 年 2 月 19 日。大便干，浮肿，身热足冷，眼模糊，右胁痛，腰困，脉细弱。

桑白皮 9g，陈皮 9g，冬瓜皮 12g，茯苓皮 12g，大腹皮 6g，白芍 9g，柴胡 3g，香附 6g，菊花 9g，蒺藜 9g，石决明 12g，桑叶 9g，地骨皮 9g，麦冬 9g。

另有右上腹痛，胃脘亦痛，食欲、二便正常，哺乳期，9 岁开始痛，本次 1970 年 7 月痛甚。

又方：当归 9g，柴胡 5g，白芍 9g，香附 6g，郁金 6g，延胡索 6g，川楝子 9g，茯苓 9g，陈皮 6g，半夏 9g，炙甘草 5g。

2 诊　1971 年 3 月 8 日。大便时干，浮肿，身烧，眼模糊，右胁痛减，腰仍困，脉细弱。

桑白皮 9g，陈皮 9g，冬瓜皮 12g，茯苓皮 15g，大腹皮 6g，白芍 9g，菊花 9g，蒺藜 9g，石决明 15g，桑叶 9g，地骨皮 12g，麦冬 9g，桑寄生 15g。

**🎓 病例 8　张某，女，成年。**

首诊　1971 年 3 月 26 日。来信问诊：腰困，浮肿。

生黄芪 15g，白术 9g，防己 9g，党参 12g，茯苓皮 15g，桑白皮 9g，冬瓜皮 12g，陈皮 6g，大腹皮 6g，川续断 9g，狗脊 12g，桑寄生 12g，当归 9g，枸杞子 9g，菟丝子 12g。

**按：** 浮肿，用防己黄芪汤合五皮饮；腰困，加川续断、狗脊、枸杞子、菟丝子。

2 诊　1973 年 11 月 22 日。食纳、二便一般，头晕，骨蒸内热，出汗，腰困痛，腿酸，四肢无力，浮肿，脉沉弱。

党参 9g，白术 9g，茯苓 9g，陈皮 6g，桑白皮 9g，冬瓜皮 12g，牛膝 9g，狗脊 12g，桑寄生 15g，地骨皮 9g，当归 9g，白芍 9g，生龙骨、生牡蛎各 15g，茯苓皮 12g，浮小麦 15g，薏苡仁 15g，菊花 9g。

**按：** 四肢无力，浮肿，属脾虚引起的水肿，以四君子汤合五皮饮治疗。

3 诊　1976 年 11 月 25 日。食纳、二便一般，精神欠佳，肢体无力，腰酸困，浮肿，有时口干，脉沉而虚弱。

党参 15g，白术 15g，茯苓 9g，陈皮 9g，生黄芪 12g，桑白皮 9g，茯苓皮 15g，冬瓜皮 15g，麦冬 9g，狗脊 12g，川续断 9g，桑寄生 15g，枸杞子 9g，当归 9g，薏苡仁 15g，甘草 5g。

4 诊　1976 年 12 月 14 日。近日食欲不振，嘈杂，腰酸困，浮肿见轻，不口干，手足烧，内虚热，头晕，脉虚弱。

党参 12g，白术 9g，云茯苓 9g，陈皮 6g，甘草 5g，生黄芪 12g，桑白皮 9g，茯苓皮 15g，冬瓜皮 15g，狗脊 12g，川续断 9g，桑寄生 15g，当归 9g，薏苡仁 15g，牡丹皮 6g，地骨皮 15g，菊花 9g，神曲 9g。

5 诊 1978 年 4 月 15 日。有时头晕，恶心，食纳好，鼻不通气，胁下痛见好，口干晚上甚，面腿浮肿甚，压下有深坑，发热已退。

菊花 6g，桑叶 9g，蒺藜 12g，荆芥穗 6g，薄荷 6g，桑白皮 9g，茯苓皮 12g，冬瓜皮 9g，珍珠母 15g，麦冬 9g，玉竹 9g，石斛 12g，甘草 3g，陈皮 6g，芦根 12g，黄芪 12g。

**按**：原有水肿，现又新患感冒，取桑菊饮治疗感冒，黄芪、桑白皮、茯苓皮、冬瓜皮治疗水肿。

6 诊 1978 年 4 月 21 日。服 4 月 15 日方 4 剂，头晕见好，恶心见好，能食，鼻不通气，胁不痛，口干渴，面腿浮肿，深压有坑。

桑白皮 9g，冬瓜皮 12g，茯苓皮 12g，陈皮 6g，麦冬 9g，知母 9g，石斛 15g，玉竹 9g，天花粉 9g，甘草 3g，芦根 15g，荆芥穗 6g，薄荷 5g，黄芪 12g，防己 9g，薏苡仁 15g。

7 诊 1978 年 4 月 29 日。服 4 月 21 日方后，现症逐渐好转，仍浮肿未退。

照 4 月 21 日方，黄芪加为 15g，茯苓皮加为 15g，加白术 9g，大腹皮 6g。

8 诊 1978 年 5 月 14 日。服 4 月 29 日方，浮肿好转，早上出汗，头晕，腹胀，食少。

桑白皮 9g，冬瓜皮 12g，陈皮 9g，茯苓皮 15g，大腹皮 9g，菊花 9g，甘草 5g，龙骨 12g，牡蛎 12g，黄芪 18g，防己 9g，白术 9g，薏苡仁 15g。

9 诊 1978 年 6 月 1 日。服 5 月 14 日方，汗出好转，其他同前。

照 5 月 14 日方，加地骨皮 12g，牡丹皮 6g，蒺藜 12g，去牡蛎。

10 诊 1978 年 6 月 16 日。服前药后，发热见好，仍浮肿。

桑白皮 9g，冬瓜皮 15g，陈皮 9g，茯苓皮 15g，黄芪 24g，白术 12g，桂枝 6g，防己 9g，麦冬 9g，地骨皮 12g，狗脊 12g，川续断 9g，桑寄生 15g。

11 诊 1978 年 6 月 26 日。服 6 月 16 日方，浮肿见轻，手足烧，腰困，口干。

桑白皮 9g，冬瓜皮 12g，陈皮 6g，茯苓皮 15g，黄芪 24g，白术 9g，防己 9g，麦冬 9g，地骨皮 15g，牡丹皮 6g，狗脊 12g，川续断 12g，桑寄生 15g。

**病例 9** 徐某，女，50 岁。

首诊 1971 年 3 月 3 日。胸闷，浮肿面甚，能食，大便正常，小便不利，尻尾骨抽得难受，脉沉弱。发病从去年腊月开始。

桑白皮 9g，冬瓜皮 12g，茯苓皮 12g，陈皮 9g，大腹皮 6g，生姜皮 5g，黄芪 15g，白术 9g，防己 6g，杏仁 9g，厚朴 6g，泽泻 9g，车前子 9g（包煎）。

2 诊 1971 年 3 月 5 日。服药后仍胸闷，面浮，饭后胃脘胀满，小便较利，四肢乏力，脉沉弱。

黄芪 15g，白术 9g，防己 9g，茯苓 6g，茯苓皮 12g，桑白皮 6g，陈皮 9g，冬瓜皮 12g，生姜皮 5g，苍术 9g，厚朴 8g，车前子 9g（包煎），泽泻 6g，大腹皮 9g，杏仁 9g。

🎓 **病例10 刘某，女，成年。**

首诊 1971年3月8日。能食，口干渴，大便干，心悸，干咳轻，浮肿，脉弦。

山药12g，莲子6g，鸡内金6g，陈皮6g，谷芽9g，厚朴花6g，茯苓皮9g，冬瓜皮12g，大腹皮6g，石斛9g，麦冬9g，郁李仁9g，桑白皮9g。

2诊 1971年3月13日。食纳差，饭后憋见轻，口舌干见好，大便时干，浮肿见轻，腰痛，失眠，脉沉弱。

山药12g，莲子9g，陈皮6g，鸡内金6g，谷芽9g，厚朴花6g，石斛12g，神曲6g，茯苓皮15g，大腹皮6g，冬瓜皮9g，桑白皮9g，郁李仁9g，狗脊12g，桑寄生12g，川续断9g。

🎓 **病例11 张某，女，33岁。**

首诊 1971年3月6日。人工流产1个月后，不欲食，二便正常，面及下肢浮肿，疲乏无力，腹胀满，浮肿已3~4天，脉沉弱。

苏叶6g，防风9g，杏仁9g，桑白皮9g，茯苓皮9g，大腹皮9g，陈皮9g，生姜皮6g，厚朴6g，冬瓜皮12g，白术9g，防己6g。

2诊 1971年7月21日。服药后胸闷、出气痛见好，面浮肿，下肢与手发憋，能食，腹胀满，大便时腹凝痛，脉沉弱。

桑白皮9g，冬瓜皮12g，茯苓皮15g，大腹皮9g，陈皮9g，薏苡仁15g，防己9g，生黄芪9g，苍术6g。

🎓 **病例12 杨某，女，36岁。**

首诊 1971年4月21日。能食，大便偏干，小便前几日不利，现在已好，腰困酸痛，手足心烧，口干头晕，失眠，产后50余日，月经未至，腿浮肿，手麻出汗多，发病4个月，脉虚弦。西医诊断为"尿道感染"。

桑白皮9g，茯苓皮12g，陈皮6g，当归9g，郁李仁9g，白芍9g，甘草5g，炒栀子5g，桑寄生12g，杜仲9g，川续断9g，菊花9g，远志6g，炒酸枣仁12g，麦冬9g。

2诊 1971年4月26日。便不干，腰痛见好，仍僵困，手足心烧，口干，头晕，能眠，手麻见好，仍手汗，浮肿，脉虚弱。

桑白皮9g，茯苓皮12g，陈皮6g，当归9g，白芍9g，甘草5g，炒栀子6g，桑寄生15g，杜仲9g，川续断9g，菊花9g，远志6g，炒酸枣仁15g，麦冬9g，地骨皮12g。

🎓 **病例13 戎某，女，33岁。**

首诊 1971年5月9日。近日浮肿，胸轻痛，手足烧，头不晕痛，心悸，能睡眠，能食，小腹不抽痛、憋，口干，饭后胃脘沉闷，脉沉弱。

党参9g，白术9g，黄芪9g，茯苓皮12g，炙甘草5g，陈皮6g，远志9g，炒酸枣仁12g，当归9g，白芍9g，麦冬9g，地骨皮9g，冬瓜皮12g，乌药5g，香附5g。

2诊 1971年5月29日。服药后浮肿消，胸亦时痛，手足时烧，头不晕痛，仍心悸，食欲亦好，小腹又痛，脉沉弱。

党参9g，白术9g，黄芪9g，茯苓皮12g，炙甘草5g，陈皮6g，远志6g，炒酸枣仁12g，当归9g，白芍9g，麦冬9g，地骨皮9g，冬瓜皮12g，乌药5g，香附5g。

3诊 1971年6月6日。又浮肿，胸痛，耳闷，心悸，小腹不痛，食少，疲乏无力，脉沉弱。

党参 9g，白术 9g，黄芪 15g，茯苓皮 15g，炙甘草 5g，陈皮 9g，桑白皮 9g，冬瓜皮 12g，防己 9g，鸡内金 6g，远志 6g，炒酸枣仁 15g，苏梗 9g，广木香 5g，薏苡仁 15g。

**◈ 病例 14　王某，女，59 岁。**

首诊　1971 年 6 月 17 日。不欲食，面、手、足浮肿，腰背痛，手烧脱皮，胃脘痛，便干，心慌。

茯苓 9g，陈皮 6g，半夏 6g，神曲 6g，鸡内金 6g，炙甘草 5g，冬瓜皮 12g，桑白皮 9g，郁李仁 9g，续断 9g，狗脊 9g，川楝子 6g，延胡索 6g，地骨皮 6g。

2 诊　1971 年 8 月 24 日。不欲食，饭后嗳气，大便溏，日 1～2 次，小便不利，尿赤，全身浮肿，气喘，身软困，发病 10 余日，由头痛引起，脉沉滑。

茯苓 9g，泽泻 9g，猪苓 6g，白术 9g，桑白皮 9g，茯苓皮 15g，大腹皮 6g，陈皮 9g，冬瓜皮 15g，苍术 9g，厚朴 6g，杏仁 9g，车前子 9g（包煎），防己 6g，黄芪 9g。

**◈ 病例 15　郑某，女，46 岁。**

首诊　1971 年 8 月 26 日。能食，大便干，小便时不利，月经提前，腹胀，浮肿，身体无力，心悸，发病 4～5 年，脉沉弱。

党参 9g，焦白术 9g，茯苓 9g，甘草 5g，黄芪 12g，防己 6g，茯苓皮 15g，桑白皮 9g，大腹皮 6g，厚朴 6g，陈皮 6g，车前子 9g（包煎），广木香 5g，远志 6g，郁李仁 6g，冬瓜皮 12g。

2 诊　1971 年 9 月 1 日。服 8 月 26 日方，大便已不干，小便正常，腹胀大见轻，浮肿亦消，仍心悸，吐酸，脉沉弱。

照 8 月 26 日方，去郁李仁，黄芪加为 15g，党参加为 12g，大腹皮加为 8g，加半夏 9g。

3 诊　1971 年 10 月 24 日。大便仍干，小便时抽痛，腹胀已好，有时浮肿，心悸，不吐酸，脉沉弱。

茯苓 9g，半夏 9g，橘皮 6g，炙甘草 5g，厚朴 6g，桑白皮 9g，远志 6g，党参 12g，焦白术 12g，黄芪 15g，防己 9g，大腹皮 6g，茯苓皮 15g，车前子 9g（包煎），木香 5g，郁李仁 9g，冬瓜皮 12g。

4 诊　1972 年 5 月 2 日。大便还干，食欲差，受冷还腹胀，有时劳累后浮肿，心悸，小便不利，失眠，头痛，时呕，脉细弱。

党参 12g，白术 9g，黄芪 18g，防己 9g，茯苓皮 12g，冬瓜皮 12g，陈皮 6g，大腹皮 9g，桑白皮 9g，茯苓 9g，半夏 9g，车前子 9g（包煎），郁李仁 6g，白芷 6g，川芎 9g，远志 6g，炒酸枣仁 12g，地骨皮 12g。

**◈ 病例 16　冯某，女，68 岁。**

首诊　1971 年 8 月 19 日。其子来诉，停药后，腿又浮肿，食欲差。

桑白皮 9g，茯苓皮 12g，大腹皮 6g，陈皮 6g，生姜皮 3g，冬瓜皮 12g，黄芪 12g，防己 6g，白术 9g，鸡内金 6g，桂枝 5g。

2 诊　1971 年 12 月 18 日。全身浮肿，大便不畅，小便不利，溺时疼痛，不欲食，小腹硬。

桑白皮 9g，冬瓜皮 12g，茯苓皮 15g，大腹皮 6g，陈皮 6g，茯苓 9g，泽泻 9g，猪苓 6g，白术 6g，桂枝 6g，车前子 9g（包煎），郁李仁 9g，生黄芪 15g，防己 9g，甘草 5g。

🎓 **病例 17　张某，男，64 岁。**

**首诊**　1971 年 10 月 2 日。食欲好，大便偏溏，小便正常，身体疲乏，头闷，面、腿浮肿，脉虚弦。

黄芪 12g，桂枝 6g，白术 9g，薏苡仁 15g，茯苓皮 15g，冬瓜皮 12g，桑白皮 9g，陈皮 9g，苍术 9g，大腹皮 6g，菊花 9g，荆芥 6g，苏叶 6g，防己 6g。

**按**：面浮肿，加荆芥、苏叶。

**2 诊**　1971 年 10 月 4 日。大便仍溏，清晨 1 次，以后 1 次，疲困，头闷，浮肿好转，脉稍弦无力。

黄芪 15g，桂枝 6g，白术 12g，薏苡仁 15g，茯苓皮 15g，冬瓜皮 12g，桑白皮 9g，陈皮 6g，菊花 9g，荆芥 6g，苏叶 6g，苍术 9g，吴茱萸 9g，补骨脂 9g，煨肉豆蔻 9g。

**3 诊**　1975 年 6 月 14 日。不欲食，胃脘胀满，右腿足麻木，大便溏泄，小便不利，上下肢浮肿已有 7～8 日，腿麻木 2 个月。

苍术 9g，厚朴 6g，陈皮 6g，云茯苓 9g，桂枝 6g，泽泻 9g，白术 9g，猪苓 9g，防己 9g，黄芪 15g，茯苓皮 12g，冬瓜皮 12g，薏苡仁 15g，甘草 3g。

**按**：水肿，处方是胃苓散、五皮饮、防己黄芪汤，再加薏苡仁。

**4 诊**　1975 年 6 月 16 日。服 6 月 14 日方，已想进食，胃脘和肚皮发憋，右腿发麻木，大便溏泄、日 3 次，小便已利，上下肢浮肿，脉沉弦滑。

照 6 月 14 日方，黄芪加为 18g，白术加为 15g，加大腹皮 9g。

**5 诊**　1975 年 7 月 9 日。服 6 月 16 日方以后，胃脘胀满、便溏、浮肿、小便不利等症都已好转。现症：右腿麻木疼痛，发冷，脉弦滑。

生黄芪 18g，白芍 9g，桂枝 9g，木瓜 9g，牛膝 9g，独活 9g，苍术 9g，当归 9g，川芎 6g，桑枝 24g，红花 3g，丝瓜络 12g，生姜 3 片，大枣 3 枚，薏苡仁 15g。

**按**：浮肿好转，右腿麻木疼痛、发冷，改用黄芪桂枝五物汤加独活、苍术、红花、丝瓜络、桑枝等。

**6 诊**　1975 年 7 月 13 日。服 7 月 9 日方，胃脘胀满见好，便不溏，浮肿消失，小便已利，右腿冷麻，转移小腿以下，脉弦滑较缓和。

照 7 月 9 日方，生黄芪加为 24g。

**按**：浮肿，腿麻木，都由气虚所致，重用生黄芪治疗。

🎓 **病例 18　曲某，女，82 岁。**

**首诊**　1971 年 10 月 5 日。饭后憋，全身浮肿，小便短，大便正常，发病 3 个月之久，舌无苔少津，脉细弱。

黄芪 15g，白术 9g，防己 6g，茯苓皮 12g，冬瓜皮 12g，桑白皮 9g，陈皮 9g，大腹皮 6g，车前子 9g（包煎），肉桂 3g，麦冬 9g，厚朴 6g，党参 9g。

**2 诊**　1971 年 10 月 7 日。服药后证象同前，仍浮肿，小便不利。

照 10 月 5 日方，防己、车前子、黄芪各加 3g，肉桂加 1.5g。

🔮 **病例 19**　安某，女，39 岁。

首诊　1970 年 11 月 4 日。不欲食，常浮肿（颜面、两下肢及腹部），大便正常，小便少、不利，月经正常，发病 5～6 年，腰憋困，精神差，畏寒，脉沉弱。

云茯苓 12g，泽泻 9g，猪苓 9g，肉桂 5g，白术 9g，茯苓皮 15g，冬瓜皮 15g，陈皮 6g，大腹皮 9g，桑白皮 9g，黄芪 15g，防己 9g，车前子 9g（包煎），党参 9g，鸡内金 6g。

2 诊　1970 年 11 月 6 日。仍不欲食，浮肿，小便较长，腰困背痛，出虚汗，发冷，脘痛，脉沉弱。

茯苓 12g，泽泻 9g，肉桂 5g，白术 9g，茯苓皮 15g，冬瓜皮 12g，陈皮 6g，大腹皮 9g，桑白皮 9g，黄芪 18g，生姜皮 5g，防己 9g，车前子 5g（包煎），党参 12g，鸡内金 6g，川楝子 6g，延胡索 6g。

3 诊　1970 年 11 月 9 日。仍不欲食，眼浮肿见轻，小便短，腰困甚，虚冷汗，脘痛，脉沉弱。

照 11 月 6 日方，黄芪加为 24g，党参加为 15g，肉桂加为 6g。

4 诊　1970 年 11 月 11 日。仍不欲食，浮肿，小便短，腰困，消化不好，脉细弱无力。

茯苓 12g，白术 9g，泽泻 9g，肉桂 6g，狗脊 9g，茯苓皮 15g，冬瓜皮 12g，陈皮 8g，大腹皮 9g，桑白皮 9g，黄芪 18g，防己 9g，车前子 9g（包煎），鸡内金 8g，神曲 6g。

5 诊　1970 年 11 月 23 日。不欲食，浮肿，小便少，腰困，出汗，身软，消化差，脉沉弱。

照 11 月 11 日方，黄芪加为 24g，加厚朴 6g。

**按：**黄芪剂量逐渐在加大。

6 诊　1970 年 11 月 30 日。不欲食，消化差，浮肿，小便短，腰困，身软，服药即好、停药即差，脉沉弱。

茯苓 12g，白术 9g，泽泻 9g，肉桂 6g，猪苓 9g，茯苓皮 15g，冬瓜皮 15g，陈皮 9g，大腹皮 9g，桑白皮 9g，黄芪 18g，防己 9g，车前子 9g（包煎），鸡内金 8g，神曲 9g。

7 诊　1971 年 12 月 21 日。服药后仍腿困，腿酸，食少消化差，面浮，腹胀满，脉沉弱。

茯苓 12g，白术 15g，泽泻 9g，猪苓 6g，茯苓皮 15g，冬瓜皮 12g，陈皮 6g，桑白皮 9g，黄芪 24g，大腹皮 6g，防己 9g，车前子 9g（包煎），肉桂 6g，党参 9g，川续断 9g，桑寄生 15g，狗脊 12g，鸡内金 6g。

🔮 **病例 20**　边某，女，40 岁。

首诊　1970 年 11 月 17 日。食欲尚好，二便正常，月经量少，1 日即完，身体疲乏，腰痛困，全身浮肿，不能进咸食，疲乏即肿甚，发病 1 年余，脉沉弱。

党参 9g，白术 9g，茯苓 9g，炙甘草 5g，陈皮 6g，黄芪 12g，防己 9g，薏苡仁 12g，川续断 9g，狗脊 9g，桑寄生 15g，桑白皮 9g，冬瓜皮 12g，茯苓皮 15g，生姜皮 5g，生姜 3 片，大枣 3 枚。

**按：**食盐系氯化钠，稍多即可引起水钠潴留而加重水肿，所以肾炎患者，要少食盐，甚至不食盐。而一般经常水肿患者，也要注意少食盐。

2诊　1972年1月13日。疲乏无力，腰痛困，心慌，浮肿，食少，头前痛，脉沉弱无力。

党参12g，白术9g，茯苓9g，炙甘草6g，陈皮6g，黄芪15g，防己9g，薏苡仁15g，川续断9g，狗脊12g，桑寄生15g，冬瓜皮12g，远志6g，白芷6g，川芎9g，炒酸枣仁12g。

### 🎓 病例21　赵某，女，61岁。

首诊　1970年11月19日。食欲正常，大便不干，小便短少，肚腹膨大，口干，手足发冷，脐周痛，脉细数较前有力。

党参12g，白术9g，茯苓15g，猪苓9g，泽泻9g，肉桂6g，厚朴6g，苍术9g，木香5g，大腹皮9g，车前子12g（包煎），陈皮9g，半夏9g，附子6g。

**按**：肾阳虚，而不能化水，加附子、肉桂温肾助阳。

2诊　1971年12月6日。腹胀满，右胁憋痛，胃痛，能食，饭后不转，二便不利，手足冷。

党参12g，白术9g，茯苓9g，猪苓9g，泽泻9g，肉桂6g，厚朴9g，苍术9g，陈皮6g，大腹皮9g，车前子9g（包煎），黄芪12g，防己9g，附子5g，半夏9g，生姜3片，大枣3枚。

### 🎓 病例22　曲某，男，40岁。

首诊　1970年11月30日。食欲尚可，嗳气，脘部两侧疼痛，系隐隐作痛，全身有发憋、发麻感觉，下肢浮肿，压下有坑，身体内热，二便正常，脉沉。

黄芪15g，炒白芍12g，炙甘草6g，桂枝9g，川楝子9g，延胡索6g，白术9g，茯苓9g，半夏9g，陈皮6g，冬瓜皮15g，薏苡仁15g，大腹皮6g，茯苓皮12g，生姜3片，大枣3枚，地骨皮12g。

**按**：脘部两侧疼痛，系隐隐作痛，以黄芪建中汤加川楝子、延胡索治疗。

2诊　1971年12月14日。仍稍嗳气，胃脘两边痛，下肢浮肿，全身发麻，有知觉，脉沉弱。

黄芪18g，防己9g，桂枝9g，白芍9g，白术9g，茯苓皮15g，薏苡仁15g，冬瓜皮12g，桑白皮9g，陈皮9g，大腹皮9g，鸡血藤9g，党参9g，生姜3片，大枣3枚。

### 🎓 病例23　刘某，女，77岁。

首诊　1971年12月16日。能食，大便隔日1次，先干后溏，小便频，浮肿见轻，大腿肿甚，左腿发烧痛，手足冷，腹脐憋。

黄芪15g，白芍12g，桂枝6g，白术9g，茯苓皮15g，防己9g，桑白皮9g，陈皮6g，大腹皮9g，薏苡仁15g，菟丝子12g，川牛膝9g，秦艽6g。

### 🎓 病例24　陈某，女，53岁。

首诊　1972年3月1日。不欲食，消化迟钝，恶心，饭后不转，时发憋，心悸，大便临明泄，小便正常，面部、小腿浮肿较剧、有坑，疲乏无力，发病于1960年，一直未愈，脉沉弱。

党参9g，白术9g，茯苓9g，炙甘草5g，黄芪15g，茯苓皮12g，桑白皮9g，冬瓜皮 12g，大腹皮 6g，防己 6g，生姜皮 5g，鸡内金 6g，神曲 6g，薏苡仁 15g，陈皮 9g，桂枝 6g。

**按：** 不欲食，消化迟钝，是脾虚表现，故治疗以四君子汤为主。

2 诊 1972 年 3 月 3 日。不欲食，恶心，心悸，大便正常，浮肿，头晕，脉沉弱。

党参 9g，白术 9g，茯苓 9g，炙甘草 5g，半夏 6g，陈皮 6g，神曲 6g，广木香 5g，鸡内金 6g，菊花 9g，桑白皮 6g，冬瓜皮 12g，薏苡仁 15g，谷麦芽各 6g。

**病例 25 赵某，女，42 岁。**

首诊 1972 年 3 月 21 日。发病 10 余年，食少，吐酸，浮肿，腰困，疲乏，二便正常，月经调，手心烧，四肢麻，腹胀满，脉沉弱。

白术 9g，茯苓 9g，陈皮 6g，鸡内金 6g，神曲 6g，川续断 9g，狗脊 12g，桑寄生 15g，半夏 9g，地骨皮 12g，黄芪 12g，薏苡仁 15g，冬瓜皮 6g，大腹皮 5g，防己 6g。

2 诊 1972 年 3 月 31 日。药后时吐酸，时腰困，仍浮肿，时麻，腹胀满甚。

照 3 月 21 日方，陈皮加为 9g，大腹皮加为 8g，加苍术 6g，厚朴 6g。

**病例 26 孟某，男，成年。**

首诊 1972 年 4 月 18 日。不欲食，浮肿甚，半声咳，大小便不利，发病从去年腊月开始。

黄芪 15g，白术 9g，防己 9g，茯苓皮 12g，陈皮 6g，冬瓜皮 12g，桑白皮 9g，薏苡仁 15g，车前子 9g（包煎），泽泻 9g，桂枝 5g。

2 诊 1972 年 4 月 26 日。不欲食，浮肿上半身好转、下半身重，半声咳，大便不溏，日 3 次，小便不利。

黄芪 24g，白术 12g，防己 9g，茯苓皮 15g，陈皮 9g，冬瓜皮 12g，薏苡仁 15g，车前子 12g（包煎），泽泻 9g，桂枝 6g，党参 12g。

**病例 27 薄某，女，62 岁。**

首诊 1972 年 4 月 20 日。食欲不振，浮肿，二便不利，便干，腰困，发病 4～5 年，脉沉弱。

党参 9g，茯苓 9g，泽泻 9g，桑白皮 9g，冬瓜皮 12g，茯苓皮 12g，郁李仁 9g，黄芪 12g，防己 9g，陈皮 6g，车前子 9g（包煎），川续断 9g，狗脊 12g。

2 诊 1972 年 4 月 29 日。食欲较好，浮肿不消，大便干见好，小便欠利，腰困，肩膊痛，脉沉弱。

黄芪 18g，白术 9g，茯苓 9g，茯苓皮 15g，桑白皮 9g，陈皮 9g，防己 9g，冬瓜皮 12g，大腹皮 6g，郁李仁 9g，泽泻 9g，桂枝 6g，川续断 9g，狗脊 12g。

**病例 28 王某，女，39 岁。**

首诊 1972 年 5 月 13 日。食欲一般，饭后胃脘憋闷难受，嗳气，大便临明泄、偏稀，小便少，以前浮肿甚，现已消退，疲软无力，轻度心悸，腰困，脐下发憋胀，月经提前、量多，8～9 日才能干净，手指痛憋，晚上手足烧，眼皮肿，发病 1 年余，脉细弱。

党参 9g，茯苓 9g，陈皮 6g，焦白术 9g，炙甘草 5g，远志 6g，炒酸枣仁 12g，木香 5g，厚朴 6g，大腹皮 6g，鸡内金 6g，川续断 9g，桑寄生 12g，薏苡仁 15g，茯苓皮

12g，桑白皮 9g，冬瓜皮 12g。

2 诊　1979 年 5 月 18 日。食欲一般，二便尚可，胸不舒，有跳动的感觉，四肢疲倦无力，轻度腰困，需服地西泮等药才能入寐，手指中午时冷，眼皮、面部浮肿，咽干痛，舌苔白，脉细弱。

当归 9g，川芎 6g，白芍 9g，紫苏 6g，香附 6g，陈皮 9g，甘草 5g，桔梗 6g，麦冬 9g，桑白皮 9g，茯苓皮 12g，冬瓜皮 12g，川续断 9g，狗脊 9g，牡丹皮 6g，地骨皮 12g，黄芪 12g，党参 9g。

**按：**胸不舒，加香苏饮治疗。

3 诊　1979 年 5 月 21 日。服 5 月 18 日方，胸不舒好转，有时还跳动不休，四肢疲乏无力，腰困，仍需服药才能入寐，手指不冷，手心烧，早晨眼皮、面浮肿，下午腿浮肿，咽干，舌淡无苔，脉沉细弱。

当归 9g，川芎 6g，白芍 9g，紫苏 6g，香附 6g，陈皮 9g，甘草 5g，麦冬 9g，桑白皮 9g，茯苓皮 12g，冬瓜皮 12g，川续断 9g，狗脊 12g，地骨皮 12g，黄芪 15g，党参 9g。

🎓 **病例 29**　贾某，男，41 岁。

首诊　1972 年 5 月 15 日。浮肿较甚，脘部憋痛，嗳气恶心，头痛，右胁憋痛，睡眠差，脉沉弱。

党参 9g，焦白术 9g，茯苓 9g，炙甘草 5g，陈皮 9g，黄芪 12g，防己 9g，茯苓皮 12g，广木香 5g，桑白皮 9g，冬瓜皮 12g，大腹皮 9g，柴胡 5g，香附 6g，远志 6g，炒酸枣仁 12g。

2 诊　1972 年 5 月 17 日。食欲较好，消化甚慢，脘部痛缓解，仍憋甚，嗳气、恶心缓解，大便每日 2 次，口干，手足热，头痛缓解，晕甚，睡眠好，右胁憋、时痛，面手浮肿，脉沉弱。

桑白皮 9g，冬瓜皮 12g，茯苓皮 12g，陈皮 9g，大腹皮 9g，厚朴 6g，广木香 5g，半夏曲 6g，鸡内金 8g，白芍 9g，柴胡 5g，杏仁 9g，防风 9g，苏叶 6g，瓜蒌 9g，谷芽 9g，菊花 9g。

3 诊　1976 年 3 月 19 日。能食，大便溏、日 3～4 次，小便频，腹胀满，浮肿，身体发软，肝区痛，腰痛，恶心。

桑白皮 9g，茯苓皮 12g，冬瓜皮 12g，陈皮 6g，大腹皮 9g，白术 12g，茯苓 9g，菟丝子 15g，生黄芪 15g，半夏 6g，厚朴 6g，泽泻 9g，狗脊 12g，柴胡 5g，白芍 9g。

🎓 **病例 30**　刘某，女，54 岁。

首诊　1972 年 6 月 3 日。下肢浮肿，两肩仍痛，手烧，胃酸，脉沉弱。

黄芪 18g，防己 9g，薏苡仁 18g，茯苓皮 15g，冬瓜皮 15g，陈皮 9g，桑白皮 9g，大腹皮 9g，地骨皮 9g，羌活 6g，川续断 9g，桑寄生 15g，狗脊 12g，白术 9g，桑枝 15g。

2 诊　1972 年 6 月 9 日。服药后浮肿、肩痛明显好转，发烧减轻，脉沉弱较前有力。

照 6 月 3 日方，黄芪加为 24g，白术加为 12g，地骨皮加为 12g。

3 诊　1972 年 6 月 16 日。仍腿足浮肿，两肩痛，手心烧，咳嗽无痰，胃酸已愈。

黄芪 24g，防己 9g，薏苡仁 18g，茯苓皮 15g，冬瓜皮 15g，陈皮 9g，桑白皮 9g，大腹皮 9g，羌活 9g，川续断 12g，桑寄生 15g，狗脊 12g，白术 9g，桑枝 15g，桔梗 9g，桂枝 6g。

4 诊 1972 年 6 月 19 日。浮肿大好，两肩痛见轻，手烧缓解，仍咳嗽无痰，脉沉弱。

照 6 月 16 日方，黄芪加为 30g，白术加为 12g。

5 诊 1972 年 6 月 22 日。浮肿减轻，两肩痛，手烧止，下肢仍肿。

黄芪 30g，防己 9g，薏苡仁 18g，茯苓皮 15g，冬瓜皮 15g，陈皮 9g，大腹皮 6g，羌活 9g，川续断 12g，桑寄生 15g，狗脊 12g，白术 12g，桑枝 18g，桂枝 6g，桑白皮 9g。

6 诊 1972 年 6 月 25 日。浮肿减退，两肩痛见轻，右侧甚，下肢劳动多时仍肿，脉沉。

黄芪 12g，防己 9g，薏苡仁 21g，茯苓皮 15g，冬瓜皮 9g，陈皮 9g，大腹皮 9g，羌活 9g，川续断 12g，桑寄生 15g，狗脊 12g，白术 12g，党参 12g，桑枝 18g，桂枝 6g，桑白皮 9g。

7 诊 1972 年 6 月 30 日。浮肿见好，肩部仍轻痛，劳动多时下肢浮肿，脉沉弱较有力。

黄芪 30g，防己 9g，薏苡仁 24g，茯苓皮 15g，冬瓜皮 15g，陈皮 9g，大腹皮 6g，羌活 9g，川续断 9g，狗脊 12g，桑寄生 15g，白术 15g，党参 15g，桑枝 24g，桂枝 6g，桑白皮 9g。

8 诊 1972 年 7 月 4 日。服药后仍腿肿及手肿，背肩痛，脉沉弱。

黄芪 30g，防己 9g，薏苡仁 24g，茯苓皮 5g，冬瓜皮 15g，陈皮 9g，大腹皮 6g，羌活 9g，川续断 9g，狗脊 12g，桑寄生 15g，白术 15g，党参 15g，桑枝 24g，桂枝 6g，桑白皮 9g。

**🎓 病例 31 李某，女，32 岁。**

首诊 1974 年 4 月 4 日。大便稀、不畅，小便频，溺时烧，头晕，眼模糊，右胁痛轻，左胁痛重，体倦无力，浮肿，腹胀，脉沉弱。

山药 15g，陈皮 6g，白术 9g，菟丝子 15g，枸杞子 9g，甘草 5g，白茅根 12g，桑白皮 9g，冬瓜皮 12g，茯苓皮 15g，白芍 9g，柴胡 5g，郁金 6g，香附 6g，木瓜 6g，厚朴 6g，大腹皮 9g。

**按：**大便稀，加山药、白术；小便频，加枸杞子、菟丝子。小便烧，加白茅根；胁痛，加柴胡、白芍、郁金、香附等。

2 诊 1974 年 5 月 7 日。大便不溏，小便白天次少，晚上频、6～7 次，尿灼黄，头晕，两胁腰痛，口干，牙痛，手烧，浮肿，发火，不能吃蔬菜和水果，脉沉弱。

山药 15g，芡实 15g，白术 12g，黄芪 15g，菟丝子 15g，覆盆子 6g，桑螵蛸 15g，甘草 5g，五味子 6g，茯苓皮 12g，桑白皮 9g，冬瓜皮 12g，白芍 12g，柴胡 5g，郁金 6g，川续断 12g，狗脊 12g。

**按：**小便晚上频、6～7 次，加覆盆子、桑螵蛸、五味子。

3 诊 1981 年 10 月 19 日。食欲、大便正常，小便黄糊、淋漓不断，腰困，双下肢浮肿无力，头晕，脱发，鼻干，口干，不欲饮水，失眠，乳房痛，有黄带，舌苔淡白，脉沉细弱。

桑白皮 10g，茯苓皮 15g，陈皮 6g，大腹皮 9g，冬瓜皮 12g，薏苡仁 15g，茯苓 12g，辽沙参 9g，麦冬 9g，玄参 9g，石斛 12g，焦杜仲 12g，川续断 12g，黄芪 15g，黄柏 5g，车前子 5g（包煎），远志 6g，炒酸枣仁 15g，橘叶 9g，草薢 9g。

4 诊　1981 年 10 月 26 日。小便仍糊，大便时小便淋漓不断，腰困浮肿减轻，头晕，脱发，鼻干，口干，乳痛甚，黄带少，舌尖红，舌苔白薄，脉沉弱。

桑白皮 9g，茯苓皮 15g，陈皮 6g，冬瓜皮 12g，薏苡仁 15g，茯苓 9g，辽沙参 10g，麦冬 10g，玄参 12g，焦杜仲 12g，川续断 12g，黄芪 15g，远志 5g，炒酸枣仁 15g，草薢 10g，橘叶 9g，黄柏 5g，牡丹皮 6g，当归 10g。

5 诊　1981 年 11 月 13 日。食欲好，大便正常，小便频数，全身疲乏，浮肿，面部目下肿显著，手足烧，口干，鼻干，唇干，头晕，脱发，经色黑，睡眠不实，白带多，稍带感冒，乳房痛，胸气不舒，舌尖稍红，苔淡白，脉沉弱。

桑白皮 9g，茯苓皮 15g，冬瓜皮 12g，陈皮 6g，菟丝子 15g，覆盆子 9g，牡丹皮 6g，地骨皮 12g，辽沙参 10g，麦冬 9g，五味子 6g，菊花 9g，远志 6g，炒酸枣仁 15g，青橘叶 9g，当归 10g，白芍 9g，瓜蒌皮 12g，紫苏 6g，甘草 5g。

**按：**乳房痛，胸气不舒，加瓜蒌皮、青橘叶、紫苏。

6 诊　1981 年 11 月 17 日。服 11 月 13 日方，小便频数见好，全身疲乏，浮肿减轻，仍发胀不舒适，手足不烧，口鼻干缓解，口苦，头晕，脱发，乳房痛，白带多，多梦，舌苔薄白，脉细弱。

桑白皮 9g，茯苓皮 15g，冬瓜皮 12g，陈皮 6g，菟丝子 15g，覆盆子 12g，辽沙参 9g，麦冬 9g，五味子 5g，菊花 9g，青橘叶 9g，远志 6g，炒酸枣仁 15g，当归 10g，瓜蒌皮 15g，甘草 5g，紫苏 6g，山药 15g，生龙骨、生牡蛎各 15g，龙胆草 6g。

🎓 **病例 32　李某，女，49 岁。**

首诊　1975 年 4 月 28 日。食欲一般，大便偏干，小便近日还可，不利时服利尿药，多服身软无力，浮肿，下肢压下有坑，腰困痛，四肢无力，心慌有时失眠，手足发憋，发病从 1968 年开始，舌苔白腻厚，脉沉弱。西医诊断为"慢性肾炎"。

白术 9g，茯苓 9g，泽泻 9g，猪苓 6g，生黄芪 15g，防己 6g，桂枝 5g，薏苡仁 15g，茯苓皮 12g，冬瓜皮 12g，陈皮 6g，远志 6g，炒酸枣仁 12g，车前子 9g（包煎），川牛膝 6g，焦杜仲 12g，狗脊 12g，川续断 9g。

2 诊　1975 年 5 月 5 日。服 4 月 28 日方，大便干、浮肿同前，小便已长，腰困痛，时心悸，能寐，手足腿肿憋，脉沉弱。

照 4 月 28 日方，生黄芪加为 24g，桂枝加为 6g，茯苓皮加为 15g，地骨皮加为 15g。

3 诊　1975 年 5 月 10 日。服 5 月 5 日方，大便干、浮肿同前，小便已长，腰困痛，心悸缓解，睡觉好，手足腿肿憋。

白术 9g，茯苓 9g，泽泻 9g，猪苓 6g，生黄芪 24g，防己 9g，桂枝 6g，薏苡仁 15g，茯苓皮 15g，冬瓜皮 15g，陈皮 6g，远志 6g，炒酸枣仁 12g，车前子 9g（包煎），川牛膝 6g，焦杜仲 12g，狗脊 12g，川续断 9g。

4 诊　1978 年 11 月 23 日。食欲差，大便干，小便灼烧，月经量少，腹胀满，阵发性轻度头痛，胸脯发烧，皮肤发热，时口干，手不烧，足心烧，下肢浮肿，压下有坑，气喘，脉沉弱。

当归 12g，火麻仁 15g，瓜蒌 15g，甘草梢 5g，竹叶 9g，白茅根 12g，黄柏 5g，紫苏 6g，杏仁 9g，苏子 6g，厚朴 9g，半夏 9g，桑白皮 9g，茯苓皮 15g，冬瓜皮 12g，麦冬 9g，地骨皮 12g，白芷 6g，川芎 9g，陈皮 6g。

**病例 33** 段某，女，44 岁。

首诊 1975 年 5 月 4 日。近日食欲不振，身体疲乏，大便好，小便不长，尿时有淋沥不利的情况，尿黄灼热，月经提前 5 日，浮肿，面、手、腿均肿，晚上肿甚，腰痛困，手足烧，口干，脉细弱无力。发病 1 年。辅助检查示肝功能、心肾功能都正常。

茯苓 12g，生白术 9g，泽泻 9g，猪苓 9g，桑白皮 9g，冬瓜皮 12g，陈皮 9g，大腹皮 9g，茯苓皮 12g，黄芪 15g，防己 9g，甘草 5g，白茅根 15g，车前子 9g（包煎），薏苡仁 12g，狗脊 12g，川续断 9g，麦冬 9g。

2 诊 1975 年 5 月 8 日。服 5 月 4 日方，不欲食，身体疲乏，小便较多、淋沥不利，浮肿，腰痛困，手足心烧，小便灼热见好，脉细弱。

照 5 月 4 日方，黄芪加为 21g。

3 诊 1975 年 5 月 12 日。服 5 月 8 日方，仍不欲食，身体疲乏，小便次数多，小便淋、点滴见好，腰痛困，手足心烧好，胸腹胀，脉沉细。

陈皮 9g，茯苓皮 15g，大腹皮 9g，冬瓜皮 12g，桑白皮 9g，黄芪 15g，防己 9g，狗脊 12g，川续断 9g，广木香 6g，茯苓 9g，白术 9g，泽泻 9g，车前子 9g（包煎），薏苡仁 15g，厚朴 6g。

**病例 34** 石某，女，43 岁。

首诊 1975 年 5 月 14 日。食欲好，常恶心，胁痛，腰仍困，白带又有，面浮肿，大便干，有时胃腹胀，脉细弱。

桑白皮 9g，茯苓皮 12g，冬瓜皮 12g，大腹皮 9g，陈皮 6g，狗脊 12g，川续断 9g，广木香 5g，当归 9g，火麻仁 12g，郁李仁 9g，黄芪 15g，防己 6g，厚朴 6g，山药 15g。

2 诊 1975 年 11 月 22 日。食欲好，胁痛见好，背困甚，面带浮肿，大便不畅，下午饭后腹胀，脉沉弱。

当归 9g，羌活 9g，葛根 9g，川续断 9g，桑寄生 15g，狗脊 12g，瓜蒌 9g，酒大黄 2.1g，大腹皮 9g，厚朴 6g，桑白皮 9g，茯苓皮 15g，陈皮 9g，冬瓜皮 12g。

**病例 35** 田某，女，37 岁。

首诊 1975 年 8 月 12 日。食纳尚可，胃脘胀满，大便时溏，肢体疲乏无力，全身皮肤浮肿，两下肢肿甚、有坑，月经调，经水少，有时气短，心悸，口干，脉沉至数不规律。

当归 9g，远志 6g，龙齿 15g，党参 12g，麦冬 9g，五味子 6g，炒酸枣仁 12g，生黄芪 18g，茯苓皮 12g，冬瓜皮 12g，白术 12g，陈皮 6g，炙甘草 6g。

2 诊 1975 年 8 月 15 日。服 8 月 12 日方，今天未大便，小便少，浮肿，心悸缓解，脉沉弱。

照 8 月 12 日方，党参加为 15g，生黄芪加为 24g，加桑白皮 9g，车前子 9g（包煎），桂枝 6g，泽泻 9g，茯苓 9g。

3 诊　1975 年 8 月 17 日。服 8 月 15 日方，有时口干渴，心悸缓解，食纳香，精神好，五更泻，小便赤。

当归 9g，远志 6g，龙齿 15g，党参 15g，麦冬 9g，五味子 5g，炒酸枣仁 15g，生黄芪 24g，茯苓皮 15g，冬瓜皮 15g，白术 12g，桑白皮 9g，桂枝 6g，茯苓 9g，泽泻 9g，车前子 9g（包煎），陈皮 6g。

4 诊　1975 年 8 月 19 日。服 8 月 17 日方，口干渴见轻，心时跳，吃饭香，早晨大便 1～2 次，小便时赤，浮肿也轻，脉沉较前有力。

照 8 月 17 日方，生黄芪加为 30g，白术加为 15g。

5 诊　1975 年 8 月 21 日。服 8 月 19 日方，口还有点干渴，心悸明显好转，食纳较香，临明泄，小便不赤，脚底板麻，膝憋困痛，下午浮肿甚，左边甚，脉细弱。

照 8 月 19 日方，继服。

6 诊　1975 年 8 月 23 日。服 8 月 19 日方，口还干，渴减，心悸明显好转，食欲已香，临明泄，脚底板麻，浮肿也明显减轻，脉细弱。

照 8 月 19 日方继服。

7 诊　1975 年 8 月 25 日。服 8 月 19 日方，口稍干渴，比之前明显好转，心悸缓解，食饭香，临明泄，脚底麻、脚憋均正常，左膝有窜行感，浮肿已松，饭后现不憋。

照 8 月 17 日方继服。

8 诊　1975 年 10 月 3 日。服 8 月 17 日方，口有时干渴，有时心悸，临明泄缓解，脚底板麻见好，小腿下午憋，左膝窜行缓解，浮肿缓解，脉沉弱。

当归 9g，远志 6g，龙齿 15g，党参 9g，麦冬 9g，五味子 6g，炒酸枣仁 15g，生黄芪 24g，茯苓皮 15g，冬瓜皮 12g，白术 12g，桑白皮 9g，桂枝 6g，茯苓 9g，陈皮 6g。

9 诊　1975 年 12 月 31 日。服 10 月 3 日方，有时口干渴，大便不干，近日又心悸，气喘，又左脚底板麻，左胯酸困，下午小腿憋，浮肿，面、腿甚，脉细弱。

辽沙参 12g，麦冬 9g，五味子 6g，当归 9g，远志 6g，夜交藤 12g，生黄芪 15g，茯苓皮 15g，冬瓜皮 12g，白术 9g，桑白皮 9g，桂枝 6g，茯苓 9g，陈皮 6g，薏苡仁 15g，炙甘草 6g。

10 诊　1976 年 4 月 22 日。近日口干，咽喉痛，早晨有时大便，心悸，气喘，胸闷，左胯不酸，浮肿缓解，有时眼糊干，脉沉细。

桔梗 6g，甘草 5g，麦冬 9g，玄参 12g，桑白皮 9g，茯苓皮 12g，陈皮 6g，冬瓜皮 12g，苏梗 9g，生黄芪 9g，白术 9g，炒牛蒡子 9g，菊花 9g。

**按：**咽喉痛，加桔梗、麦冬、玄参、炒牛蒡子。

🏮 **病例 36　李某，女，43 岁。**

首诊　1976 年 2 月 8 日。能食，饭后消化不好，嗳气，大便干，隔 2～3 日 1 次，小便正常，腰困，面、腿浮肿，压下有坑，口干吐痰和唾沫，月经后期，手足烧，脉沉而细弱。发病从 1975 年 7 月 9 日开始，辅助检查示慢性肾炎，治愈后于 1975 年 10 月份上班一直坚持至今。

山药 12g，莲子 9g，茯苓 9g，陈皮 6g，神曲 6g，当归 9g，火麻仁 15g，桑寄生 15g，杜仲 12g，桑白皮 9g，茯苓皮 15g，冬瓜皮 12g，生黄芪 15g，防己 9g，麦冬 9g。

**按**：饭后消化不好，先以山药、莲子、陈皮、神曲健脾开胃，解决食欲问题，同时用利尿药消肿。

2 诊 1976 年 2 月 15 日。服 2 月 8 日方，食欲较好，嗳气，大便干见好，腰仍困，腿浮肿已轻，面、手仍浮肿，头晕，脉沉弱。

山药 12g，莲子 9g，茯苓 9g，陈皮 6g，神曲 6g，桑寄生 15g，杜仲 12g，狗脊 9g，桑白皮 9g，茯苓皮 12g，生黄芪 15g，白术 9g，防己 6g，麦冬 9g，菊花 9g，紫苏 6g，当归 9g。

3 诊 1976 年 2 月 21 日。服 2 月 15 日方，食欲已好，大便不干，胸部舒展，嗳气缓解，劳累时腰困，耳鸣，面、手、腿浮肿，腿肿冷甚，头不晕但闷，脉沉较有力。

桑白皮 9g，陈皮 6g，冬瓜皮 12g，茯苓皮 15g，大腹皮 9g，薏苡仁 15g，生黄芪 18g，桑寄生 15g，杜仲 12g，狗脊 12g，白术 9g，防己 9g，菊花 9g，神曲 6g，茯苓 9g，桂枝 6g，生姜 3 片，大枣 3 枚。

4 诊 1976 年 3 月 7 日。大便不干，隔 1~2 日 1 次，消化不好，胸气不舒，嗳气缓解，腰困，两手关节痛，浮肿见轻下肢显著，头时闷，稍晕，轻度耳鸣，脉沉弱较有力。

桑白皮 9g，陈皮 6g，冬瓜皮 12g，茯苓皮 15g，大腹皮 9g，薏苡仁 15g，黄芪 24g，桑寄生 15g，杜仲 12g，狗脊 12g，白术 9g，防己 9g，茯苓 9g，桂枝 6g，桑枝 15g，丝瓜络 12g，菊花 9g，生姜 3 片，大枣 3 枚。

**按**：两手关节痛，加桂枝、桑枝、丝瓜络治疗。

5 诊 1976 年 3 月 13 日。服 3 月 7 日方，大便干，胸气不舒，咽干红肿痛，嗳气，腰困缓解，手关节痛见好，浮肿，头不闷，稍晕，耳鸣，脉细弱。

桑白皮 9g，陈皮 6g，冬瓜皮 12g，茯苓皮 15g，大腹皮 6g，薏苡仁 12g，黄芪 24g，桑寄生 15g，杜仲 12g，狗脊 12g，白术 9g，防己 9g，茯苓 9g，桑枝 15g，丝瓜络 12g，麦冬 9g，天花粉 9g，菊花 9g，大枣 3 枚。

6 诊 1976 年 4 月 4 日。胸脯不舒已愈，但饭后不下，胃脘胀满，咽已不干，鼻仍发干，腰困，左腿发凉发紧发肿，头晕已愈，耳鸣减轻，大便已正常，吐黏稠痰多，脉沉弱。

陈皮 6g，半夏 9g，云茯苓 9g，神曲 6g，麦芽 6g，焦山楂 9g，莱菔子 6g，桑白皮 9g，茯苓皮 15g，冬瓜皮 12g，黄芪 15g，薏苡仁 15g，防己 6g，麦冬 9g，桑寄生 15g，杜仲 12g。

7 诊 1976 年 5 月 8 日。饭后消化慢已好转，饭后憋胀好转，腰时困，头晕痛，仍浮肿，腿困，口干，耳鸣，口苦，二便正常，睡眠好，舌苔白稍黄。

陈皮 6g，半夏 9g，茯苓 12g，神曲 6g，桑白皮 9g，茯苓皮 15g，冬瓜皮 12g，生黄芪 12g，薏苡仁 15g，防己 9g，白术 9g，麦冬 9g，知母 9g，桑寄生 15g，狗脊 12g，川续断 9g，川芎 9g，白芷 9g，菊花 9g。

8 诊 1976 年 5 月 14 日。服 5 月 8 日方，腰时困，头晕见好，仍浮肿，腿困见好，口干见好，仍耳鸣，口苦见好，四肢痛，脚后跟痛，脉细弱。

桑白皮 9g，茯苓皮 15g，冬瓜皮 12g，生龙骨、生牡蛎各 12g，薏苡仁 15g，防己 9g，白术 9g，当归 9g，川芎 6g，白芍 9g，桑枝 21g，木瓜 9g，丝瓜络 12g，秦艽 9g，牛膝 9g，菊花 9g。

9 诊　1976 年 12 月 20 日。食欲、二便正常，小便有沫，腰困，轻型浮肿，压下有坑，手心烧，口轻干，耳鸣，头时痛，睡眠不实，脉沉弱虚大。

桑白皮 9g，茯苓皮 12g，冬瓜皮 12g，陈皮 6g，大腹皮 6g，生黄芪 12g，防己 9g，白术 9g，川续断 9g，狗脊 12g，菊花 9g，麦冬 9g，地骨皮 12g，远志 6g，炒酸枣仁 15g，桑寄生 15g，川牛膝 9g，当归 9g，川芎 6g。

10 诊　1976 年 12 月 25 日。服 12 月 20 日方，小便泡沫少，腰困缓解，浮肿缓解，手心烧，耳鸣缓解，口干苦同前，头不痛，睡眠好，近日胃脘沉闷，胸不舒，脉沉弱。

桑白皮 9g，冬瓜皮 12g，陈皮 6g，大腹皮 9g，生黄芪 9g，防己 9g，白术 9g，川续断 9g，狗脊 12g，麦冬 9g，地骨皮 15g，牡丹皮 6g，桑寄生 15g，川牛膝 9g，茯苓皮 9g，当归 9g，广木香 5g，神曲 6g。

11 诊　1977 年 1 月 21 日。头闷不要紧，耳鸣，鼻仍干，消化不好，肠鸣，喜热饮，食欲好，腰困，手胀憋，下肢按压有轻坑，仍浮肿，腹胀满，舌稍红，苔淡，脉沉弱。

桑白皮 9g，茯苓皮 15g，陈皮 9g，冬瓜皮 12g，大腹皮 6g，黄芪 15g，白术 9g，防己 6g，桂枝 6g，神曲 6g，薏苡仁 15g，川续断 9g，狗脊 12g。

12 诊　1977 年 1 月 29 日。服 1 月 21 日方，浮肿减轻，消化好，嗳气，腰困见轻，手憋，左耳鸣，不憋胀，口鼻干，脉沉。

桑白皮 9g，茯苓皮 15g，陈皮 9g，冬瓜皮 12g，大腹皮 6g，黄芪 15g，防己 9g，桂枝 5g，川续断 12g，狗脊 12g，白术 9g，麦冬 9g，神曲 6g，牛膝 9g。

13 诊　1977 年 2 月 4 日。稍浮肿，消化好，仍嗳气，劳累时腰困，手仍憋、但较之前好转，耳鸣缓解，口鼻干，咽痛，舌苔薄白，脉沉弱。

桑白皮 9g，茯苓皮 15g，陈皮 6g，冬瓜皮 12g，大腹皮 6g，黄芪 15g，防己 9g，桂枝 5g，川续断 12g，狗脊 12g，白术 9g，麦冬 9g，神曲 6g，牛膝 9g，桔梗 6g，甘草 5g，玄参 9g，麦冬 9g。

14 诊　1977 年 2 月 12 日。浮肿消退，浮肿已不明显，手仍憋，能食，仍嗳气，腰困，轻度咽干痛，二便一般，脉沉弱。

桑白皮 9g，茯苓皮 12g，陈皮 6g，冬瓜皮 12g，生黄芪 15g，桂枝 5g，川续断 12g，狗脊 12g，桑寄生 15g，白术 9g，麦冬 9g，玄参 9g，甘草 5g，桔梗 6g，薏苡仁 15g。

15 诊　1977 年 2 月 23 日。服 2 月 12 日方，浮肿消退，下肢还有一点浮肿，手憋也明显好转，能食，嗳气少，睡眠后仍腰困，咽干痛见好，小便沫少，脉沉较有力。

桑白皮 9g，茯苓皮 12g，陈皮 6g，冬瓜皮 15g，生黄芪 18g，桂枝 5g，川续断 12g，狗脊 12g，桑寄生 15g，白术 12g，麦冬 9g，甘草 5g，薏苡仁 15g。

16 诊　1977 年 3 月 2 日。服 2 月 23 日方，仍浮肿，下肢浮肿轻，手时憋，能食，消化差，腰困缓解，劳累、失眠即腰疼，咽干，尿沫少，脉沉弱。

桑白皮 9g，茯苓皮 15g，冬瓜皮 15g，陈皮 9g，黄芪 18g，薏苡仁 15g，白术 9g，防己 9g，甘草 5g，麦冬 9g，杜仲 12g，川续断 12g，狗脊 12g，桑寄生 15g，谷芽 9g，桂枝 6g。

17 诊　1977 年 3 月 15 日。服 3 月 2 日方，劳累甚时下肢稍有浮肿，皮肤紧，手不憋，腰仍困，咽干鼻干，咽痛头痛，痰涕黄，近日感冒，耳鸣，小便仍起沫，手足心烧，脉沉弱。

桑白皮 9g，茯苓皮 12g，陈皮 6g，冬瓜皮 15g，生黄芪 15g，川续断 12g，狗脊 12g，桑寄生 15g，麦冬 9g，甘草 5g，桔梗 6g，谷芽 9g，地骨皮 12g，菊花 9g，玄参 9g，石斛 9g。

18 诊　1977 年 3 月 25 日。服 3 月 15 日方，仍浮肿，腰仍困，咽痒，咳嗽，手足心烧，耳鸣，下肢肌肉痉挛，舌无苔，脉沉弱。

桑白皮 9g，冬瓜皮 12g，茯苓皮 12g，生黄芪 15g，川续断 9g，狗脊 12g，桑寄生 15g，前胡 9g，瓜蒌 9g，杏仁 9g，七爪红 6g，地骨皮 12g，甘草 5g。

19 诊　1977 年 4 月 13 日。有轻度浮肿，腰时困，腿冷见好，肉仍紧，两上肢痛减少，嗳气、手烧、耳鸣缓解，鼻干，头闷痛，脉沉弱。

桑白皮 9g，茯苓皮 15g，冬瓜皮 12g，陈皮 6g，川续断 12g，桑寄生 15g，狗脊 12g，牛膝 9g，桑枝 15g，地骨皮 12g，白芍 9g，生地黄 12g，当归 9g，玄参 9g，菊花 9g，白芷 6g。

20 诊　1977 年 4 月 20 日。服 4 月 13 日方，浮肿逐渐消失，劳累后仍肿，头前额痛，腰困，腿冷，手烧，鼻干，耳鸣，睡眠不实，脉沉较有力。

桑白皮 9g，茯苓皮 15g，冬瓜皮 12g，陈皮 6g，川续断 9g，桑寄生 15g，狗脊 12g，川牛膝 9g，生黄芪 12g，地骨皮 12g，白芷 6g，川芎 9g，玄参 9g，远志 6g，炒酸枣仁 15g。

21 诊　1977 年 5 月 11 日。浮肿见好，手不肿，腿不冷痛，手足心烧，耳鸣，余症都好，二便正常，脉沉弱。

当归 9g，川芎 6g，白芍 9g，生地黄 12g，地骨皮 9g，牡丹皮 6g，川续断 12g，桑寄生 15g，狗脊 12g，辽沙参 9g，麦冬 9g，五味子 5g，云茯苓 9g，陈皮 6g，甘草 5g。

22 诊　1977 年 7 月 19 日。食欲还好，饭后打嗝，唾沫多，大便干，小便有泡沫，行走多时腿发憋，不浮肿，睡眠不实，手足烧不要紧，有轻微头晕，出汗多，脉沉弱。

茯苓 9g，半夏 9g，陈皮 6g，当归 9g，火麻仁 15g，川牛膝 9g，冬瓜皮 12g，茯苓皮 15g，桑白皮 9g，远志 6g，炒酸枣仁 15g，菊花 9g，牡蛎 15g，生黄芪 15g。

23 诊　1977 年 8 月 3 日。服 7 月 19 日方，食纳还好，饭后打嗝，唾沫少，大便不干，小便沫少，行走多时腿发憋，近日又带浮肿，睡眠好，一惊动则睡眠不实，手足不烧，耳鸣，头晕，出虚汗少，舌苔白腻，脉沉弱。

陈皮 6g，半夏 9g，茯苓 9g，当归 9g，川牛膝 9g，冬瓜皮 12g，茯苓皮 15g，桑白皮 9g，远志 6g，炒酸枣仁 15g，菊花 9g，牡蛎 15g，生黄芪 15g，地骨皮 12g，牡丹皮 6g，薏苡仁 15g，大腹皮 9g，槟榔 6g。

24 诊　1977 年 10 月 11 日。食欲好，近日来胃脘胀满，打嗝，腹不憋胀，鼻咽干燥，小便中沫不多，腿不痛、发憋，有轻度浮肿，头有时痛闷，腰困，耳鸣，舌苔淡薄，脉沉弱。

茯苓 12g，陈皮 6g，半夏 9g，炙甘草 5g，厚朴 6g，紫苏 6g，木香 5g，桑白皮 9g，冬瓜皮 12g，茯苓皮 12g，麦冬 9g，玄参 9g，黄芪 15g，防己 9g，白术 9g，牛膝

6，川续断 9g，桑寄生 15g，狗脊 12g。

25 诊　1977 年 12 月 8 日。由劳累过度，又引起面部手腿浮肿，又前几日经过感冒，头晕头憋闷，鼻干痛，能食，大便正常，尿有白沫，浮肿 3~4 日，出气发烧感，舌苔淡白，脉浮数。

桑白皮 9g，冬瓜皮 15g，茯苓皮 15g，陈皮 6g，防风 9g，荆芥穗 6g，金银花 15g，连翘 12g，桑叶 9g，菊花 9g，甘草 5g，知母 9g，麦冬 9g。

26 诊　1980 年 1 月 19 日。食欲一般，恶心，呃逆，头晕，面部及下肢水肿，前头及双侧头痛，大便干，小便黄，月经已断，口干思水，嗓子干疼，舌淡苔薄白，脉浮数。

桑白皮 9g，茯苓皮 15g，冬瓜皮 12g，大腹皮 9g 陈皮 6g，半夏 6g，茯苓 9g，甘草梢 5g，火麻仁 15g，瓜蒌 15g，防风 9g，菊花 9g，紫苏 9g，川芎 6g，藿香 6g，麦冬 9g，竹叶 6g。

27 诊　1981 年 4 月 18 日。4 年前患"慢性肾炎水肿"，经治愈恢复工作，后一直巩固未犯。现症：食欲好，时恶心，嗳气，大便干，肠鸣，小便有泡沫，头前额两侧痛，胀憋，两手浮肿，全身背节痛，腰困痛，手烧，口鼻干，月经已断，下肢痛，头晕，血压 160/100mmHg，下肢浮肿有深坑，出虚汗，舌质淡苔白，脉沉左弦。

桑白皮 9g，茯苓皮 15g，冬瓜皮 12g，陈皮 6g，大腹皮 6g，黄芪 15g，防己 9g，川续断 12g，狗脊 12g，焦杜仲 12g，薏苡仁 10g，半夏 9g，麦冬 9g，地骨皮 12g，川芎 9g，白芷 6g。

28 诊　1981 年 4 月 22 日。服 4 月 18 日方，能食，不恶心，大便不干，肠鸣，小便泡沫少，头痛轻，手时肿，关节和腰痛，手心烧，口鼻干，下肢憋痛缓解，出虚汗，舌淡、苔薄黄，脉细弱。

桑白皮 9g，茯苓皮 15g，冬瓜皮 12g，陈皮 6g，大腹皮 6g，黄芪 15g，防己 9g，川续断 12g，狗脊 12g，焦杜仲 12g，薏苡仁 15g，半夏 9g，麦冬 9g，地骨皮 12g，川芎 9g，白芷 6g。

29 诊　1981 年 4 月 27 日。服 4 月 22 日方，食欲好，不恶心，大便不干，肠鸣缓解，小便泡沫少，头时痛，手时肿、憋，上肢骨节痛，口鼻干，耳鸣，腿有时软困，舌苔偏黄，脉沉弱。

桑白皮 9g，茯苓皮 15g，冬瓜皮 12g，陈皮 6g，黄芪 18g，防己 10g，川续断 12g，狗脊 12g，焦杜仲 9g，薏苡仁 15g，麦冬 9g，玄参 9g，生地黄 12g，怀牛膝 9g，菊花 9g，桑枝 15g，丝瓜络 12g。

30 诊　1981 年 5 月 13 日。食欲好，口时干，胃胀减轻，嗳气打嗝，大便时干，小便泡沫少，头见风即痛，浮肿好转，腰痛，舌苔白，脉沉弱。

桑白皮 9g，茯苓皮 15g，冬瓜皮 12g，陈皮 6g，黄芪 18g，防己 10g，川续断 12g，狗脊 12g，当归 12g，火麻仁 15g，川芎 9g，白芷 9g，甘草 5g，焦杜仲 12g。

31 诊　1981 年 5 月 20 日。服 5 月 13 日方，食欲好，呕逆，头晕，头胀，口干思水，大便干，小便泡沫少，浮肿见好，腰痛，睡眠差，舌淡苔白，脉沉缓。

桑白皮 9g，茯苓皮 15g，冬瓜皮 12g，陈皮 6g，黄芪 18g，防己 10g，川续断

12g，狗脊 12g，当归 12g，火麻仁 15g，远志 6g，炒酸枣仁 15g，柏子仁 12g，菊花 10g，麦冬 9g。

**按：**肾炎水肿，经治愈后，或遇劳累则又发生水肿。前前后后，治疗几十次，都以治疗水肿为主。处方万变不离其宗，五皮饮合防己黄芪汤是最主要的。

### 病例 37　杨某，女，46 岁。

**首诊**　1977 年 12 月 11 日。食欲尚可，小便时有尿不尽感，膝痛，浮肿，手、上肢时痛，痛时手冷，身发烧，口干，饭后嗳气，头闷，舌苔白，脉沉弱。

桑白皮 9g，茯苓皮 12g，冬瓜皮 15g，陈皮 6g，大腹皮 6g，黄芪 18g，桂枝 6g，白术 9g，防己 6g，薏苡仁 18g，苍术 9g，牛膝 9g，木瓜 9g，秦艽 9g，独活 9g，麦冬 9g，黄柏 5g，白芍 12g，生姜 3 片，大枣 3 枚。

**2 诊**　1977 年 12 月 23 日。服 12 月 11 日方，食欲尚好，小便次频、尿不尽，两膝痛，浮肿减轻，手指还痛、肿，尿不黄，手冷，发烧口干，后腰痛不便翻身，舌苔白腻，脉虚弱。

桑白皮 9g，冬瓜皮 12g，茯苓皮 15g，陈皮 6g，大腹皮 9g，黄芪 12g，桂枝 6g，麦冬 9g，白术 9g，防己 9g，薏苡仁 15g，苍术 9g，牛膝 9g，木瓜 9g，黄柏 6g，独活 9g，川续断 9g，狗脊 9g，桑寄生 15g。

**3 诊**　1977 年 12 月 29 日。服 12 月 23 日方，食欲增进，小便次数少，尿不尽情形少，膝痛见轻，浮肿减轻，手指痛，痛时发烧，手冷，口干，两肩痛，腰痛，脉沉弱。

桑白皮 9g，冬瓜皮 12g，茯苓皮 9g，陈皮 6g，大腹皮 6g，黄芪 15g，桂枝 6g，麦冬 9g，白术 12g，防己 6g，薏苡仁 15g，苍术 9g，牛膝 9g，黄柏 6g，川续断 12g，狗脊 12g，桑寄生 15g，桑枝 15g，秦艽 9g。

**4 诊**　1978 年 1 月 16 日。饮食不能多进，浮肿明显消散，小便频缓解，膝盖痛，手指、手背痛减轻，手冷缓解，肩膊痛，脉沉缓和。

桑白皮 9g，冬瓜皮 12g，茯苓皮 15g，陈皮 6g，黄芪 18g，桂枝 9g，白术 9g，防己 9g，薏苡仁 15g，苍术 9g，牛膝 9g，黄柏 5g，羌活 9g，川续断 12g，狗脊 12g，秦艽 9g，桑枝 12g。

**5 诊**　1978 年 1 月 20 日。服 1 月 16 日方，食欲差，浮肿消失，小便频少，膝痛，手指、手背仍痛，手冷缓解，肩膀痛，脖筋困，腰困痛，脉沉弱。

桑白皮 9g，冬瓜皮 12g，茯苓皮 15g，陈皮 6g，黄芪 24g，桂枝 9g，白术 9g，防己 9g，薏苡仁 15g，苍术 9g，牛膝 9g，独活 9g，秦艽 9g，狗脊 12g，桑寄生 15g，川续断 9g，桑枝 24g，丝瓜络 12g。

**6 诊**　1978 年 1 月 24 日。服 1 月 20 日方，食欲较好，浮肿缓解，近日又手和肩膀疼痛发烧，浮肿甚，小便频好转，膝至足弯也痛，腰困痛，脉沉弦数。

桑白皮 9g，冬瓜皮 12g，茯苓皮 12g，陈皮 6g，当归 9g，川芎 6g，白芍 9g，桑枝 12g，秦艽 9g，丝瓜络 12g，威灵仙 6g，苍术 9g，牛膝 9g，红花 5g，黄芪 15g，炙甘草 5g，狗脊 12g，川续断 9g，地骨皮 15g。

**7 诊**　1978 年 2 月 2 日。浮肿缓解，食纳缓解，手、肩、胳膊疼痛，手烧减轻，小便频数少，腰膝足弯痛亦都减轻，舌苔薄白，脉沉。

桑白皮 9g，冬瓜皮 12g，茯苓皮 15g，陈皮 6g，当归 9g，川芎 6g，白芍 9g，桑枝 24g，秦艽 9g，丝瓜络 12g，威灵仙 6g，苍术 9g，牛膝 9g，红花 5g，黄芪 15g，炙甘草 5g，狗脊 12g，川续断 12g，地骨皮 15g。

8 诊　1978 年 2 月 12 日。服 2 月 2 日方，面部浮肿消失，下午手、腿仍肿，食纳增进，手、肩膊痛已明显减轻，手烧减轻，小便频数减少，腰膝足弯痛亦轻松。

桑白皮 9g，冬瓜皮 12g，茯苓皮 15g，陈皮 6g，当归 9g，川芎 6g，白芍 9g，桑枝 30g，秦艽 9g，丝瓜络 12g，威灵仙 6g，白术 9g，牛膝 9g，红花 5g，生黄芪 18g，炙甘草 5g，狗脊 12g，川续断 12g，地骨皮 12g。

9 诊　1978 年 2 月 17 日。服 2 月 12 日方，浮肿全部消失，食欲好，手、肩膊痛均明显减轻，腰、膝、足弯痛明显好转，痛急时手烧，痛轻时手也时烧，小便次数不多，脉沉弱弦。

冬瓜皮 12g，茯苓皮 12g，陈皮 6g，当归 9g，川芎 6g，白芍 9g，桑枝 30g，秦艽 9g，丝瓜络 12g，白术 9g，牛膝 9g，红花 5g，生黄芪 18g，炙甘草 5g，狗脊 12g，川续断 12g，地骨皮 12g，木瓜 9g。

10 诊　1978 年 2 月 22 日。服 2 月 17 日方，浮肿基本消失，食欲一般，手、肩膊、腰、膝、足弯痛明显减轻，痛时手烧憋，小便已不频，大便偏干，睡眠差，盗汗，舌胖大苔白，脉沉弱。

冬瓜皮 12g，茯苓皮 12g，陈皮 6g，当归 9g，川芎 6g，白芍 9g，桑枝 30g，秦艽 9g，丝瓜络 12g，白术 9g，牛膝 9g，红花 5g，生黄芪 21g，炙甘草 5g，狗脊 12g，川续断 12g，地骨皮 12g，木瓜 9g，浮小麦 15g。

11 诊　1978 年 2 月 27 日。服 2 月 22 日方，浮肿消失，食欲好，手、肩膊、腰、膝、足弯痛大见减轻，手烧减轻、还憋，小便次少，大便不干，睡眠好，盗汗，脉沉弱。

冬瓜皮 12g，茯苓皮 15g，陈皮 6g，当归 9g，川芎 6g，白芍 9g，桑枝 15g，秦艽 9g，丝瓜络 12g，白术 9g，牛膝 9g，黄芪 21g，红花 5g，炙甘草 5g，狗脊 12g，川续断 12g，木瓜 9g，龙骨、牡蛎各 15g，浮小麦 15g，五味子 6g。

**按**：该患者患水肿与痹证多年，治疗以五皮饮合黄芪、当归、川芎、白芍、桑枝、秦艽、丝瓜络、红花而好转，说明药证相符。

12 诊　1978 年 3 月 3 日。服 2 月 27 日方，稍浮肿，食纳好，手、肩膊、腰、膝、足弯疼痛大见减轻，手发憋、不烧，小便频数亦减轻，大便不干，盗汗减少，睡眠亦正常，脉沉弱。

当归 9g，川芎 6g，赤芍 9g，红花 5g，鸡血藤 9g，桑枝 21g，秦艽 9g，丝瓜络 12g，白术 9g，黄芪 21g，炙甘草 5g，川牛膝 9g，川续断 9g，木瓜 9g，忍冬藤 9g，薏苡仁 15g，陈皮 6g。

13 诊　1978 年 3 月 8 日。服 3 月 3 日方，浮肿未完全消失，食纳一般，手、肩膊、腰、膝、足弯疼痛又见减轻，手足发憋，痛时手发烧，小便频数缓解，大便正常，盗汗，睡眠一般，舌体胖大，苔白，脉沉弱。

当归 9g，川芎 6g，赤芍 9g，红花 5g，鸡血藤 9g，桑枝 21g，秦艽 9g，丝瓜络 9g，白术 9g，黄芪 24g，炙甘草 5g，川牛膝 9g，川续断 9g，木瓜 9g，忍冬藤 9g，薏苡仁 15g，陈皮 6g，龙骨、牡蛎各 15g，浮小麦 27g。

**按：**痛时手发烧，加忍冬藤清热通络。

14 诊 1978 年 3 月 13 日。服 3 月 8 日方，浮肿消失，食欲、大便正常，小便次数少，能入寐，仍盗汗，手憋，肩膊、腰、膝、足弯疼痛逐渐减轻，下午手足憋，脉左手弦右手弱。

照 3 月 8 日方，加知母 9g，连翘 9g，麻黄根 6g，大枣 5 枚，忍冬藤加为 12g。

15 诊 1978 年 3 月 24 日。食欲好，大便正常，小便已正常，睡眠好，盗汗少，手、肩膊、腰、膝、足弯仍痛，手足憋胀发僵，口干减轻，痛剧时烧已减轻，舌淡，苔薄白，脉虚弱。

陈皮 6g，桑白皮 9g，茯苓皮 15g，冬瓜皮 12g，当归 9g，川芎 6g，赤芍 9g，红花5g，鸡血藤 9g，桑枝 21g，秦艽 9g，丝瓜络 12g，桂枝 6g，白术 9g，黄芪 24g，防己 9g，炙甘草 5g，川牛膝 9g，木瓜 9g，忍冬藤 12g，生姜 3 片，大枣 3 枚，薏苡仁 15g。

16 诊 1978 年 3 月 27 日。服 3 月 24 日方，食欲好，大小便正常，睡眠一般，盗汗少，手、肩膊、腰、膝痛减轻，手足发胀憋、发僵，口干，痛剧时烧亦见轻，舌淡苔白，脉沉细弱。

陈皮 6g，桑白皮 9g，茯苓皮 15g，冬瓜皮 12g，当归 9g，川芎 6g，赤芍 9g，鸡血藤 9g，桑枝 21g，秦艽 9g，丝瓜络 12g，桂枝 6g，白术 9g，黄芪 24g，防己 6g，炙甘草 5g，川牛膝 9g，木瓜 9g，忍冬藤 12g，薏苡仁 15g，生姜 3 片，大枣 3 枚。

17 诊 1978 年 4 月 26 日。咳嗽见好，仍吐痰多，身仍痛，背时痛，腰仍困，腿软，胳膊僵痛，食欲、二便正常，手足发憋，脉沉弱。

茯苓 9g，半夏 9g，橘红 6g，炙甘草 5g，前胡 9g，瓜蒌 12g，桑白皮 9g，茯苓皮15g，冬瓜皮 12g，黄芪 15g，桂枝 6g，当归 9g，川芎 6g，白芍 9g，桑枝 21g，丝瓜络12g，牛膝 9g，木瓜 9g，川续断 9g，狗脊 12g，桑寄生 15g。

18 诊 1978 年 6 月 23 日。背部仍痛，近日又浮肿甚，发僵，腿软无力，手足憋，脖颈困，食纳、二便正常。

桑白皮 9g，冬瓜皮 9g，茯苓皮 15g，大腹皮 9g，陈皮 6g，黄芪 24g，白术 9g，防己 9g，薏苡仁 18g，车前子 9g（包煎），泽泻 9g，川牛膝 9g，当归 9g，川芎 6g，白芍 9g，桑枝 18g，羌活 6g，狗脊 12g，桑寄生 12g。

19 诊 1978 年 6 月 28 日。背部时痛，转移至肩膊痛，仍浮肿，下肢浮肿甚，发僵，腿蹲卧困难，不能打弯，手足憋、烧。

桑白皮 9g，冬瓜皮 15g，茯苓皮 15g，陈皮 6g，黄芪 18g，防己 9g，薏苡仁 15g，苍术 9g，牛膝 9g，桑枝 21g，车前子 9g（包煎），黄柏 5g，知母 6g，甘草 5g，竹叶6g，地骨皮 15g，羌活 6g，狗脊 12g。

20 诊 1978 年 7 月 3 日。服 6 月 28 日方，肩膊痛减轻，仍浮肿，下肢肿重、发僵，蹲下起来困难，手足烧憋，舌苔白黄，口干，脉沉紧。

桑白皮 9g，冬瓜皮 12g，茯苓皮 12g，陈皮 6g，连翘 12g，知母 9g，地骨皮 9g，黄芪 9g，防己 6g，苍术 9g，牛膝 9g，黄柏 6g，甘草 5g，桑枝 9g，车前子 9g（包煎），竹叶 9g，麦冬 9g，木通 3g，泽泻 6g。

21 诊　1978 年 7 月 8 日。服 7 月 3 日方，肩膊痛见轻，左肩膊较甚，浮肿消失，下肢肿甚，发僵，蹲下起来困难，手足烧缓解，口时干，能食，二便一般，舌质淡白腻，脉沉不数。

桑白皮 9g，冬瓜皮 12g，茯苓皮 12g，陈皮 6g，黄芪 15g，防己 6g，白术 9g，地骨皮 12g，牡丹皮 6g，麦冬 9g，桑枝 21g，苍术 6g，川牛膝 9g，黄柏 5g，木瓜 9g，秦艽 9g，丝瓜络 9g。

22 诊　1978 年 7 月 14 日。服 7 月 8 日方，左肩膊痛减轻，关节肿消失，下肢浮肿见轻，还发僵，蹲下起来不灵动，手足时烧，有时痰不利，食纳、大小便一般，脉沉弱。

桑白皮 9g，冬瓜皮 12g，茯苓皮 15g，陈皮 6g，黄芪 18g，防己 9g，白术 9g，地骨皮 9g，苍术 9g，川牛膝 9g，黄柏 5g，木瓜 9g，秦艽 9g，桑枝 21g，丝瓜络 12g，桂枝 5g。

23 诊　1978 年 7 月 19 日。服 7 月 14 日方，左肩膊痛减轻，浮肿消退，手足弯有痛的感觉、发僵，蹲下起来不适，手足时烧，痰已利，脉沉弱。

桑白皮 9g，冬瓜皮 12g，茯苓皮 12g，陈皮 6g，黄芪 18g，防己 9g，白术 9g，地骨皮 9g，苍术 9g，牛膝 9g，黄柏 5g，木瓜 9g，秦艽 9g，桑枝 21g，丝瓜络 12g，当归 9g，川芎 6g，赤芍 9g，鸡血藤 9g。

24 诊　1978 年 7 月 24 日。服 7 月 19 日方，左肩膊时痛，浮肿消失，手足弯时感觉痛、发僵，不能蹲卧，手足烧缓解，痰利、少，脉沉弱。

桑白皮 9g，冬瓜皮 12g，茯苓皮 12g，陈皮 6g，黄芪 18g，防己 6g，白术 9g，地骨皮 9g，苍术 9g，牛膝 9g，黄柏 5g，木瓜 9g，秦艽 9g，桑枝 21g，丝瓜络 12g，当归 9g，川芎 6g，赤芍 9g，鸡血藤 9g。

25 诊　1978 年 7 月 30 日。服 7 月 24 日方，左肩痛见好，浮肿消失，手足弯仍痛，发僵下午甚，不能蹲卧，手足不烧，痰少，上下肢仍不灵活，脉沉缓和。

桑白皮 9g，冬瓜皮 12g，茯苓皮 12g，陈皮 6g，黄芪 21g，防己 6g，白术 9g，地骨皮 9g，苍术 9g，牛膝 9g，黄柏 5g，木瓜 9g，秦艽 9g，桑枝 21g，丝瓜络 12g，当归 9g，川芎 6g，赤芍 9g，忍冬藤 12g。

26 诊　1978 年 8 月 4 日。服 7 月 30 日方，左肩痛见好，浮肿消失，手足弯烧见轻，发僵同前，特别是两膝关节僵甚，不能蹲卧，上下肢不太灵活，痰少，手足不烧，舌苔薄淡，脉沉弱缓和。

桑白皮 9g，冬瓜皮 12g，茯苓皮 12g，陈皮 6g，黄芪 21g，防己 9g，白术 9g，地骨皮 9g，苍术 9g，牛膝 9g，黄柏 5g，木瓜 9g，秦艽 9g，桑枝 24g，丝瓜络 12g，当归 9g，川芎 6g，赤芍 9g，忍冬藤 12g。

27 诊　1978 年 8 月 9 日。服 8 月 4 日方，左肩不痛，浮肿再未发现，手足弯痛见好，仍感觉发憋，发僵，两膝僵甚，弯曲不灵活，不能蹲坐，手足不烧，吐痰少。

桑白皮 9g，茯苓皮 12g，冬瓜皮 12g，陈皮 6g，黄芪 24g，防己 9g，白术 9g，苍术 9g，牛膝 9g，黄柏 5g，木瓜 9g，秦艽 9g，桑枝 24g，丝瓜络 12g，当归 9g，川芎 6g，赤芍 9g，忍冬藤 12g，红花 5g。

28 诊　1978 年 8 月 19 日。无浮肿，手足弯又憋、发僵，两膝僵，不能蹲卧，较前容易起立，手足不烧，痰少，胃脘有发憋感，想打嗝，近日睡眠不佳，舌苔少，脉沉。

桑白皮 9g，茯苓皮 12g，冬瓜皮 12g，陈皮 6g，黄芪 24g，防己 6g，苍术 9g，牛膝 9g，木瓜 9g，秦艽 9g，桑枝 24g，丝瓜络 12g，赤芍 9g，远志 6g，炒酸枣仁 12g，吴茱萸 5g，高良姜 5g，半夏 6g，忍冬藤 12g。

29 诊　1978 年 8 月 24 日。服 8 月 19 日方，浮肿未犯，手足弯憋有好转，膝关节僵见好，蹲下起仍不适，手足烧缓解，胃脘发憋缓解，有时打嗝，睡眠好，脉沉。

桑白皮 9g，茯苓皮 12g，冬瓜皮 12g，陈皮 6g，黄芪 24g，防己 6g，苍术 9g，牛膝 9g，木瓜 9g，秦艽 9g，桑枝 24g，丝瓜络 12g，赤芍 9g，当归 9g，川芎 6g，忍冬藤 12g，远志 6g，炒酸枣仁 15g，茯苓 9g，半夏 9g，吴茱萸 5g。

30 诊　1978 年 9 月 7 日。服 8 月 24 日方，浮肿未发作，手弯憋见好，足弯仍憋，膝关节僵，蹲卧起动不灵动，手心不烧，胃脘胀满缓解，打嗝见好，睡眠好，舌淡，苔薄白，脉沉弱。

桑白皮 9g，茯苓皮 12g，冬瓜皮 12g，陈皮 6g，黄芪 24g，防己 6g，苍术 9g，牛膝 9g，木瓜 9g，秦艽 9g，桑枝 24g，丝瓜络 12g，当归 9g，川芎 6g，忍冬藤 9g，远志 6g，茯苓 9g，半夏 9g，赤芍 9g。

31 诊　1978 年 11 月 28 日。背部、脖部、手足近日又有疼痛感觉，头部痛憋见好，浮肿面部消失，手背浮肿疼痛，失眠，余症不严重，脉沉弱。

当归 9g，川芎 6g，白芍 9g，羌活 9g，川续断 12g，狗脊 12g，桑寄生 15g，桑枝 21g，丝瓜络 12g，忍冬藤 12g，黄芪 24g，薏苡仁 15g，冬瓜皮 12g，陈皮 6g，茯苓皮 15g，远志 6g，炒酸枣仁 15g，川牛膝 15g，木瓜 9g。

**按**：就诊 30 余次，水肿基本痊愈，痹证也感到轻松。

🏵 **病例 38　陆某，女，42 岁。**

首诊　1978 年 1 月 22 日。前几日咳嗽服药好转，近日吐痰少，口干少，头轻发闷，食欲一般，腹胀，肝区难受，大便正常，鼻孔烧，手烧，面浮肿。

茯苓 9g，半夏 9g，陈皮 6g，厚朴 9g，大腹皮 9g，桑白皮 9g，冬瓜皮 12g，茯苓皮 12g，杏仁 6g，防风 9g，牡丹皮 6g，地骨皮 12g，玄参 9g，甘草 3g。

2 诊　1978 年 1 月 24 日。服 1 月 22 日方，咳嗽见好，吐痰很少，口不干，头闷，两侧亦闷，腹胀减轻，肝区难受缓解，嗳气，手烧，面浮，脉沉弱。

菊花 9g，桑叶 9g，桑白皮 9g，冬瓜皮 12g，茯苓皮 12g，陈皮 9g，大腹皮 6g，山药 15g，莲子 9g，甘草 5g，地骨皮 12g，牡丹皮 6g。

3 诊　1978 年 1 月 29 日。服 1 月 24 日方，咳嗽见好，吐痰少，口干见好，头不闷，食纳少，胃腹胀满，肠鸣，大便好，小便有时不通畅，溺时灼烧，手烧，嗳气，手足憋，面亦憋，脉沉弱。

桑白皮 9g，冬瓜皮 12g，陈皮 6g，大腹皮 6g，茯苓皮 15g，苍术 9g，厚朴 6g，茯苓 9g，薏苡仁 15g，地骨皮 12g，白茅根 12g，甘草梢 5g，竹叶 9g，白术 9g，鸡内金 6g。

**按**：小便有时不通畅，溺时灼烧，加白茅根、竹叶、甘草梢。

4 诊　1978 年 3 月 1 日。服 1 月 29 日方，咳嗽、吐痰、口干都好转，食物还不能多进，腹下部憋胀，有时腹鸣，小便灼烧缓解，浮肿、清晨起床面目发憋，脉沉有力。

桑白皮 9g，冬瓜皮 12g，陈皮 6g，大腹皮 9g，茯苓皮 12g，苍术 6g，厚朴 6g，薏苡仁 12g，茯苓 9g，白术 9g，乌药 6g，香附 6g，甘草梢 5g，竹叶 6g，鸡内金 6g，狗脊 9g，桑寄生 12g，焦杜仲 9g。

5 诊　1978 年 3 月 14 日。头基本不痛，眉棱骨有时轻痛，咽喉痛见好，鼻仍灼烧，嗳气，不欲进食，不呕吐，手心烧，面目发憋，胃腹胀满，小腹也憋，脉沉弱。

茯苓 9g，陈皮 6g，半夏曲 9g，鸡内金 6g，神曲 6g，谷芽 9g，炙甘草 5g，厚朴 6g，大腹皮 9g，地骨皮 12g，白芷 6g，川芎 6g，桑白皮 9g，冬瓜皮 12g，乌药 5g。

6 诊　1978 年 3 月 21 日。食欲好，大便次数多、不成形，小便正常，头不闷，口咽鼻干，手心烧，口不渴，下午嗳气，睡眠不好，全身憋胀，身痒，腹胀满，舌苔淡白，脉沉弱。

黄芪 15g，白术 9g，防己 6g，薏苡仁 15g，陈皮 6g，桑白皮 9g，冬瓜皮 12g，茯苓皮 12g，大腹皮 6g，桂枝 6g，地骨皮 12g，麦冬 9g，远志 6g，夜交藤 12g，白鲜皮 12g，地肤子 12g，蛇床子 12g。

7 诊　1978 年 6 月 25 日。头痛头沉，面浮肿，眼干不欲睁，鼻干，嗳气，欲饮水，欲进冷食，有恶心感，小腹胀满，月经将至、已见黑红，因近日参加劳动受热引发。

桑白皮 9g，冬瓜皮 12g，茯苓皮 12g，陈皮 6g，大腹皮 6g，川芎 6g，白芷 6g，芦根 15g，麦冬 9g，葛根 6g，藿香 3g，乌药 6g，甘草 5g，香附 6g，知母 9g。

8 诊　1978 年 6 月 28 日。服 6 月 25 日方，头已不痛，仍头紧，面手浮肿，有时小腹胀满，月经尚未多来，牙龈出血，背冷，出虚汗多，胃憋不疏通，脉沉弱。

桑白皮 9g，冬瓜皮 12g，茯苓皮 15g，陈皮 6g，黄芪 12g，当归 9g，川芎 5g，白芍 9g，龙骨、牡蛎各 12g，浮小麦 15g，白术 9g，广木香 5g，乌药 6g，香附 6g，厚朴 6g，大腹皮 6g。

9 诊　1978 年 7 月 2 日。服 6 月 28 日方以后，嗳气，腹不舒，睡眠不好，有时腹胀，早晨起床后还带浮肿，手足心热，子宫出血已止，二便正常，有时头痛甚。

茯苓 9g，陈皮 6g，半夏 6g，紫苏 6g，乌药 9g，香附 6g，大腹皮 6g，厚朴 6g，桑白皮 9g，茯苓皮 12g，冬瓜皮 12g，地骨皮 12g，牡丹皮 6g。

10 诊　1978 年 7 月 8 日。服 7 月 2 日方，仍嗳气，腹有时胀，睡眠不好，早晨起床后浮肿，手足心烧，头皮紧、轻轻敲打头部即感松快，食欲不振，舌质淡，苔薄白黄，脉沉虚弱。

茯苓 9g，半夏曲 9g，陈皮 6g，厚朴 6g，大腹皮 6g，桑白皮 9g，茯苓皮 12g，地骨皮 12g，冬瓜皮 12g，牡丹皮 6g，神曲 6g，谷芽 6g，鸡内金 6g，川芎 6g，白芷 6g，石斛 9g，麦冬 9g，远志 6g，夜交藤 15g。

11 诊　1979 年 5 月 13 日。面、目、手浮肿，头晕，欲吐，胃部憋胀，不大便，手足心烧，嗳气，胃酸，睡眠不好，胃不舒适，食欲、二便一般，自觉发火。

桑白皮 9g，茯苓皮 15g，冬瓜皮 12g，白芍 9g，石决明 12g，蒺藜 9g，菊花 9g，竹茹 6g，藿香 6g，半夏曲 9g，陈皮 6g，厚朴 9g，地骨皮 15g，远志 6g，炒酸枣仁 12g，紫苏 6g，牡丹皮 6g，茯苓 9g，炙甘草 3g。

12 诊　1979 年 5 月 20 日。服 5 月 13 日方，面目浮肿，头晕见好，鼻眼干，口干，胃脘胀满，大便不通，手足心烧，腿困，大便时而成形，时而不成形，胃脘不舒，这次行经 11 天，经色发黑，量很少，行动时则来，睡卧时则干净，下腰部发困，食睡差，舌苔白黄，脉沉。

桑白皮 9g，茯苓皮 12g，冬瓜皮 12g，陈皮 6g，当归 9g，川芎 9g，赤芍 9g，牡丹皮 9g，丹参 12g，地骨皮 12g，麦冬 9g，川续断 9g，狗脊 12g，神曲 9g，焦山楂 9g，远志 5g，夜交藤 12g，紫苏 6g，厚朴 9g。

13 诊 1980 年 7 月 29 日。不欲进食，二便正常，月经提前，10 余日一至，身体发冷发热，手足心烧，口不干，鼻孔灼热，身体无力，舌根腻，脉沉弱数。

山药 12g，陈皮 6g，鸡内金 6g，茯苓 9g，莲子 10g，地骨皮 15g，牡丹皮 6g，甘草 5g，炒栀子 6g，桑白皮 9g，冬瓜皮 12g，茯苓皮 12g，玄参 12g，麦冬 10g，远志 5g，夜交藤 12g，菊花 10g，薄荷 5g。

**病例 39 王某，女，45 岁。**

首诊 1978 年 6 月 27 日。食欲衰减，大便偏溏、日 1 次，小便一般，口干，月经已断，有时心慌，心悸，有时失眠，腰困，下肢浮肿，压下有坑，有时面浮，疲乏无力，肢体沉困，发病从 1966 年开始，手足多冷，近日手心热，舌两边色黑、中间无苔有裂纹，脉沉弱至数间歇。

党参 9g，白术 9g，茯神 9g，炙甘草 5g，麦冬 9g，远志 6g，炒酸枣仁 9g，龙齿 15g，杜仲 9g，桑白皮 9g，茯苓皮 12g，冬瓜皮 9g，陈皮 6g，生黄芪 15g，防己 6g，桂枝 3g，地骨皮 9g。

**按：**食欲衰减，大便偏溏，有时心慌、心悸，有时失眠，是心脾两虚，以归脾汤为主方，再加五皮饮、防己黄芪汤治疗水肿。

2 诊 1978 年 7 月 24 日。食欲已好转，尿白少，尿红黄、少，口不太干，心慌跳好转，劳累后失眠，浮肿明显好转，眼模糊，舌质紫轻、苔淡，脉细弱。

党参 9g，白术 9g，茯苓 9g，炙甘草 5g，麦冬 9g，远志 6g，炒酸枣仁 15g，龙齿 12g，杜仲 12g，桑白皮 9g，茯苓皮 12g，冬瓜皮 12g，陈皮 6g，生黄芪 21g，防己 9g，地骨皮 12g，合欢花 12g，桂枝 3g，菊花 9g。

3 诊 1978 年 8 月 4 日。服 7 月 24 日方，食物已能多进，尿白、少、不黄，口不干，手烧缓解，不活动心不慌、不跳，能入寐，浮肿明显好转，舌质紫色减轻，烦躁，脉细弱。

党参 9g，白术 9g，茯苓 9g，炙甘草 5g，麦冬 9g，远志 6g，炒酸枣仁 15g，龙齿 15g，杜仲 12g，桑白皮 9g，茯苓皮 15g，冬瓜皮 12g，陈皮 6g，生黄芪 18g，防己 6g，地骨皮 12g，合欢花 12g，竹叶 9g，菊花 9g，桑叶 9g。

4 诊 1978 年 8 月 16 日。服 8 月 4 日方 4 剂，已能多食，大便正常，每日 1 次，小便不黄，口不干，手有时烧，心慌见好、不跳，能入寐，下肢膝关节以下仍浮肿，烦躁不要紧，舌质紫色，脉细弱，左手虚弱较甚。

党参 9g，白术 9g，茯苓 9g，炙甘草 5g，陈皮 6g，当归 9g，黄芪 15g，远志 6g，炒酸枣仁 15g，桑白皮 9g，茯苓皮 12g，冬瓜皮 12g，防己 6g，地骨皮 9g。

5 诊 1979 年 3 月 15 日。食欲、大便一般，饭后有反胃的感觉，小便黄，眼轻微发糊，手烧见好，头晕见好，口晚上干，能入寐，下肢仍浮肿、有坑，耳后痛，牙不痛，上腭痛，紫癜不痛，腰酸困，舌苔少，脉沉。

辽沙参 12g，麦冬 9g，五味子 6g，石斛 15g，玉竹 9g，炙甘草 5g，山药 15g，竹茹 9g，白芍 9g，蒺藜 12g，石决明 12g，当归 9g，川芎 5g，菊花 9g，龙骨、牡蛎各 12g，茯苓皮 15g，冬瓜皮 12g，川续断 9g，狗脊 12g，竹叶 9g。

**按**：以前是偏于气虚，现在的表现为阴虚，党参改为辽沙参，再加石斛、麦冬、玉竹之类药物。而治疗水肿方剂，始终不变。

6 诊　1979 年 7 月 17 日。食纳香，大便正常，小便红赤，下肢浮肿，尿量少，腰酸困，身疲乏，手心热，右腋下结核缩小，月经连绵不断 1 月余，但量少，舌苔净，有裂纹，脉细弱。

陈皮 6g，桑白皮 9g，茯苓皮 12g，冬瓜皮 15g，大腹皮 6g，茯苓 9g，泽泻 9g，白术 9g，防己 6g，黄芪 15g，桔梗 6g，杏仁 6g，当归 9g，川芎 5g，白芍 9g，熟地炭 12g，阿胶 9g（烊化），焦杜仲 12g，川续断 12g，车前子 6g（包煎）。

**按**：月经连绵不断 1 月余，加熟地炭、阿胶，补血止血。

7 诊　1979 年 7 月 23 日。服 7 月 17 日方，食欲一般，大便偏稀，每日 2 次，小便见好，下肢浮肿，腹胀满，午后重，腰困，身乏，手足心热，目模糊，右腋下结核缩小，月经连绵不断 1 月余，但量少，气短，嗓子干痒，舌苔净质淡，脉沉细。

陈皮 9g，桑白皮 9g，茯苓皮 15g，冬瓜皮 12g，大腹皮 9g，厚朴 6g，黄芪 15g，防己 9g，白术 12g，泽泻 9g，车前子 6g（包煎），当归 6g，川芎 5g，白芍 9g，熟地炭 9g，阿胶 9g（烊化），焦艾叶 5g，菊花 9g，焦杜仲 12g。

**按**：月经连绵不断 1 月余，再加焦艾叶温经止血、焦杜仲补益肝肾。

8 诊　1979 年 8 月 16 日。食欲好，大便正常，小便时黄，小腿浮肿明显，嗓子时干，晚上有点干，身体疲困无力，月经量少，舌有津，脉沉弱。

桑白皮 9g，陈皮 6g，冬瓜皮 9g，黄芪 15g，防己 6g，茯苓皮 12g，白术 9g，当归 9g，川芎 5g，白芍 9g，熟地炭 9g，阿胶 9g（烊化），焦艾叶 6g，炙甘草 5g，川续断 12g，地骨皮 12g，焦杜仲 9g，麦冬 9g，厚朴 5g，菊花 9g。

9 诊　1979 年 8 月 31 日。腰困，鼻干，食纳、大便好，小便时黄，下半身浮肿甚，口咽干，身体软弱无力，舌少津，脉沉弱。

桑白皮 10g，陈皮 6g，茯苓皮 15g，冬瓜皮 12g，黄芪 15g，防己 6g，白术 9g，川续断 9g，焦杜仲 12g，狗脊 12g，辽沙参 10g，麦冬 9g，五味子 5g，菊花 9g。

10 诊　1979 年 9 月 6 日。服 8 月 31 日方，食欲、大便正常，小便赤黄，下半身浮肿甚，有凹陷，皮色光亮，每到下午身体软困无力，腰时困，口鼻干，能入寐，舌有津，下午眼花，视力模糊，有时憋胀，脉沉弱。

桑白皮 9g，陈皮 6g，茯苓皮 15g，冬瓜皮 15g，大腹皮 6g，黄芪 12g，防己 9g，白术 9g，焦杜仲 9g，狗脊 12g，沙参 12g，薏苡仁 12g，菊花 9g，蒺藜 12g。

11 诊　1979 年 9 月 10 日。服 9 月 6 日方，服药后感觉头晕，下半身浮肿甚、有凹陷，小便已不赤仍黄，腰时困，每到下午身体软困无力，鼻内干，眼睛酸困，视力模糊，舌润，脉细弱。

桑白皮 9g，陈皮 6g，茯苓皮 15g，冬瓜皮 15g，大腹皮 6g，黄芪 12g，防己 9g，白术 9g，焦杜仲 9g，狗脊 12g，沙参 12g，麦冬 9g，薏苡仁 12g，菊花 9g，蒺藜 12g，半夏 6g。

12 诊 1979 年 9 月 21 日。食欲较好，头晕稍好转，大小便正常，下半身浮肿，身困乏力，气不足，腹胀痛，牙痛痒，口鼻干，眼模糊，舌质淡，脉细弱。

桑白皮 9g，茯苓皮 12g，冬瓜皮 12g，陈皮 6g，大腹皮 6g，辽沙参 9g，麦冬 9g，黄芪 10g，防己 6g，杜仲 9g，桑寄生 15g，牛膝 9g，厚朴 6g，菊花 9g，山药 15g，龙骨、牡蛎各 12g。

13 诊 1979 年 9 月 26 日。服 9 月 21 日方，食欲尚好，下半身水肿，小便呈深茶色，腰困，头晕稍好，目模糊，腹胀满，牙痛痒见好，口鼻干，舌淡苔白，脉沉细。

桑白皮 9g，茯苓皮 15g，冬瓜皮 12g，陈皮 6g，大腹皮 6g，辽沙参 9g，麦冬 9g，黄芪 15g，防己 9g，牛膝 9g，厚朴 6g，菊花 9g，赤小豆 15g，泽泻 9g，桂枝 6g，浮萍 6g，甘草 5g，半夏 6g，茯苓 9g，白术 9g，生姜 3 片，大枣 3 枚。

14 诊 1979 年 9 月 29 日。服 9 月 26 日方，食欲一般，干恶心，大便正常，小便不利，腰、腹、腿均水肿，目模糊，腹胀，腰困，口干，舌淡苔白，脉沉细。

桑白皮 9g，茯苓皮 15g，冬瓜皮 12g，陈皮 6g，大腹皮 6g，黄芪 10g，防己 9g，车前子 9g（包煎），泽泻 9g，赤小豆 15g，甘草 5g，桂枝 5g，菊花 9g，生姜 3 片。

15 诊 1979 年 10 月 6 日。服 9 月 29 日方，食欲差，大便正常，小便时黄，饮水少则清，尿量多，腹胀大缓解，水肿较轻，目花糊，腰困，口干，头晕出汗，舌苔少、有津，脉细弱。

桑白皮 9g，茯苓皮 15g，冬瓜皮 12g，陈皮 6g，大腹皮 6g，黄芪 12g，防己 6g，桂枝 5g，菊花 9g，龙骨、牡蛎各 12g，石决明 12g，蒺藜 10g，白术 9g，赤小豆 15g，藿香 5g，麦冬 9g。

16 诊 1979 年 10 月 24 日。食欲尚可，大便正常，小便微黄，尿量多，腹胀消失，水肿消退，现在眼花糊，头闷不清，口干，欲食乏味，腰困不要紧，不出汗，下肢仍肿，舌苔少、有津，脉沉弱。

黄芪 12g，防己 6g，赤小豆 15g，桑白皮 9g，桂枝 5g，辽沙参 9g，麦冬 9g，五味子 5g，石决明 12g，蒺藜 12g，菊花 9g，山药 15g，莲子 9g，陈皮 6g，茯苓皮 15g，冬瓜皮 12g，牛膝 6g，白术 9g。

17 诊 1979 年 11 月 6 日。服 10 月 24 日方，食欲、大便一般，小便黄，尿量多，腹稍憋胀，气短，下肢稍微浮肿，腰亦肿，眼花糊困，头时闷，口干，腰时困，舌苔少津、润泽，脉沉弱。

黄芪 12g，防己 6g，赤小豆 15g，桑白皮 9g，茯苓皮 15g，桂枝 6g，辽沙参 10g，麦冬 10g，五味子 5g，石决明 15g，蒺藜 12g，菊花 9g，山药 15g，莲子 10g，陈皮 6g，冬瓜皮 12g，白术 10g，牛膝 6g。

18 诊 1979 年 11 月 16 日。服 11 月 6 日方，食欲、大便正常，吃盐多则小便黄，不吃则不黄，尿量多，腹胀满见好，下肢仍浮肿，眼花糊，口干，近日咳嗽，吐黄黏痰，不利咳。

黄芪 12g，防己 6g，赤小豆 15g，桑白皮 9g，茯苓皮 15g，桂枝 6g，辽沙参 10g，麦冬 10g，五味子 5g，石决明 15g，蒺藜 12g，菊花 9g，山药 15g，莲子 10g，冬瓜皮 12g，贝母 9g，桔梗 6g，瓜蒌 10g，橘红 6g。

19 诊　1979 年 11 月 23 日。服 11 月 16 日方，食纳、大便正常，小便黄缓解，尿量多，腹胀满见好，两下肢浮肿、发硬，眼花缓解，口轻干，咳嗽见好。

黄芪 12g，防己 6g，赤小豆 15g，桑白皮 9g，茯苓皮 15g，桂枝 6g，党参 9g，麦冬 10g，五味子 5g，石决明 15g，蒺藜 12g，菊花 9g，山药 15g，莲子 10g，冬瓜皮 12g，陈皮 6g。

20 诊　1979 年 12 月 7 日。服 11 月 23 日方，食欲、大便、小便都正常，尿量多，腹胀满，头晕，口苦，眼憋抽，两腿浮肿，发硬，舌苔润泽，脉细弱。

黄芪 10g，防己 6g，赤小豆 18g，桑白皮 9g，茯苓皮 15g，冬瓜皮 12g，陈皮 6g，大腹皮 6g，桂枝 5g，石决明 15g，蒺藜 12g，菊花 9g，山药 15g，辽沙参 10g，麦冬 10g，五味子 5g，龙胆草 6g，泽泻 9g。

21 诊　1980 年 1 月 16 日。浮肿显著消退，食欲衰退，大便日 3~4 次，不太稀，小便利，色赤，近日咳嗽加剧，有痰声、吐白泡沫痰，不恶心，发冷。

山药 15g，莲子 12g，陈皮 6g，半夏 9g，茯苓 10g，东参 6g，五味子 5g，白术 9g，炙甘草 5g，黄芪 12g，防己 6g，赤小豆 12g，茯苓皮 15g，桂枝 5g，泽泻 9g，紫菀 9g，贝母 6g，麦冬 9g，大腹皮 5g，鸡内金 6g，干姜 1.5g。

22 诊　1980 年 1 月 26 日。浮肿消退，腿胯仍肿，小腿未消肿，部分憋破流水，食欲同前，大便日 2~3 次，发冷见好，咳嗽见好，有痰咳不出来，痰不利，近日口干、口津少，腹内有不疏通的感觉，大便不畅，心惊。

东参 5g，麦冬 10g，五味子 5g，石斛 9g，山药 15g，莲子 12g，黄芪 12g，赤小豆 12g，鸡内金 6g，桔梗 6g，瓜蒌 9g，橘红 6g，前胡 9g，半夏 6g，贝母 6g，杏仁 9g，甘草 3g，紫苏 6g。

23 诊　1980 年 1 月 29 日。服 1 月 26 日方 2 剂，咳嗽、吐痰见好，仍口干不欲食，浮肿、大便见好，小便少，腰腿肿甚。

东参 5g，麦冬 10g，玉竹 9g，五味子 5g，石斛 9g，山药 15g，莲子 12g，大腹皮 6g，黄芪 12g，赤小豆 12g，鸡内金 6g，茯苓皮 12g，冬瓜皮 10g，泽泻 9g，防己 6g，陈皮 5g，白芍 9g。

24 诊　1980 年 2 月 1 日。咳嗽见好，仍口干不欲食，大便干，小便少，腰腿肿不消退，下肢破流水，精神衰极。

人参须 6g，麦冬 10g，五味子 5g，玉竹 9g，石斛 9g，山药 15g，莲子 12g，黄芪 12g，赤小豆 12g，鸡内金 6g，茯苓皮 15g，冬瓜皮 12g，泽泻 9g，防己 6g，谷芽 6g，火麻仁 12g，陈皮 5g。

**按：**人参是药物之主体，补力雄宏，价格比较昂贵。而人参须，是人参蔓延出来的须毛，自然补力薄弱，价格也低廉，而起的作用相类似。腰腿肿不消退，下肢破流水，可见水肿较严重，故佐以防己黄芪汤益气健脾利水。

**病例 40　闫某，女，15 岁。**

首诊　1978 年 7 月 7 日。食欲尚好，二便正常，两足、两手发憋、浮肿，足较手肿甚，早晨即大便一次，舌尖红，苔淡白薄，脉沉虚细。

桑白皮 9g，茯苓皮 12g，冬瓜皮 12g，陈皮 6g，大腹皮 6g，白术 9g，茯苓 9g，猪苓 6g，桂枝 6g，泽泻 9g，薏苡仁 15g，牛膝 6g，生黄芪 9g，防己 6g。

2 诊　1978 年 8 月 5 日。服 7 月 7 日方，食欲较增，大便不成形，小便黄，手足浮肿，早晚肿甚，发憋，苔淡白，脉沉弱已有力。

桑白皮 9g，茯苓皮 12g，冬瓜皮 12g，陈皮 6g，大腹皮 9g，茯苓 9g，猪苓 6g，桂枝 5g，泽泻 6g，薏苡仁 15g，牛膝 9g，生黄芪 9g，防己 6g，厚朴 6g，白术 9g。

3 诊　1978 年 8 月 11 日。服 8 月 5 日方，食饮一般，大便已成形，小便稍黄，手足浮肿、憋胀，早晚甚，舌淡苔白，脉沉缓。

桑白皮 9g，茯苓皮 15g，冬瓜皮 12g，陈皮 6g，大腹皮 9g，茯苓 9g，猪苓 6g，桂枝 6g，泽泻 9g，薏苡仁 15g，牛膝 9g，生黄芪 9g，防己 9g，厚朴 6g，白术 9g，木瓜 9g，苍术 9g。

**病例 41　张某，女，34 岁。**

首诊　1978 年 10 月 5 日。能食，大便带血，小便正常，口咽干，左胁痛，腰痛，身体浮肿，肥胖，体重增加为 72.5kg，月经提前 2～3 日，有时失眠，面、手、足肿甚，两上肢发麻，头前额痛，舌尖稍红，苔淡白，脉沉弱。

茯苓 12g，半夏 9g，陈皮 9g，炒薏苡仁 30g，苍术 9g，大腹皮 9g，冬瓜皮 12g，桑白皮 9g，茯苓皮 12g，香附 9g，泽泻 9g，车前子 9g（包煎），地榆炭 6g，白芷 6g，川芎 9g，麦冬 9g。

2 诊　1978 年 10 月 14 日。服 10 月 5 日方，大便带血已不见，小便见好，口咽干，近日感冒 6 日，右胁痛，腰痛甚，仍浮肿，能入寐，两上肢麻，手中指痛，头前额痛，舌苔淡白，尖稍红，脉沉虚弦。

茯苓 12g，半夏 9g，陈皮 6g，炒薏苡仁 30g，苍术 9g，大腹皮 9g，冬瓜皮 12g，桑白皮 9g，茯苓皮 12g，香附 6g，泽泻 9g，车前子 9g（包煎），狗脊 12g，川续断 9g，桑寄生 15g，白芍 12g，柴胡 6g，白芷 6g，川芎 9g，麦冬 9g。

3 诊　1978 年 10 月 19 日。服 10 月 14 日方，大便出血见好，小便见好，咽干，眼干涩，鼻不通气，右腿困痛，腰痛，浮肿，两上肢麻，两手中指痛，头眉棱骨痛，眼抽痛，舌苔白，脉沉弦。

茯苓 12g，半夏 9g，陈皮 6g，炒薏苡仁 30g，苍术 9g，大腹皮 9g，冬瓜皮 12g，桑白皮 9g，茯苓皮 15g，泽泻 9g，狗脊 12g，川续断 12g，桑寄生 15g，白芍 9g，柴胡 5g，白芷 6g，川芎 9g，麦冬 9g，桑枝 15g，丝瓜络 12g。

4 诊　1978 年 10 月 23 日。服 10 月 19 日方，大便无出血，小便一般，咽干，眼干涩，鼻已通气，咳嗽，早晨吐黄痰，以后吐白痰，左胁困痛，腰痛，两腿酸困，眉棱骨痛，眼抽痛，面、手浮肿，舌苔白，脉沉不弦。

茯苓 9g，半夏 9g，陈皮 6g，炒薏苡仁 30g，苍术 9g，大腹皮 9g，冬瓜皮 15g，桑白皮 9g，茯苓皮 15g，泽泻 9g，狗脊 9g，川续断 12g，桑寄生 15g，白芍 12g，柴胡

6g，白芷 6g，川芎 6g，桑枝 15g，丝瓜络 12g。

5 诊　1978 年 10 月 27 日。服 10 月 23 日方，大便见好，小便见好，咽干，眼涩，咳嗽，早晨吐黏黄痰，以后吐白痰，右胁区疼痛，腰痛，两下肢酸困，眉棱骨痛，眼抽痛，面、手浮肿，舌苔白，脉沉弱。

茯苓 12g，半夏 9g，陈皮 6g，炒薏苡仁 30g，苍术 9g，大腹皮 9g，冬瓜皮 12g，桑白皮 9g，茯苓皮 15g，泽泻 9g，狗脊 12g，川续断 9g，桑寄生 15g，白芍 9g，柴胡 6g，白芷 6g，川芎 9g，香附 6g。

6 诊　1978 年 11 月 13 日。能食、二便正常，咽干，眼涩，咳嗽见好，胃酸，吐痰少，右胁不痛，近日左胁痛，左背痛，腰左痛，两腿酸困，眉棱骨痛，眼抽痛，两手浮肿缓解，两手指麻痛，呼气不利，舌苔白，脉沉弱。

茯苓 9g，半夏 9g，陈皮 6g，炒薏苡仁 30g，苍术 6g，大腹皮 9g，冬瓜皮 12g，桑白皮 9g，茯苓皮 12g，泽泻 9g，白芍 9g，柴胡 6g，白芷 6g，川芎 9g，羌活 9g，狗脊 12g，川续断 9g，麦冬 9g，生黄芪 15g，桂枝 6g。

7 诊　1978 年 11 月 23 日。服 11 月 13 日方，食纳、二便正常，晚间咽干，口黏，眼涩抽痛，泛酸，吐白痰，左胁痛，左背痛，腰左痛，下肢酸困，浮肿甚，眉棱骨痛，手指麻肿痛，出气不利，舌苔薄白，脉沉弱。

茯苓 12g，半夏 9g，陈皮 9g，炒薏苡仁 30g，苍术 9g，大腹皮 9g，冬瓜皮 12g，桑白皮 9g，茯苓皮 15g，白芍 9g，柴胡 6g，附子 6g，羌活 6g，狗脊 12g，川续断 9g，生黄芪 15g，桂枝 6g，丝瓜络 12g。

8 诊　1978 年 11 月 29 日。服 11 月 23 日方，晚上咽干，近日咳嗽，吐白黏痰，眼涩抽痛，胃酸，后背痛，腿酸困，浮肿轻，前额头痛，手指麻肿，气喘，脉沉弱。

茯苓 12g，半夏 9g，陈皮 6g，薏苡仁 15g，苍术 9g，大腹皮 9g，冬瓜皮 9g，桑白皮 9g，茯苓皮 15g，白芍 12g，柴胡 5g，羌活 9g，狗脊 12g，川续断 12g，黄芪 15g，桂枝 6g，丝瓜络 12g，菊花 15g，蒺藜 12g。

9 诊　1978 年 12 月 3 日。服 11 月 29 日方，晚上咽干，咳嗽减轻，吐黏痰少，眼涩抽痛，胃酸，背腰痛，腿酸困，上肢麻，手浮肿，前额头痛，气喘，心悸，运动时甚，脉沉弱。

桑白皮 9g，茯苓皮 12g，冬瓜皮 12g，大腹皮 9g，陈皮 6g，麦冬 9g，羌活 9g，桑寄生 15g，狗脊 12g，川续断 12g，丝瓜络 12g，菊花 9g，蒺藜 12g，桑叶 9g，薏苡仁 18g，黄芪 12g，川牛膝 9g，川芎 9g，白芷 9g，甘草 5g。

10 诊　1978 年 12 月 7 日。服 12 月 3 日方，晚上咽干，咳嗽轻，吐痰少，眼涩抽痛，不能斜视，胃酸，腰背痛，上肢麻缓解，腿酸困，手憋浮肿，头前额痛，气短喘，劳累时心悸，脉沉弱。

桑白皮 9g，茯苓皮 15g，冬瓜皮 12g，陈皮 9g，大腹皮 9g，辽沙参 9g，麦冬 9g，桑寄生 15g，狗脊 12g，川续断 12g，蒺藜 9g，菊花 9g，黄芪 15g，薏苡仁 15g，川牛膝 9g，川芎 9g，白芷 6g。

# 小 结

对水肿病的治疗中医学有三种法则：发汗、利小便、通大便。在《内经》中总称作"开鬼门，洁净府，去菀陈莝"。《素问·汤液醪醴论》曰："平治于权衡，去菀陈莝，微动四极，温衣，缪刺其处，以复其形。开鬼门，洁净府，精以时服。"古人称汗腺为鬼门（腠理），开鬼门就是发汗，腰以上肿宜发汗；古人称膀胱为净府，洁净府就是通小便，腰以下肿宜利小便；去菀陈莝，表示的是去除人体的糟粕，也就是通过通大便而逐水。在具体实践中，医生们一般多采用前两种法则，逐水法很少用。

张子琳治疗水肿，遵从陈修园的学术，用得最多的是五皮饮。读《医学三字经》发现其中所说，与本章医案中的应用甚是契合。《医学三字经》中有云：五皮饮"此方出华中元[华佗]《中藏经》，以皮治皮，不伤中气，所以为治肿通用之剂。大腹皮酒洗、桑白皮各9g，茯苓皮12g，陈皮9g，生姜皮3g。水三杯，煎八分，温服。上肿宜发汗，加紫苏叶、荆芥各6g，防风3g，杏仁3.9g。下肿宜利小便，加防己6g，木通、赤小豆各3.9g。喘而腹胀加生莱菔子、杏仁各6g。小便不利者为阳水，加赤小豆、防己、地肤子。小便自利为阴水，加白术6g，苍术、川椒各4.5g。热加海蛤9g，知母4.5g。寒加附子、干姜各6g，肉桂3g，呕逆加半夏、生姜各6g。腹痛加白芍3g，桂枝3g，炙甘草3g。"在病案中一旦涉及面目水肿，都要加苏叶、荆芥、防风、杏仁。

治疗水肿，总是离不开防己黄芪汤，此方用治风水或风湿证。水肿病患者一般病史都是几个月，甚至几年，治疗十分棘手，病久可出现气虚的症状。方用防己祛肌肤之水湿；黄芪使卫阳复振，补气运阳以利水；白术、甘草，脾健而湿自去。其中黄芪的应用，至关重要，要使水肿得愈，并防止水肿复发，需要把黄芪的剂量逐渐加大，如无明显不适，有时用到30g以上。

临床用药，在应用五皮饮与防己黄芪汤的基础上，水肿明显者则合五苓散，有时用桂枝化水，有时用肉桂温暖下焦；小便不利者，加车前子；小便频数者，加覆盆子、桑螵蛸；大便不利者，加郁李仁利小便、利大便，甚则加大黄。如出现食欲不振，四肢无力者为脾虚，以四君子汤为主；而只是不欲食者，则采用山药、莲子、鸡内金、神曲以增进食欲；如手足烧者，多加地骨皮；如下肢水肿明显，腰困痛者，用六味地黄丸；阳虚明显者，加用附子、肉桂。

张子琳先生对水肿患者的用药，基本上脱离不了以上范畴。在临床实践中，要想治愈水肿，常常需要几个月，甚至1年的坚持治疗。张子琳先生在治疗水肿病时使用的方剂相对固定，药物也是相对平常，但是经过几十次、几百次的服药治疗之后，常能取得可喜的疗效。

**标准方1**（风水初病患者）：

陈皮6g，桑白皮9g，冬瓜皮12g，茯苓皮12g，白芷6g，防风6g，苏叶6g，杏仁6g，白术9g，茯苓9g，泽泻9g，桂枝3g，猪苓6g，车前子9g（包煎），神曲6g，鸡内金6g。

**标准方 2**（病久气虚患者）：

桑白皮 9g，茯苓皮 12g，冬瓜皮 12g，陈皮 6g，黄芪 20g，白术 9g，防己 9g，肉桂 6g，泽泻 9g，茯苓 9g，川续断 12g，狗脊 12g，焦杜仲 12g，厚朴 6g，砂仁 5g，大腹皮 6g，苍术 9g，麦冬 9g，牛膝 9g。

**标准方 3**（脾气虚患者）：

太子参 10g，白术 9g，茯苓 10g，甘草 5g，茯苓皮 15g，冬瓜皮 12g，黄芪 20g，防己 9g，桂枝 6g，川牛膝 9g，狗脊 12g，远志 6g，炒酸枣仁 15g，藿香 6g，佩兰叶 6g，泽泻 6g。

# 第十四章　慢性肾脏病

　　慢性肾脏病，包括各种原发的、继发的肾小球肾炎、肾盂肾炎，为数不多的肾病综合征，以及尿毒症等。其中的肾病，即西医学所说的肾病综合征，其表现是以长期的水肿不退、大量蛋白尿、低白蛋白血症、高脂血症为主的一组临床证候群。本章选录的病案，从严格意义上来讲不全是西医学所说的肾病综合征，也不能完全用西医的诊断标准来衡量这些病例。医案病例中的记录仅是患者的口述，准确与否还不确定。张子琳先生对慢性肾脏类疾病的治疗，也常是见症治症、对症不对病。

　　中医认为："肾者主蛰，封藏之本，精之处也。其华在发，其充在骨，为阴中之少阴，通于冬气。"慢脏肾脏病的发生多由外邪侵袭，或劳欲过度，久病耗伤精气等所致。"肾病者，腹大、胫肿、喘咳身重，寝汗出、憎风。"对这种病，临床上有寒热虚实之分：肾阳虚属寒，肾阴虚属热。虚证患者，大多有腰困、腿软之虚惫表现；实证患者，有小便不利、尿浊、尿痛等表现，其实这种病也多表现为本虚标实之证。《脉经》曰："肾病，其色黑，其气虚弱，吸吸少气，两耳苦聋，腰痛，时时失精，饮食减少，膝以下清。"《太平圣惠方·肾脏论》曰："若肾虚则腰背切痛，不能俯仰，足胫小弱，多恶风寒，手足厥冷，呼吸少气，骨节烦疼，脐腹结痛，面色黧黑，两耳虚鸣，肌骨干枯，小便滑数，诊其脉浮细而数者，是肾虚之候也。"

　　关于慢性肾脏病的治疗，在《素问·脏气法时论》中有所提及："肾欲坚，急食苦以坚之，用苦补之，咸泻之。"治宜根据辨证，相应采用补肾填精、滋阴温阳、补肾纳气、通阳行水等法。说到底，还是离不开金匮肾气丸和六味地黄丸两方，再临时加些对症药物。

## 典型病案

**病例1　刘某，女，43 岁。**

　　首诊　1973 年 5 月 14 日。1972 年 10 月患"肾脏炎"，经治疗好转，后转为"慢性肾炎"。现症：头晕，耳鸣，眼模糊，心悸，失眠，面目手肿甚，腰困，出虚汗，小便有时短黄，经常服氢氯噻嗪，一停则肿甚，月经调，口干，大便正常，脉沉弱无力。

　　生地黄、熟地黄各 9g，山茱萸 9g，山药 9g，茯苓 9g，泽泻 9g，牡丹皮 6g，枸杞子 9g，菟丝子 12g，菊花 9g，茯苓皮 15g，冬瓜皮 12g，龙骨、牡蛎各 15g，麦冬 9g，黄芪 15g，五味子 6g，远志 6g，炒酸枣仁 12g。

**按**：慢性肾炎，在中医学看来就是脾肾两虚、水湿潴留引起的病证。在六味地黄丸补肾的同时，以五皮饮治水肿，加黄芪补气运湿，以期取得效果。

2 诊　1973 年 5 月 16 日。服 5 月 14 日方仍头晕，耳鸣、目模糊、睡眠均好转，手浮肿，腰困，出汗，口干，脉较有力。

生地黄、熟地黄各 9g，山茱萸 9g，山药 9g，云茯苓 9g，泽泻 9g，牡丹皮 6g，枸杞子 12g，菟丝子 15g，菊花 9g，桑白皮 9g，茯苓皮 15g，龙骨、牡蛎各 15g，麦冬 9g，五味子 6g，黄芪 15g，杜仲 12g，远志 6g，炒酸枣仁 15g。

**按**：头晕，耳鸣，眼模糊，口干，是肾阴虚而引发肝阳上亢而致，加生地黄、菊花、麦冬、五味子，滋阴潜阳。

3 诊　1973 年 5 月 19 日。服 5 月 16 日方，头晕见轻，耳鸣同前，眼模糊缓解，能入寐，手浮肿消退，腰时困，出汗多，口仍干。

照 5 月 16 日方，黄芪加为 24g。

**按**：黄芪为治疗水肿必不可少的药物，由于能补气运阳以利水，故在治疗虚证水肿时，其作用至关重要。《金匮要略》之防己黄芪汤、防己茯苓汤，是临床上经常使用的方剂。

4 诊　1973 年 5 月 22 日。服 5 月 19 日方，头晕见轻，目模糊，耳鸣，睡眠不好，面、手浮肿消退，仍腰困，出汗多，口干。

照 5 月 19 日方，炒酸枣仁加至 24g。

**按**：睡眠不好，重用炒酸枣仁。

5 诊　1973 年 5 月 26 日。服 5 月 22 日方，头晕缓解，目时糊，耳仍鸣，睡眠欠佳，浮肿缓解，最近又小便不利而少，腰困，饭后出汗多，口干缓解，脉沉弱。

照 5 月 16 日方，加车前子 9g（包煎），黄芪加至 30g。

**按**：《本经逢原》曰："车前专通气化，行水道，疏利膀胱湿热，不致扰动真火，而精气宁谧矣。"该患者被诊为慢性肾炎，是一个需要打持久战才能痊愈的疾病。在以六味地黄丸补肾的同时，加五皮饮利水，以车前子通利小便，以黄芪补气运阳以消肿。仍有其他症状时，再随症加减，腰困加枸杞子、菟丝子，口干加麦冬、五味子，睡眠差加炒酸枣仁。

**📖 病例 2**　孟某，男，39 岁。

首诊　1973 年 3 月 13 日。食纳正常，大便干，小便清长，腰困，腿软，有时失眠，发病 1 年余，脉细弱。西医诊断为"慢性肾炎"。

熟地黄 15g，山茱萸 9g，山药 9g，云茯苓 6g，泽泻 6g，牡丹皮 6g，枸杞子 9g，菟丝子 12g，川牛膝 9g，远志 6g，炒酸枣仁 12g。

2 诊　1973 年 3 月 21 日。大便时干，腰困、腿软均见好，失眠，浮肿，脉沉弱。

熟地黄 15g，山茱萸 9g，山药 9g，云茯苓 9g，泽泻 6g，牡丹皮 6g，枸杞子 9g，菟丝子 12g，川牛膝 9g，远志 6g，炒酸枣仁 12g，黄芪 15g，桑白皮 9g，茯苓皮 12g，冬瓜皮 12g，白术 9g，肉桂 5g。

**按**："腰为肾之府"，"肾主水液"，患者为慢性肾炎，肾功能受到损害自不待言，于是出现如腰困、腿软、浮肿诸多不适。以上处方补肾阴、固肾阳，使水火相济、肾精肾气得以恢复；同时又加益气补血、健脾养心、利水消肿之品，从而达到治愈慢性肾炎的目的。

🎓 **病例3 杨某，男，22岁。**

首诊 1977年6月24日。患"慢性肾炎"，已发展为"尿毒症"危重阶段，现外院住院治疗。现症：不能进食，呕吐。

辽沙参15g，山药15g，莲子9g，陈皮6g，半夏9g，竹茹9g，炙甘草6g，鸡内金6g，代代花6g，茯苓9g，藿香5g，伏龙肝鸡子大1块捣碎，冷水化开澄清煎药。

**按：** 尿毒症，也称肾衰竭，是一种危险证候，而此患者呕吐其实是尿毒弥漫全身、刺激肠胃引起的一种表现。"脾为后天之本"，张子琳先生也曾多次说过："在症状千头万绪之时，应该首先从患者的饮食上着手治疗。"处方以山药、莲子、陈皮、鸡内金、代代花、沙参调补脾阴，二陈汤加藿香、竹茹降逆止吐。伏龙肝，系土灶灶底中心之焦黄土，为一种土块，以久经火炼，坚硬如石，外赤中黄者佳。本品温中和胃，又善止呕。《金匮要略》有黄土汤的记载，用于治疗远血。

2诊 1977年6月28日。食欲不振，大便一般，小便频次，浮肿太甚，形如泥胎，全身肿处深压有坑，腰困痛，口干渴，手烧甚，时头晕，睡眠差，血压高，镜面舌无苔，脉沉数。

生地黄15g，山茱萸9g，山药15g，茯苓6g，泽泻6g，牡丹皮6g，车前子9g（包煎），牛膝9g，莲子9g，辽沙参9g，麦冬9g，五味子5g，地骨皮12g，桑白皮9g，茯苓皮15g，冬瓜皮12g，陈皮6g，鸡内金6g。

**按：** 该尿毒症患者浮肿甚、形如泥胎，血压高，食欲不振，治疗以六味地黄丸为主，再加增进饮食和利水之品。

3诊 1977年7月3日。服6月28日方3剂，食欲较前增加，大便日1次，小便量较多，浮肿，足有时见轻，肾囊肿大如斗、不见消，余症同前，变化不大，口经常有似痰非痰、似水非水、黏糊糊之物，还不利咳。

照6月28日方，茯苓加为9g，陈皮改为橘红9g，加瓜蒌12g。

**按：** 稍有进步，继续治疗，有痰加瓜蒌、橘红祛痰。

4诊 1977年7月7日。食欲好转，大便一般，小便量较多，头、手部浮肿见轻，足部肿仍不消，腰困痛，口干渴轻，手足烧，睡眠好。

生地黄9g，熟地黄9g，山药9g，山茱萸9g，茯苓9g，泽泻9g，车前子9g（包煎），牛膝9g，辽沙参9g，麦冬9g，五味子5g，地骨皮12g，桑白皮9g，茯苓皮15g，冬瓜皮15g，陈皮6g，鸡内金6g，黄芪15g，狗脊12g，桑寄生12g，牡丹皮6g。

**按：** 患者因肾炎而引起尿毒症，全身浮肿，形如泥胎，肾囊肿大如斗不见消。可谓危险至极。

🎓 **病例4 蒋某，女，34岁。**

首诊 1980年11月25日。食欲欠佳，大便偏干，小便糊黄、泡沫多，月经2月余未至，腰部时困，发病5月余，有时胸闷，生气后加重，口不思水，舌淡苔白腻，脉沉弱。西医诊断为"肾炎"，尿蛋白+++。

山药12g，莲子9g，茯苓10g，鸡内金6g，陈皮6g，麦冬9g，甘草梢5g，草薢

9g，竹叶 9g，川续断 12g，狗脊 12g，焦杜仲 12g，菟丝子 15g，远志 6g，炒酸枣仁 12g，苏梗 6g。

按：西医诊断为肾炎，尿蛋白+++。按中医学辨证分析，有尿蛋白，一是由于肾虚，而肾不藏精以致泄漏于下；二是由于脾虚而湿浊蕴积从小便排出。治疗首先是健脾利湿，故处方用山药、莲子、陈皮、鸡内金补脾，茯苓、草薢、竹叶清热利湿、分清泌浊，川续断、狗脊、焦杜仲、菟丝子补肾固肾，以期尿蛋白能得到控制。

2 诊　1980 年 11 月 27 日。服 11 月 25 日方，食欲差，大便干见好，小便黄糊、有泡沫，腰困，精神不佳，胸闷痛，心慌失眠，舌苔白，脉沉弱。

山药 12g，茯苓 12g，鸡内金 6g，陈皮 6g，麦冬 9g，甘草梢 5g，草薢 9g，竹叶 9g，川续断 12g，狗脊 12g，焦杜仲 12g，菟丝子 15g，远志 6g，苏梗 6g，炒酸枣仁 12g。

3 诊　1980 年 11 月 29 日。服 11 月 27 日方，食欲同前，不能多进，小便赤、泡沫少，腰痛，腰下困，精神不振，胸闷，有时心慌，睡眠较好，舌质淡，苔白腻，脉沉弱。

山药 12g，茯苓 9g，莲子 9g，鸡内金 6g，陈皮 6g，麦冬 10g，白茅根 15g，甘草梢 5g，竹叶 10g，川续断 12g，桑寄生 15g，焦杜仲 12g，菟丝子 12g，远志 6g，苏梗 9g，炒酸枣仁 15g，炒栀子 6g。

按：下焦仍然湿热明显，加白茅根、炒栀子清热除湿。有时因生气而胸闷，加苏梗。

4 诊　1980 年 12 月 1 日。服 11 月 29 日方，食欲好转，小便早晨赤，还有泡沫，腰痛见好，腰困，两胁憋痛，精神不振，胸闷缓解，心慌缓解，睡眠较好，舌苔腻黄，脉沉弱。

山药 12g，茯苓 9g，莲子 9g，鸡内金 6g，陈皮 6g，白茅根 15g，甘草梢 5g，竹叶 10g，川续断 12g，桑寄生 15g，焦杜仲 12g，菟丝子 12g，远志 6g，苏梗 9g，炒酸枣仁 15g，柴胡 6g，郁金 6g，白芍 9g，香附 6g，炒栀子 6g。

按：两胁憋痛，加柴胡、郁金、白芍、香附疏肝理气。肝主疏泄，肝气得疏，则湿热也得以疏利。

5 诊　1980 年 12 月 4 日。服 12 月 1 日方，食欲好转，大便偏稀，日 1 次，小便泡沫较前少，色黄较深，腰不痛，腰困，右胁时窜痛，左胁无，不心慌，睡眠较好，月经 3 个月未行，舌红，苔腻黄，脉沉较前有力。

山药 12g，茯苓 9g，莲子 9g，鸡内金 6g，陈皮 6g，白茅根 15g，甘草梢 5g，竹叶 10g，川续断 12g，桑寄生 15g，焦杜仲 12g，菟丝子 12g，苏梗 9g，柴胡 6g，郁金 6g，白芍 9g，香附 6g，炒栀子 6g。

6 诊　1980 年 12 月 16 日。食欲较增，大便正常，日 1 次，小便泡沫明显减少，尿色不黄红，面色不浮肿，口干，舌少津，脉沉弱。

山药 12g，莲子 9g，茯苓 9g，陈皮 6g，麦冬 9g，甘草 5g，当归 9g，川续断 12g，焦杜仲 12g，辽沙参 10g。

按：经过治疗，诸症得以好转，继续健脾补肾治疗。

**病例 5　白某，男，30 岁。**

首诊　1981 年 8 月 10 日。食欲好，消化差，大便临明泄、日 1 次，腰背足困，小便不赤，手足烧轻，口咽干，手发胀，头晕，精神不振，轻度抖战，能寐，出汗轻，有时咳嗽，吐白痰。

山药 15g，白术 9g，茯苓 9g，甘草 5g，狗脊 12g，枸杞子 9g，辽沙参 10g，麦冬 9g，五味子 5g，焦杜仲 12g，黄芪 15g，桑白皮 9g，薏苡仁 15g，茯苓皮 12g，冬瓜皮 12g，橘红 6g，半夏 9g。

**按：**消化差，大便临明泄，首先治以健脾开胃。咳痰加橘红、半夏。口咽干，加辽沙参、麦冬、五味子。

2 诊 1981 年 8 月 16 日。服 8 月 10 日方，消化差，大便偏稀，每日 2 次，腰背困，恶心欲吐，咳嗽，自觉咽部有痰，手足烧轻，晚上足痒，有时仍出汗，颤抖，口舌干，舌质干有齿痕，苔白腻。

山药 15g，白术 9g，茯苓 9g，炙甘草 5g，茯苓皮 12g，冬瓜皮 12g，桑白皮 9g，橘红 6g，半夏 9g，狗脊 12g，枸杞子 9g，辽沙参 10g，麦冬 9g，五味子 5g，川续断 12g，黄芪 15g，山茱萸 9g，地骨皮 15g。

3 诊 1981 年 8 月 20 日。腰背困，大便稀，口干，舌体肥大，苔白黄厚，脉沉弱。

薏苡仁 15g，山药 15g，白术 9g，陈皮 6g，茯苓 9g，炙甘草 5g，茯苓皮 12g，桑白皮 10g，冬瓜皮 12g，狗脊 12g，枸杞子 9g，川续断 12g，辽沙参 10g，麦冬 9g，五味子 5g，石斛 12g，黄芪 15g，半夏曲 9g。

4 诊 1981 年 8 月 25 日。服 8 月 20 日方，面浮，尿频，腰背困，大便稀，口干苦，脚困，脖颈困，恶心，肌肉跳动，舌胖大有齿印，苔白，脉沉。

太子参 9g，白术 9g，茯苓 9g，炙甘草 5g，陈皮 6g，桑白皮 9g，茯苓皮 12g，冬瓜皮 12g，菟丝子 15g，五味子 5g，狗脊 12g，川续断 12g，羌活 6g，黄芪 12g，半夏曲 9g，麦冬 9g。

**按：**健脾以四君子汤为主，脖颈困，加羌活祛太阳经风湿。

5 诊 1981 年 9 月 15 日。腰背困减轻，左脸浮肿同前，肉跳，纳正常，大便溏、次不多，口干苦，舌苔白，脉沉弦。

太子参 9g，麦冬 9g，五味子 5g，白术 9g，苍术 9g，陈皮 6g，桑白皮 9g，茯苓皮 12g，冬瓜皮 12g，狗脊 12g，川续断 10g，桑寄生 15g，茯苓 9g，黄芪 12g，薏苡仁 15g，石斛 12g。

**按：**治疗浮肿还是以五皮饮加黄芪为主。

6 诊 1981 年 9 月 19 日。服 9 月 15 日方，腰背困同前，左脸浮肿，肉跳，食纳好，大便溏，口咽干苦，痰多，舌苔白，脉沉时弦。

太子参 9g，麦冬 9g，五味子 5g，白术 9g，苍术 9g，陈皮 6g，桑白皮 9g，茯苓皮 12g，冬瓜皮 12g，狗脊 12g，川续断 12g，桑寄生 15g，茯苓 9g，薏苡仁 15g，黄芪 12g，石斛 12g，半夏 9g。

7 诊 1981 年 9 月 29 日。服 9 月 19 日方，腰背仍困，左脸浮肿，食纳好，大便溏，口咽干苦，痰见少，身无力，舌苔白，脉沉弱。

辽沙参 10g，麦冬 9g，五味子 5g，玉竹 10g，石斛 12g，茯苓 9g，陈皮 6g，山药 15g，鸡内金 6g，薏苡仁 15g，茯苓皮 15g，冬瓜皮 12g，狗脊 12g，川续断 12g，黄芪 18g，焦杜仲 12g，白术 10g。

**按：** 口咽干苦，加辽沙参、麦冬、五味子、玉竹、石斛治疗，大便溏，加山药、白术、薏苡仁。

🎓 **病例 6　白某，男，成年。**

首诊　1970 年 11 月 14 日。患"肾小球肾炎"，发病月余。现症：腹背困，大便正常，小便黄、频、量少，口干苦。

桑寄生 12g，狗脊 9g，川续断 9g，白茅根 15g，车前子 9g（包煎），甘草 5g，玉竹 9g，麦冬 9g，菟丝子 12g，枸杞子 9g。

🎓 **病例 7　郝某，女，30 岁。**

首诊　1971 年 4 月 21 日。食物不能进，多食憋闷，大便干，2～3 日 1 次，饮水少时即小便淋涩，面、手、足浮肿，身内热，晚上出汗，腰痛困，失眠，心悸，月经正常，上肢酸困，脉沉弱无力。发病 2 年。西医诊断为"肾盂肾炎"。

山药 12g，莲子 9g，陈皮 6g，鸡内金 6g，当归 9g，郁李仁 9g，火麻仁 12g，桑寄生 15g，川续断 9g，狗脊 12g，茯苓皮 12g，冬瓜皮 12g，远志 6g，炒酸枣仁 15g，黄芪 9g，甘草梢 5g。

**按：** 肾盂肾炎，日久会侵及肾小球而引发肾小球肾炎，出现面、手、足浮肿，故治疗上可佐以茯苓皮、冬瓜皮利水消肿。

🎓 **病例 8　魏某，女，46 岁。**

首诊　1980 年 4 月 10 日。食欲时好时差，近日不太好，大便偏干、不畅，小便频，腰背困，上下肢浮肿，面目也肿，下肢压下有深坑，月经提前 4 天，手足心轻烧，口干，睡眠多噩梦，头晕眼花，咽喉痛，小腹胀满，舌苔淡白，有齿痕，脉沉而细弱。发病 14 年。西医诊断为"肾盂肾炎"。

桑白皮 9g，茯苓皮 15g，冬瓜皮 12g，陈皮 6g，大腹皮 9g，菟丝子 15g，五味子 6g，覆盆子 9g，枸杞子 10g，焦杜仲 12g，辽沙参 10g，麦冬 10g，桔梗 6g，甘草 5g，黄芪 15g，防己 9g，菊花 10g，蒺藜 12g。

**按：** 虽是肾盂肾炎，但症状以上下肢浮肿、面目肿为主，治疗也以浮肿为主，方剂选防己黄芪汤合五皮饮。

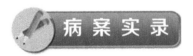

🎓 **病例 1　王某，女，15 岁。**

首诊　1979 年 12 月 1 日。患"慢性肾炎"，食纳差，全身浮肿，尿少，精神差，面色灰暗，心悸、有杂音，嗜睡。

陈皮 6g，桑白皮 9g，茯苓皮 15g，冬瓜皮 15g，肉桂 3g，附子 3g，熟地黄 10g，山茱萸 6g，山药 12g，茯苓 9g，泽泻 9g，牡丹皮 6g，车前子 9g（包煎），牛膝 6g，赤小豆 15g，东参 5g，五味子 3g，麦冬 6g。

🎓 **病例 2　赵某，女，40 岁。**

首诊　1980 年 1 月 18 日。食欲差，大便、小便少，原患有肾炎，近日感冒咳嗽，咽痒，咳痰稀白，腰困痛，头面、下肢稍肿，面色晦暗，舌淡苔薄白，脉沉细弱。

桔梗 6g，甘草 5g，前胡 9g，紫菀 9g，款冬花 9g，荆芥 5g，橘红 6g，川续断 10g，狗脊 10g，竹叶 6g，防己 6g，赤小豆 12g，桑白皮 9g，茯苓皮 12g。

**按：**本有肾炎，又患感冒，以荆芥、紫菀、款冬花、橘红、前胡、桔梗治疗感冒咳嗽，以桑白皮、茯苓皮等治疗浮肿。

🎓 **病例3 庞某，女，37 岁。**

**首诊** 1974 年 3 月 11 日。近日不欲食，大便好，小便黄，腰痛，腿痛，浮肿按压有坑，失眠头晕，血压 150/90mmHg，善感冒，脉沉弱。发病 8～9 个月。西医诊断为"肾积水""肾盂肾炎"。

熟地黄 15g，山茱萸 9g，山药 9g，茯苓 6g，泽泻 6g，牡丹皮 6g，焦杜仲 15g，桑寄生 15g，牛膝 9g，菊花 9g，鸡内金 6g，远志 6g，炒酸枣仁 15g，茯苓皮 15g，冬瓜皮 15g。

🎓 **病例4 申某，女，37 岁。**

**首诊** 1981 年 7 月 18 日。食欲一般，大便日 2 次，小便正常，睡眠不实，去年腊月感冒后全身肿痛，身畏寒恶风，自觉下半身无知觉，腹胀憋，身起红印痕不痛不痒，手指、脚趾麻木，口干苦，舌苔薄黄，有齿痕，脉沉迟。

陈皮 6g，茯苓皮 12g，桑白皮 9g，冬瓜皮 12g，大腹皮 6g，黄芪 15g，桂枝 9g，白芍 9g，薏苡仁 18g，苍术 9g，防己 6g，白术 10g，厚朴 6g，川续断 12g，狗脊 12g，麦冬 9g，生姜 5 片，大枣 3 枚。

**按：**去年腊月感冒后全身肿痛，身畏寒恶风，合桂枝汤（桂枝、白芍、生姜、大枣、甘草）治疗。

**2 诊** 1981 年 7 月 23 日。服 7 月 18 日方，大便日 2 次，小便正常，睡眠不实，身发冷，畏风，下肢发僵，手指、脚趾发憋发麻，口干。

桑白皮 9g，茯苓皮 15g，陈皮 9g，冬瓜皮 12g，黄芪 15g，桂枝 10g，白术 9g，薏苡仁 15g，苍术 9g，防己 6g，白术 10g，川续断 12g，狗脊 12g，牛膝 9g，生姜 5 片，大枣 3 枚，麦冬 9g，远志 6g，夜交藤 12g。

**3 诊** 1981 年 8 月 1 日。食纳好，大便日 2 次，小便正常，睡眠好，下肢、腰发冷发僵，上肢疼痛，腰背冷，腹胀，有时恶心，口干，头晕，目模糊，不能受惊吓，受惊后目模糊严重，仍心慌，舌苔白稍黄，有齿痕，脉微细。

桑白皮 9g，茯苓皮 15g，陈皮 6g，冬瓜皮 12g，黄芪 18g，桂枝 10g，白术 12g，附子 9g，川续断 12g，狗脊 12g，川牛膝 9g，木瓜 9g，麦冬 9g，菊花 9g，蒺藜 10g，生姜 5 片，大枣 3 枚。

🎓 **病例5 姜某，女，39 岁。**

**首诊** 1974 年 4 月 21 日。浮肿（全身性），西医诊断为"肾炎"，气短、腹胀不欲食，睡眠不好，化验有蛋白尿，发病 15 年。手足发烧，小便不利，大便正常，月经周期 20 日左右，有时心慌心悸，右侧腰困，舌苔白淡，脉细弱。

茯苓皮 12g，桑白皮 9g，冬瓜皮 12g，陈皮 9g，大腹皮 6g，云茯苓 9g，猪苓 6g，泽泻 9g，白术 9g，肉桂 3g，黄芪 15g，防己 6g，车前子 6g（包煎），厚朴 6g。

**⬛ 病例 6 孙某，女，43 岁。**

**首诊** 1974 年 4 月 23 日。不欲食，大便正常，小便频，偏右腰痛，曾患"肾盂肾炎"，月经不正常，绵绵不断，10～15 日即来 1 次，口干，头痛晕，心慌，失眠，恶心，恐惧，手冷，脉沉弱无力。

党参 9g，白芍 9g，白术 9g，茯苓 9g，陈皮 6g，鸡内金 6g，当归 9g，川芎 6g，熟地黄 12g，菟丝子 15g，枸杞子 9g，远志 6g，龙骨 12g，桂枝 6g，牡蛎 12g，麦冬 9g，菊花 9g，黄芪 15g，炙甘草 6g。

**⬛ 病例 7 周某，男，17 岁。**

**首诊** 1974 年 12 月 18 日。于 1973 年 8 月份患大便带血，同时皮肤出现过敏性紫癜，经住院治疗，便血好转，后又小便带血，之后小便血和紫斑点都好转，后发现急性肾炎，查尿蛋白+++。现症：食欲尚正常，二便一般，有时口干，手心足心烧，头晕，眼模糊，睡眠不实，心悸，四肢疲乏，晚间盗汗，咽喉有肿大情况，咽东西有痛的感觉。舌质赤、无苔、少津，脉沉弱稍数。

当归 12g，生白芍 9g，生地黄 15g，牡丹皮 6g，地骨皮 12g，麦冬 9g，玄参 9g，远志 6g，炒酸枣仁 15g，生石决明 12g，牡蛎 15g，浮小麦 18g，辽沙参 9g，茯苓 9g，龙齿 12g，炙甘草 6g，蒺藜 9g，龟板 9g。

**按：** 过敏性紫癜，一般是四肢皮肤出现出血点。如果属于肾脏型紫癜，则会出现蛋白尿，尿血，甚至引起肾损害。该患者主要是阴虚血热的表现，加生地黄、牡丹皮、地骨皮、玄参、辽沙参、龟板等滋阴凉血之品；还有肝阳上亢的现象，加生白芍、生石决明、蒺藜治疗头晕、眼模糊。

**⬛ 病例 8 韩某，女，36 岁。**

**首诊** 1975 年 3 月 27 日。能食，大便正常，小便正常，背困，下肢浮肿，头晕，多梦，月经正常，白带多，西医诊断为"肾炎"，发病 2 年余，脉沉弱。

当归 12g，白芍 9g，山药 15g，白果 5 个，白术 12g，狗脊 12g，远志 6g，炒酸枣仁 12g，生黄芪 12g，羌活 6g，菊花 9g，菟丝子 12g。

**⬛ 病例 9 赵某，女，17 岁。**

**首诊** 1975 年 1 月 17 日。昨日化验有尿蛋白，自觉 1 个月以来（感冒后）出现浮肿，有时腰困疲，没精神，不欲食，小便次数不定，大便正常，月经正常，口干渴，足肿，舌苔白黄，脉沉弱。

桑白皮 9g，茯苓皮 15g，陈皮 9g，冬瓜皮 12g，云茯苓 9g，白术 9g，泽泻 9g，车前子 9g（包煎），黄芪 15g，防己 6g，神曲 6g，麦冬 9g，川续断 9g，狗脊 12g，杜仲 9g。

# 小　结

陈修园在《医学从众录》中有这样的论述："初患肿病，气喘不得卧，以五皮饮为第一方。盖此方以皮治皮，不伤中气，所以为妙。若肿而兼胀，小水不利，宜胃苓汤主之。或以四苓散，以半熟蒜捣丸服，极妙。五皮散按上身肿，宜发汗，加苏叶、荆芥、秦艽各一钱五分；下体肿，宜利水，加赤小豆、木通各一钱五分，防己一钱。口渴多热，小便不利，为阳水，加滑石、木通、车前子、麦冬各一钱五分，木香五分。"

"张景岳曰：《内经》云：肾为胃关，开门不利，故聚水而从其类也。然关门而何以不利也？《经》曰：膀胱者，州都之官，津液藏焉，气化则能出矣。夫所谓气化者，即肾中之气也，即阴中之火也。阴中无阳，则气不能化，所以水道不通，溢而为肿。故凡治气者，必先治水；治水者，必先治气。若气不能化，则水必不利。惟下焦之真气得行，始能传化。惟下焦之真水得位，始能厘清。求之古法，惟薛立斋先生加味肾气丸，诚对症之方也。余屡用之，无不见效。"张子琳在临床治疗水肿时，五皮饮、五苓散、胃苓散、防己黄芪汤、六味地黄丸、济生肾气丸（即金匮肾气丸加车前子、牛膝）这些方剂，曾反复使用。张子琳年轻时，曾熟读陈修园丛书，在平生的一招一式中，陈修园的影响无处不在，并在其一生的医疗实践中发挥得淋漓尽致。

# 第十五章　腰　痛

　　腰痛是指腰部一侧或两侧疼痛而言，属患者的自觉症状。腰者，肾之府，腰痛和肾的关系至为密切。

　　腰痛的致病原因，可概为外感、内伤。《内经》云："太阳所至为腰痛"，指外感方面，如感受寒湿、湿热之邪，致邪阻脉络而发生疼痛。又云："腰者，肾之府，转摇不能，肾将惫矣"，指劳伤方面，则多属禀赋不足，久病体虚，或房劳过度，使肾精亏损，不能濡养经脉所致。至于跌仆闪挫，损伤筋脉，以致气滞血瘀，亦能发生腰痛。本病的治疗原则，由外邪所致者，宜祛邪通络；为肾精亏损者，宜补肾益精；由瘀血所致者，则宜活血化瘀、理气止痛。张子琳多年临床，辨证精妙，用药能恰如其分，从而获得良好的治疗效果。

　　腰痛一病，在古代文献中早有论述。《素问·刺腰痛》认为腰痛主要属于足六经之病，并分别阐述了足三阳、足三阴及奇经八脉经络病变时发生腰痛的特征和相应的针灸治疗，《内经》在其他篇章还分别叙述了腰痛的性质、部位与范围，并提出病因以虚、寒、湿为主；《金匮要略》已开始对腰痛进行辨证论治，创肾阳虚腰痛用肾气丸、寒湿腰痛用甘姜苓术汤治疗，两方一直为后世所重视。《诸病源候论》在病因学上，充实了"坠堕伤腰""劳损于肾"等病因，分类上分为卒腰痛与久腰痛；唐代《备急千金要方》《外台秘要》增加了按摩、宣导疗法和护理等内容；金元时期，对腰痛的认识已经比较充分，《证治汇补·腰痛》指出："唯补肾为先，而后随邪之所见者以施治，标急则治标，本急则治本，初痛宜疏邪滞，理经隧，久痛宜补真元，养血气。"这种分清标本先后缓急的治疗原则，对临床很有意义。

## 典型病案

**🏵 病例 1　李某，男，50 岁。**

　　首诊　1976 年 4 月 11 日。食欲时好时差，近日还好，二便一般，全身发困，无力，晚间出虚汗，腰无力，发病从去年秋天开始，舌苔白腻厚，脉沉。

　　茯苓 9g，陈皮 9g，半夏 9g，甘草 5g，苍术 9g，薏苡仁 15g，秦艽 9g，独活 9g，牛膝 9g，黄芪 15g，白芍 9g，桂枝 6g，生姜 3 片，大枣 3 枚，桑枝 15g，木瓜 9g，防己 9g，神曲 9g，麦芽 9g。

　　**按：**《内经》云："邪之所凑，其气必虚。"尽管腰痛是由于风、寒、湿侵袭引发，但从根本上，还是由于患者气虚而腠理不密，肾虚而不能作强引起。该患者显然为受风寒湿引起，故以独活、秦艽、苍术、薏苡仁、防己、木瓜、桂枝散之、燥之、温之；桑枝、牛膝通经活络。黄芪、桂枝、白芍、甘草、生姜、大枣，即《金匮要略》之黄芪桂枝五物汤，此方以黄芪扶气，桂枝通阳为主，辅以白芍缓急止痛，佐以生姜、大枣调和营卫，合用以奏温阳行痹之效。脾为后天之本，患者食欲时好时差，以致全身发困、无力，晚间出虚汗、腰无力，故首先以二陈汤和胃，神曲、麦芽消之导之，以增食欲。从几方面着手治疗腰痛，可谓标本兼顾，稳操胜券。

2 诊　1976 年 4 月 14 日。服 4 月 11 日方，食欲好，全身发困已见好，晚上仍出汗，腰无力，脉弦。

照 4 月 11 日方，加浮小麦 24g，牡蛎 15g，去生姜，大枣加为 5 枚。

**按**：晚上仍出汗，汗为心之液，而肾主五液，出汗过多，可引致心肾两虚，故止汗也是当务之急，加浮小麦、牡蛎治之。患者发病时间较长，身体亏损较重，不和之处较多。气血两虚，五脏不调，各处失养。故治疗着重健脾和胃，补气固本，祛风、寒、湿，强筋壮骨，和血舒筋，补气养血，生化阴阳，以消除疲劳困之，使腰无力变得腰有力。

🔹**病例 2　张某，女，37 岁。**

首诊　1977 年 3 月 13 日。食欲衰减，二便一般，月经提前 5～8 日，近日隔 40 日才来，失眠，多恶梦，时头晕口干，手足心烧，腰困痛，脊背困，体疲无力，精神不振，发病近 2～3 年严重，尿多，脉沉弱稍弦。

当归 9g，川芎 5g，白芍 9g，生地黄 15g，地骨皮 15g，牡丹皮 6g，菊花 9g，麦冬 9g，远志 6g，炒酸枣仁 15g，川续断 9g，狗脊 12g，菟丝子 15g，枸杞子 9g，石斛 12g。

**按**：该患者肾阴虚，治以生地四物汤为主，加川续断、狗脊、菟丝子、枸杞子益气血而祛风湿、强筋骨而补肝肾，使腰困痛、脊背困之病情减轻，而收腰背有屈伸自如的疗效。失眠，多恶梦加远志、炒酸枣仁，手足心烧加牡丹皮、地骨皮，头晕、口干加菊花、石斛，可谓面面俱到。

2 诊　1977 年 3 月 18 日。服 3 月 13 日方，精神好，食少，大便溏、日 2 次，睡眠较实，多梦，时头晕，口干，手足烧，腰时困，背困重，浮肿，脉沉弱稍弦。

照 3 月 13 日方，加桑白皮 9g，茯苓皮 12g，黄芪 9g，陈皮 6g。

**按**：出现浮肿，加黄芪、桑白皮、陈皮、茯苓皮以消肿。

3 诊　1977 年 3 月 22 日。服 3 月 18 日方，食欲较增，不敢多食，大便溏、日 3 次，多梦，头不晕，口干，手足烧，腰困，背困，眼皮浮肿，脉沉弱。

当归 9g，川芎 6g，白芍 9g，地骨皮 12g，牡丹皮 6g，麦冬 9g，远志 6g，炒酸枣仁 12g，川续断 9g，狗脊 12g，桑寄生 15g，羌活 6g，云茯苓 9g，陈皮 6g，白术 9g，黄芪 9g，桑白皮 9g，茯苓皮 12g。

**按**：眼皮浮肿，属风水，加羌活以祛风利水而消肿。况此药系太阳经药，对于背困也有祛风止困的作用。

4 诊　1977 年 3 月 29 日。服 3 月 22 日方，想食，无力，腿困无力，腰背困痛，肩脊困痛，多梦，口干，手足烧，带多，流清涕，脉沉弱。

当归 12g，川芎 6g，白芍 9g，地骨皮 12g，牡丹皮 6g，麦冬 9g，辽沙参 9g，五味子 6g，远志 6g，炒酸枣仁 15g，川续断 12g，狗脊 12g，桑寄生 15g，羌活 6g，陈皮 6g，黄芪 15g，龙骨、牡蛎各 15g，山药 15g，白果 5 枚。

**按：** 带多，加山药、白果，取部分易黄汤的意思。

5 诊 1977 年 4 月 8 日。服 3 月 29 日方，仍腿困，腰背困，肩脊骨痛困，口干，手足烧，梦多，流清涕，带好，大便稍冷则泻，脉沉弱。

当归 9g，川芎 6g，白芍 9g，地骨皮 12g，牡丹皮 6g，麦冬 9g，党参 12g，远志 6g，羌活 9g，川续断 12g，狗脊 12g，桑寄生 15g，白术 9g，黄芪 15g，山药 15g，陈皮 6g，炙甘草 5g，茯苓 9g。

6 诊 1977 年 4 月 12 日。服 4 月 8 日方，腰背腿困显著好转，劳累时仍困，肩脖脊骨痛困不减轻，不口干，手足仍憋烧，流清涕，大便稍受冷便泄，肛门灼热，精神不振，脉沉弱。

当归 9g，川芎 5g，白芍 9g，地骨皮 12g，牡丹皮 6g，麦冬 9g，党参 12g，远志 6g，芡实 15g，菟丝子 15g，枸杞子 9g，五味子 6g，山药 15g，羌活 6g，川续断 9g，狗脊 12g，桑寄生 15g，炙甘草 5g，熟地黄 12g。

**按：** 加熟地黄，以补肾治疗腰背腿困。

7 诊 1977 年 4 月 15 日。服 4 月 12 日方，腰背腿困好转，肩脖脊骨痛困同前，口干见好，手足心烧，流清涕多，大便泄好转，肛门灼缓解，脉沉弱。

当归 12g，川芎 6g，白芍 9g，熟地黄 12g，地骨皮 15g，牡丹皮 6g，麦冬 9g，党参 9g，五味子 6g，芡实 15g，菟丝子 15g，枸杞子 12g，沙蒺藜 12g，羌活 6g，川续断 12g，桑寄生 15g，狗脊 12g，山药 15g。

8 诊 1977 年 4 月 19 日。服 4 月 15 日方，腰背腿又困，肩脖脊骨痛也困，口干好，手足心烧缓解、手烧同前，清涕多，大便正常，恶梦多，睡眠差，小便次频。

熟地黄 15g，女贞子 9g，山药 15g，云茯苓 6g，泽泻 6g，牡丹皮 6g，川续断 12g，桑寄生 15g，补骨脂 9g，巴戟天 6g，菟丝子 15g，远志 6g，炒酸枣仁 15g，芡实 15g，地骨皮 9g，川牛膝 9g。

**按：** 处方似乎改变了方向，由原来的四物汤变成了六味地黄丸。腰困，又增加了补肾阳的巴戟天、补骨脂。

9 诊 1977 年 4 月 28 日。服 4 月 19 日方，腰背腿困、肩脖脊骨痛都见好，不口干，手足心烧，清涕少，恶梦多，能睡，白带多，小便频，脉沉弱。

熟地黄 15g，女贞子 9g，山药 15g，云茯苓 9g，泽泻 6g，牡丹皮 6g，炒芡实 21g，枸杞子 9g，龙骨 15g，牡蛎 15g，川续断 12g，桑寄生 15g，补骨脂 9g，莲须 6g，金樱子 9g，远志 6g，夜交藤 12g，菟丝子 18g。

10 诊 1977 年 5 月 2 日。服 4 月 28 日方，背困、腿困轻，手足心烧，食欲好，睡眠差，多杂梦，口干好，白带多，小便频，脉沉弱。

熟地黄 15g，女贞子 9g，山药 15g，云茯苓 6g，泽泻 6g，牡丹皮 6g，炒芡实 21g，枸杞子 9g，龙骨、牡蛎各 15g，川续断 12g，补骨脂 9g，金樱子 9g，菟丝子 18g，远志 6g，夜交藤 12g，地骨皮 9g，桑寄生 15g，白术 9g。

**按：** 小便频加金樱子，白带多加炒芡实。

11 诊 1977 年 5 月 7 日。服 5 月 2 日方，背困见轻，腿困也见轻，手心烧，足心烧缓解，食欲一般，睡眠多梦，时口干，带多，小便饮水少则频，脉沉弱。

熟地黄 15g，女贞子 9g，山药 15g，云茯苓 6g，牡丹皮 6g，泽泻 6g，炒芡实 24g，枸杞子 9g，龙骨、牡蛎各 15g，川续断 12g，菟丝子 15g，金樱子 9g，益智仁 6g，乌药 6g，白术 9g，地骨皮 9g，远志 6g，夜交藤 12g。

**按：**此患者浑身乏力，月经不调等，提示其体质为心血虚、脾气虚、肾阴阳俱虚。治疗时诸病兼顾，统筹施治。既健脾，增强水谷转运与生化之功能，又补肝益肾，补阴养血，肾阴、肾阳次第调理。沟通心脉，联通百骸，看似在治疗腰痛，其实是在调节各脏腑之运行。

🎓 **病例 3** 乔某，女，32 岁。

首诊 1977 年 10 月 6 日。食欲尚可，口有不正味，二便一般，月经推后 40～50 日，经量少，腰酸困，腰下及腰椎脊疼痛，手指冰冷、发麻，睡眠多梦，有时头晕，脖筋不舒展，遇冷时四肢关节疼痛，小腹压痛，腰困从 1977 年 8 月开始，舌质赤苔白，脉沉而细。

当归 9g，川芎 6g，川续断 12g，狗脊 12g，桑寄生 15g，焦杜仲 12g，秦艽 9g，川牛膝 9g，远志 6g，炒酸枣仁 15g，桂枝 6g，黄芪 12g，白芍 9g，炙甘草 6g，乌药 6g，香附 6g，生姜 3 片，大枣 3 枚，佩兰叶 9g，藿香 6g。

**按：**此病例的病情，也是气血两虚又外感风寒湿邪侵袭而引起诸不适。口有不正味，加藿香、佩兰叶以芳香化浊。

2 诊 1977 年 10 月 11 日。服 10 月 6 日方，口有不正味好转，月经未行，腰时困，右腰痛减轻，左腰痛甚，骶骨也痛，手指冷、时麻，睡眠多梦，头不晕，脖筋不舒展，关节痛，右腿甚，小腹压痛，舌质赤，苔白，脉沉弱虚细。

当归 9g，川芎 6g，白芍 12g，川续断 12g，桑寄生 15g，焦杜仲 12g，秦艽 9g，川牛膝 9g，远志 6g，夜交藤 12g，合欢花 9g，黄芪 15g，炙甘草 6g，乌药 6g，香附 9g，延胡索 6g，桂枝 9g，广木香 6g，生姜 3 片，大枣 3 枚。

3 诊 1977 年 10 月 15 日。服 10 月 11 日方，腰仍有困痛感，比之前见轻，骶骨也痛，胯骨不痛，手指不太冷，发麻已见好，脖筋有不舒感，右腿关节痛，小腹压痛，近日行经，痛不明显，舌苔同前，质时赤，脉沉弱。

当归 9g，川芎 6g，白芍 12g，川续断 12g，桑寄生 15g，秦艽 9g，川牛膝 9g，补骨脂 6g，远志 6g，夜交藤 12g，合欢花 12g，黄芪 15g，炙甘草 6g，焦杜仲 12g，桂枝 6g，生姜 3 片，大枣 3 枚。

4 诊 1977 年 10 月 18 日。服 10 月 15 日方，腰下骶骨疼痛甚，腰困轻松，胯骨也不痛，手不冷仍麻，脖筋痛见轻，右腿关节不痛，有冷的感觉，小腹压痛见好。

独活 9g，防风 9g，青皮 6g，枳壳 9g，苏梗 9g，乌药 6g，延胡索 6g，白术 9g，赤芍 9g，茯苓 9g，炙甘草 6g。

**按：**由于腰下骶骨疼痛甚，脖筋痛，右腿关节不痛，有冷的感觉，小腹压痛等，于是采用《世补斋医书》中处方予以治疗，看效果如何？该书如此说："此证诸经皆有之，而在太阳者最轻。经云：'腰为肾府，转摇不能，肾将惫矣'者，不在此例。独活、防风、青皮、枳壳、苏梗、乌药、延胡索、白术、赤芍、茯苓、炙甘草。连胁加柴胡，兼胀加木香。"

5诊 1977年10月23日。服10月18日方，下腰痛困显著减轻，手骑车时间长即麻，脖筋还有痛的感觉，但不严重，右腿关节近日又有轻度疼痛，舌苔淡白，脉缓和。

独活9g，防风9g，青皮6g，枳壳6g，乌药6g，延胡索6g，白术9g，赤芍9g，茯苓9g，炙甘草6g，苏梗9g。

**按**：此方看起来好像不太好理解，其实是医者几经斟酌、多番考虑而最后才敲定而流传下来的验方，所以"功效称奇莫浪讥"。

6诊 1977年10月29日。服10月23日方，下腰痛困，从昨日起至今日又痛困，右足发麻，脖筋痛，右下肢关节轻痛，脉沉弱。

独活9g，防风9g，青皮6g，枳壳6g，乌药6g，延胡索6g，白术9g，赤芍9g，茯苓6g，炙甘草6g，苏梗9g，川牛膝9g，木瓜9g，葛根6g。

**按**：葛根在《伤寒论》中可治疗"项背强几几"症，该患者脖筋痛，故用之。

7诊 1977年11月17日。服10月29日方，腰困见好，腰下还有疼痛感觉，右足有时麻，脖筋常痛，右下肢关节不痛，有时有腿肌肉痛，近日眼角痛，脉沉稍弦。

独活9g，防风9g，青皮6g，枳壳6g，乌药6g，白术9g，赤芍9g，茯苓9g，炙甘草6g，苏梗9g，秦艽9g，菊花9g。

8诊 1977年11月25日。服11月17日方，眼不发困，腰弯下时痛，右足麻见好，脖筋不痛，右腿肌肉痛见好，脉沉弱。

独活9g，防风9g，青皮6g，枳壳6g，乌药6g，紫苏6g，延胡索6g，白术9g，赤芍9g，茯苓9g，炙甘草5g，广木香5g，狗脊12g，川续断9g。

9诊 1977年12月2日。服11月25日方，近日劳累，又感腰困痛，右足麻不要紧，脖筋困，遇冷又稍痛，右腿痛见好，左腿又稍痛，舌尖红，脉沉。

独活9g，防风9g，青皮6g，枳壳6g，紫苏6g，乌药6g，延胡索6g，白术9g，赤芍9g，茯苓9g，炙甘草6g，广木香5g，狗脊12g，川续断9g，川牛膝9g，桑寄生15g。

10诊 1977年12月9日。服12月2日方，因劳累和气候变化影响，腰困痛较甚，右足登车时间长即麻，脖筋痛不要紧，两腿肌肉痛，脉沉。

当归9g，川芎6g，川续断12g，狗脊12g，桑寄生15g，焦杜仲12g，川牛膝9g，延胡索6g，赤芍9g，秦艽9g，茯苓9g，炙甘草6g，白术9g，独活9g，黄芪15g，桂枝9g，薏苡仁15g，木瓜9g，生姜3片，大枣3枚。

**按**：清代陆九芝著有《世补斋医书文集》《不谢方》等著作，他在仲景学说研究方面称得上析理精微，立言纯粹，对后学不无帮助。老先生博览群书，治疗该患者采用陆氏《不谢方》中的处方行气止痛、祛邪解痹，也同时重于补益肝肾。肝肾虚得愈，而筋骨强，气血荣，身自轻盈而无难受之感。同时嘱咐患者平时注意不要太过劳累，以免旧病又有复发。

● **病例4** 张某，男，24岁。

首诊 1970年11月13日。不能多食，大便正常，小便赤，腰腹疼痛，酸困，晚上腹痛，发病1年，脉沉紧。

萆薢6g，川牛膝9g，防己6g，白术9g，海桐皮6g，当归尾9g，熟地黄9g，炒白芍12g，川续断9g，独活6g，威灵仙6g，乌药6g，炙甘草5g，川芎6g，防风6g，肉桂6g。

**按：**此方名萆薢汤，组成为萆薢、牛膝、防己、白术、海桐皮、当归、生地黄、酒白芍、杜仲、川续断、木瓜、独活、威灵仙、乌药、乳香、没药、苍术、防风、川芎、甘草。曾有石板厂的工人患有严重的腰痛，张子琳先生开以此方，患者在服药后第二天的早晨即发觉腰痛完全消失。综观张子琳全部医案，对于一些风湿痹引起的急、慢性腰痛，常采用此方治疗。

该患者虽然也是腰痛，但却晚上腹痛，脉沉紧，显然是寒湿作怪，就把生地黄换成熟地黄，酒白芍换为炒白芍，加肉桂增强驱寒作用，不能多食而去乳香、没药。

2诊 1970年11月17日。不能多食，腰胯困痛，腹痛见好，脉沉紧。

萆薢6g，川牛膝9g，防己6g，白术9g，海桐皮6g，当归尾9g，熟地黄12g，炒白芍12g，川续断9g，狗脊15g，防风6g，肉桂6g，炙甘草5g，川芎6g，独活6g，桑寄生12g。

**按：**萆薢能祛风而舒筋通络，利湿而分清浊，用于风湿痛及小便淋浊。

3诊 1970年11月22日。食欲较好，腹痛见轻，腰胯困痛，脉沉弱较缓和。

萆薢9g，川牛膝9g，防己9g，白术12g，海桐皮9g，当归尾9g，熟地黄15g，炒白芍15g，川续断9g，狗脊18g，防风9g，肉桂6g，炙甘草5g，川芎9g，独活9g，桑寄生15g。

**按：**海桐皮，善祛风湿，通经络而达病所，适用于风湿痹痛，腰膝疼痛。

4诊 1970年11月26日。腰胯痛，腿痛见轻，脉沉弱。

萆薢9g，川牛膝12g，防己9g，白术15g，海桐皮6g，当归尾9g，熟地黄15g，炒白芍15g，川续断12g，狗脊18g，防风9g，肉桂6g，炙甘草5g，川芎9g，独活9g，桑寄生18g。

5诊 1970年12月2日。腰胯腿痛均显著好转，近日咳嗽，咳不出痰，脉沉弱。

萆薢9g，川牛膝9g，防己9g，白术9g，海桐皮6g，当归尾9g，熟地黄9g，炒白芍12g，川续断9g，狗脊12g，前胡6g，橘皮9g，杏仁9g，桔梗6g，百部9g，炙甘草5g，紫菀9g。

**按：**腰胯腿痛均显著好转，近日咳嗽，以止嗽散加减治疗。

6诊 1970年12月9日。腰胯腿痛均好转，咳嗽亦见好，脉沉弱。

萆薢9g，川牛膝12g，防己9g，白术15g，海桐皮9g，当归尾9g，熟地黄15g，炒白芍15g，川续断12g，狗脊15g，防风9g，肉桂6g，炙甘草5g，川芎9g，独活9g，桑寄生15g。

7诊 1970年12月16日。腰僵痛显著见好，天气变化时腰腿都痛，脉沉弱。

萆薢9g，川牛膝9g，防己9g，白术9g，海桐皮9g，当归尾9g，炒白芍9g，川续断9g，狗脊12g，防风9g，肉桂6g，炙甘草5g，川芎9g，独活9g，桑寄生15g。

**按：**风湿病，最棘手的是每遇到气候变化时，就要发作。这说明本身内部就有伏邪，当外部风寒嚣张时，内邪就会蠢蠢欲动，里应外合，发生疾病。这其实与一个人的体质和免疫功能有关。

8诊 1970年12月21日。腰僵痛见好，天气变时仍痛。

萆薢9g，川牛膝9g，防己9g，白术9g，海桐皮9g，当归尾9g，炒白芍9g，川续断9g，狗脊12g，防风9g，肉桂6g，炙甘草5g，川芎9g，独活9g，桑寄生15g。

9诊 1970年12月26日。气候变化时仍腰痛，平时也痛，不明显，脉沉弱。

萆薢9g，川牛膝9g，防己9g，白术9g，海桐皮9g，当归尾9g，炒白芍9g，川续断9g，狗脊12g，防风9g，肉桂6g，炙甘草5g，川芎9g，桑寄生15g，杜仲9g。

10诊 1971年1月1日。腰腹疼痛已见好，近日右腿疼痛较甚，脉沉弱。

川牛膝9g，独活9g，桑寄生12g，杜仲9g，桂枝9g，茯苓9g，防风9g，川芎9g，党参9g，炙甘草6g，当归9g，熟地黄12g，白芍9g，生姜9g，细辛3g，秦艽9g。

**按**：近日右腿疼痛较甚，加桂枝、细辛祛风寒，党参补脾益气。张子琳先生开出的处方基本上变为独活寄生汤。

11诊 1971年1月5日。仍右腿和坐骨疼痛，甚剧，脉沉弱。

川牛膝9g，独活9g，桑寄生15g，杜仲12g，桂枝9g，茯苓9g，防风9g，川芎9g，党参12g，炙甘草6g，当归9g，熟地黄15g，白芍9g，细辛3g，狗脊12g，秦艽9g，生姜3片，大枣3枚。

**按**：对于肝肾不足、风寒湿乘虚而入所造成的腰膝疼痛，脚腿冷痹无力、屈伸不利的顽固痹证，独活寄生汤有着独特的疗效，能使患者屈伸自如。

12诊 1971年1月13日。腰酸困，髋疼痛。

萆薢6g，川牛膝9g，防己6g，白术9g，海桐皮6g，当归尾9g，熟地黄15g，炒白芍12g，川续断9g，独活6g，威灵仙6g，乌药5g，乳香6g，没药6g，防风6g，川芎6g，炙甘草5g，苍术6g。

**按**：又改成萆薢汤，用乳香、没药，以活血止痛。

13诊 1971年1月24日。腰酸困，脘痛见轻，脉沉弱。

萆薢12g，牛膝12g，防己15g，白术9g，海桐皮6g，当归尾6g，熟地黄18g，炒白芍12g，杜仲9g，川续断9g，独活9g，威灵仙9g，乌药6g，没药6g，乳香6g，防风9g，川芎6g，炙甘草5g，苍术9g。

14诊 1971年1月31日。腰胯腿痛，现均显著见好，晚上咳嗽，吐痰不利，脉细弱。

桔梗6g，橘皮9g，荆芥6g，白前9g，百部9g，杏仁9g，甘草5g，紫菀9g，桑白皮9g，款冬花9g，瓜蒌9g。

**按**：腰胯腿痛，现均显著见好，晚上咳嗽，于是停止治疗腰腿痛，而专门治疗咳嗽。

15诊 1972年1月21日。腰脊痛，不敢触及，胯骨疼痛甚，腰痛困，食少，二便正常，脉沉弱。

独活9g，桑寄生15g，杜仲9g，川牛膝9g，细辛3g，秦艽6g，肉桂6g，茯苓9g，防风9g，川芎9g，党参9g，炙甘草6g，当归9g，熟地黄12g，白芍9g，陈皮6g，生姜3片，木瓜9g，狗脊12g。

**按：** 风湿性腰痛是一种相当难治的疾病，尤其是气候变化时，往往还要发作。上述患者的整个治疗过程，以祛除风寒湿为主，同时兼顾补肾行气止痛。

🎓 **病例5　赵某，女，24岁。**

首诊　1971年3月6日。能食，二便正常，月经推后，经期10余日，腰腿疼痛酸困，发病1年余，脉沉弱。

独活9g，桑寄生12g，川牛膝9g，细辛2.4g，秦艽9g，桂枝9g，茯苓9g，防风9g，川芎9g，党参9g，甘草8g，当归9g，白芍9g，熟地黄9g，狗脊12g，生姜3片。

2诊　1971年3月15日。腰痛见轻，腿酸困，口黏，头前痛，脉沉弱。

独活9g，桑寄生12g，川牛膝9g，细辛1.5g，秦艽9g，桂枝6g，云茯苓9g，防风9g，川芎9g，党参9g，炙甘草5g，当归9g，白芍9g，生地黄12g，麦冬9g，白术9g，狗脊12g。

**按：** 处方为独活寄生汤，治疗风寒湿引起的腰腿痛。

3诊　1971年3月23日。腰痛，龈痛，头痛见轻，脉沉弱。

独活9g，桑寄生12g，川牛膝9g，细辛1.5g，秦艽9g，桂枝6g，云茯苓9g，防风9g，川芎6g，党参9g，炙甘草6g，当归9g，白芍9g，生地黄18g，麦冬9g，白术9g，狗脊12g，石斛12g。

**按：** 龈痛，加生地黄、麦冬、石斛，滋阴清热。

🎓 **病例6　赵某，女，54岁。**

首诊　1971年3月3日。能食，二便正常，腰痛酸困，晚上较剧，腰不能翻身，两胯腿酸困，有白带，两下肢发冷，腰腿痛从去年冬天发生，失眠，心悸，口苦，脉沉弱。

当归9g，川芎6g，白芍9g，熟地黄12g，川续断12g，狗脊12g，川牛膝9g，桑寄生15g，秦艽9g，白术12g，山药15g，远志6g，炒酸枣仁15g，砂仁壳5g。

**按：** 此以四物汤补血活血，加川续断、狗脊、川牛膝、桑寄生治腰痛，秦艽祛风湿。

2诊　1971年3月6日。服药后腿酸困已见好，仍腰痛困，腿冷，但也见好，失眠、心悸见轻，有白带，脉沉而虚弦。

当归9g，川芎6g，白芍9g，熟地黄12g，川续断9g，狗脊12g，川牛膝9g，桑寄生15g，白术12g，山药18g，生龙骨、生牡蛎各15g，海螵蛸12g，茜草6g，远志6g，炒酸枣仁15g。

**按：** 有白带，加张锡纯之清带汤，即山药、生龙骨、生牡蛎、海螵蛸、茜草。

🎓 **病例7　张某，男，40岁。**

首诊　1971年3月5日。大便正常，小便频，腰僵，腿痛，左胁痛，脉沉有力。

黄芪15g，桂枝9g，白芍9g，炙甘草5g，川续断9g，狗脊12g，秦艽9g，独活6g，桑寄生9g，薏苡仁15g，苍术9g，川牛膝9g，柴胡5g，香附6g，生姜3片，大枣2枚。

**按：** 腿痛，用黄芪桂枝五物汤加秦艽、独活、苍术治疗；腰僵加川续断、狗脊、桑寄生、川牛膝治疗；左胁痛加柴胡、香附、白芍治疗。

2诊　1971年3月13日。腰僵痛已见轻，足不痛，出汗，脉沉弱。

黄芪15g，桂枝9g，白芍9g，炙甘草5g，川续断9g，狗脊12g，桑寄生15g，秦艽 9g，川牛膝 9g，苍术 9g，独活 9g，桑枝 15g，生姜 3 片，大枣 3 枚。

按：加桑枝通经活络。

🎓 **病例 8** 杨某，女，36 岁。

首诊　1971 年 4 月 24 日。能食，大便不干，小便稍黄，腰困痛，腿酸，手足烧，口干，浮肿，头晕眼花，睡眠见好，出汗，手时麻，脉沉弱。

桑白皮 9g，茯苓皮 12g，陈皮 6g，当归 9g，白芍 9g，甘草 5g，炒栀子 5g，桑寄生 15g，杜仲 9g，川续断 9g，菊花 9g，远志 6g，炒酸枣仁 15g，麦冬 9g，生石决明 12g。

按：浮肿，加桑白皮、茯苓皮、陈皮。小便黄，加栀子。

2 诊　1971 年 4 月 26 日。便不干，腰痛见好，仍僵困，手足心烧，口干，头晕，能眠，手麻见好，仍出汗，浮肿，脉虚弱。

桑白皮 9g，茯苓皮 12g，陈皮 6g，当归 9g，白芍 9g，甘草 5g，炒栀子 6g，桑寄生 15g，杜仲 9g，川续断 9g，菊花 9g，远志 6g，炒酸枣仁 15g，麦冬 9g，地骨皮 12g。

3 诊　1971 年 4 月 28 日。腰较灵活，下肢酸痛，手足心烧，口干，头晕见轻，手出汗，浮肿减退，小便清长，能食能睡，脉左沉弱，右反关浮弦。

当归 9g，川芎 6g，桑寄生 15g，杜仲 9g，川续断 9g，枸杞子 9g，川牛膝 9g，熟地黄 12g，麦冬 9g，五味子 5g，菊花 9g，生白芍 9g，地骨皮 9g，远志 6g，甘草 5g，茯苓 9g。

4 诊　1971 年 4 月 30 日。腰灵活得多，腿酸痛好转，手足烧，口干，头晕，浮肿轻，小便长，脉同前。

照 4 月 28 日方，继服 2 剂。

🎓 **病例 9** 李某，男，27 岁。

首诊　1973 年 4 月 4 日。不欲食，二便正常，右胳膊、腰痛困，有时身热，体倦无力，发病 20 余日，脉沉弱。

当归 9g，川芎 6g，白芍 9g，熟地黄 12g，川续断 9g，狗脊 12g，桑枝 15g，白术 9g，桑寄生 15g，秦艽 9g，炙甘草 6g，陈皮 6g，茯苓 9g，丝瓜络 9g。

2 诊　1973 年 4 月 6 日。食欲好转，腰痛困见好，胳膊痛见好，身热好转，精神好转。

照 4 月 4 日方，熟地黄加为 15g，狗脊加为 15g，继服 2 剂。

🎓 **病例 10** 谢某，女，36 岁。

首诊　1973 年 6 月 7 日。能食，二便正常，哺乳期，腰痛，右腿痛困，体倦无力，出汗多，发病 6～7 年，今年严重，身烧。

当归 12g，川芎 6g，白芍 12g，黄芪 15g，桂枝 9g，川牛膝 9g，白术 9g，秦艽 9g，独活 9g，川续断 9g，狗脊 12g，桑寄生 15g，炙甘草 6g，生姜 3 片，大枣 3 枚。

2 诊　1973 年 6 月 11 日。服 6 月 7 日方，仍腰痛，右腿痛困，体软，出虚汗，身烧，脉沉弱虚数。

当归 12g，川芎 6g，白芍 12g，生黄芪 18g，桂枝 6g，白术 9g，秦艽 9g，独活 9g，川续断 9g，狗脊 12g，桑寄生 15g，炙甘草 6g，地骨皮 12g，知母 9g，牛膝 9g，桑枝 15g，大枣 3 枚，生姜 3 片。

**按：**《金匮要略》有桂枝芍药知母汤，治疗诸肢节疼痛，头眩短气，温温欲吐等症。由桂枝、白芍、甘草、麻黄、生姜、白术、知母、防风、附子组成。在以上处方中即有桂枝治疗腿痛困，知母、地骨皮治疗身烧等。

3诊 1973年6月17日。服6月11日方，腰时困，右腿痛困同前，身软，出虚汗，身发烧，脉细弱无力。

照6月11日方，生黄芪加为24g，地骨皮加为15g，桑枝加为24g。

4诊 1973年6月27日。腰痛已缓解，右腿仍痛困，身软，出虚汗，身烧，脉细弱。

照6月11日方，生黄芪加为30g，加龙骨、牡蛎各15g。

**按：**出虚汗多，继续加重黄芪剂量，再加龙骨、牡蛎，以止汗。

🎓 **病例11 兰某，女，41岁。**

首诊 1973年10月4日。食欲衰减，大便正常，有时小便不利，溺浊，月经提前7~10日，腰困痛，膝、右腿痛，手心烧，头晕，睡眠好，发病由1962年产后引起，舌尖红，苔淡，脉沉弱。

生、熟地黄各6g，山茱萸6g，山药9g，茯苓6g，泽泻6g，牡丹皮6g，焦杜仲12g，川续断9g，枸杞子9g，川牛膝6g，地骨皮9g，砂仁3g，狗脊12g。

**按：**腰困痛，以六味地黄丸为主治疗。

2诊 1973年10月10日。食欲较增，大便正常，小便较前清长，腰腿痛亦缓解，手时烧，头晕缓解，仍多恶梦，近日喉痛，咽干，舌边尖红，苔腻白，脉沉弱。

生地黄12g，山茱萸6g，山药6g，云茯苓6g，泽泻6g，牡丹皮6g，焦杜仲9g，川续断9g，枸杞子9g，川牛膝9g，地骨皮9g，狗脊9g，麦冬9g，桔梗6g，甘草5g，玄参9g。

**按：**喉痛，咽干，加桔梗、甘草、麦冬、玄参治疗。

3诊 1973年10月16日。服10月10日方，食纳好，大便正常，小便清长，腰又发困，手不烧，头晕见好，现喉咽轻痛，鼻干，膝关节痛，脉沉弱。

生地黄15g，山茱萸6g，山药6g，云茯苓6g，泽泻6g，牡丹皮6g，焦杜仲9g，川续断9g，枸杞子9g，川牛膝9g，狗脊9g，地骨皮9g，麦冬9g，桔梗6g，玄参12g，甘草5g，秦艽9g。

**按：**此为肾阴虚患者，故以六味地黄丸为主方，加麦冬、玄参治疗咽痛，地骨皮治疗骨蒸，杜仲、川续断、枸杞子、川牛膝、狗脊治疗腰困。

4诊 1973年10月25日。腰困见好，咽不痛，右膝痛，余症均显著好转，脉沉弱。

照10月16日方，去桔梗、甘草、玄参，生地黄改为熟地黄18g，山茱萸、山药各加3g，加桑寄生15g。

**按：**肾阴虚患者，生地黄改为熟地黄，着重补肾。

🎓 **病例12 李某，女，31岁。**

首诊 1975年1月14日。食欲正常，大便干，小便正常，哺乳期，背困，腰腿疼，背痒，头晕，口干，疲乏，精神好，脉沉弱。

当归9g，川芎6g，焦杜仲12g，狗脊12g，川续断9g，桑寄生15g，白芍9g，菊花9g，麦冬9g，羌活6g，枸杞子9g，甘草5g，山药15g。

2诊 1975年1月18日。服1月14日方，食欲差，大便干，腰背困痛见轻，背痒见好，头不晕，口不干，脉沉弱。

照1月14日方，加陈皮6g，鸡内金6g，焦山楂6g。

**按**：以当归、川芎、白芍补血活血，滋补肝肾；再以焦杜仲、狗脊、川续断、桑寄生壮筋骨，疗腰困。

**病例13 邢某，男，55岁。**

首诊 1975年4月2日。不欲食，二便正常，腰酸困，蹲下不易站起，饭后顶冲不下去，咳嗽气短，吐痰白，晚上出汗，失眠心悸，喘息，发病1个月，腰酸时久，脉沉弦。

茯苓9g，半夏9g，陈皮9g，瓜蒌9g，苏子6g，厚朴9g，桑寄生15g，川续断9g，狗脊12g，远志6g，炒酸枣仁15g，神曲6g，麦芽6g，甘草3g。

**按**：不欲食，用二陈汤加神曲、麦芽开胃口，瓜蒌、苏子、厚朴治疗气短。

2诊 1975年4月22日。服4月2日方，食纳好，咳嗽，气短，吐痰都大见好，夜汗见好，仍腰困，失眠、心慌缓解，脉沉弱。

当归9g，川芎6g，桑寄生15g，川续断9g，狗脊12g，焦杜仲12g，炙甘草6g，茯苓9g，半夏9g，陈皮6g，白术9g，秦艽9g。

**病例14 武某，女，36岁。**

首诊 1975年3月21日。食欲、二便正常，月经正常，腰偏左和尾骨痛，并左臂部疼，手足心烧，口干，头两侧痛，恶心，心慌，睡眠不实、多梦，右足跟痛，左足外侧痛，发病从1974年9月20日因劳动拉平车跌倒引起，脉沉弱。

当归9g，川芎6g，赤芍9g，狗脊12g，桑寄生15g，川续断9g，牡丹皮6g，鸡血藤9g，延胡索6g，桑枝15g，远志5g，夜交藤12g，杜仲9g，川牛膝9g，木瓜9g，甘草5g。

2诊 1975年5月19日。服3月21日方，腰偏左痛见轻，尾骨已不痛，左臂仍痛，手足心烧，口干，头两侧痛，恶心，睡眠不好，右足跟痛，右足外侧痛，心慌，小腿胀，脉沉。

当归9g，川芎6g，赤芍9g，狗脊15g，桑寄生15g，川续断12g，牡丹皮6g，鸡血藤9g，延胡索6g，桑枝24g，远志6g，夜交藤12g，杜仲12g，川牛膝9g，木瓜9g，甘草5g，地骨皮12g，大腹皮6g。

**病例15 杨某，男，31岁。**

首诊 1975年7月7日。食欲差，呕酸，二便正常，腰胯痛，下肢痛，有时胸痛，发病8个多月，出汗多，手足心烧，口干，脉细弱。

茯苓9g，半夏9g，陈皮9g，甘草5g，当归9g，川芎6g，川续断9g，桑寄生15g，枸杞子12g，白芍9g，麦冬9g，知母9g，地骨皮15g，牡蛎15g，浮小麦24g，大枣5枚，秦艽9g。

2诊 1975年9月17日。服7月7日方，食欲好，仍呕酸，腰胯痛，下肢痛见好，胸痛，出汗少，手足心时烧，出汗多即口干，脉细弱。

茯苓12g，半夏9g，陈皮9g，甘草5g，当归9g，川芎6g，川续断9g，桑寄生15g，枸杞子9g，白芍9g，麦冬9g，龙骨、牡蛎各15g，浮小麦24g，秦艽9g，黄芪

15g，苏梗 9g，吴茱萸 5g。

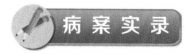

**病例 1  王某，女，30 岁。**

**首诊**  1971 年 4 月 4 日。能食，大便常干，小便正常，月经正常，头闷，眼模糊，疲乏无力，肩腰困，心悸，下肢冷痛，骨节响，发病从 21 岁开始，脉沉弱。

熟地黄 12g，山药 6g，女贞子 9g，枸杞子 9g，茯苓 6g，牡丹皮 6g，菊花 9g，远志 6g，柏子仁 12g，炒酸枣仁 12g，肉桂 5g，巴戟天 9g，补骨脂 9g，川牛膝 9g。

**按：** 此属肾阳虚腰困患者，用六味地黄丸加肉桂、巴戟天、补骨脂补肾阳，疗困痛。

**2 诊**  1971 年 4 月 8 日。服药后大便不畅，头闷，眼模糊见好，肩腰困亦见好，下肢冷见好，脉沉弱。

熟地黄 12g，山药 9g，女贞子 9g，枸杞子 9g，茯苓 6g，牡丹皮 6g，菊花 9g，远志 6g，柏子仁 12g，炒酸枣仁 12g，肉桂 5g，巴戟天 9g，补骨脂 9g，川牛膝 9g。

**病例 2  徐某，男，55 岁。**

**首诊**  1971 年 12 月 20 日。因 4 日前外伤致左背部疼痛，咳嗽气喘，吐白沫痰，食纳、二便还可，脉弦。

当归尾 9g，赤芍 9g，红花 5g，桃仁 5g，香附 6g，乌药 6g，苏木 6g，桔梗 6g，杏仁 9g，橘皮 9g，半夏 9g，甘草 5g，党参 9g。

**按：** 此因跌仆闪挫，损伤筋脉，以致气滞血瘀而引起腰背痛，治疗当以活血化瘀为主。关于苏木，在《本草纲目》中曰："苏木乃三阴经血分药，少用则和血，多用则破血。"民间也有用苏木来治疗努伤的习俗。咳嗽气喘加桔梗、杏仁、橘皮、半夏。

**2 诊**  1971 年 12 月 22 日。疼痛见轻，仍咳嗽气喘，吐白痰，大便偏干，脉弦。

当归尾 9g，川芎 6g，赤芍 9g，红花 5g，桃仁 6g，香附 6g，乌药 6g，苏木 6g，桔梗 6g，杏仁 9g，橘皮 8g，半夏 9g，瓜蒌 9g，苏子 5g，甘草 5g，党参 9g，前胡 9g。

**3 诊**  1971 年 12 月 26 日。背痛已见轻，仍咳嗽气喘，吐白痰，大便正常，脉弦。

照 12 月 22 日方，继服。

**病例 3  白某，男，35 岁。**

**首诊**  1972 年 4 月 6 日。于 12 日前，因车祸致右胁部外伤，疼痛，咳嗽震得痛，不能用力，大小便、食纳不受影响，脉弦。

当归尾 9g，赤芍 9g，川芎 6g，延胡索 6g，五灵脂 6g，生蒲黄 6g，没药 6g，乳香 6g，香附 6g，青皮 6g，枳壳 6g，柴胡 5g，陈皮 6g，杏仁 9g，桔梗 6g，炙甘草 5g，红花 5g，桃仁 6g。

**按：** 此为外伤引起的胁痛病，治疗以活血破瘀为主。五灵脂、蒲黄为失笑散，《本草纲目》曰："（蒲黄）手足厥阴血分药也，故能治血治痛。生则能行，熟则能止，与五灵脂同用，能治一切心腹诸痛。"乳香、没药，《本草纲目》曰："乳香活血，没药散血，皆能止痛、消肿、生肌，故二药每每相兼而用。"

2诊 1972年4月9日。服4月6日方，右胁痛、咳嗽均见好，脉弦。

照4月6日方，继服2剂。

**🎓 病例4 高某，男，29岁。**

首诊 1970年12月19日。不欲食，二便正常，头晕闷，眼模糊，口干，有时失眠，腰酸困，疲乏无力，发病5年余，肾囊肿痛，多汗，便稍溏，脉细弱。

熟地黄15g，山茱萸9g，山药9g，茯苓6g，泽泻6g，牡丹皮6g，枸杞子9g，菊花9g，焦杜仲9g，桑寄生12g，川牛膝9g，麦冬9g，五味子5g，党参9g，陈皮6g，鸡内金6g。

**🎓 病例5 郭某，男，45岁。**

首诊 1970年12月19日。能食，二便正常，腰偏右痛，腿困，脉沉弱。

桑寄生15g，川续断9g，狗脊12g，秦艽9g，川牛膝9g，补骨脂6g，胡桃仁3枚，白术9g，炙甘草5g。

**按：** 胡桃仁，补肾强腰膝，敛肺定喘。

**🎓 病例6 王某，女，39岁。**

首诊 1970年12月20日。其爱人代诉：腰痛困，腿痛困，已4年，食欲、二便、月经俱正常，日常喜热，不喜冷，晚间较剧，体疲无力。

党参9g，白术9g，茯苓9g，干姜5g，熟地黄12g，桑寄生15g，川续断9g，川牛膝9g，狗脊12g，秦艽9g，补骨脂9g，胡桃仁3枚。

**按：** 理中丸加熟地黄等补肾之品，治疗腰痛困。

2诊 1970年12月24日。其爱人来诉：药后腰腿痛困见轻，连服3剂，昨日又有反复，痛剧，夜时甚。

党参9g，白术9g，茯苓9g，干姜6g，熟地黄15g，桑寄生15g，川续断12g，川牛膝9g，狗脊15g，补骨脂9g，焦杜仲9g，胡桃仁3枚，枸杞子9g。

3诊 1971年1月11日。服药后，腰腿痛困见好，夜时甚，从前天起又复发，睡眠不好，出汗多，食欲差，脉沉弱。

党参12g，焦白术12g，茯苓9g，干姜6g，熟地黄15g，桑寄生15g，川续断12g，川牛膝9g，狗脊15g，补骨脂9g，焦杜仲12g，胡桃仁3枚，远志6g，炒酸枣仁15g，枸杞子9g。

**🎓 病例7 王某，男，35岁。**

首诊 1970年12月20日。食欲、二便正常，睡眠不实，腰痛困，精神不振，发病4年余。

熟地黄15g，山药9g，女贞子9g，枸杞子9g，狗脊12g，川续断9g，茯苓6g，泽泻6g，牡丹皮6g，远志6g，炒酸枣仁15g，桑寄生15g，当归9g。

**🎓 病例8 牛某，女，30岁。**

首诊 1970年12月21日。能食，二便正常，哺乳期，无月经，腰困，头痛，前额痛，发病1年余，脉沉弱。

熟地黄15g，山茱萸9g，山药9g，茯苓6g，焦杜仲9g，枸杞子9g，川续断9g，狗脊12g，桑寄生15g，川芎9g，白芷9g。

🍀 **病例 9　史某，男，35 岁。**

首诊　1970 年 12 月 22 日。不能见风，一受风则身冷，出虚汗多，后脑时痛，腰冷困，能食，二便正常，有时疲乏，咳嗽，发病 3～4 年，脉沉弱。

黄芪 15g，白芍 9g，桂枝 9g，补骨脂 9g，川续断 9g，狗脊 9g，白术 9g，生姜 9g，大枣 3 枚，杏仁 9g，橘红 6g，浮小麦 15g。

**按：**不能见风，一受风则身冷，出虚汗多，为表虚卫弱，以黄芪桂枝五物汤治疗。腰冷困，加川续断、狗脊、补骨脂。

2 诊　1970 年 12 月 26 日。仍受风则冷，出虚汗多，腰冷困，脉沉弱。

熟地黄 15g，山药 9g，山茱萸 9g，茯苓 6g，泽泻 6g，牡丹皮 6g，附子 6g，肉桂 6g，补骨脂 9g，黄芪 15g，党参 12g，炙甘草 6g，生龙骨 15g，焦杜仲 9g，牡蛎 15g。

**按：**病甚剂轻，改金匮肾气丸大补肾阳。虚汗多，再加黄芪、生龙骨、牡蛎。

🍀 **病例 10　师某，男，24 岁。**

首诊　1971 年 1 月 8 日。腰腿疼痛，发困，窜痛，食欲、二便一般，有时肩膊痛，骨响，发病 4 年，由冷水浸泡引起，脉沉紧滑。

独活 9g，桑寄生 15g，杜仲 12g，川牛膝 9g，细辛 3g，秦艽 9g，桂枝 9g，茯苓 9g，防风 9g，川芎 9g，党参 9g，炙甘草 5g，当归 9g，熟地黄 12g，炒白芍 12g，生姜 3 片，木瓜 9g。

**按：**腰腿疼痛，发困，窜痛，以独活寄生汤为主，专治腰痛。

🍀 **病例 11　吴某，男，49 岁。**

首诊　1971 年 1 月 24 日。食欲好，二便正常，两下肢酸困，乏力，脉沉弱。

当归 6g，川芎 6g，白芍 9g，熟地黄 12g，党参 9g，白术 9g，茯苓 9g，薏苡仁 12g，苍术 9g，炙甘草 6g，川牛膝 9g，秦艽 6g，川续断 9g，狗脊 9g，独活 9g。

🍀 **病例 12　谢某，女，33 岁。**

首诊　1971 年 3 月 3 日。食欲不振，全身无力，大便正常，小便频数，月经正常，腰困酸痛，下肢无力，发病半年多，脉弱。

党参 9g，焦白术 9g，茯苓 9g，炙甘草 9g，陈皮 6g，鸡内金 6g，半夏 9g，砂仁壳 6g，熟地黄 15g，川续断 9g，狗脊 12g，枸杞子 9g，川牛膝 9g，补骨脂 9g。

**按：**食欲不振，全身无力，由脾虚引起，以六君子汤补脾降逆，再加熟地黄、川续断、狗脊、枸杞子、川牛膝、补骨脂治疗腰困痛。

2 诊　1971 年 3 月 5 日。无食欲，不香，小便不数，仍腰困发胀，腿无力浮肿，脉沉弱。

党参 9g，焦白术 9g，云茯苓 9g，炙甘草 5g，陈皮 6g，鸡内金 8g，神曲 6g，砂仁壳 6g，半夏 9g，熟地黄 12g，川续断 9g，川牛膝 9g，狗脊 12g，补骨脂 9g，枸杞子 9g。

🍀 **病例 13　赵某，女，21 岁。**

首诊　1971 年 3 月 4 日。左腿由股至足酸痛，举臂时两胁痛，经常眼发黑，二便正常，食欲正常，身软，脉细弱。

独活 9g，桑寄生 9g，牛膝 9g，细辛 1.5g，秦艽 9g，桂枝 6g，茯苓 6g，防风 9g，川芎 6g，党参 9g，甘草 5g，当归 9g，熟地黄 12g，白芍 9g，生姜 3 片。

**病例 14　张某，男，31 岁。**

首诊　1971 年 3 月 7 日。不欲食，大便干，带血，小便正常，腰腿痛，发僵，酸麻困冷，发病 1 年，脉沉弱。

茯苓 9g，半夏 9g，陈皮 9g，炙甘草 5g，鸡内金 6g，狗脊 12g，川续断 9g，桑寄生 15g，川牛膝 9g，黄芪 12g，白芍 9g，桂枝 6g，黑地榆 9g，椿根皮 9g，秦艽 9g，生姜 3 片，大枣 3 枚，当归 9g。

**按**：大便带血，加黑地榆、椿根皮、秦艽治疗。

**病例 15　赵某，男，33 岁。**

首诊　1971 年 3 月 12 日。腰痛困，消化不良，不能多食，小便正常，每日 2～3 次，身疲无力，发冷，睡眠好，脉沉细。

东参 6g，白术 9g，茯苓 9g，炙甘草 6g，陈皮 6g，鸡内金 6g，山药 15g，莲子 6g，熟地黄 12g，女贞子 9g，枸杞子 9g，补骨脂 9g，巴戟天 6g，川续断 9g，桑寄生 12g。

**按**：东参大补元气，四君子汤补脾，六味丸加补骨脂、巴戟天补肾，而腰痛困愈。其中补骨脂，有摄纳肾气、平虚寒上逆作喘之长；巴戟天，有发散作用，宜用于外寒引起的内寒疼痛。

**病例 16　杨某，女，21 岁。**

首诊　1971 年 3 月 14 日。能食，饭后消化不转，二便正常，月经推后 6～7 日至 10 余日，腰胯痛，酸困，发病 3 年，加重 20 余日，脉沉弱。

草薢 9g，川牛膝 9g，防己 6g，白术 9g，海桐皮 6g，川续断 9g，独活 12g，乌药 5g，威灵仙 6g，苍术 6g，炙甘草 5g，川芎 6g，当归尾 9g，熟地黄 12g，炒白芍 9g，乳香 6g，没药 6g，狗脊 12g。

**病例 17　曲某，女，55 岁。**

首诊　1971 年 3 月 15 日。腰胯腿疼痛，食少，便干，小便正常，发病从 1970 年 6 月开始，脉细弦。

独活 9g，桑寄生 12g，川牛膝 9g，秦艽 9g，桂枝 6g，云茯苓 9g，防风 9g，川芎 6g，党参 9g，炙甘草 5g，当归 9g，熟地黄 12g，白芍 9g，生姜 3 片，狗脊 12g。

**病例 18　赵某，男，成年。**

首诊　1971 年 3 月 15 日。食欲好，睡眠好，出汗多，身软，后腰痛，心烦，脉细弱无力。

党参 9g，白术 9g，茯苓 9g，炙甘草 6g，陈皮 6g，川续断 9g，桑寄生 12g，狗脊 12g，黄芪 12g，当归 9g，生龙骨、牡蛎各 15g，远志 6g，炒酸枣仁 12g，鸡内金 6g。

**病例 19　侯某，女，21 岁。**

首诊　1971 年 3 月 19 日。胸痛，右少腹痛，腰不痛但困，恶心，不欲食，脉沉弱。

当归 9g，川芎 6g，白芍 9g，香附 6g，乌药 6g，延胡索 6g，吴茱萸 5g，茯苓 9g，陈皮 6g，半夏 9g，藿香 6g，鸡内金 8g，桑寄生 12g，狗脊 9g，苏梗 9g。

**按**：处方以治疗右少腹痛为主，活血养血的同时，加香附、乌药、延胡索、吴茱萸行气活血暖肝。

# 小 结

腰痛、腰困，既可以是主症，也可以是兼症。其发生原因，主要是肾虚。有的合并类风湿关节炎，引起腰椎变形；有的是起坐不慎，或跌仆损伤，引起腰椎间盘突出症。

治疗之方药，肾阳虚以金匮肾气丸为主，阳虚尚浅者加用巴戟天、补骨脂；肾阴虚以六味地黄丸为主，阴虚火旺明显者加知母、黄柏。而如川续断、狗脊、桑寄生、杜仲、枸杞子、菟丝子，只要是腰痛、腰困皆可加用。

如属气血两虚而感受风湿者，多用独活寄生汤治疗。如湿热、瘀血明显者，多用萆薢汤，有时能取得明显效果。如属气虚而感受风寒者，可用黄芪桂枝五物汤再加补肾、治困药物。

而腰痛、腰困患者，一般都以当归、川芎、白芍活血养血，再加祛风、补肾壮腰药物治疗。俗语说："患者腰痛，医生头痛"，由此也可见腰痛是一种十分难以治愈的疾患。患者须有信心，医生要有耐心，持之以恒，才能治愈。

# 第十六章　淋　证

淋证，是以小便频数、淋沥涩痛、小腹拘急引痛为主症的一种疾病。根据病因和症状特点不同，可分为热淋、血淋、石淋、气淋、膏淋、劳淋六证。其病位在肾与膀胱，病机为湿热蕴结下焦，肾与膀胱气化不利。《景岳全书》提出：淋证初起，虽多因于热，但由于治疗及病情变化各异，又可转为寒、热、虚等不同证型，从而倡导"凡热者宜清，涩者宜利，下陷者宜升提，虚者宜补，阳气不固者宜温补命门"的原则。临床上，淋证相当于西医学之泌尿系感染，包括尿道炎、膀胱炎、肾盂肾炎，以及一部分前列腺炎和前列腺肥大疾病。

张子琳先生在治疗淋证的过程中多以五淋散、导赤散、八正散加减化裁，自命名为清热通淋汤：当归、白芍、栀子、赤茯苓、甘草梢、生地黄、木通、竹叶、滑石、萹蓄、瞿麦。适应证：小便涩痛、少腹急满、淋沥不畅、咽干口渴、大便秘结等。少腹抽痛者加香附、乌药；血淋者，加牛膝、郁金、桃仁、小蓟；浮肿者加黄芪、防己、茯苓皮、冬瓜皮；心慌惊悸者加龙齿。

癃闭，是一种中医病名，又称小便不通、尿闭，以小便量少，点滴而出，甚则闭塞不通为主症。病情轻者涓滴不利为癃，重者点滴皆无称为闭。癃闭有虚、实之分，实证多因湿热、气结、瘀血阻碍气化运行；虚证多因中气不足、肾阳亏虚而气化不行。现代医学称之为尿潴留。治疗有补益中气法、温肾利水法、提壶揭盖法等。

## 典型病案

**病例 1　王某，女，23 岁。**

**首诊**　1971 年 8 月 14 日。食欲不振，大便正常，月经周期 15 日，少腹痛，小便淋、偏黄，发病 20 余月，腰困，手足烧，头晕，口干，脉沉弱。

当归 9g，白芍 9g，茯苓 9g，炒栀子 6g，甘草梢 5g，竹叶 6g，灯心草 1 撮，滑石 9g，车前子 6g（包煎），香附 6g，乌药 6g，桑寄生 12g，菟丝子 12g，枸杞子 9g，生地黄 12g，陈皮 6g，鸡内金 6g。

**按：** 患者患淋痛年余，尿黄、手足心热，可知是有内热。采用清热通淋汤，以茯苓、甘草梢、车前子利水，使小便通；炒栀子、竹叶、滑石清热除湿，使邪热得除。患者又兼腰困，故以桑寄生、菟丝子、枸杞子滋阴补肾，乌药、香附疏理气机而止痛。

**2 诊**　1971 年 8 月 18 日。食欲不振，少腹不痛，小便淋缓解，尿不黄，手足烧，腰困缓解，口干，头晕缓解，咽痛，白带多，恶心，脉沉弱。

当归 9g，白芍 9g，茯苓 9g，炒栀子 6g，甘草梢 3g，竹叶 6g，灯心草 1 撮，滑石 9g，车前子 6g（包煎），桑寄生 12g，菟丝子 9g，枸杞子 9g，生地黄 12g，陈皮 6g，鸡内金 6g，石斛 12g，麦冬 9g，玉竹 9g，竹茹 6g。

**按：** 清热通淋汤的坐底成分为五淋散，《时方歌括》曰，气化由阴以育，调行水道妙通神。故以当归、白芍养血调营，滋补肝肾，以安下焦之气，而五脏阴复，气化得行；炒栀子、茯苓利水通淋，甘草梢调中焦之气。口干、咽痛，以石斛、麦冬补胃阴而治烦渴。

🎓 **病例 2 智某，女，52 岁。**

**首诊** 1970 年 11 月 2 日。能食，经常冲顶，恶心，胃脘痛，大便正常，小便淋涩，溺完小腹抽痛，有时溺赤，头晕痛，手烧，骨蒸，鼻有时衄血，发病 10 余年。

当归 9g，白芍 9g，炒栀子 6g，甘草 5g，茯苓 9g，竹叶 6g，乌药 6g，香附 6g，地骨皮 12g，牡丹皮 6g，菊花 9g，川楝子 6g，生地黄 15g，木通 6g，延胡索 6g。

**按：** 此为五淋散合导赤散治疗小便淋涩。手烧、骨蒸加牡丹皮、地骨皮清虚热。兼胃脘痛，加川楝子、延胡索治疗。

**2 诊** 1970 年 11 月 6 日。服药后小便淋涩已显著见好，余症见好。

照 11 月 2 日方，继服 2 剂。

**按：** 用药有效，继续服用。

**3 诊** 1970 年 11 月 11 日。服药后小便淋涩、小便后小腹抽痛均见好，余症均见轻。

当归 12g，白芍 12g，炒栀子 6g，甘草 6g，茯苓 9g，竹叶 6g，乌药 6g，香附 6g，地骨皮 12g，牡丹皮 6g，菊花 9g，川楝子 6g，生地黄 12g，木通 6g，延胡索 5g。

**4 诊** 1970 年 11 月 16 日。服药后小便淋见好，小腹胀满痛，头晕，脉沉弱。

照 11 月 11 日方，加生石决明 15g，蒺藜 12g，

**按：** 患者来诊时有淋证的表现，且兼有阴虚火旺的表现，张子琳一直以五淋散为主方，因骨蒸、鼻衄又加地骨皮、牡丹皮清热凉血，川楝子、延胡索有舒肝止痛的作用，故药后诸症均有好转。

🎓 **病例 3 赵某，女，成年。**

**首诊** 1973 年 6 月 1 日。头晕，腰痛困，手、足、身发烧，小便频数溺痛，下腹不舒、痛，脉细弱。

熟地黄 15g，山茱萸 9g，山药 9g，云茯苓 9g，泽泻 6g，牡丹皮 6g，枸杞子 12g，菊花 9g，菟丝子 15g，甘草梢 6g，白芍 9g，炒栀子 6g，当归 9g，竹叶 6g，狗脊 12g，香附 6g，乌药 6g。

**按：** 该患者为肾阴虚体质，故以六味地黄丸补肾为主方，合五淋散治疗小便频数抽痛。

**2 诊** 1973 年 6 月 3 日。当归 9g，茯苓 9g，白芍 9g，甘草梢 6g，炒栀子 6g，瞿麦 9g，萹蓄 6g，竹叶 6g，滑石 9g，灯心草 1 撮，乌药 5g，香附 6g。

**按：** "急则治其标，缓则治其本"，淋涩明显，以五淋散治疗，尿道抽痛加瞿麦、萹蓄治疗。

**病例 4　白某，男，成年。**

首诊　1973 年 4 月 3 日。小便淋，尿血，余无不适，患病 2~3 日，脉沉。

当归 9g，白芍 9g，茯苓 9g，炒栀子 6g，甘草 6g，竹叶 6g，灯心草 1 撮，牛膝 9g，郁金 6g，桃仁 6g，白茅根 24g，生地黄 15g，瞿麦 9g，萹蓄 6g。

按：膀胱积热，伤及血分而引起尿血，亦称血淋。治疗仍以五淋散为主，加生地黄、白茅根凉血止血，桃仁、郁金、牛膝活血。瞿麦、萹蓄治淋痛，皆有渗利湿热的作用：瞿麦治淋证热重于湿，兼茎中痛有热感或兼尿血；萹蓄治淋证小便不爽利，尿时短而黄，湿热阻塞尿路之症。

**病例 5　康某，女，80 岁。**

首诊　1973 年 7 月 22 日。能食，大便正常，小便淋涩，溺时抽得全身痛，尿色绿而浊，视力不足，头晕，脉沉弱。

当归 9g，茯苓 9g，甘草 5g，栀子 6g，白芍 9g，瞿麦 6g，萹蓄 6g，香附 5g，乌药 5g，竹叶 6g，菊花 6g，桑叶 6g，滑石 6g。

按：该患者淋病甚为痛苦，以五淋散治之。尿道抽加瞿麦、萹蓄。小腹痛加香附、乌药、竹叶、滑石清利湿热。视力不足、头晕，加桑叶、菊花。

2 诊　1973 年 7 月 24 日。服 7 月 22 日方，小便淋涩抽痛已无，头晕也见好，眼仍模糊，视物不清，脉沉。

照 7 月 22 日方，桑叶加为 12g，菊花加为 12g。

按：诸症减轻，眼仍模糊，重用桑叶、菊花。

**病例 6　白某，女，38 岁。**

首诊　1973 年 10 月 5 日。近日小便溺完抽痛甚，腰困痛，溺黄，下肢时酸困，头痛晕，小腹胀满，失眠，心悸，脉左较数。

当归 9g，茯苓 9g，炒栀子 6g，甘草梢 6g，白芍 9g，菊花 9g，焦杜仲 12g，狗脊 9g，枸杞子 9g，石菖蒲 5g，远志 5g，香附 6g，乌药 5g，炒酸枣仁 15g，泽泻 6g，竹叶 6g，生地黄 9g，大腹皮 6g。

按：淋证，用五淋散治疗。

2 诊　1973 年 11 月 7 日。腰困，失眠，头痛晕，膀胱不适。

当归 9g，茯苓 9g，炒栀子 6g，甘草梢 6g，白芍 9g，菊花 9g，焦杜仲 12g，狗脊 12g，枸杞子 9g，远志 6g，石菖蒲 5g，竹叶 6g，生地黄 12g，白蒺藜 9g，桑寄生 15g，桑叶 9g，珍珠母 12g。

按：头痛晕，加菊花、桑叶、白蒺藜、珍珠母清利头目；失眠，加远志、石菖蒲。

3 诊　1973 年 11 月 13 日。服药后腰困见好，睡眠不好，头晕痛，招风更重，尿不黄，有时尿道偶尔有抽痛感，脉沉弱。

当归 9g，茯苓 9g，炒栀子 5g，甘草梢 6g，白芍 9g，菊花 9g，焦杜仲 12g，狗脊 12g，枸杞子 9g，远志 6g，石菖蒲 5g，竹叶 6g，生地黄 12g，白蒺藜 9g，珍珠母 15g，桑寄生 15g。

按：症状有所减轻，需继续坚持治疗。

4 诊　1973 年 11 月 19 日。腰困、头晕都见好，尿道溺时灼热疼痛，尿色黄，脉沉弱。

当归 9g，茯苓 9g，炒栀子 6g，甘草梢 6g，白芍 9g，生地黄 15g，竹叶 6g，狗脊 12g，枸杞子 9g，远志 6g，石菖蒲 5g，桑寄生 15g，瞿麦 9g，萹蓄 6g，琥珀 5g（研冲）。

**按：** 这次加用琥珀，该药有镇惊安神，利水通淋，活血祛瘀作用，尤宜于血淋、热淋。

5 诊　1973 年 11 月 24 日。服 11 月 19 日方，尿道灼热疼痛好转，溺黄缓解，腰困、头晕见好，近日失眠，两头角痛。

当归 9g，茯苓 9g，炒栀子 6g，白芍 9g，生地黄 15g，甘草梢 6g，狗脊 12g，枸杞子 9g，远志 6g，石菖蒲 6g，夜交藤 12g，炒酸枣仁 15g，合欢花 9g，柴胡 6g，川芎 9g。

**按：** 仍用五淋散治疗淋证。近日失眠，两头角痛，故加夜交藤、合欢花、炒酸枣仁安神镇静；加柴胡、川芎治头痛。

**病例 7　赵某，男，75 岁。**

首诊　1972 年 10 月 31 日。能食，经常脱肛，小便有膏淋，溺时痛，小腹抽，脉沉弱。

当归 9g，茯苓 9g，炒栀子 5g，白芍 9g，甘草梢 5g，香附 6g，乌药 6g，石菖蒲 5g，萆薢 9g，益智仁 5g，菟丝子 12g。

2 诊　1972 年 11 月 2 日。服药后小便溺时痛，小腹抽，脉较有力。

照 10 月 31 日方，炒栀子加为 6g，菟丝子加为 15g，益智仁加为 6g，萆薢加为 12g，加竹叶 6g，

3 诊　1972 年 11 月 5 日。小便溺时痛见好，尿色不清，小腹时抽，溺完时仍抽，脉已有力。

照 11 月 2 日方，继服。

**按：** 患者主症为膏淋，溺时痛，因湿热下注而尿道痛，气化无权而有膏淋。以清热通淋汤为主方治淋，又加萆薢分清饮治疗白浊，乌药行气止痛。2 诊、3 诊又加大益智仁、萆薢、菟丝子的用量，加竹叶清热利尿。

**病例 8　徐某，男，47 岁。**

首诊　1970 年 11 月 6 日。阴茎发冷发抽，有时往上冲顶，顶起来呕恶，口干，食欲、二便一般，阴束发冷，发病 4 个月，脉沉弱迟。

熟地黄 9g，山茱萸 9g，山药 9g，牡丹皮 6g，茯苓 6g，泽泻 6g，肉桂 5g，附子 5g，牛膝 9g，砂仁壳 5g，白芍 9g，玄参 9g。

**按：** 该患者既有"阴茎发冷发抽"之下寒，又有"口干"之上热，颇难用药，张子琳先生于是采用陈修园《时方歌括》之十味地黄丸，治上热下寒，服凉药更甚等症。即桂附地黄丸倍用桂附，加芍药、玄参各四两。陈修园曰："此孙真人千金翼方也。芍药能敛木中之火气，以归其根。玄参能启水中之精气，以交于上。故加此二味于八味丸中，一以速附子之下行，一以防肉桂之上，凡口舌等疮，面红目赤，齿牙浮动，服凉药而更甚者，此为秘法。"

2 诊　1970 年 11 月 8 日。服药后顶抽好转，有头晕闷感，脉不迟。

熟地黄 18g，山茱萸 9g，山药 9g，牡丹皮 6g，茯苓 6g，泽泻 6g，肉桂 5g，附子 5g，牛膝 9g，砂仁壳 5g，白芍 9g，玄参 9g，菊花 9g。

**按：**治疗效果不错。

🎓 **病例 9　李某，男，72 岁。**

**首诊**　1975 年 8 月 15 日。近日不欲食，大便正常，小便点滴不通，用导尿管 2 次，见效，隔几日又不利，平素有咳嗽气喘，尿赤。

当归 9g，茯苓 9g，甘草梢 5g，白芍 9g，炒栀子 6g，紫苏 9g，防风 9g，杏仁 9g，车前子 9g（包煎），木通 6g。

**按：**癃闭，又称小便不通、尿闭，以小便量少、点滴而出，甚则闭塞不通为主症。对于该患者的癃闭，张子琳先生仔细辨证，寻求其因，一则因尿道有湿热壅阻，以五淋散通利之。结合平素有咳嗽气喘而用紫苏、防风、杏仁以开肺窍，以收水道通调之功。陈修园《医学从众录》说："譬之滴水之器，闭其上窍而倒悬之，点滴不能下也。去其上之闭，而水自通流……肺主皮毛，配杏仁以降气，肺气下达州都，导水必自高原之义也。以八正散加此二味，其应如响。如夏月不敢用麻黄，恐阳脱而汗漏不止，以苏叶、防风、杏仁三味等分，水煎温服，覆取微汗，而水即利矣。"张子琳先生就是遵从陈修园之说而用药的，此又称为提壶揭盖法。

🎓 **病例 10　李某，男，58 岁。**

**首诊**　1977 年 3 月 26 日。食欲好，大便溏、日 3 次，小便黄，小便时尿道痛，腰脊痛，阳痿，阴茎发赤而痛，口干，脉沉弱。

生地黄 15g，木通 9g，竹叶 9g，甘草梢 6g，金银花 15g，连翘 12g，菟丝子 12g，山药 15g，茯苓 9g，白术 12g，狗脊 12g，麦冬 9g，玉竹 9g。

**按：**小便时尿道痛，阴茎发赤而痛，用五淋散加金银花、连翘清热解毒。

**2 诊**　1977 年 7 月 25 日。食欲差，大便正常，阴茎痛，有时发红，尿道口痛，手足心烧，口干，眼涩，有时失眠，舌胖大，苔薄白，脉沉弱。

当归 9g，白芍 9g，栀子 6g，甘草梢 6g，茯苓 9g，竹叶 9g，金银花 15g，滑石 9g，萹蓄 6g，瞿麦 9g，麦冬 9g，石斛 12g，地骨皮 12g，牡丹皮 6g，陈皮 6g。

**3 诊**　1977 年 7 月 30 日。服 7 月 25 日方，食纳正常，阴茎边缘有点红，尿道口稍痛，手足心烧见轻，口干，能入寐，脉沉。

当归 9g，白芍 9g，甘草梢 7.5g，茯苓 9g，竹叶 9g，蒲公英 15g，滑石 12g，萹蓄 9g，瞿麦 9g，麦冬 9g，地骨皮 12g，牡丹皮 6g，连翘 12g。

**按：**再加蒲公英，加强清热解毒作用。

**4 诊**　1978 年 3 月 23 日。食欲尚可，大便溏不成条，日便 2 次，小便时尿道灼热，尿道疼痛，不舒适，脉沉弱。

当归 9g，白芍 9g，茯苓 9g，炒栀子 6g，甘草 5g，瞿麦 9g，萹蓄 6g，竹叶 9g，生地黄 12g，滑石 9g，木通 6g，车前子 9g（包煎），白茅根 15g。

**5 诊**　1978 年 3 月 28 日。食欲尚可，不能多进食，大便溏、日 2 次，小便时灼热减轻，尿道疼痛同前，咳吐白痰，脉沉弱。

当归 9g，白芍 9g，茯苓 9g，炒栀子 6g，甘草梢 6g，瞿麦 9g，萹蓄 9g，竹叶

6g，生地黄 12g，滑石 9g，木通 5g，橘红 6g，半夏 9g，山药 15g。

6诊 1978 年 3 月 31 日。服 3 月 28 日方，食欲差，大便不溏、日 2 次，小便尿道灼热、疼痛，咳嗽吐白痰不多，脉沉弱数。

当归 9g，白芍 9g，茯苓 9g，炒栀子 6g，甘草 5g，瞿麦 9g，萹蓄 9g，竹叶 9g，生地黄 15g，滑石 12g，木通 6g，车前子 9g（包煎），白茅根 18g。

7诊 1978 年 4 月 4 日。服 3 月 31 日方，食欲差，大便正常，小便时尿道灼热痛缓解，咳嗽见好，阴茎前面有溃破流水刺痒痛，稍发红，舌质胖大，苔淡白滑，脉沉弱。

当归 9g，白芍 9g，茯苓 9g，炒栀子 6g，甘草梢 5g，瞿麦 9g，萹蓄 9g，竹叶 9g，生地黄 15g，滑石 12g，木通 6g，车前子 9g（包煎），金银花 15g，连翘 9g，白茅根 18g。

8诊 1978 年 4 月 10 日。服 4 月 4 日方，食欲一般，大便偏稀，每日 1～2 次，小便时尿道灼热痛缓解，阴茎前面有溃破处不流水、不刺痒，稍发红，舌质胖大，苔白滑，脉沉弱。

当归 9g，白芍 9g，茯苓 9g，炒栀子 6g，甘草梢 5g，瞿麦 9g，萹蓄 9g，竹叶 6g，生地黄 15g，滑石 12g，木通 6g，车前子 9g（包煎），金银花 15g，连翘 9g，白茅根 18g，陈皮 6g，谷芽 9g。

9诊 1978 年 4 月 17 日。服 4 月 10 日方，食欲一般，大便偏稀，每日 1～2 次，小便时尿道灼热痛缓解，阴茎前破溃处发红，不流水，不刺痒，睡眠好，腰困，近日全身肌肉酸痛，舌胖嫩，苔白，脉沉。

当归 9g，白芍 9g，茯苓 9g，炒栀子 6g，甘草梢 5g，生地黄 15g，木通 3g，竹叶 6g，瞿麦 9g，萹蓄 9g，金银花 15g，连翘 9g，白茅根 18g，陈皮 6g，谷芽 9g，山药 15g。

10诊 1978 年 4 月 25 日。服 4 月 17 日方，食纳好，大便偏稀，日便 1～2 次，小便时尿道灼热见轻，尿道不痛，溺时不适，溃烂点外表改善，腰痛困，胳膊痛，脉沉细弱。

当归 9g，白芍 9g，茯苓 9g，炒栀子 6g，甘草梢 5g，生地黄 15g，木通 6g，竹叶 6g，瞿麦 9g，萹蓄 6g，金银花 12g，白茅根 12g，山药 15g，谷芽 9g，桑枝 18g，秦艽 9g，狗脊 12g，焦杜仲 12g。

11诊 1978 年 5 月 1 日。服 4 月 25 日方，食欲好，大便溏，日 1～2 次，小便时尿道灼热，尿道轻痛，溃烂点见好，仍发麻，腰困痛见轻，胳膊痛缓解，脉沉弱。

当归 9g，白芍 9g，茯苓 9g，炒栀子 6g，甘草梢 5g，生地黄 18g，木通 6g，竹叶 9g，瞿麦 9g，萹蓄 6g，白茅根 15g，山药 12g，谷芽 6g，桑叶 9g，秦艽 9g。

12诊 1978 年 5 月 17 日。大便好，小便时尿道灼热见好，尿道不痛，溃烂点好转，腰痛困，胳膊不痛，食欲差，恶心，脉沉弱。

当归 9g，白芍 9g，茯苓 9g，炒栀子 6g，甘草 6g，生地黄 12g，木通 6g，竹叶 6g，连翘 12g，金银花 15g，陈皮 6g，竹茹 6g，藿香 6g，神曲 6g。

13诊 1978 年 5 月 19 日。服 5 月 17 日方，小便时尿道灼热缓解，尿道不痛，溃烂点好转，腰痛困缓解，胳膊不痛，食欲差，稍恶心，阴茎发炎、色红肿，不舒适，脉沉弱。

当归 9g，白芍 9g，茯苓 9g，炒栀子 6g，生地黄 12g，木通 6g，竹叶 9g，连翘 12g，金银花 18g，陈皮 6g，竹茹 6g，神曲 6g，白茅根 15g。

14 诊　1978 年 5 月 21 日。身伴发热，阴茎边皮发肿疼痛，小便利。

当归 9g，龙胆草 6g，栀子 6g，黄芩 6g，柴胡 6g，车前子 6g（包煎），木通 6g，甘草 5g，生地黄 9g，金银花 15g，连翘 12g，乳香 6g，没药 6g。

**按**：阴茎边皮发肿疼痛，采用龙胆泻肝汤，加金银花、连翘清热解毒，再加乳香、没药活血止痛消肿。

15 诊　1978 年 5 月 25 日。服 5 月 21 日方，食欲差，稍恶心，身不烧，阴茎时痛，小便利，舌苔白腻兼黄，质淡，脉沉。

照 5 月 21 日方，生地黄加为 12g，继服 2 剂。

**按**：用乳香、没药后，疼痛减轻。

16 诊　1978 年 5 月 28 日。服 5 月 25 日方，食欲不振，恶心，有时发冷发热，阴茎痛、不肿、色红，小便时尿道灼痛，能入寐，心不安宁，头闷不清。

当归 9g，白芍 9g，茯苓 9g，甘草梢 6g，栀子 9g，竹叶 9g，竹茹 6g，陈皮 6g，半夏曲 9g，谷芽 9g，神曲 6g，远志 6g，菊花 9g，金银花 12g，连翘 9g，白茅根 15g。

17 诊　1978 年 6 月 2 日。服 5 月 28 日方，食欲不振，恶心，有时发冷发热，阴茎不肿、色红，小便时尿烧，尿不利，睡眠不实，多梦，心烦，脉沉弱。

当归 9g，白芍 9g，茯苓 9g，甘草梢 5g，炒栀子 6g，竹叶 6g，白茅根 12g，滑石 9g，车前子 6g（包煎），远志 6g，石菖蒲 5g，竹茹 9g，陈皮 6g，半夏 6g。

18 诊　1978 年 6 月 9 日。服 6 月 2 日方，食欲好，但仍不能多食，恶心见好，不发冷发热，小便溺时有灼热，尿利，能寐，脉沉弱。

当归 9g，白芍 9g，茯苓 9g，甘草梢 6g，炒栀子 6g，竹叶 6g，生地黄 15g，白茅根 15g，滑石 9g，车前子 6g（包煎），金银花 12g。

19 诊　1978 年 6 月 26 日。服 6 月 9 日方，已能进食，不恶心，不发冷发热，小便溺时尿道灼热，微痛，脉沉弱缓和。

当归 9g，白芍 9g，炒栀子 6g，甘草梢 6g，竹叶 9g，茯苓 9g，滑石 9g，白茅根 15g，生地黄 12g，木通 6g。

20 诊　1978 年 7 月 10 日。服 6 月 26 日方，食欲好，不恶心，大便不成形、日 1 次，小便时尿道轻灼烧，稍疼痛，尿色时黄，有时阴茎头有白沫，脉沉弱。

当归 9g，白芍 9g，炒栀子 6g，甘草梢 5g，竹叶 9g，滑石 9g，生地黄 12g，木通 6g，茯苓 9g，金银花 9g。

21 诊　1978 年 7 月 18 日。服 7 月 10 日方，能食，不恶心，大便不成形，小便时尿道灼热，尿黄，阴茎头白沫消失，近日鼻轻微不通，咽喉时干，头闷，有烦躁感觉，睡眠差。

当归 9g，白芍 9g，炒栀子 7.5g，甘草梢 6g，竹叶 9g，滑石 6g，生地黄 12g，木通 6g，茯苓 9g，金银花 15g，连翘 12g，菊花 9g，桑叶 9g。

22 诊　1978 年 7 月 31 日。服 7 月 18 日方，食欲好，不恶心，大便溏、日 2～3 次，小便时尿道有时轻度灼热，有时痛，咽喉干，头闷不要紧，能入寐，近日感冒咳嗽，脉沉弱。

当归 9g，白芍 9g，炒栀子 7.5g，甘草 6g，竹叶 9g，滑石 12g，生地黄 15g，木通 6g，茯苓 9g，白茅根 15g，桔梗 6g，紫菀 9g，橘红 6g。

23 诊 1978 年 8 月 20 日。服 7 月 31 日方，食欲差，不恶心，大便不溏，小便时尿道口痛、灼烧，有时尿黄，饮水则清白，脉沉弱。

当归 9g，白芍 9g，炒栀子 6g，甘草梢 5g，竹叶 9g，滑石 9g，生地黄 12g，木通 6g，茯苓 9g，白茅根 15g，金银花 15g。

24 诊 1978 年 9 月 11 日。服 8 月 20 日方，食欲、恶心见好，大便偏溏、日 1～2 次，尿道口烧、轻度疼痛，饮水多则尿清白，饮水少则黄，咽喉干，咽痒，脉沉弱。

当归 9g，白芍 9g，茯苓 9g，炒栀子 6g，竹叶 9g，滑石 12g，生地黄 15g，白茅根 18g，金银花 15g，甘草梢 6g，麦冬 9g。

25 诊 1978 年 10 月 9 日。服 9 月 11 日方，食欲好，不恶心，大便偏溏、日 1～2 次，尿道口烧见好，有时不烧，稍感觉疼痛，饮水多尿清长，饮水少则溺黄，上嗓干，鼻不通气，有时发闷，舌苔正常，脉沉弱。

当归 9g，白芍 9g，茯苓 9g，生地黄 15g，炒栀子 5g，竹叶 9g，甘草 5g，辽沙参 9g，麦冬 9g，玉竹 9g，石斛 15g，薄荷 5g。

26 诊 1978 年 10 月 25 日。服 10 月 9 日方，食欲好，不恶心，大便偏溏、日 1～2 次，尿道口有时烧，有时不烧，有时疼痛，不经常痛，饮水多尿清长，饮水少则溺黄，口、嗓干，鼻气通，有时发闷，脉沉稍弦。

当归 12g，白芍 9g，茯苓 9g，生地黄 18g，炒栀子 6g，甘草 5g，辽沙参 9g，麦冬 9g，玉竹 9g，石斛 15g，竹叶 9g，薄荷 5g，白茅根 15g。

27 诊 1978 年 11 月 20 日。食欲好，不恶心，大便有时溏、日 1～2 次，尿道口仍灼烧，时尿道口疼痛，饮水少尿黄，上嗓时干，脉沉。

当归 9g，白芍 9g，茯苓 9g，生地黄 15g，竹叶 9g，甘草 5g，辽沙参 9g，麦冬 9g，玉竹 9g，石斛 12g，木通 6g，白茅根 15g，黄柏 6g，金银花 15g。

28 诊 1979 年 1 月 6 日。服 1978 年 11 月 20 日方，食欲、大便一般，尿道有时灼热，上嗓不干，尿中有白浊，脉沉。

当归 9g，白芍 9g，茯苓 9g，甘草 6g，生地黄 15g，竹叶 9g，木通 6g，白茅根 15g，金银花 15g，萆薢 9g。

**病例 11 赵某，男，60 岁。**

首诊 1978 年 1 月 1 日。口干发渴，食欲不振，大便偏干，小便频数，次数不太多，手心烧，连声打喷嚏，头闷，身体沉困，胸部发闷，饭后消化迟钝，呕起来有酸苦味，舌质淡，苔白腻，脉细弱。

辽沙参 12g，麦冬 9g，五味子 6g，石斛 12g，玉竹 9g，乌梅 3 个，山药 12g，莲子 9g，陈皮 6g，菟丝子 15g，枸杞子 9g，覆盆子 9g，桑螵蛸 9g，鸡内金 6g，神曲 6g。

**按**：该患者曾做膀胱切除手术，尿道经常发炎，平时小便多有频数的症状，属于肾阴虚证候。以上方剂以滋阴为主，再加一些固涩小便药物，以治愈临时的不适。

2 诊 1978 年 1 月 5 日。服 1 月 1 日方，仍口干发渴口苦，喝水较少，食欲不振，大便不干不畅，小便频数，手心烧减少，打喷嚏，头闷，身沉困，胸闷，饭后消化迟钝，口酸苦，舌苔白滑润，脉沉弱无力。

辽沙参12g，麦冬9g，五味子6g，石斛12g，玉竹6g，山药15g，莲子9g，陈皮6g，鸡内金6g，菟丝子15g，枸杞子9g，覆盆子9g，桑螵蛸12g，苏梗9g，神曲6g。

3诊 1978年9月15日。感冒6~7日，现仍头晕，能食，大便偏溏、日2~3次，小便黄、浑浊，小便处伤口疼痛，尿道憋痛，舌质偏红，苔薄白，脉沉。

当归6g，白芍9g，茯苓9g，炒栀子6g，甘草梢5g，滑石12g，竹叶6g，车前子6g（包煎），金银花15g，山药15g，菊花9g。

**按：** 还是以治疗尿淋为主，伤口发炎疼痛，加金银花清热解毒。金银花、菊花对感冒也有一定效果。

4诊 1978年9月18日。服9月15日方，仍头晕，食欲好，大便不成形、日1~2次，小便黄，初插管时不浑浊，以后浑浊，小便处伤口疼痛，尿道憋痛，腰困，舌苔淡白，脉沉弱。

当归9g，白芍9g，茯苓9g，甘草梢5g，滑石12g，竹叶6g，车前子6g（包煎），黄柏5g，金银花15g，连翘9g，菟丝子12g，桑寄生15g。

**按：** 因插管而引起小便时伤口疼痛，尿道憋痛，发炎明显，用金银花、连翘清热，再加黄柏清理下焦湿热。

5诊 1978年9月22日。服9月18日方，头晕缓解，能食，大便溏不成形、日1~2次，小便饮水多即不黄，浑浊减轻，小便时伤口痛好转，尿道憋痛缓解，腰困，舌苔正常，脉沉虚弱。

当归9g，白芍9g，茯苓9g，甘草梢5g，竹叶9g，菟丝子15g，桑寄生15g，金银花12g，连翘9g，滑石9g。

6诊 1978年9月28日。服9月22日方，头晕、食欲较好，大便仍不成形，每日1次，小便时黄、不浑浊，伤口仍痛，尿道憋痛，腰困痛，脉沉细。

当归9g，白芍9g，茯苓9g，甘草5g，竹叶9g，车前子6g（包煎），菟丝子15g，桑寄生15g，金银花12g，连翘6g，黄柏3g，狗脊9g。

7诊 1978年10月15日。服9月28日方，食欲、大便一般，小便饮水多则不黄，腰困痛甚，伤口疼痛，尿道口不痛，食纳差，咽痛，脉细弱。

当归9g，白芍9g，茯苓9g，甘草5g，竹叶9g，川续断12g，狗脊12g，杜仲12g，桑寄生15g，陈皮6g，山药12g，神曲6g，萆薢9g，生地黄12g，桔梗6g。

8诊 1978年10月27日。服10月15日方，食欲、大便一般，于10月20日下午，突然身体寒战，以后服对乙酰氨基酚1片，即身发热减轻，体温逐渐下降，当时体温39.2℃，到了凌晨3点时又发热，寒战后吐水，温度39.9℃，即前往医院就诊，小便发黄赤，腰痛，到医院又吐黄色苦水，经实验室检查小便异常，西医诊断为"慢性泌尿系感染"急性发作。现症：口苦干，小便浑浊，发黄，大便一般，食欲差，精神衰减，出虚汗，腰冷痛，小便带血，舌苔厚腻白，脉沉细。

当归9g，白芍9g，茯苓9g，甘草5g，竹叶9g，生地黄12g，白茅根15g，川续断9g，狗脊12g，杜仲12g，桑寄生15g。

**按**：发热，寒战后吐水，是泌尿系感染引起的症状。

9 诊　1978 年 10 月 30 日。服 10 月 27 日方，食欲一般，抖战、发热再未发作，口苦干见好，小便浑浊缓解，出汗少，腰冷痛，小便带血点，尿时有疼痛感觉，脉沉弱。

当归 9g，白芍 9g，茯苓 9g，甘草梢 5g，竹叶 9g，生地黄 15g，白茅根 15g，金银花 15g，仙鹤草 15g，焦杜仲 12g，补骨脂 9g，狗脊 12g，桑寄生 15g。

**按**：肾阴虚时久，也可引起肾阳虚，所以出现腰冷痛，在清湿热的同时，加补骨脂以温肾。

10 诊　1978 年 11 月 3 日。服 10 月 30 日方，腰冷疼痛，有时尿中带血点，尿道有时痛，脉沉弱有力。

当归 9g，白芍 9g，茯苓 9g，甘草 3g，生地黄 12g，焦杜仲 12g，补骨脂 9g，桑寄生 15g，肉桂 5g，狗脊 12g，白茅根 9g，仙鹤草 9g。

**按**：腰冷疼痛，再加肉桂，以提振肾阳。

11 诊　1978 年 11 月 7 日。服 11 月 3 日方，腰冷痛同前，尿中未见血点，尿道有时痛，脉沉较前有力。

当归 9g，白芍 9g，茯苓 9g，甘草 3g，生地黄 12g，焦杜仲 12g，补骨脂 9g，桑寄生 15g，肉桂 6g，狗脊 12g，白茅根 9g，仙鹤草 9g。

12 诊　1978 年 11 月 13 日。腰时冷，仍痛，尿中有时有血点，尿道时痛，经实验室检查示膀胱有炎症，尿色发赤，脉沉弱。

当归 9g，白芍 9g，茯苓 9g，甘草 5g，生地黄 15g，瞿麦 9g，萹蓄 9g，金银花 12g，小蓟 6g，白茅根 15g，焦杜仲 12g，补骨脂 9g，狗脊 12g，竹叶 9g。

**按**：经实验室检查示膀胱有炎症，尿色发赤，再加金银花清热解毒。可见实验室检查结果，有时也可作为中医用药的参考。

13 诊　1978 年 11 月 16 日。腰冷痛，尿中有血点，尿道时痛，经实验室检查示膀胱有炎症，尿色赤，脉沉弱。

当归 9g，白芍 9g，茯苓 9g，甘草 5g，生地黄 15g，瞿麦 9g，萹蓄 6g，小蓟 9g，白茅根 15g，补骨脂 9g，狗脊 12g，焦杜仲 12g，蒲公英 12g。

**按**：去金银花，改蒲公英，或许有效。

14 诊　1978 年 11 月 21 日。腰冷见轻，仍痛，尿中有血点，尿道痛，尿色仍发赤，脉沉缓和。

当归 9g，白芍 9g，茯苓 9g，甘草 5g，生地黄 15g，竹叶 9g，木通 6g，瞿麦 9g，萹蓄 6g，小蓟 9g，白茅根 15g，焦杜仲 12g，补骨脂 9g，狗脊 12g，枸杞子 9g，蒲公英 12g。

15 诊　1978 年 11 月 24 日。服 11 月 21 日方，腰冷时仍痛，尿中血点减少，尿道痛见轻，尿色黄，脉沉不弦数。

当归 9g，白芍 9g，茯苓 9g，甘草 5g，生地黄 15g，竹叶 9g，瞿麦 9g，萹蓄 6g，白茅根 15g，焦杜仲 12g，补骨脂 9g，狗脊 12g，桑寄生 15g，蒲公英 9g。

16 诊　1978 年 11 月 27 日。服 11 月 24 日方，腰仍痛，尿中有血点，尿色偏赤，大便溏、日 1～2 次，腹内嘈杂不适，舌质赤，苔少，脉沉左尺稍数。

当归 9g，白芍 9g，茯苓 9g，甘草 5g，生地黄 15g，竹叶 9g，瞿麦 9g，萹蓄 6g，白茅根 12g，焦杜仲 12g，狗脊 12g，桑寄生 15g，蒲公英 12g，山药 15g，小蓟 9g。

17 诊　1978 年 11 月 30 日。服 11 月 27 日方，腰时痛时轻，尿血少，颜色赤，大便溏、日 1 次，脘腹嘈杂，舌苔薄黄，脉沉弱。

当归 9g，白芍 9g，茯苓 9g，甘草 5g，竹叶 9g，瞿麦 9g，萹蓄 6g，白茅根 12g，焦杜仲 9g，狗脊 12g，桑寄生 15g，蒲公英 12g，山药 15g，茜草 6g，生地黄 15g。

18 诊　1978 年 12 月 4 日。服 11 月 30 日方，腰有时痛见轻，尿血少，溺色黄，气味臭，尿浊，大便正常，胃脘嘈杂，舌苔白薄腻，脉沉较有力。

当归 9g，白芍 9g，茯苓 9g，甘草梢 5g，竹叶 9g，瞿麦 9g，萹蓄 9g，白茅根 12g，焦杜仲 12g，狗脊 12g，桑寄生 15g，蒲公英 15g，茜草 6g，生地黄 15g。

19 诊　1978 年 12 月 7 日。服 12 月 4 日方，腰有时痛，尿血少，尿色黄，尿有臭气，尿道痛，大便正常，嘈杂见轻，前额痛，有鼻涕，脉沉弱。

当归 9g，白芍 9g，茯苓 9g，甘草 5g，竹叶 9g，瞿麦 9g，萹蓄 9g，白茅根 12g，焦杜仲 12g，狗脊 12g，桑寄生 15g，生地黄 15g，蒲公英 15g，茜草 6g，白芷 6g，川芎 6g。

20 诊　1978 年 12 月 10 日。服 12 月 7 日方，腰有时痛见轻，尿白，有时色黄，有臭气见轻，尿道痛，嘈杂好转，头前额痛，有鼻涕，口苦，晚上咽干。

当归 9g，白芍 9g，茯苓 9g，甘草 5g，竹叶 9g，瞿麦 9g，萹蓄 9g，白茅根 12g，杜仲 12g，狗脊 12g，桑寄生 15g，生地黄 15g，茜草 6g，白芷 6g，川芎 6g，蒲公英 15g，麦冬 9g，炒黄芩 6g。

**按：**头痛加川芎、白芷，口苦加炒黄芩。对于这些久病之人，一点马虎都不行，黄芩要炒，恐苦寒伤胃。

21 诊　1978 年 12 月 13 日。尿道痛，嘈杂不要紧，前额痛已好，口苦缓解，仍口咽干，大便偏溏，脉沉较有力。

当归 9g，白芍 9g，茯苓 9g，甘草 5g，竹叶 9g，瞿麦 9g，萹蓄 9g，白茅根 12g，杜仲 12g，狗脊 12g，桑寄生 15g，生地黄 15g，茜草 6g，麦冬 9g，蒲公英 15g。

22 诊　1978 年 12 月 16 日。服 12 月 13 日方，食欲好，大便偏溏，黎明即泄，腰仍痛，尿仍有血，小便红黄色，头痛，口咽干见好，舌尖红，苔薄黄，脉细弱。

当归 9g，白芍 9g，茯苓 9g，甘草 5g，竹叶 9g，瞿麦 9g，萹蓄 9g，白茅根 12g，生地黄 15g，茜草 6g，白术 9g，山药 15g，补骨脂 9g，杜仲 12g，狗脊 12g，桑寄生 15g，麦冬 9g，蒲公英 12g。

23 诊　1978 年 12 月 21 日。服 12 月 16 日方，食欲好，大便时溏时干，腰还痛，尿还有血，小便时赤时清，头痛见轻，口干，舌苔淡白，脉细弱。

当归 9g，白芍 9g，茯苓 9g，甘草 5g，竹叶 9g，瞿麦 9g，萹蓄 9g，白茅根 12g，茜草 6g，白术 9g，山药 15g，补骨脂 9g，杜仲 12g，狗脊 12g，桑寄生 15g，麦冬 9g，蒲公英 15g。

24 诊　1978 年 12 月 25 日。服 12 月 21 日方，头痛，食欲差，大便一般，腰痛，尿有血，小便时赤时清，口干，舌苔白，脉沉弱。

当归 9g，白芍 9g，茯苓 9g，甘草 5g，竹叶 9g，瞿麦 9g，萹蓄 9g，白茅根 12g，茜草 6g，山药 15g，川芎 9g，白芷 6g，杜仲 12g，狗脊 12g，桑寄生 15g，麦冬 9g，蒲公英 15g，鸡内金 6g。

25 诊　1978 年 12 月 28 日。服 12 月 25 日方，头痛见好，食少，大便正常，腰痛，尿带血少，小便有时色红，晚上口干，脉沉弱。

当归 9g，白芍 9g，茯苓 9g，甘草 5g，竹叶 6g，瞿麦 9g，萹蓄 6g，茜草 6g，山药 15g，白茅根 12g，杜仲 12g，狗脊 12g，桑寄生 15g，鸡内金 6g，陈皮 6g。

26 诊　1978 年 12 月 31 日。服 12 月 28 日方，无头痛，口干，食欲差，大便一般，腰冷痛，尿中不带血，小便色赤，脉沉弱。

当归 9g，白芍 9g，茯苓 9g，甘草 5g，竹叶 6g，瞿麦 9g，萹蓄 9g，茜草 6g，山药 9g，杜仲 12g，狗脊 9g，补骨脂 9g，桑寄生 15g，陈皮 6g，鸡内金 6g。

27 诊　1979 年 1 月 4 日。服 1978 年 12 月 31 日方，无头痛，口干见好，食欲差，大便一般，腰冷痛，尿中血少，小便色赤，脉沉弱。

当归 9g，白芍 9g，茯苓 9g，甘草 6g，竹叶 9g，瞿麦 9g，萹蓄 9g，茜草 6g，山药 15g，杜仲 12g，狗脊 9g，补骨脂 9g，桑寄生 15g，陈皮 6g，鸡内金 6g。

28 诊　1979 年 1 月 6 日。服 1 月 4 日方，食欲仍差，大便正常，腰冷痛，因此次换尿管影响尿道又出血，小便尿赤，脉沉弱。

当归 9g，白芍 9g，茯苓 9g，甘草 6g，竹叶 9g，瞿麦 9g，萹蓄 9g，茜草 6g，山药 15g，杜仲 12g，狗脊 9g，补骨脂 9g，桑寄生 15g，鸡内金 6g，炒蒲黄 6g，藕节炭 9g，白茅根 18g，生地黄 12g。

29 诊　1979 年 1 月 8 日。服 1 月 6 日方，食欲仍差，大便不稀，但次数多，腰冷痛，头闷，耳鸣，尿痛情况同前，小便赤，杂质多，小便化验有白细胞（＋），脓细胞稍多，有炎症，尿蛋白微量，脉沉弱。

当归 9g，白芍 9g，茯苓 9g，甘草梢 5g，竹叶 9g，瞿麦 9g，萹蓄 9g，茜草 6g，山药 15g，杜仲 12g，补骨脂 9g，桑寄生 15g，鸡内金 6g，藕节 9g，白茅根 15g，生地黄 15g，忍冬藤 15g，菊花 9g。

**按**：小便化验有白细胞（＋），脓细胞稍多，有炎症，尿蛋白微量，再用消炎和止血药物治疗。

30 诊　1979 年 1 月 12 日。服 1 月 8 日方，食欲差，大便不溏，腰冷痛，头闷见好，耳鸣，尿道口尿管不通，影响尿道痛，稍微带血，小便色赤，杂质多，脉沉弱。

当归 9g，白芍 9g，茯苓 9g，甘草 5g，竹叶 9g，瞿麦 9g，萹蓄 9g，茜草 6g，杜仲 15g，补骨脂 9g，桑寄生 15g，鸡内金 6g，藕节 9g，白茅根 12g，生地黄 15g，忍冬藤 15g。

31 诊　1979 年 1 月 17 日。服 1 月 12 日方，食纳不能多进，大便正常，腰冷痛，有时头痛闷，有耳鸣、耳聋，尿道痛，最近未带血，小便赤缓解，杂质仍多，脉沉弱。

当归 9g，白芍 9g，茯苓 9g，甘草梢 6g，竹叶 9g，瞿麦 9g，萹蓄 9g，杜仲 15g，补骨脂 9g，桑寄生 15g，鸡内金 6g，生地黄 15g，忍冬藤 15g。

32 诊　1979 年 1 月 21 日。服 1 月 17 日方，食欲差，不能多食，大便时溏时干，腰冷痛同前，头闷痛见好，耳鸣，尿道痛，有时带血，有时无血，尿时赤，杂质仍多，脉沉弱。

当归 9g，白芍 9g，茯苓 9g，甘草梢 6g，竹叶 9g，瞿麦 9g，萹蓄 9g，杜仲 15g，补骨脂 9g，桑寄生 15g，鸡内金 6g，生地黄 15g，狗脊 12g。

33 诊　1979 年 1 月 25 日。服 1 月 21 日方，不能多进食，大便正常，腰冷痛同前，头痛见好，耳鸣，尿道痛，有时带血，杂质多，尿赤缓解，脉沉弱。

当归 9g，白芍 9g，茯苓 9g，甘草梢 6g，竹叶 9g，瞿麦 9g，萹蓄 9g，杜仲 12g，补骨脂 9g，桑寄生 15g，鸡内金 6g，生地黄 12g，草薢 9g，益智仁 2g，石菖蒲 3g。

**按：**杂质多，加草薢、益智仁、石菖蒲。

34 诊　1979 年 3 月 2 日。服 1 月 25 日方，食欲一般，大便正常，腰冷痛见轻，头不痛，耳鸣、耳聋，尿道痛，有时带血，杂质特多，尿有时赤，脉沉弱。

当归 9g，白芍 9g，茯苓 9g，甘草梢 6g，竹叶 9g，瞿麦 9g，萹蓄 9g，杜仲 12g，补骨脂 9g，桑寄生 15g，鸡内金 6g，生地黄 12g，草薢 9g，益智仁 3g，石菖蒲 3g。

35 诊　1979 年 3 月 3 日。于昨日晚 8 点突然发热，体温 37.8℃，面赤，流鼻涕，头痛，抖战，口干。

连翘 15g，金银花 12g，芦根 15g，甘草 5g，荆芥 6g，防风 6g，黄芩 6g，柴胡 6g，白芍 9g，白芷 6g，川芎 6g，天花粉 9g，竹叶 9g。

**按：**发热，体温 37.8℃，面赤，流鼻涕，头痛，抖战，采用银翘散合小柴胡汤治疗。

36 诊　1979 年 3 月 7 日。食欲略好，大便不干，口干，不思饮，小便不浑浊，下午面部发热，体温不觉高，近日未查，头沉闷，舌质带赤，苔淡白，脉沉弱较有力。

山药 15g，陈皮 6g，鸡内金 6g，谷芽 9g，白芍 9g，秦艽 9g，牡丹皮 6g，地骨皮 9g，知母 6g，甘草 5g，竹叶 9g，龙骨、牡蛎各 15g，五味子 6g，浮小麦 15g，沙参 9g，菊花 9g，当归 9g，大枣 5 枚。

37 诊　1979 年 3 月 14 日。食欲增加，大便见好，口干见好，不欲饮水，面部烧不要紧，头闷见好，脉沉弱。

山药 15g，陈皮 6g，鸡内金 6g，谷芽 9g，当归 9g，白芍 9g，甘草 5g，茯苓 9g，竹叶 9g，草薢 9g，生地黄 12g，木通 5g，蒲公英 15g。

38 诊　1979 年 3 月 17 日。服 3 月 14 日方，食欲好，大便干转为润泽，不欲多饮水，面部不烧，头又发闷，尿色不黄，腰痛困，舌苔白，脉细弱。

山药 15g，陈皮 6g，鸡内金 6g，谷芽 9g，当归 9g，白芍 9g，甘草 5g，茯苓 9g，草薢 9g，生地黄 12g，木通 6g，蒲公英 15g，川续断 9g，狗脊 12g，杜仲 12g。

39 诊　1979 年 3 月 19 日。服 3 月 17 日方，食欲较增，大便少、不干，不欲饮水，面不发热，头不闷，腰痛困，舌苔白，脉沉虚细无力。

山药 15g，陈皮 6g，党参 9g，鸡内金 6g，谷芽 9g，当归 9g，白芍 9g，甘草 5g，茯苓 9g，草薢 9g，生地黄 12g，川续断 9g，狗脊 12g，杜仲 12g，黄芪 12g，竹叶 6g，木通 6g。

**按：**脉沉虚细无力，用党参、黄芪补气。

40 诊　1979 年 5 月 14 日。现食欲不佳，大便稀，小便疼痛，稍发红，喝水不多，尿中杂质多，睡眠好。

照 3 月 19 日方，加金银花 30g，蒲公英 50g，仙鹤草 6g。

41 诊 1979 年 6 月 5 日。食欲、睡眠好，大便偏溏、日 2 次，小便清利，有浑浊，腰困痛比之前轻，口干缓解，想饮水，脉沉弱。

辽沙参 15g，麦冬 9g，五味子 6g，山药 15g，甘草梢 5g，石斛 12g，生地黄 15g，竹叶 9g，杜仲 12g，萆薢 9g，狗脊 12g，木通 6g。

42 诊 1979 年 10 月 18 日。食欲、大便均见好，小便饮水多时清白，饮水少则发黄，尿液中杂质多，有尿碱，尿味重，腰困痛，口干咽痛，舌苔正常，脉沉。

当归 10g，白芍 10g，甘草梢 5g，竹叶 9g，茯苓 10g，金银花 15g，蒲公英 15g，生地黄 12g，麦冬 12g，玄参 10g，萆薢 9g，焦杜仲 9g，狗脊 12g。

43 诊 1979 年 11 月 21 日。食欲、大便见好，近日因换尿管影响尿道发炎，尿色赤，有血肉丝，小腹部痛，腰困痛，不严重，两下肢沉困，舌苔淡白，脉沉。

当归 10g，赤芍 10g，炒栀子 6g，甘草梢 5g，茯苓 10g，萹蓄 9g，瞿麦 9g，香附 6g，乌药 6g，金银花 15g，连翘 9g，川牛膝 9g，红花 5g，焦杜仲 12g，滑石 10g。

44 诊 1980 年 4 月 11 日。食欲、大便一般，小便时痛，口干思饮水，舌红，苔薄白，脉沉细。

当归 10g，赤芍 9g，茯苓 9g，炒栀子 6g，甘草梢 5g，竹叶 9g，木通 6g，生地黄 12g，滑石 12g，麦冬 9g，萆薢 10g，焦杜仲 12g，川续断 12g，白茅根 15g。

45 诊 1980 年 4 月 16 日。服 4 月 11 日方，小便溺时仍痛，口干缓解，腰痛，浮肿，以面部、两下肢肿甚，舌质红，苔薄白，脉沉。

当归 10g，赤芍 9g，茯苓 9g，炒栀子 6g，甘草梢 5g，竹叶 9g，木通 6g，滑石 12g，麦冬 9g，焦杜仲 12g，桑白皮 10g，川续断 12g，茯苓皮 15g，陈皮 6g，冬瓜皮 12g，萆薢 9g，白茅根 12g。

**按**：浮肿，以面部、两下肢肿甚，加茯苓皮、冬瓜皮、桑白皮。

46 诊 1980 年 5 月 9 日。服 4 月 16 日方，小便时疼痛，有时不尿亦痛，口干，腰痛甚，浮肿见好，全身发软，有时头昏，眼憋，睡眠不实，尿黄，饮水多则清白，舌质不红，苔少，脉沉弱无力。

熟地黄 15g，山药 9g，女贞子 9g，茯苓 6g，泽泻 6g，牡丹皮 6g，焦杜仲 10g，菟丝子 12g，辽沙参 10g，麦冬 10g，五味子 5g，甘草梢 5g，竹叶 9g，白茅根 10g，菊花 9g，枸杞子 9g。

**按**：此次改补肾为主，以六味地黄丸为主方。

47 诊 1980 年 5 月 15 日。服 5 月 9 日方，小便溺时轻痛，尿色清，口时干，腰痛稍好，手腿浮肿，全身时软，头昏稍有，眼憋缓解，睡眠不实。

熟地黄 15g，山药 9g，女贞子 9g，茯苓 6g，泽泻 6g，牡丹皮 6g，菟丝子 15g，甘草梢 5g，竹叶 9g，白茅根 10g，枸杞子 9g，黄芪 12g，防己 6g，茯苓皮 12g，冬瓜皮 12g，川续断 12g。

**按**：浮肿，合黄芪防己汤治疗。

48 诊 1980 年 5 月 23 日。服 5 月 15 日方，小便溺时仍痛，尿黄不浑浊，口稍干，较之前缓解，腰时痛，手腿浮肿好转，头昏缓解，睡眠不实，舌苔淡白，脉沉弱。

熟地黄 15g，山药 9g，女贞子 9g，茯苓 6g，泽泻 6g，牡丹皮 6g，菟丝子 9g，甘草梢 5g，竹叶 5g，白茅根 10g，枸杞子 9g，黄芪 15g，防己 6g，茯苓皮 12g，冬瓜皮 12g，川续断 12g。

49 诊　1980 年 6 月 4 日。服 5 月 23 日方，小便溺痛已减轻，尿黄也减轻，口稍干，腰痛甚，手腿浮肿明显好转，仍稍头昏，耳轻鸣，能入寐，近日有烦躁不宁的感觉，舌苔淡白，脉沉弱。

熟地黄 15g，山药 9g，女贞子 9g，茯苓 6g，泽泻 6g，牡丹皮 6g，炒栀子 6g，竹叶 9g，甘草梢 5g，川续断 12g，枸杞子 10g，菟丝子 10g，黄芪 12g，冬瓜皮 15g，防己 6g，菊花 9g。

50 诊　1980 年 10 月 7 日。食欲好，大便一般，小便溺时疼痛，尿色红，后腰痛，胯也痛，舌苔正常，脉沉。

当归 10g，白芍 10g，炒栀子 6g，甘草梢 5g，竹叶 9g，白茅根 15g，萹蓄 9g，瞿麦 9g，茯苓 9g，川续断 12g，杜仲 12g，桑寄生 15g，狗脊 12g。

**按：**旧病复犯，仍然以五淋散为主治疗。

51 诊　1980 年 12 月 6 日。食欲好，大便一般，小便赤带血、浑浊、发痛，漏尿，尿碱多，腰冷困痛，小腹痛，舌苔正常，脉沉。

当归 10g，白芍 10g，炒栀子 6g，甘草梢 5g，茯苓 9g，竹叶 6g，白茅根 15g，萆薢 9g，川续断 12g，焦杜仲 12g，菟丝子 12g，茜草 6g，香附 6g，乌药 6g。

52 诊　1980 年 12 月 15 日。服 12 月 6 日方，小便色红、浑浊、发痛，腰困痛，小腹痛，食纳、大便正常，舌质红，苔薄白，脉沉。

当归 9g，白芍 9g，炒栀子 6g，甘草梢 5g，茯苓 9g，竹叶 6g，白茅根 15g，萆薢 9g，川续断 10g，焦杜仲 12g，菟丝子 12g，茜草 6g，香附 6g，乌药 6g。

53 诊　1981 年 6 月 5 日。小便浑浊，伤口疼痛、灼热，小腹有时痛，腰困，脉细弱。

当归 9g，茯苓 9g，炒栀子 6g，甘草梢 5g，竹叶 9g，白芍 9g，瞿麦 9g，萹蓄 9g，滑石 12g，萆薢 9g，香附 6g，乌药 6g，川续断 12g，狗脊 12g。

54 诊　1981 年 6 月 30 日。食纳、大便正常，腰困，小便浑浊见好，疼痛，尿碱多，小便少量带血，手足不烧，睡眠、精神好，舌淡苔白，脉沉弱。

当归 9g，茯苓 9g，甘草 5g，竹叶 9g，萆薢 9g，炒栀子 6g，杜仲 10g，狗脊 12g，牡丹皮 6g，白芍 9g，薏苡仁 15g，白茅根 12g，萹蓄 9g，瞿麦 9g，女贞子 10g。

55 诊　1981 年 9 月 28 日。食欲、大便一般，小便有漏尿的征象，由伤口往外流，尿色正常，伴有腰困腰痛，尿管部分痛，舌苔淡白，脉沉弱。

熟地黄 15g，女贞子 9g，山药 9g，茯苓 6g，泽泻 6g，牡丹皮 6g，枸杞 9g，焦杜仲 12g，狗脊 12g，黄芪 12g，竹叶 9g，甘草梢 5g。

**按：**经过反反复复的治疗，患者病情尚未痊愈，只能说暂告一段落。患者的痛苦自不必说，医生有时也实在是难于应付。也只有像张子琳先生这样的老大夫，才能稳坐钓鱼台，不乱分寸。有时清，有时补，有时热，有时寒，最后总算有一个阶段性的结果。

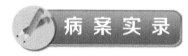

**病例1 安某，女，33 岁。**

首诊 1974 年 3 月 23 日。食无味道，大便不干，小便次频，溺时疼痛，尿血，饮水多，不喝水则口干甚，腰困，手不烧，睡眠不好，小腹抽痛。

当归 9g，白芍 9g，生地黄 12g，炒栀子 6g，甘草梢 5g，白茅根 15g，竹叶 6g，滑石 9g，小蓟 6g，藕节 6g，木通 6g，香附 5g，乌药 5g，菟丝子 12g，石菖蒲 5g，炒酸枣仁 12g，茯苓 9g，炒蒲黄 6g。

2 诊 1974 年 3 月 27 日。服 3 月 23 日方，仍不欲食，消化差，昨日未大便，小便频，间隔时间较长，尿时仍抽痛，尿血见好，口干见轻，饮水仍多，睡眠好，小腹痛抽，白天手烧，腹烧。

当归 9g，白芍 9g，生地黄 12g，炒栀子 5g，茯苓 9g，甘草梢 5g，竹叶 6g，滑石 9g，香附 6g，乌药 5g，菟丝子 12g，石菖蒲 5g，炒酸枣仁 12g，麦冬 9g，辽沙参 9g，五味子 3g，木通 6g。

3 诊 1974 年 4 月 3 日。服 3 月 27 日方，仍不能多食，大便干，小便频数，溺时刺痛，尿血见好，口时干，饮水少，睡眠好，小便不抽，手腹烧见好，现在体倦无力。

当归 9g，白芍 9g，生地黄 12g，茯苓 9g，甘草梢 5g，竹叶 6g，菟丝子 15g，石菖蒲 5g，麦冬 9g，五味子 5g，山药 9g，莲子 9g，鸡内金 6g，辽沙参 12g，炒酸枣仁 12g，炒栀子 3g，郁李仁 9g。

4 诊 1974 年 4 月 5 日。服 4 月 3 日方，仍不能食，消化较好，大便时干，小便频数，溺时腹抽痛，尿道痛，口干发渴，手腹烧已减轻，体倦无力，一发冷即难受，出汗即舒，出汗多。

当归 9g，白芍 9g，生地黄 12g，茯苓 9g，甘草 5g，竹叶 6g，菟丝子 18g，石菖蒲 5g，麦冬 9g，山药 12g，莲子 9g，辽沙参 12g，炒酸枣仁 12g，炒栀子 3g，鸡内金 6g，五味子 6g，枸杞子 9g。

**按**：此为血淋之证，用小蓟饮子以凉血止血，清热通淋。小蓟、藕节、炒蒲黄凉血活血散瘀，生地黄、炒栀子、白茅根、竹叶滋阴清热。又睡眠差，故佐以炒酸枣仁、石菖蒲安神定志；消化差加山药、莲子养脾阴而助消化。复诊加麦冬、辽沙参、五味子以滋阴降火。

**病例2 刘某，女，23 岁。**

首诊 1974 年 7 月 28 日。食欲好，小便淋甚，月经提前，一发力即出血，阴道淋痛、色黄，身软，心悸，手足烧，发病 4~5 年，脉细弱。

当归 9g，白芍 9g，茯苓 9g，炒栀子 6g，甘草 5g，生地黄 15g，竹叶 9g，木通 6g，香附 5g，乌药 5g，地骨皮 12g。

**按**：小便淋甚，五淋散治之。手足烧，合导赤散再加地骨皮，养阴清热、通利小便。

2 诊　1974 年 8 月 19 日。服 7 月 28 日方，小便淋甚，阴道痛，尿黄，身软，心悸，出汗，手足烧，脉沉弱。

当归 9g，白芍 9g，云茯苓 9g，炒栀子 6g，甘草梢 5g，生地黄 15g，竹叶 6g，木通 6g，瞿麦 9g，萹蓄 6g，地骨皮 9g，远志 6g，牡蛎 12g，龙齿 12g，黄芪 9g。

按：仍小便淋甚，加瞿麦、萹蓄清热通淋；心悸、出汗，加牡蛎、龙齿、远志。尤其是加黄芪，可止汗，又可治月经提前、一发力即出血的病证。

🎓 **病例 3　胡某，男，68 岁。**

首诊　1974 年 8 月 6 日。小便不利，阴茎发肿，尿时疼痛，过去发生过膀胱结石，发病 2 个月。

赤茯苓 12g，甘草梢 5g，木通 6g，海金沙 9g，泽泻 9g，萹蓄 6g，瞿麦 9g，炒栀子 6g，金银花 15g，连翘 12g，琥珀 2.4g（研末吞服），川楝子 9g。

按：尿路结石，属中医学"石淋"范畴，发作起来十分痛苦。治疗以木通、炒栀子、泽泻、琥珀利水通淋，以金银花、连翘清热解毒，特别要加用化石药物，如海金沙之类。

2 诊　1974 年 8 月 11 日。服 8 月 6 日方，小便轻微见利，阴茎发肿，尿时轻痛，有时小便抽痛，脉沉。

赤茯苓 12g，甘草梢 5g，木通 6g，海金沙 9g，泽泻 9g，萹蓄 6g，瞿麦 9g，炒栀子 6g，金银花 18g，连翘 6g，琥珀 2.4g，竹叶 6g，香附 5g，乌药 5g，石韦 6g。

按：《本草从新》曰："石韦苦甘微寒，清肺金以滋化源，通膀胱而利水道。"

🎓 **病例 4　康某，男，82 岁。**

首诊　1974 年 8 月 26 日。口喝，咳嗽气喘，大便干，小便不利、少黄，茎中痛，痰不利，食欲不振。

当归 9g，白芍 9g，炒栀子 6g，茯苓 9g，甘草梢 5g，竹叶 6g，萹蓄 6g，瞿麦 9g，陈皮 6g，瓜蒌 9g，贝母 9g。

按：五淋散加竹叶、瞿麦、萹蓄治淋。咳嗽气喘，痰不利，加瓜蒌、贝母。

2 诊　1974 年 8 月 28 日。服 8 月 26 日方，小便仍不多，抽痛见好，唯大便泄泻次数甚多，痰仍不利，不能进食，脉细微。

茯苓 9g，泽泻 9g，猪苓 6g，白术 12g，甘草梢 5g，桂枝 3g，竹叶 6g，陈皮 5g，贝母 6g，杏仁 6g，山药 15g，瞿麦 6g，萹蓄 5g。

按：小便仍不多，大便泄泻次数甚多，以五苓散助膀胱气化而利小便，使大便泄泻好转。瓜蒌可引起大便泄泻，故去之。

🎓 **病例 5　范某，男，55 岁。**

首诊　1974 年 12 月 8 日。能食，能睡，大便偏溏，多年每日 3～4 次，小便色红紫，尿时尿道不疏，轻度疼痛，小腹有憋胀感觉，发病将近 20 日，尿血 2 次，口干苦，舌苔黄少津，脉弦数尺脉较显著，左手较甚。

当归 9g，白芍 9g，炒栀子 6g，赤茯苓 9g，甘草梢 6g，萹蓄 9g，瞿麦 9g，竹叶 9g，白茅根 15g，小蓟 9g，生地黄 15g，木通 9g，麦冬 9g，香附 5g，乌药 5g。

按：小便色红紫，由热甚伤及血分引起，五淋散加小蓟、白茅根清热止血。

2诊 1974年12月29日。服12月8日方，仍能食能睡，大便溏、日3~4次，尿道尿时轻度疼痛，不舒畅，有时小腹胀满，尿中带脓液血点，口干苦，不能进冷性食物，舌质亦不很红，苔黄腻已薄，脉弦数亦较缓和。

当归9g，赤芍9g，炒栀子6g，赤茯苓9g，甘草梢5g，瞿麦9g，萹蓄6g，白茅根15g，生地黄15g，黑蒲黄6g，金银花15g，小蓟9g，麦冬9g，香附5g，乌药5g。

**按：**尿中带脓液血点，为湿热蕴积，再加金银花清热，黑蒲黄祛瘀止血。

3诊 1975年1月6日。服1974年12月29日方，大便溏、日3~4次，尿道已不痛，血尿消失，现尿色发黄，尿中带有如蛛丝样白黏液，亦只早晨有，以后不见，口还苦，小腹有时憋胀，口有烂点，舌苔仍发黄燥少津，脉已缓和稍弦。

当归9g，白芍9g，炒栀子6g，赤茯苓9g，甘草梢5g，瞿麦9g，萹蓄6g，生地黄18g，白茅根15g，麦冬9g，乌药5g，香附5g，竹叶6g，木通6g，龙胆草5g，萆薢9g。

**按：**既是血淋，又是膏淋。口苦，由肝胆湿热引起，加龙胆草清利之。

4诊 1975年1月10日。服1月6日方，大便正常，尿道不痛，尿色黄，尿中早晨还有白黏液，之后无，小便沉淀后，倒尿时还有细的赤道，小便憋胀见好，口有烂点，舌痛口苦，咳嗽，自觉火大，舌有花苔，中有发黑处少津，脉弦已缓和。

当归9g，赤茯苓9g，白芍9g，炒栀子6g，甘草梢5g，竹叶9g，瞿麦9g，萹蓄9g，木通6g，生地黄15g，白茅根15g，萆薢6g，龙胆草6g，麦冬9g，石斛12g，贝母9g。

**按：**自觉火大，加石斛、麦冬、生地黄养阴清热。

📖 **病例6 董某，女，35岁。**

首诊 1975年3月24日。能食，消化不好，吐酸，大便正常，月经推后10余日，小便不利，尿痛，尿黄，小腹痛胀，腰困，午后腿浮肿，发病2~3年，脉沉。西医诊断为"泌尿系感染"，一直未愈。

当归9g，茯苓9g，白芍9g，炒栀子6g，甘草梢5g，竹叶6g，瞿麦9g，萹蓄6g，狗脊12g，香附6g，乌药6g，陈皮6g。

2诊 1975年4月6日。服3月24日方，仍吐酸，月经推后、50余日1行，近日小便利，尿不痛、发黄，小腹胀憋，白带多，肩膊困痛，浮肿腰困，脉沉。

当归9g，茯苓9g，赤芍9g，炒栀子6g，甘草梢5g，竹叶6g，香附6g，乌药6g，茯苓皮12g，薏苡仁12g，冬瓜皮12g，陈皮6g，秦艽9g，川续断12g，桑寄生15g，川芎6g。

**按：**患者有小便淋痛之症，兼有腰困，当是肾虚兼有湿热的表现。以清热通淋汤为主方治疗小便不利，尿痛，尿黄。有浮肿，加茯苓皮、冬瓜皮、陈皮利水消肿，薏苡仁淡渗利水。肩膊困痛加秦艽、川芎祛风湿，川续断、桑寄生治疗腰困。

📖 **病例7 李某，男，39岁。**

首诊 1980年7月6日。来信说：腰尾部疼痛麻木，仰卧坐立时间较长加重，前列腺胀痛感，小便时疼痛，睾丸坠痛。1970年10月份在外院检查前列腺液有大量脓细胞及白细胞，诊断为"化脓性前列腺炎"，经中西医多方治疗无效。

当归10g，赤芍10g，白芍10g，茯苓10g，甘草梢6g，栀子10g，菟丝子12g，枸杞子 15g，草薢 6g，石菖蒲 6g，盐知母、黄柏各 9g，荔枝核 10g，桑寄生 9g，橘核 9g，延胡索 9g，川楝子 6g。

**按：** 此系中医之膏淋兼疝证。治疗以五淋散加草薢、石菖蒲清热化浊，腰尾部疼痛麻木，加枸杞子、菟丝子、桑寄生；睾丸坠痛，加荔枝核、橘核、川楝子行气止痛；前列腺液有大量脓细胞及白细胞，是由于肾阴虚而湿热下注，加盐知母、黄柏滋阴降火。

2 诊　1980 年 8 月 10 日。来信说：服 7 月 6 日方共 14 剂，下腰下背尾部疼痛较前轻，但平时仍然疼、麻木难受，阴茎及阴茎头痛甚。前列腺部位症状较轻，但胀麻难受感仍然存在。特别是坐站时间稍长，前列腺部位出汗，痒痛胀痛加重。甚则肛门内也有抽痛感，睾丸坠痛、发痒、出汗，除此，有失眠或多梦，休息不好，尿道口有灼烧感。

当归 10g，赤芍 10g，白芍 10g，赤茯苓 10g，栀子 10g，甘草梢 6g，竹叶 9g，草薢 9g，枸杞子 9g，菟丝子 15g，川楝子 6g，橘核 6g，荔枝核 6g，桑寄生 10g，延胡索 6g，金银花 12g。水煎内服。

威灵仙 60g，煎浓汁泡洗。

琥珀、海金沙、没药、蒲黄各等分为末，每服 10g，日服 2 次，通草 10g 煎汤送下。

**按：** 在服用原方的基础上，再加泡洗药物及冲服药物，以加强疗效。

🎓 **病例 8　胡某，男，24 岁。**

首诊　1972 年 3 月 20 日。小便淋沥，尿有血块、疼痛。

生地黄 15g，小蓟 9g，滑石 9g，通草 6g，炒蒲黄 6g，竹叶 6g，黑栀子 6g，当归 9g，藕节 6g，甘草 5g，白茅根 15g。

**按：** 此为热淋合并血淋证，用药是一派清热和止血药物。

2 诊　1972 年 3 月 22 日。尿血减少，仍有瘀血黑块，尿时不痛快，发疼痛。

当归 9g，炒栀子 8g，赤芍 9g，茯苓 9g，甘草梢 5g，竹叶 9g，灯心草 1 撮，桃仁 5g，郁金 6g，牛膝 9g，白茅根 15g，小蓟 9g。

**按：** 尿中仍有瘀血黑块，故用赤芍、桃仁、郁金、牛膝活血祛瘀，清热通淋药物，继续服用。

🎓 **病例 9　陈某，男，22 岁。**

首诊　1973 年 4 月 25 日。能食，大便溏，日 2～3 次，小便黄，有时带血，阴茎肿痛。

当归 9g，赤芍 9g，云茯苓 9g，甘草 6g，栀子 6g，连翘 12g，金银花 15g，竹叶 9g，木通 6g，龙胆草 5g，草薢 6g，薏苡仁 15g。

**按：** 阴茎肿痛，也属泌尿系湿热蕴积所致，故以五淋散坐底，金银花、连翘清热解毒，竹叶、木通通利小便，草薢、薏苡仁渗湿，阴茎乃肝胆经循行处，故加龙胆草清利肝胆湿热。

2 诊　1973 年 4 月 26 日。服昨日药，阴茎肿减轻，溺时不痛，尿色时黄时清，大便仍溏、日 2～3 次，脉弦数。

照 4 月 25 日方，龙胆草加为 6g，金银花加为 24g，加生白术 9g。

**按：** 由于用药丝丝入扣，疗效自然非比寻常。2 诊，加大清热药物用量，而大便仍溏，加白术以健脾。

3 诊　1973 年 4 月 27 日。阴茎已不痛，仍肿，也较轻，尿色清白，大便仍溏、日 2～3 次，脉弦较缓。

当归 9g，赤芍 9g，云茯苓 9g，甘草 6g，栀子 6g，连翘 12g，金银花 15g，竹叶 6g，龙胆草 6g，白术 12g，山药 15g。

**按**：淋证也得到缓解，继续治疗。

🎓 **病例 10　郝某，女，37 岁。**

首诊　1976 年 3 月 10 日。能食，大便正常，平时尿频，发作时尿血，尿道痛，月经提前，21 日一行，累甚时半个月一行，腰困，腿软困，上下肢、面浮肿，背痛，手足心烧，头晕，失眠心悸，脉虚细无力。发病从 1968 年开始，西医诊断为"肾炎"，有说是"肾盂肾炎"。

熟地黄 12g，山药 6g，山茱萸 6g，茯苓 6g，泽泻 6g，牡丹皮 6g，菟丝子 15g，枸杞子 9g，焦杜仲 9g，川牛膝 9g，地骨皮 12g，远志 6g，夜交藤 12g，炒酸枣仁 12g，甘草梢 5g，白茅根 12g。

**按**：发病从 1968 年开始，病程可谓较长了。病久必虚，故立方以六味地黄丸为坐底方，再加补肾之药如焦杜仲、川牛膝治疗腰困，枸杞子、菟丝子治疗尿频，加白茅根祛下焦湿热。

2 诊　1976 年 3 月 13 日。服 3 月 10 日方，小便频见好，不尿血，尿道灼烧，腰腿困见好，仍浮肿，背困，手足烧，头晕，睡眠见好，小腹痛，脉沉弱。

照 3 月 10 日方，加乌药 5g，香附 5g，砂仁 5g，去白茅根。

**按**：小便频见好，不尿血，疗效已经显现，稍做调整，继续治疗。

3 诊　1976 年 3 月 20 日。服 3 月 13 日方，小便频数，已次少，再未尿血，腰困见好，浮肿见轻，背困，手足烧缓解，睡眠好，不劳动则不晕、小腹不痛，脉沉细弱。

照 3 月 10 日方，去白茅根，加乌药、香附、砂仁各 3g。

**按**：湿热基本去除，肾虚明显，着重以补肾为主。

4 诊　1976 年 3 月 26 日。服 3 月 20 日方，小便频次，无尿血，腰困见好，腿时困，轻度浮肿，手心烧，有时头晕，大便少干，咳嗽吐黏白痰，脉沉弱。

照 3 月 20 日方，加菊花 9g，当归 9g，火麻仁 12g。

**按**：大便少干，加当归、火麻仁之类。

🎓 **病例 11　任某，女，成年。**

首诊　1970 年 11 月 7 日。夜间身热，小便频数，脉沉而细弱。

生、熟地黄各 9g，山茱萸 9g，山药 9g，茯苓 6g，泽泻 6g，牡丹皮 6g，地骨皮 12g，菟丝子 12g，枸杞子 9g，五味子 6g，覆盆子 9g，砂仁壳 5g。

**按**：该患者为肾虚证，故以六味地黄丸加菟丝子、枸杞子、五味子、覆盆子等固涩即可。

🎓 **病例 12　刘某，女，成年。**

首诊　1970 年 11 月 12 日。食欲好，大便一般，小便淋涩，胸及小腹胀满痛，口干，白带，脉沉弱。

党参 9g，白术 9g，茯苓 9g，甘草梢 5g，陈皮 6g，鸡内金 8g，木香 5g，乌药

6g，香附 6g，玉竹 9g，麦冬 9g，白芍 9g，厚朴花 6g，竹叶 5g，灯心草 1 撮。

🎓 **病例 13　王某，女，29 岁。**

首诊　1970 年 11 月 30 日。小便灼热痒，两少腹痛，左胁痛，脉弦数。

当归 9g，川芎 6g，赤芍 9g，香附 6g，乌药 6g，川楝子 9g，延胡索 6g，五灵脂 6g，生蒲黄 6g，甘草 5g，炒栀子 5g，牡丹皮 6g，白茅根 15g，竹叶 6g。

**按**：此似乎是妇科疾病，以活血行气为主，稍加利尿通淋之药。

🎓 **病例 14　康某，女，39 岁。**

首诊　1970 年 11 月 30 日。肝大三指，有时头晕痛，肝区痛，疲乏，腰困，浮肿，近日小便血，溺时疼痛，大便干，舌苔淡，脉细弱。

生地黄 12g，小蓟 6g，滑石 9g，通草 5g，炒蒲黄 6g，竹叶 6g，黑栀子 6g，甘草 5g，藕节 9g，桑寄生 9g，菟丝子 9g，川续断 9g。

**按**：此为肝炎患者，病程较长，而现在是泌尿系感染明显，故用一派利尿通淋药物，有尿血，加藕节、小蓟、炒蒲黄治之。

🎓 **病例 15　武某，女，47 岁。**

首诊　1970 年 12 月 6 日。小便淋漓，尿黄，尿道抽痛。

当归 9g，白芍 9g，茯苓 9g，炒栀子 6g，甘草梢 5g，车前子 9g（包煎），瞿麦 9g，萹蓄 6g，滑石 9g，乌药 5g，香附 5g，竹叶 6g，灯心草 1 撮。

🎓 **病例 16　方某，女，79 岁。**

首诊　1971 年 1 月 14 日。手足麻，小便淋涩，大便正常，发麻 2 月余。

当归 9g，白芍 9g，茯苓 9g，甘草梢 5g，竹叶 6g，炒栀子 3g，桑枝 15g，黄芪 15g，桂枝 6g，鸡血藤 9g，丝瓜络 9g，生姜 3 片，大枣 3 枚。

**按**：淋证合并手足麻，用五淋散治疗小便淋涩。又用黄芪桂枝五物汤加鸡血藤、丝瓜络、桑枝治疗手足麻。

🎓 **病例 17　唐某，女，37 岁。**

首诊　1971 年 1 月 22 日。其爱人代诉：现在肝肿大，肝区痛，头晕，受累痛甚，腰困，两足浮肿，消瘦，小便血，溺后疼痛，大便多干。

当归 9g，柴胡 5g，白芍 9g，郁金 6g，菊花 9g，桑寄生 12g，菟丝子 9g，生地黄 15g，小蓟 6g，黑栀子 5g，滑石 9g，通草 6g，甘草梢 5g，炒蒲黄 6g，藕节 6g，竹叶 6g。

**按**：肝区痛，用当归、柴胡、白芍、郁金治之，尿血，加止血药物，丝丝入扣。

🎓 **病例 18　徐某，女，66 岁。**

首诊　1971 年 3 月 9 日。食欲尚可，大便正常，小便频数，尿色淡红，溺时抽痛，腰困，发病 10 余日。

当归 9g，茯苓 9g，炒栀子 5g，甘草梢 5g，白芍 9g，乌药 6g，香附 6g，白茅根 12g，菟丝子 12g，瞿麦 9g，竹叶 6g。

🎓 **病例 19　朱某，女，84 岁。**

首诊　1971 年 3 月 12 日。淋涩，小便少，腹抽，小便后有黏状物，咳嗽，吐白沫痰。

当归 9g，川芎 6g，白芍 9g，生地黄 12g，甘草梢 5g，菟丝子 9g，桑螵蛸 9g，茯苓 9g，半夏 6g，橘皮 6g，竹叶 6g。

**按**：患者为老年人，利尿通淋的同时，加桑螵蛸固涩。

🔹 **病例 20 韩某，女，22 岁。**

首诊 1971 年 3 月 12 日。能食，大便干，因骑车跌下引起小便淋涩，尿色赤，溺完小便流血，小腹抽痛，发病 9 日，脉弦数。

当归尾 9g，赤芍 9g，茯苓 9g，炒栀子 6g，甘草梢 6g，牛膝 9g，郁金 6g，桃仁 6g，香附 6g，乌药 5g，竹叶 9g，滑石 9g。

**按**：跌打引起小便淋涩，清热的同时，加活血药物。

2 诊 1971 年 3 月 14 日。淋涩稍轻，尿色赤，小便不带血，仍小腹抽痛，寒热往来，先寒后热，热后出汗，发渴，脉弦数。

柴胡 12g，黄芩 9g，半夏 6g，甘草 5g，青皮 5g，知母 9g，天花粉 9g，竹叶 6g，滑石 9g，炒栀子 6g，郁金 6g，当归 9g，赤芍 9g，生姜 3 片，大枣 3 枚。

**按**：泌尿系感染引起寒热往来，先寒后热，热后出汗，发渴，以小柴胡汤治疗，通淋药物不变。

🔹 **病例 21 田某，女，27 岁。**

首诊 1971 年 3 月 18 日。腿软，心烦，膝冷，大便干，小便淋赤，有时身无力，乳少，脉沉弱。

党参 12g，茯苓 9g，炙甘草 6g，陈皮 6g，黄芪 15g，当归 9g，川芎 6g，白芍 9g，桂枝 6g，火麻仁 12g，远志 6g，川牛膝 9g，竹叶 6g，狗脊 12g，川续断 6g，陈皮 6g。

🔹 **病例 22 杜某，男，28 岁。**

首诊 1971 年 3 月 20 日。不欲食，大便正常，小便黄，溺时痛，脉沉弱。发病 2 年余，西医诊断为"慢性前列腺炎"。

当归 9g，生白芍 9g，茯苓 9g，甘草梢 6g，竹叶 9g，灯心草 1 撮，车前子 9g（包煎），炒栀子 6g，生地黄 9g，菟丝子 9g，枸杞子 9g。

🔹 **病例 23 戎某，女，43 岁。**

首诊 1971 年 3 月 17 日。食欲不振，大便正常，月经调，经色黑，小便淋涩，尿色赤，发病半月余，心烦悸，睡眠不实，脉细弱无力。

山药 15g，莲子 9g，鸡内金 6g，党参 9g，谷芽 6g，当归 9g，远志 9g，甘草梢 5g，白芍 9g，炒栀子 5g，茯苓 9g，陈皮 6g，炒酸枣仁 12g，陈皮 6g，竹叶 6g。

2 诊 1971 年 3 月 20 日。食欲见好，小便淋涩，饮水多即好，尿色不赤，心烦跳见好，能睡，脉细弱。

山药 15g，莲子 9g，鸡内金 6g，党参 12g，谷芽 6g，当归 9g，远志 6g，甘草梢 5g，白芍 9g，炒栀子 5g，云茯苓 6g，石菖蒲 6g，炒酸枣仁 12g，白术 9g，菟丝子 15g。

3 诊 1971 年 3 月 23 日。淋涩见轻，尿时赤，心烦好转，食欲差，脉细弱。

山药 15g，莲子 9g，鸡内金 6g，党参 12g，谷芽 6g，当归 9g，远志 6g，甘草 5g，白芍 9g，炒栀子 5g，云茯苓 6g，白术 9g，菟丝子 15g，菖蒲 6g。

4 诊 1971 年 3 月 28 日。近日又淋涩，溺时痛，饮水少时尿赤，腰困，咳嗽气喘，食欲转好，脉细弱。

当归 9g, 茯苓 9g, 白芍 9g, 甘草梢 5g, 竹叶 9g, 滑石 9g, 灯心草 1 撮, 车前子 9g（包煎）, 桑寄生 12g, 川续断 9g, 橘皮 6g。

**按:** 淋证总离不开五淋散。再有其他病情, 则随症加减治疗。

🎓 **病例 24　赵某, 男, 64 岁。**

**首诊**　1971 年 3 月 20 日。淋涩, 小便不利, 尿色赤, 脉沉弱。

当归 9g, 茯苓 9g, 炒栀子 6g, 甘草梢 5g, 白芍 9g, 竹叶 9g, 灯心草 1 撮, 车前子 9g（包煎）, 白茅根 12g。

**2 诊**　1972 年 3 月 23 日。稍能食, 小腹仍憋, 大便已通, 口干鼻塞, 小便黄赤。

麦冬 12g, 知母 9g, 玄参 12g, 天花粉 9g, 玉竹 9g, 陈皮 6g, 谷芽 9g, 甘草 5g, 炒栀子 6g, 竹叶 9g, 滑石 9g, 大腹皮 6g, 枳壳 6g。

🎓 **病例 25　刘某, 男, 63 岁。**

**首诊**　1971 年 2 月 24 日。其女来诉: 尿道肿, 溺时疼痛, 尿色清, 小腹抽痛。

当归 9g, 生白芍 9g, 茯苓 9g, 甘草梢 5g, 炒栀子 6g, 瞿麦 9g, 萹蓄 6g, 滑石 9g, 竹叶 6g, 灯心草 1 撮, 石菖蒲 6g, 乌药 6g, 香附 6g, 车前子 9g（包煎）。

**2 诊**　1971 年 3 月 15 日。服 2 月 24 日方后, 尿道肿见好, 尿时轻痛, 小腹抽痛缓解, 仍小便次频, 溺时不顺。

当归 9g, 白芍 9g, 茯苓 9g, 甘草 5g, 炒栀子 5g, 菟丝子 12g, 桑螵蛸 9g, 竹叶 6g, 灯心草 1 撮。

**3 诊**　1971 年 4 月 17 日。其女来诉: 服药即好, 停药即尿道痛, 小腹抽痛。

当归 9g, 白芍 9g, 茯苓 9g, 甘草梢 5g, 炒栀子 5g, 菟丝子 15g, 桑螵蛸 12g, 竹叶 6g, 灯心草 1 撮。

**4 诊**　1972 年 1 月 17 日。其女来诉: 淋涩, 小腹抽憋, 腿疼, 尿频数。

当归 9g, 白芍 9g, 茯苓 9g, 甘草梢 5g, 炒栀子 5g, 竹叶 6g, 灯心草 1 撮, 乌药 6g, 菟丝子 15g, 桑螵蛸 15g, 益智仁 3g, 川牛膝 9g。

**按:** 淋证治疗还是以五淋散为主。

🎓 **病例 26　赵某, 男, 24 岁。**

**首诊**　1972 年 3 月 23 日。小便淋沥, 尿道痛, 色黄不清, 腰痛, 小腹胀满痛, 发病 2 年, 脉弦。

当归 9g, 白芍 9g, 炒栀子 6g, 甘草 5g, 茯苓 9g, 乌药 6g, 香附 6g, 木通 6g, 车前子 6g（包煎）, 瞿麦 9g, 川续断 9g, 狗脊 12g, 菟丝子 15g。

**2 诊**　1972 年 3 月 26 日。小便淋, 尿道痛, 大便溏、日 2 次, 脉沉。

照 3 月 23 日方, 炒栀子减为 3g, 加小茴香 5g, 山药 15g, 陈皮 9g。

**3 诊**　1972 年 3 月 29 日。仍小便淋, 尿道痛, 色赤, 腰痛, 小腹抽憋, 脉弦。

当归 9g, 白芍 9g, 炒栀子 6g, 甘草 5g, 茯苓 9g, 瞿麦 9g, 竹叶 6g, 萹蓄 6g, 木通 6g, 滑石 9g, 香附 6g, 乌药 6g, 菟丝子 12g, 桑寄生 12g。

**4 诊**　1972 年 4 月 1 日。服 3 月 29 日方, 尿道时痛、发痒、色黄, 腰痛缓解, 转为困, 小腹抽憋亦缓解, 胸闷, 口鼻发干, 脉弦。

照 3 月 29 日方, 加麦冬 9g。

5诊 1972年4月4日。服4月1日方，尿道痛缓解，发痒，色黄，腰困，小腹时抽憋，胸闷，鼻干痛，脉弦。

当归9g，白芍9g，炒栀子5g，甘草5g，茯苓9g，瞿麦9g，竹叶6g，萹蓄6g，木通6g，滑石9g，香附6g，乌药6g，菟丝子12g，川续断9g，苏梗6g，麦冬9g，生地黄9g。

6诊 1972年4月7日。尿道不痛，发痒甚，尿黄，腰时困，小腹不抽，胸仍憋，鼻干痛，脉弦较缓。

照4月4日方，苏梗加为9g，生地黄加为12g。

7诊 1972年4月10日。尿道不痛，发痒亦缓解，尿色黄，腰不困，背困，胸不舒，不欲食，有恶心欲呕酸感，口鼻干，脉弦。

当归9g，白芍9g，炒栀子5g，甘草5g，茯苓9g，瞿麦9g，滑石9g，菟丝子12g，苏梗9g，麦冬9g，生地黄9g，陈皮6g，竹茹6g，谷麦芽各5g。

8诊 1972年4月13日。尿道近日又痛，尿黄，胃酸，不欲食，口鼻干见好。

当归9g，白芍9g，甘草5g，茯苓9g，瞿麦9g，陈皮9g，菟丝子9g，竹叶6g，灯心草1撮，滑石9g。

9诊 1972年4月15日。尿道再未大痛，尿黄，胃酸，能食，脉沉弱。

照4月13日方，继服。

10诊 1972年4月18日。尿道晚上痛较甚，溺赤，胃酸，能食，脉沉弱。

照4月13日方，加炒黄柏5g。

11诊 1972年4月23日。尿道口痛，溺赤黄，腰背困，泛酸，脉沉。

照4月10日方，继服。

**按**：就诊10余次，处方基本上为五淋散加减，最终未完全治愈，可见该病是十分棘手的。

🎓 **病例27 徐某，女，25岁。**

首诊 1972年4月7日。不欲食，恶心，胸闷，大便正常，月经8个月不来，有孕，小便淋沥，小腹抽痛，脉左沉弦，右弦。

冬葵子6g，桑白皮6g，木通6g，茯苓9g，瞿麦6g，黄芩5g，白芍6g，枳实1.5g，车前子5g（包煎），生姜3片，香附5g，乌药5g。

**按**：该患者为孕期小便淋沥，一方面治疗淋证，一方面治疗恶阻。治疗淋证采用《金匮要略》之葵子茯苓散，再加瞿麦、木通、车前子利尿通淋；黄芩、生姜治恶阻。孕期用药必须谨慎从事，以免伤及胎气。

2诊 1972年4月8日。服药后淋涩减轻，仍恶心胸闷，时小腹抽痛，脉沉弱。

紫苏6g，当归9g，川芎5g，白芍9g，大腹皮5g，陈皮5g，香附5g，竹茹5g，冬葵子6g，茯苓9g，瞿麦6g，木通5g，车前子3g（包煎），黄芩3g，桑白皮6g。

**按**：淋证减轻，以《金匮要略》之当归散加紫苏、大腹皮，着重治疗妊娠恶阻。

🎓 **病例28 高某，女，58岁。**

首诊 1973年3月4日。食少，大便正常，小便频数，不利尿，小腹抽痛，发病1年余。

当归 9g，白芍 9g，炒栀子 6g，甘草梢 6g，茯苓 9g，乌药 6g，香附 6g，菟丝子 15g，陈皮 6g，五味子 6g，覆盆子 9g，竹叶 6g。

2 诊　1973 年 3 月 8 日。服 3 月 4 日方，仍食少，小便频，尿不利，小腹抽痛。

当归 9g，白芍 9g，炒栀子 6g，甘草梢 6g，茯苓 9g，香附 6g，乌药 6g，车前子 9g（包煎），竹叶 9g，瞿麦 9g，萹蓄 6g，菟丝子 12g，滑石 9g。

3 诊　1973 年 3 月 13 日。服 3 月 8 日方，食仍少，小便频，尿不利，尿赤，小腹抽痛缓解。

照 3 月 8 日方，加生地黄 15g。

4 诊　1973 年 3 月 18 日。服 3 月 13 日方，仍食少，小便频数，尿不利、色白，腹抽痛见好，腿抽亦缓解。

照 3 月 13 日方，菟丝子加为 15g，加山药 12g，莲子 9g，陈皮 6g，炒栀子减为 5g。

5 诊　1973 年 3 月 23 日。食少，小便频，不利，小腹抽痛，腰困。

当归 9g，白芍 9g，炒栀子 5g，甘草梢 5g，茯苓 9g，香附 6g，乌药 6g，菟丝子 15g，竹叶 6g，瞿麦 6g，萹蓄 6g，枸杞子 9g，川续断 9g，山药 12g，莲子 9g。

6 诊　1973 年 3 月 31 日。仍食少，小便频，不利，小腹抽痛，腰困已好转。

当归 9g，白芍 9g，炒栀子 5g，甘草梢 6g，茯苓 9g，竹叶 6g，灯心草 1 撮，生地黄 9g，滑石 9g，菟丝子 12g，香附 5g，山药 12g，莲子 9g，陈皮 5g，车前子 6g（包煎），乌药 5g。

**病例 29　王某，男，67 岁。**

首诊　1974 年 5 月 31 日。食纳、大便一般，小便尿道灼热，尿黄，脉弦数。发病从正月开始。

当归 9g，白芍 9g，茯苓 9g，炒栀子 6g，甘草梢 6g，瞿麦 9g，萹蓄 9g，竹叶 9g，白茅根 15g，生地黄 15g，木通 6g。

2 诊　1974 年 6 月 4 日。服 5 月 31 日方，尿道还有抽搐感，尿黄，灼热，自觉减轻，脉弦数。

照 5 月 31 日方，白茅根加为 24g，瞿麦加为 12g，生地黄加为 18g，加滑石 12g。

3 诊　1974 年 6 月 8 日。服 6 月 4 日加味方，尿道仍抽，尿色时黄，时灼热，尿管内有发火感觉。

当归 9g，白芍 9g，茯苓 9g，炒栀子 9g，甘草梢 6g，瞿麦 12g，萹蓄 9g，竹叶 9g，白茅根 24g，生地黄 18g，木通 6g，滑石 15g，乌药 5g，香附 5g。

4 诊　1974 年 6 月 12 日。服 6 月 8 日方，尿道不抽，仍不舒，尿黄，仍灼热，仍觉尿发热。

当归 9g，白芍 9g，茯苓 9g，炒栀子 9g，甘草梢 6g，瞿麦 12g，萹蓄 9g，竹叶 9g，白茅根 24g，生地黄 18g，木通 6g，滑石 12g。

5 诊　1974 年 6 月 16 日。服 6 月 12 日方，尿道时抽、时热，尿黄，脉沉。

当归 9g，白芍 9g，茯苓 9g，炒栀子 6g，甘草梢 6g，生地黄 18g，竹叶 9g，木通 6g，滑石 12g，瞿麦 12g，白茅根 30g 。

**按：**淋证患者每次就诊，均以五淋散合导赤散加竹叶、滑石、瞿麦、萹蓄、白茅根加以治疗。

6 诊 1974 年 6 月 21 日。服 6 月 16 日方，尿道仍抽，龟头发痒，尿黄缓解，尿道仍发热，脉沉。

当归 9g，白芍 9g，茯苓 9g，甘草梢 5g，生地黄 18g，木通 6g，竹叶 9g，炒栀子 6g，瞿麦 9g，土茯苓 12g，萆薢 6g。

**按**：治疗过程中，又出现龟头发痒，加土茯苓，清理湿毒。

7 诊 1974 年 6 月 27 日。服 6 月 21 日方，尿道仍抽，龟头发痒，尿黄，尿道灼热，脑晕，耳鸣，身热，脉弦疾。

龙胆草 6g，当归尾 6g，金银花 9g，天花粉 9g，黄芩 9g，知母 9g，甘草 5g，防风 9g，木通 6g，牡丹皮 6g，连翘 9g。

**按**：脑晕，耳鸣，身热，龟头仍然发痒，均由肝胆湿热引起，遂改用龙胆泻肝汤，清理肝胆湿热。

8 诊 1974 年 7 月 3 日。服 6 月 27 日方，尿道抽见轻，时发火，仍脑晕，耳响，身时烧，脉弦疾已缓和。

照 6 月 27 日方，龙胆草加为 7.5g，当归尾加为 9g，金银花加为 12g。

**按**：龙胆草，为泻火药物中苦寒最甚者，故应用时需谨慎对待，以免伤胃；再加金银花清热解毒。

9 诊 1974 年 7 月 7 日。服 7 月 3 日方，尿道头抽、热、痒，腿麻、起疙瘩（即荨麻疹），稍脑晕，耳响，身夜间烧，脉轻弦。

当归 9g，龙胆草 6g，炒栀子 6g，黄芩 9g，柴胡 6g，车前子 6g（包煎），甘草 6g，生地黄 15g，蛇床子 9g，地肤子 9g，苦参 6g，白鲜皮 9g。

**按**：发痒甚，加止痒消疹汤治之。

10 诊 1974 年 7 月 10 日。服 7 月 7 日方，尿道仍抽、热，时痒，起疙瘩见轻，顶冲上来时脑晕，夜间身热欲汗，饭后小腹胀满，脉不弦。

当归 9g，龙胆草 6g，炒栀子 6g，黄芩 6g，柴胡 6g，泽泻 6g，车前子 9g（包煎），甘草 5g，生地黄 12g，蛇床子 9g，地肤子 9g，苦参 6g，白鲜皮 9g，乌药 6g，大腹皮 5g。

**按**：饭后小腹胀满，加大腹皮、乌药行气消胀。

11 诊 1974 年 7 月 26 日。服 7 月 10 日方，尿道口不适见轻，尿管仍抽痛，腿又起疙瘩，头晕，晚间发热多汗，轻度发痒，脉沉。

当归 9g，龙胆草 5g，炒栀子 6g，黄芩 6g，泽泻 6g，车前子 9g（包煎），甘草 5g，生地黄 12g，蛇床子 9g，地肤子 9g，苦参 6g，白鲜皮 9g，金银花 12g，连翘 9g。

12 诊 1974 年 9 月 29 日。尿道口仍觉不舒，比之前轻，尿管轻抽热，头晕，近日感冒，鼻流清涕，小腹发憋，近日已不痒，脉弦数。

当归 9g，白芍 9g，茯苓 9g，甘草梢 5g，炒栀子 6g，连翘 12g，金银花 15g，竹叶 6g，乌药 5g，滑石 9g，菊花 9g，桑叶 9g，薄荷 6g。

**按**：头晕，近日感冒，加桑叶、菊花、薄荷治疗。

**病例 30  李某，男，63 岁。**

**首诊**  1980 年 12 月 4 日。食欲欠佳，气短，身乏无力，低热，口淡不干，二便正常，心慌，睡眠差，头胀，西医诊断为"前列腺肥大"，10 月 28 日曾尿血 1 次，现腰痛，舌淡苔黄腻，脉细弱。

山药 15g，莲子 10g，陈皮 6g，鸡内金 6g，辽沙参 10g，麦冬 9g，五味子 5g，远志 6g，炒酸枣仁 15g，甘草 5g，竹叶 9g，菊花 9g，生地黄 12g，地骨皮 12g，牡丹皮 6g。

**按：**西医诊断为"前列腺肥大"，处方以养阴生津为主，只竹叶一味药是治疗尿淋的药物。

**2 诊**  1980 年 12 月 8 日。服 12 月 4 日方，食欲较增，气短缓解，身软无力，低热减轻，口淡好转，大便干，小便黄，尿道灼热，轻度疼痛，头胀，有时头两侧疼痛，睡眠差，舌苔黄少津，脉沉弱。

山药 12g，莲子 12g，陈皮 6g，鸡内金 6g，辽沙参 9g，麦冬 9g，五味子 5g，菊花 9g，当归 9g，火麻仁 15g，郁李仁 10g，甘草梢 5g，竹叶 9g，白茅根 15g，滑石 12g，远志 6g，炒酸枣仁 15g。

**按：**患者尿道灼热，轻度疼痛，故加白茅根、滑石清热利尿通淋。

**3 诊**  1980 年 12 月 12 日。服 12 月 8 日方，食欲好，气短见好，身软无力，稍低热，大便不干，小便频次，饮水少时发黄，尿道仍有灼痛的感觉，头胀痛见好，睡眠好，舌苔黄腻，脉沉缓和。

山药 12g，莲子 10g，陈皮 6g，鸡内金 6g，辽沙参 10g，麦冬 9g，五味子 5g，菊花 9g，当归 9g，甘草梢 5g，竹叶 10g，白茅根 15g，滑石 12g，远志 6g，炒酸枣仁 15g，炒栀子 6g。

**4 诊**  1980 年 12 月 15 日。食欲、大便正常，身体有力，低热不明显，小便黄，尿道灼热、龟头痛均见轻，腰困痛见轻，心慌见轻，睡眠好，脉沉弱。

当归 9g，炒栀子 9g，茯苓 9g，甘草 5g，瞿麦 9g，萹蓄 9g，竹叶 9g，白茅根 15g，菟丝子 15g，枸杞子 9g，焦杜仲 12g，滑石 12g，远志 6g。

**按：**改用五淋散治疗前列腺炎。

**5 诊**  1980 年 12 月 19 日。服 12 月 15 日方，腰痛，尿道灼热，辅助检查示前列腺炎，小便深黄，食欲、大便见好，稍心慌，舌淡苔白，脉沉弱结代。

当归 9g，炒栀子 9g，茯苓 9g，甘草 5g，瞿麦 9g，萹蓄 9g，竹叶 9g，白茅根 15g，菟丝子 15g，枸杞子 9g，焦杜仲 12g，滑石 15g，远志 6g，白芍 12g。

**6 诊**  1980 年 12 月 29 日。服 12 月 19 日方，腰痛见轻，尿道灼热，小便黄，食欲、大便一般，时心慌，睡眠差，舌苔薄白，脉沉弱有时不规律。

当归 10g，炒栀子 9g，茯苓 9g，甘草 5g，瞿麦 9g，萹蓄 9g，竹叶 9g，白茅根 15g，菟丝子 15g，枸杞子 9g，远志 6g，炒酸枣仁 15g，白芍 10g，滑石 12g。

**7 诊**  1981 年 1 月 6 日。服 1980 年 12 月 29 日方，腰痛见轻，尿灼热、微痛，仍尿黄，食欲、大便正常，心慌见轻，睡眠好转，舌苔薄黄，脉弦大。

当归 9g，炒栀子 9g，茯苓 9g，生地黄 12g，甘草 5g，瞿麦 9g，萹蓄 9g，竹叶 9g，白茅根 15g，菟丝子 12g，远志 6g，炒酸枣仁 15g，白芍 9g，滑石 12g。

8 诊　1981 年 1 月 14 日。服 1 月 6 日方，腰痛见轻，尿道灼烧也减轻、微痛，小便黄，心慌不明显，睡眠差，舌苔黄津少，脉弦。

当归 9g，炒栀子 9g，茯苓 9g，生地黄 15g，甘草 5g，瞿麦 9g，萹蓄 9g，竹叶 9g，白茅根 15g，菟丝子 12g，远志 6g，炒酸枣仁 15g，白芍 12g，滑石 9g，麦冬 9g。

9 诊　1981 年 3 月 2 日。腰痛见轻，腰困甚，尿道仍灼烧、疼痛，小便黄，心慌见轻，稍口干，睡眠差，两足浮肿，清晨起来轻，时心慌悸，舌苔白，脉沉弦、至数不规律。

当归 10g，炒栀子 9g，茯苓 9g，生地黄 15g，甘草 5g，瞿麦 9g，萹蓄 9g，竹叶 9g，白茅根 15g，滑石 12g，远志 6g，炒酸枣仁 15g，焦杜仲 12g，菟丝子 15g，狗脊 9g，龙齿 12g，麦冬 9g，枸杞子 9g。

10 诊　1981 年 3 月 7 日。服 3 月 2 日方，腰困明显好转，尿道仍热，疼痛已轻，小便黄，心慌见好，轻口干，睡眠较好，足仍浮肿，舌苔白，脉沉弱、至数较规律。

当归 9g，炒栀子 6g，茯苓 9g，生地黄 15g，甘草 5g，竹叶 9g，瞿麦 9g，萹蓄 9g，白茅根 15g，焦杜仲 12g，菟丝子 15g，狗脊 12g，远志 6g，龙齿 15g，麦冬 9g，枸杞子 9g。

11 诊　1981 年 1 月 23 日。腰痛见轻，仍微痛，发困，尿道灼烧也轻，稍有烧的感觉，小便黄，有时心慌，睡眠差，口干，舌苔薄黄少津，脉沉稍弦。

当归 10g，炒栀子 6g，茯苓 9g，生地黄 15g，甘草 5g，瞿麦 9g，萹蓄 9g，竹叶 9g，白茅根 15g，菟丝子 12g，滑石 10g，白芍 12g，麦冬 9g，远志 6g，炒酸枣仁 15g，焦杜仲 12g。

12 诊　1981 年 1 月 30 日。服 1 月 23 日方，因腰困更甚，尿道灼烧，小便黄，时心慌、不重，睡眠差，口干，舌苔薄白，脉沉稍弦、至数不规律，右手数。

当归 10g，炒栀子 9g，茯苓 9g，生地黄 15g，甘草 5g，瞿麦 12g，萹蓄 12g，竹叶 10g，白茅根 20g，滑石 15g，白芍 12g，麦冬 9g，远志 6g，炒酸枣仁 15g，焦杜仲 12g。

**按：**增加萹蓄、瞿麦、白茅根的剂量，增强清热利尿之效。

13 诊　1981 年 2 月 10 日。服 1 月 30 日方，腰痛见轻，仍腰困，尿道灼烧见轻，小便黄，心慌好转，能入寐，口干见好。

当归 10g，炒栀子 9g，茯苓 9g，生地黄 15g，甘草 5g，瞿麦 12g，萹蓄 12g，白茅根 24g，滑石 15g，白芍 12g，远志 6g，炒酸枣仁 15g，焦杜仲 12g，菟丝子 15g。

14 诊　1981 年 3 月 2 日。腰痛见轻，腰困甚，尿道仍灼烧、疼痛，小便黄，心慌见轻，稍口干，睡眠差，两足浮肿，清晨起来轻，时心慌悸，舌苔白，脉沉弦、至数不规律。

当归 10g，炒栀子 9g，茯苓 9g，生地黄 15g，甘草 5g，瞿麦 9g，萹蓄 9g，竹叶 9g，白茅根 15g，滑石 12g，远志 6g，炒酸枣仁 15g，焦杜仲 12g，菟丝子 15g，狗脊 9g，龙齿 12g，麦冬 9g，枸杞子 9g。

15 诊　1981 年 3 月 7 日。服 3 月 2 日方，腰困明显好转，尿道仍热，疼痛已轻，小便黄，心慌见好，轻口干，睡眠较好，足仍浮肿，舌苔白，脉沉弱、至数较规律。

当归 9g，炒栀子 6g，茯苓 9g，生地黄 15g，甘草 5g，竹叶 9g，瞿麦 9g，萹蓄

9g，白茅根 15g，焦杜仲 12g，菟丝子 15g，狗脊 12g，远志 6g，龙齿 15g，麦冬 9g，枸杞子 9g。

16 诊　1981 年 3 月 11 日。服 3 月 7 日方，舌少津，脉沉、至数间歇不规律。

照 3 月 2 日方，继服。

17 诊　1981 年 3 月 18 日。食欲、大便正常，小便时尿道有轻微灼热，清晨尿色黄，腰困不明显，腰痛见好，心慌跳不发作，舌苔少黄，脉沉、间歇轻、至数不规律。

照 3 月 2 日方，继服。

18 诊　1981 年 4 月 18 日。食纳、大便均正常，小便近日有极轻微的灼热感觉，小便饮水少时黄，腰困见好，弯腰时仍不适，发困，心慌跳见好，舌苔薄白，脉象还有轻度的间歇，至数、大小不规律。

当归 10g，炒栀子 6g，茯苓 10g，生地黄 15g，甘草梢 5g，竹叶 9g，瞿麦 9g，萹蓄 9g，白茅根 15g，焦杜仲 12g，菟丝子 15g，远志 6g，龙齿 15g。

19 诊　1981 年 5 月 8 日。服 4 月 18 日方，食欲、大便正常，腿肿，小便服药时好，不服药时灼热，腰困见好，心悸见轻，舌淡苔白，脉有间歇。

当归 10g，炒栀子 9g，茯苓 10g，甘草梢 5g，竹叶 9g，白茅根 12g，萹蓄 9g，瞿麦 9g，远志 6g，龙齿 15g，白芍 9g，黄芪 12g，防己 9g，茯苓皮 12g，冬瓜皮 12g。

**按：** 腿肿，加黄芪、防己、茯苓皮、冬瓜皮利水消肿。

20 诊　1981 年 5 月 28 日。服 5 月 8 日方，食纳好，下肢浮肿见轻，停药 2～3 日尿道也不觉烧，腰困见好，心悸时发，舌苔薄黄少津。

当归 10g，炒栀子 9g，茯苓 10g，甘草梢 5g，竹叶 9g，白茅根 12g，萹蓄 9g，瞿麦 9g，远志 6g，黄芪 12g，防己 9g，茯苓皮 12g，冬瓜皮 12g，牛膝 9g。

21 诊　1981 年 6 月 8 日。服 5 月 28 日方，食纳好，下肢浮肿减轻，小便时尿道灼烧明显好转，腰仍困，心悸不明显，舌苔白，脉沉弱。

当归 10g，炒栀子 9g，白芍 10g，茯苓 9g，甘草梢 5g，竹叶 9g，白茅根 15g，萹蓄 9g，瞿麦 9g，黄芪 15g，防己 9g，茯苓皮 12g，冬瓜皮 12g，牛膝 9g，远志 5g，菟丝子 15g，枸杞子 9g。

22 诊　1981 年 7 月 11 日。食欲、大便正常，下肢不断浮肿，但比去年见轻，小便时尿道不感觉灼烧，腰劳累甚时乏困，心慌见好，有时仍心悸，能入寐，舌苔少，脉沉至数不规律。

当归 10g，炒栀子 6g，甘草 9g，竹叶 9g，白茅根 12g，黄芪 12g，防己 9g，茯苓皮 15g，冬瓜皮 12g，川牛膝 9g，菟丝子 15g，枸杞子 9g，远志 5g，炒酸枣仁 12g。

23 诊　1981 年 7 月 30 日。服 7 月 11 日方，食欲、大便正常，下肢仍浮肿，小便时尿道灼烧轻，腰小困，心悸见好，能入眠，舌苔少，脉沉至数不规律，较上次好转。

当归 10g，炒栀子 6g，白芍 9g，甘草 5g，竹叶 9g，白茅根 12g，黄芪 15g，防己 9g，茯苓皮 15g，冬瓜皮 12g，川牛膝 9g，菟丝子 15g，枸杞子 9g，远志 6g，炒酸枣仁 12g，龙齿 15g。

24 诊　1981 年 8 月 14 日。服 7 月 30 日方，食欲、大便正常，下肢浮肿，小便时尿道仍灼热，腰困见轻，心慌不明显，睡眠好，舌淡苔白，有瘀斑。

当归 10g，炒栀子 9g，白芍 9g，甘草 5g，竹叶 9g，白茅根 15g，黄芪 12g，防己 9g，茯苓皮 15g，冬瓜皮 12g，川牛膝 9g，菟丝子 15g，枸杞子 9g，远志 6g，炒酸枣仁 12g，龙齿 15g。

25 诊　1981 年 9 月 22 日。服 8 月 14 日方，食纳好，大便偏溏，下肢仍浮肿，小便时尿道灼热、腰困都见轻，心慌悸症状不明显。

当归 10g，栀子 9g，白芍 9g，甘草 5g，竹叶 9g，白茅根 15g，黄芪 12g，防己 9g，茯苓皮 15g，冬瓜皮 12g，川牛膝 9g，菟丝子 15g，枸杞子 9g，远志 6g，炒酸枣仁 15g，龙齿 15g。

26 诊　1981 年 10 月 7 日。服 9 月 22 日方，食欲、大便正常，下肢浮肿，现在天冷见轻，停药后小便时尿道仍灼热，腰仍困，有时心慌跳发作，不严重，睡眠一般，舌苔少，脉弦、不规律。

当归 12g，炒栀子 9g，白芍 9g，甘草 5g，竹叶 9g，白茅根 15g，黄芪 15g，防己 9g，茯苓皮 12g，冬瓜皮 10g，川牛膝 9g，菟丝子 15g，枸杞子 9g，远志 6g，炒酸枣仁 15g，龙齿 15g，茯神 10g。

**按：** 有时心慌跳发作，脉弦、不规律，加炒酸枣仁、龙齿、茯神治疗。

27 诊　1981 年 10 月 21 日。服 10 月 7 日方，食纳、大便正常，下肢浮肿见轻，一般每到冬令浮肿就减轻，一停药尿道就有灼热感觉，腰困，轻度心慌、心悸发作，睡眠尚可，舌苔少，脉沉虚弦、间歇不明显。

桑白皮 9g，茯苓皮 12g，冬瓜皮 12g，陈皮 6g，黄芪 15g，防己 9g，薏苡仁 15g，焦杜仲 12g，菟丝子 12g，甘草 5g，竹叶 9g，白茅根 12g，枸杞子 9g，远志 6g，炒酸枣仁 15g，龙齿 15g，当归 9g，炒栀子 6g。

**按：** 前列腺炎合并心律不齐，服药不计其数之后，症状基本减轻。

◆ **病例 31　王某，男，51 岁。**

首诊　1981 年 3 月 7 日。近日辅助检查示尿糖高，诊断为"糖尿病"。现症：食纳正常，口干，小便日 5～6 次，消瘦，大便正常，睡眠一般，舌胖大，右半边斑剥，脉沉弱。

辽沙参 12g，麦冬 10g，五味子 6g，玉竹 9g，石斛 15g，乌梅 3 个，甘草 5g，天花粉 10g，山药 15g，莲子 12g，菟丝子 15g，枸杞子 10g，覆盆子 10g。

**按：** 糖尿病引起小便频数，用一派固涩药物。

2 诊　1981 年 3 月 17 日。食欲好，大便正常，小便日 5～6 次，口干思水，尿糖原为+++，现为+，胃脘不舒，睡眠好，消瘦，舌淡苔花剥，脉沉弱。

辽沙参 15g，麦冬 10g，五味子 6g，玉竹 10g，石斛 15g，乌梅 3 个，天花粉 12g，甘草 5g，山药 15g，莲子 12g，天冬 10g，菟丝子 15g，枸杞子 10g，陈皮 6g，远志 5g。

**按：** 口干思水，小便日 5～6 次，舌淡苔花剥，都是糖尿病的症状，故在固涩药物基础上以沙参麦冬汤滋阴清热。

3 诊　1981 年 3 月 26 日。服 3 月 17 日方 5 剂，小便次数减少，每日 4～5 次，口干见好，尿糖时有时无，胃脘不舒，大便偏稀，睡眠好，舌淡苔白、无花剥，脉沉弱。

辽沙参 15g，麦冬 12g，五味子 6g，玉竹 10g，石斛 15g，乌梅 3 个，天花粉 12g，甘草 5g，山药 15g，白术 10g，莲子 10g，陈皮 6g，天冬 9g，菟丝子 15g，枸杞子 10g。

# 小　结

淋证，有热淋、血淋、石淋、膏淋、虚淋之分。其中偏重湿热的较多，治疗一般采用五淋散加竹叶、滑石、白茅根、瞿麦、萹蓄、木通、生地黄，小便不通加车前子，小腹抽痛加香附、乌药，小便频数加菟丝子、枸杞子。血淋采用小蓟饮子，有血块加桃仁、郁金、牛膝、炒蒲黄。膏淋，合萆薢分清饮。石淋加金钱草、海金沙，发冷发热合小柴胡汤。如属虚证，气虚用四君子汤，肾虚用六味地黄丸，小便频数用桑螵蛸、覆盆子、五味子、菟丝子等固涩，有遗精则合金锁固精丸。浮肿用防己黄芪汤加茯苓皮、冬瓜皮、大腹皮、桑白皮、陈皮。而西医诊断为肾炎、肾盂肾炎，多采用六味地黄丸，有时加知母、黄柏，有时加肉桂、桂枝，温阳化水。总之，淋证是一种难缠难愈的疾病，患者需有耐心，坚持长久服药。

**标准方 1：热淋**

当归 9g，白芍 9g，甘草 5g，茯苓 9g，炒栀子 6g，竹叶 9g，萹蓄 6g，瞿麦 9g，灯心草 1 撮，泽泻 6g，木通 6g。

**标准方 2：血淋**

小蓟 6g，栀子 6g，当归 9g，生地黄 12g，藕节 9g，滑石 9g，炒蒲黄 6g，通草 6g，甘草梢 5g，竹叶 9g，川续断 9g，牛膝 6g，香附 5g，乌药 5g。

**标准方 3：虚淋**

熟地黄 18g，女贞子 9g，山药 9g，茯苓 6g，牡丹皮 6g，泽泻 6g，川牛膝 6g，骨碎补 6g，麦冬 9g，天冬 9g，菟丝子 15g，覆盆子 10g，五味子 6g，当归 9g，火麻仁 15g，石斛 12g。

**标准方 4：膏淋**

当归 10g，赤芍 10g，白芍 10g，茯苓 10g，甘草梢 6g，栀子 10g，菟丝子 12g，枸杞子 15g，萆薢 6g，石菖蒲 6g，盐知母、黄柏各 9g，荔枝核 10g，桑寄生 9g，橘核 9g，延胡索 9g，川楝子 6g。

**标准方 5：石淋**

赤茯苓 12g，甘草梢 5g，木通 6g，海金沙 9g，泽泻 9g，萹蓄 6g，瞿麦 9g，炒栀子 6g，金银花 18g，连翘 6g，琥珀 2.4g，竹叶 6g，香附 5g，乌药 5g，石韦 6g。

# 第十七章 尿 浊

尿浊，是以小便浑浊，白如泔浆，排尿时并无疼痛为主症的一种病证。在男性则相当于西医的急慢性前列腺炎，在女性则一般合并尿道炎。

本病的发生，多由饮食肥甘，脾失健运，酿生湿热而蕴结下焦，清浊不分而成。若热盛灼伤脉络，络损血溢，则尿浊夹血。病延日久，脾肾两伤，脾虚中气下陷，肾虚固摄无权，则精微脂液下流；若脾不统血，或肾阴亏损，虚火灼络，也可导致尿浊带血。如在生活中恣食肥甘，或劳欲过度，又可使尿浊加重，或引起复发。

本病初起以湿热为多，治宜清热利湿。病久多脾肾亏虚，治宜培补脾肾，固摄下元。虚实并见者，应予兼顾。观张子琳治疗尿浊的病案，以萆薢分清饮为坐底方，如兼脾虚气陷和肾不固摄，再加温肾健脾之品，标本兼治，以达到分清泌浊的作用。有遗精者合金锁固精丸，乏力、腰困重者加川续断、狗脊之类，兼有小便频数者加菟丝子、五味子，少腹痛者加香附、炒小茴香，合并尿道炎者则合五淋汤。

## 典型病案

### 病例1 白某，男，22岁。

**首诊** 1971年12月9日。能食，大便正常，尿中带白浊，尿时不痛，四肢软而无力，发病4年，脉沉弱。

党参9g，白术9g，茯苓9g，萆薢12g，益智仁5g，乌药5g，石菖蒲3g，甘草梢5g，远志5g，薏苡仁15g。

**按：** 由于脾失健运，湿浊下注，气化无权，清浊不分，而小便浑浊，白如米泔，以萆薢分清饮为主方，健脾温肾利湿化浊，予以治疗。本方由萆薢、益智仁、石菖蒲、乌药、甘草梢组成，方中萆薢为君善于利湿，分清化浊，是治白浊之要药。益智仁温肾阳，缩小便，为臣药。乌药温肾祛寒，暖膀胱以助气化；石菖蒲芳香化浊，分利小便，共为佐药。诸药合用，则共奏温暖下元、分清化浊之功。该患者四肢软而无力，发病4年，脉沉弱，显为脾虚所致，故加四君以健脾，薏苡仁利湿，脾健湿利，而尿浊自愈。

**2诊** 1972年2月11日。服12月9日药方后开始有效果，尿中没有沉淀。近日尿中又白浊多，四肢乏力，腰困，脉左沉弱，右弦硬。

党参12g，白术12g，茯苓9g，萆薢12g，益智仁5g，乌药6g，石菖蒲5g，甘草梢5g，枸杞子9g，菟丝子12g，川续断9g，山药15g，芡实15g，龙骨、牡蛎各15g，五味子6g，莲须6g。

**按：**由于用药对证而有效果，但该病绝非几剂药可根治，故停药后即又复发。这次又出现腰困症状，为肾虚表现，故加川续断、枸杞子、菟丝子以补肾；加芡实、龙骨、牡蛎、山药、莲须等，取金锁固精丸之意而固涩肾关，以消除尿中沉淀。

3 诊　1972 年 3 月 2 日。服药后尿白已少，仍腰困，肢体较有力，脉沉弱。

照 2 月 11 日方，继服。

**按：**病情有所好转，效不更方，继续治疗。

4 诊　1972 年 3 月 10 日。尿白很少，腰不困，已有力气，有时泄遗，脉沉弱有力。

照 2 月 11 日方，菟丝子加为 15g，五味子加为 9g。

**按：**泄遗，为肾关不固，原来方剂中的金锁固精丸即为此而设。

🎓 **病例 2**　裴某，男，42 岁。

首诊　1973 年 11 月 12 日。食欲、大便正常，小便欠利，有时尿中带血，阴囊、阴茎均发冷，脉沉缓，发病 2 周。

川草薢 9g，益智仁 6g，乌药 6g，石菖蒲 5g，茯苓 9g，甘草梢 5g，泽泻 9g，白术 9g，肉桂 5g。

**按：**处方是草薢分清饮合五苓散，其中把桂枝改为肉桂，以适合阴囊、阴茎均发冷的症状。

2 诊　1973 年 11 月 15 日。服 11 月 12 日方后，小便较利，阴囊、阴茎冷稍好转，脉沉缓。

照 11 月 12 日方，肉桂加为 6g，加炒小茴香 6g。

**按：**炒小茴香味辛能行，暖肝散寒，对阴囊、阴茎冷有明显效果。

3 诊　1973 年 12 月 2 日。服药后小便利，阴囊、阴茎仍冷，背凉困，尿白止。

金匮肾气丸，早晚各 1 粒。

**按：**针对肾阳虚证，金匮肾气丸有特殊疗效。

🎓 **病例 3**　薛某，男，24 岁。

首诊　1981 年 3 月 3 日。食欲尚可，大便正常，小便尿白，如淘米泔样，无尿痛的感觉，背困痛，全身疲乏无力，腿软，舌苔少。

草薢 12g，益智仁 6g，乌药 6g，石菖蒲 5g，狗脊 12g，川续断 10g，菟丝子 15g，川牛膝 9g，羌活 6g，焦杜仲 12g。

**按：**典型的尿浊证，以草薢分清饮治之。背困加川续断、狗脊、菟丝子、川牛膝、焦杜仲以补肾除困。羌活为太阳经引经药，专祛背部风湿。

2 诊　1981 年 3 月 12 日。服 3 月 3 日方，食欲、大便正常，尿浊减轻，偶尔还能看见有白浊尿，但较之前明显减少，背困痛减轻，腿仍发软，全身疲乏无力，舌苔少，脉左手沉弱无力，右手反关浮弦。

草薢 12g，益智仁 6g，乌药 6g，石菖蒲 5g，狗脊 12g，川续断 10g，菟丝子 15g，川牛膝 9g，羌活 6g，焦杜仲 12g，黄芪 12g。

**按：**尿浊减轻，原方继续服用。全身疲乏无力，显然为气虚表现，加黄芪以扶正气，而消疲劳。

3 诊　1981 年 3 月 24 日。服 3 月 12 日方，食欲好，尿白浊如前，下肢软困，全身疲乏无力，背困，舌苔少，脉右手反关浮弦，左手沉细小无力。

党参 12g，白术 10g，黄芪 15g，萆薢 12g，益智仁 12g，乌药 6g，石菖蒲 5g，山药 15g，炙甘草 5g，狗脊 12g，川续断 12g，菟丝子 15g，枸杞子 9g，川牛膝 9g。

**按**：尿白浊如前，下肢软困，全身疲乏无力，背困，为脾虚、肾虚、气虚所致，重用健脾、补肾、补气之品，萆薢分清饮仍然为主方。

4 诊 1981 年 4 月 7 日。服 3 月 24 日方，小便尿白、浑浊同前，下肢软困，全身乏力，卧睡时腰困，舌苔白滑，脉左手沉弱细，右手反关浮弦。

生山药 30g，生芡实 18g，龙骨 18g，牡蛎 18g，生地黄 18g，党参 10g，生白芍 10g。

**按**：在此方中，张子琳先生采用了张锡纯治疗膏淋的验方。用山药、芡实以补其虚，而兼有收摄之功。龙骨、牡蛎以固其脱，而兼有化滞之用。生地黄、白芍以清热利便。党参以总提其气化，而斡旋之也。

5 诊 1981 年 7 月 19 日。二便一般，精神不振，身体疲乏，四肢无力，头晕，能入寐，小便尿白轻，还有微量的尿白，滑精不要紧，背困，舌淡苔白，脉细弱。

山药 15g，茯苓 9g，甘草 5g，牡蛎 15g，芡实 15g，莲须 6g，五味子 6g，萆薢 6g，石菖蒲 3g，乌药 5g，益智仁 3g，枸杞子 9g，菊花 9g，狗脊 12g，竹叶 9g。

**按**：间隔 3 个月，患者的病症复发，于是又来就诊。滑精虽不要紧，但仍然用萆薢分清饮合金锁固精丸治疗。

6 诊 1981 年 8 月 12 日。服 7 月 19 日方，食欲、二便一般，头晕闷，背困痛，腰软冷，身乏无力，小便糊，舌淡苔白，脉沉细弱。

黄芪 15g，白芍 10g，桂枝 6g，炙甘草 5g，生姜 3 片，大枣 3 枚，川续断 12g，狗脊 12g，焦杜仲 12g，萆薢 9g，怀牛膝 9g，薏苡仁 15g，白术 9g，桑叶 9g，菊花 9g，益智仁 5g。

**按**：这次是尿浊合并背困痛，于是用黄芪桂枝五物汤合并萆薢分清饮，头晕闷加桑叶、菊花。

🔶 **病例 4 徐某，男，51 岁。**

首诊 1974 年 9 月 2 日。曾服用五味异功散治疗胃病半年有余，服药后能食，饭后不定时发闷，有时顶冲，小便前几日已无沉淀，未服药又有沉淀，脉沉弱。

白术 12g，党参 9g，云茯苓 9g，炙甘草 5g，广木香 5g，半夏 6g，陈皮 9g，鸡内金 6g，川续断 9g，狗脊 12g，萆薢 12g，乌药 5g，石菖蒲 5g，益智仁 6g，薏苡仁 18g。

**按**：该患者服用五味异功散治疗胃病半年有余，近日又合并尿浊证，并且是时好时犯，故用六君子汤合萆薢分清饮治疗。

2 诊 1974 年 9 月 9 日。服 9 月 2 日方，食欲差，饭后闷、时好时差，有时顶，腰困见好，小便静置后有沉淀，脉沉弱。

照 9 月 2 日方，党参加为 12g，半夏加为 9g。

3 诊 1974 年 9 月 24 日。能食，轻度顶冲，饭后沉闷缓解，腰胁稍困不舒，小便有沉淀不要紧，脉沉弱。

白术 9g，党参 9g，云茯苓 9g，炙甘草 6g，广木香 5g，半夏 9g，陈皮 9g，鸡内金 6g，川续断 9g，狗脊 12g，焦杜仲 12g，山药 15g，炒莲子 9g，萆薢 12g，益智仁 5g。

4 诊　1974 年 10 月 8 日。服 9 月 24 日方，食欲正常，有时顶冲，不重，有时脘部沉闷，腰轻度发困，小便还有沉淀，脉沉弱。

白术 12g，党参 12g，云茯苓 12g，炙甘草 5g，广木香 5g，半夏 9g，陈皮 6g，川续断 9g，狗脊 12g，焦杜仲 12g，山药 12g，萆薢 12g，益智仁 6g，石菖蒲 5g，薏苡仁 15g。

按：患者病情时好时犯，尿浊时有时无，需继续治疗。

🎓 病例 5　赵某，男，62 岁。

首诊　1979 年 3 月 12 日。曾做过"膀胱切除手术"，并且留有手术切口，所以尿道经常感染，食欲增加，大便正常，口干，不欲饮水，小便不大浑浊，下午面部发热，头闷，舌质赤苔淡白，脉沉弱。

山药 15g，陈皮 6g，鸡内金 6g，谷芽 9g，当归 9g，白芍 9g，甘草 5g，茯苓 9g，竹叶 9g，萆薢 9g，蒲公英 15g，生地黄 12g，木通 6g。

按：食欲不好，加山药、陈皮、鸡内金、谷芽；五淋汤合并导赤散清利尿道湿热；萆薢治疗尿浊，蒲公英清热解毒。

2 诊　1979 年 3 月 25 日。食欲增加，大便溏、日 2～3 次，饮水少，小便浑浊，沉淀多，腰痛困，舌尖稍赤，苔淡白，脉沉弱。

党参 9g，白术 9g，茯苓 9g，甘草 5g，鸡内金 6g，谷芽 9g，神曲 6g，陈皮 6g，山药 15g，当归 9g，白芍 9g，萆薢 9g，生地黄 12g，川续断 9g，狗脊 12g，杜仲 12g，黄芪 15g，竹叶 6g，木通 5g。

按：大便溏、日 2～3 次，合四君子汤健脾止泻。该患者手术后，身体受损，脾虚、气虚，湿热蕴积，加用黄芪补气，增强抵抗力。

3 诊　1979 年 3 月 28 日。服 3 月 25 日方诸症均见好转。

照 3 月 25 日方，继服 3 剂。

按：效不更方。

4 诊　1979 年 4 月 3 日。服 3 月 25 日方以后，食欲好，大便不溏，日 1 次，小便浑浊见好，以前不欲饮水，现在能喝水，仍有沉淀，腰困痛，口干甚难受，牙痛，脉沉弱。

山药 15g，辽沙参 9g，麦冬 12g，甘草 5g，石斛 9g，生地黄 15g，狗脊 12g，川续断 12g，杜仲 12g，竹叶 9g，萆薢 9g，木通 6g，天花粉 9g。

按：泌尿系感染已好转，又口干甚难受，牙痛，加养阴清火之品。

5 诊　1979 年 4 月 24 日。食欲好，大便稍溏，小便不浑浊，有沉淀，腰困痛，口干不要紧，想饮水，能入寐，舌少苔，脉沉细有力。

辽沙参 12g，麦冬 9g，五味子 6g，山药 15g，甘草 5g，石斛 12g，生地黄 15g，竹叶 9g，杜仲 12g，萆薢 7g，木通 6g，狗脊 12g。

按：养阴清热，清利小便，分清泌浊，随症加减。

6 诊　1981 年 6 月 17 日。食欲、大便正常，腰困，小便糊，疼痛，尿碱多，小便少量带血，手烧足烧，睡眠好，精神差，舌苔淡白，脉沉弱。

当归 9g，茯苓 9g，甘草 5g，竹叶 9g，萆薢 9g，炒栀子 6g，杜仲 10g，狗脊 12g，牡丹皮 6g，白芍 9g，地骨皮 12g，薏苡仁 12g，白茅根 12g。

**按**：下焦湿热明显，阴虚血热显著，用炒栀子、竹叶、白茅根清利湿热，牡丹皮、地骨皮清血热。

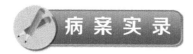 **病 案 实 录**

**🎓 病例1 闫某，男，24岁。**

**首诊** 1979年7月16日。食欲、大便尚可，小便时黄，有时浑浊，腰困，口干，舌咽痛不甚，能入寐，疲乏好转，舌尖红苔少，脉沉弦逐渐不明显。

生地黄15g，竹叶9g，甘草梢6g，木通6g，知母9g，黄柏6g，萆薢9g，茯苓9g，当归9g，白芍9g，炒栀子6g，远志5g，石菖蒲5g，乌药5g，炒酸枣仁12g。

**按**：该患者的尿浊，由湿热下注引起，处方以萆薢分清饮合导赤散、五淋汤为主，再加知母、黄柏滋阴清热。

**2诊** 1979年8月14日。食欲、大便正常，小便时白时黄、浑浊，前几日有，最近没有，口舌咽干痛已好转，能入寐，疲乏见好，腰不困，足心烧，舌偏赤少津，脉沉弱。

知柏地黄丸2盒，一次9g，一日2次。

**按**：知柏地黄丸，滋肾阴清虚热，对于该患者甚为确切。

**🎓 病例2 杨某，男，23岁。**

**首诊** 1970年10月22日。右胁痛，不欲食，饭后不舒，小便尿白，全身痛，偏坠，脉沉弦。发病2年余。证属肝盛脾衰，脾湿下注。

白芍9g，柴胡5g，香附6g，郁金6g，萆薢12g，益智仁5g，乌药5g，石菖蒲5g，甘草梢5g，茯苓6g，陈皮6g，鸡内金6g。

**按**：该患者右胁痛，柴胡、白芍、香附、郁金治之；小便尿白，萆薢分清饮治之；不欲食，陈皮、鸡内金治之。

**2诊** 1972年10月23日。右胁痛，吐酸缓解，仍顶冲，泄精，尿白，睾丸下坠，上肢麻木，脉虚弦。

茯苓12g，半夏9g，陈皮6g，炙甘草5g，白芍12g，柴胡5g，香附6g，苏梗9g，郁金6g，生龙骨、生牡蛎各15g，芡实15g，莲须6g，金樱子9g，吴茱萸5g，五味子6g，菟丝子15g，枸杞子9g，党参15g，山药9g。

**按**：泄精，加枸杞子、菟丝子补肾固涩；党参、山药补脾益气。

**🎓 病例3 刘某，男，16岁。**

**首诊** 1970年11月11日。食欲好，大便正常，小便带白浊，有时痛，经常想吐唾沫，走上坡路时气喘，发病1年余，脉沉弱无力。

党参6g，白术9g，陈皮6g，半夏6g，炙甘草5g，茯苓9g，山药9g，薏苡仁12g，鸡内金6g，杏仁6g，乌药5g，莲子6g，益智仁3g。

**按**：该患者之小便带白浊，为脾虚气弱。处方以参苓白术散为主，取益智仁之固涩，以祛白浊。

**■ 病例4　赵某，男，48岁。**

首诊　1971年3月5日。不欲食，吐酸，大便干不利，小便有白浊、带黑和红血，发冷热，发病6个月，脉沉弱。

茯苓9g，山药12g，莲子9g，鸡内金6g，谷芽6g，半夏6g，陈皮6g，当归9g，火麻仁12g，泽泻6g，滑石9g，阿胶9g（烊化），萆薢6g，石菖蒲5g，小蓟6g，猪苓6g，白茅根12g。

按：小便有白浊、带黑和红血，显然是赤白浊患者。取萆薢治疗浊证；加阿胶、小蓟、滑石、猪苓、白茅根止血，祛赤浊；不欲食加山药、莲子、鸡内金、谷芽健脾开胃、增进饮食。

**■ 病例5　王某，女，80岁。**

首诊　1972年1月16日。能食，小便不利，尿中带白，身痛见好。

当归9g，白芍9g，炒栀子5g，茯苓9g，甘草梢5g，萆薢9g，石菖蒲3g，乌药5g，车前子5g（包煎），竹叶6g，灯心草1撮，益智仁5g。

按：该患者为女性，尿中带白，应该是泌尿系感染，以五淋汤加竹叶、灯心草、车前子利尿通淋；尿中带白，用萆薢分清饮祛尿浊。

**■ 病例6　刘某，男，成年。**

首诊　1972年6月13日。食欲较好，大便先干后稀，小便时尿口痛轻，劳累时腰困，小便白，早晚浮肿，仍尿黄，口干减轻，脉弦缓和。

当归9g，白芍9g，云茯苓9g，炒栀子6g，甘草梢6g，菟丝子12g，枸杞子9g，石菖蒲5g，萆薢9g，竹叶9g，陈皮6g，乌药5g，益智仁3g，麦冬9g，玄参9g。

按：该患者显然为热淋证，五淋汤主之。萆薢等治小便白，口干加麦冬、玄参。

**■ 病例7　李某，男，23岁。**

首诊　1972年12月4日。食纳好，大便正常，有时早晨便时带白黏液，小便以前尿白，后治愈，现有时小便还带白，尿完后有时痛，阴囊发冷，有时抽痛和扎痛，早泄，发病1年余，加重半年，出汗较多，脉沉弱无力。

熟地黄15g，山茱萸9g，山药9g，云茯苓6g，泽泻6g，牡丹皮6g，附子6g，肉桂6g，益智仁6g，萆薢9g，乌药6g，炙甘草5g，巴戟天9g，黄芪30g，党参15g，白术12g，龙骨、牡蛎各15g，五味子6g。

按：该患者为肾阳虚合脾气虚证，故处方为金匮肾气丸合四君子汤，加萆薢、益智仁治尿浊，加黄芪、龙骨、牡蛎、五味子固涩，治疗早泄。

**■ 病例8　王某，女，64岁。**

首诊　1973年4月7日。食欲、大便正常，小便不利，插管排尿，腰痛，下肢麻木不能随便活动，口干，小便黄、带有白浊，头晕，有时恶心，辅助检查示"增生脊髓炎"，发病2个月，初由腰痛、小便不利引起，脉沉至数乱。

熟地黄15g，山药15g，山茱萸9g，茯苓9g，牡丹皮6g，泽泻6g，车前子9g（包煎），川牛膝9g，萆薢9g，甘草5g，石菖蒲5g，乌药5g，麦冬9g，黄芪15g，枸杞子9g。

按：该患者之证似乎是中医学之痿证，小便黄，带有白浊，是其中一个症状。治疗以六味地黄丸合黄芪为主，白浊加萆薢、石菖蒲治疗。

**病例 9 王某，男，33 岁。**

首诊 1974 年 1 月 3 日。食欲好，二便正常，背困，腰腹部发冷，不痛不憋，发病 1 年余，时轻时剧，夏天轻，冬天较重，有时大便时小便即带白糊，有时心烦，睡眠差，遗精，现在只觉腹部冷，余无感觉，舌苔薄白，脉沉。

白术 9g，党参 9g，炙甘草 5g，干姜 5g，肉桂 6g，盐小茴香 6g，吴茱萸 3g，狗脊 9g，桑寄生 12g，远志 6g，龙齿 12g。

**按：**此属脾肾阳虚，气化无权，湿浊蕴积而引起大便时小便带白糊。方用理中丸加肉桂温中散寒，腹部冷加盐小茴香、吴茱萸，睡眠差加远志、龙齿。

**病例 10 刘某，男，28 岁。**

首诊 1974 年 1 月 21 日。食欲差，疲倦无力，腰困痛，以前患"前列腺炎"，现在小便不痛，大便时小便带白糊，腿无力，手足不温，发病 3 年余，舌苔淡白，脉沉细。

党参 9g，焦白术 9g，茯苓 9g，甘草梢 5g，益智仁 5g，当归 9g，石菖蒲 3g，萆薢 9g，乌药 5g，薏苡仁 12g，狗脊 9g，焦杜仲 9g，陈皮 6g。

**按：**此为脾虚引起的尿浊，方用四君子汤合萆薢分清饮治疗。

**病例 11 刘某，男，30 岁。**

首诊 1974 年 1 月 30 日。食欲好，大便偏干，大便不畅时努力甚即小便带白浊，腰困背冷，小便频数，稍多食即引起脘右侧疼痛，不能食生冷食品，饭后多寐，舌苔白，脉沉细弱。

党参 9g，白术 9g，茯苓 9g，甘草 5g，当归 9g，火麻仁 15g，郁李仁 9g，萆薢 9g，石菖蒲 5g，益智仁 5g，菟丝子 9g，生地黄 12g。

**按：**大便偏干，加火麻仁、郁李仁，使便秘减轻。

2 诊 1974 年 3 月 2 日。服 1 月 30 日方，不多食，大便偏干，小便带白浊，腰背困，右头痛，胸紧不舒，右脘部痛，舌苔白，脉沉弱。

当归 9g，郁李仁 12g，酒大黄 5g，萆薢 9g，石菖蒲 5g，益智仁 5g，乌药 5g，白术 9g，茯苓 9g，白芍 9g，柴胡 5g，香附 6g，菟丝子 9g，陈皮 6g。

**按：**大便仍然偏干，加酒大黄。胸紧不舒，由肝气不舒引起，加柴胡、白芍、香附疏肝解郁。

3 诊 1974 年 3 月 5 日。食量少，大便时干，排便时肛门痛，小便带血见少，腰背困缓解，小便仍频，脘右侧仍痛，舌干缓解，鼻干红，舌苔白，脉细弱。

辽沙参 9g，山药 9g，茯苓 9g，甘草 5g，当归 9g，郁李仁 12g，火麻仁 15g，萆薢 6g，益智仁 5g，石菖蒲 5g，生地黄 12g，玄参 9g，菟丝子 12g，狗脊 12g，桑寄生 12g，酒大黄 3g，乌药 5g。

**按：**患者出现阴虚火旺现象，党参改辽沙参，再加生地黄、玄参养阴清热，而治疗尿浊之萆薢分清饮则不变。

**病例 12 李某，男，42 岁。**

首诊 1975 年 5 月 10 日。患"前列腺炎"8 年，食欲、大便正常，血压高，小便有脓细胞，右少腹痛，阴囊与肛门间痛，不能见冷，头晕。

草薢 12g，乌药 6g，益智仁 6g，石菖蒲 5g，甘草梢 5g，生杜仲 12g，怀牛膝 12g，桑寄生 15g，生龙骨、生牡蛎各 15g，石决明 15g，蒺藜 12g，菊花 9g，白芍 9g。

**按：** 前列腺炎用草薢分清饮治疗，血压高加生杜仲、怀牛膝、桑寄生、生龙骨、生牡蛎等镇肝息风。

### 🎓 病例 13　林某，女，61 岁。

**首诊**　1975 年 6 月 24 日。食欲不振，嗳气，大便偏干，小便多沫、浑浊，下腰脊抽痛，腿痛，手足心烧，头晕，多睡，疲乏无力，精神衰退，脉沉弱无力。

党参 9g，白术 9g，茯苓 9g，山药 12g，莲子 9g，陈皮 6g，菟丝子 15g，五味子 5g，菊花 9g，鸡内金 6g，神曲 6g，地骨皮 9g，川牛膝 9g。

**按：** 此为脾虚引起的小便多沫、浑浊，故取参苓白术散之意治疗。

### 🎓 病例 14　曲某，男，26 岁。

**首诊**　1975 年 9 月 8 日。腰痛不甚，小腹抽痛，小便尿白，脉沉弱少弦。

当归 9g，川芎 6g，白芍 9g，香附 6g，乌药 6g，狗脊 12g，桑寄生 12g，茯苓 9g，薏苡仁 12g，草薢 12g，益智仁 5g，甘草梢 6g，石菖蒲 5g，竹叶 6g。

**按：** 小腹抽痛，用当归、川芎、白芍、香附、乌药行气和营而止痛，小便尿白用草薢等治疗。

**2 诊**　1976 年 6 月 27 日。想食，大便正常，小便黄甚，近日又尿白，上肢麻，右腿有时抽痛，脉弦滑。

当归 9g，白芍 9g，甘草梢 6g，云茯苓 9g，炒栀子 6g，竹叶 9g，茵陈 15g，草薢 12g，石菖蒲 6g，乌药 6g，益智仁 6g，白茅根 12g，牛膝 9g，木瓜 9g。

**按：** 小便黄甚，用五淋汤加茵陈、竹叶清利之。

### 🎓 病例 15　史某，男，36 岁。

**首诊**　1975 年 9 月 15 日。能食，大便正常，小便膏淋，从 1961 年 8 月开始，每年春天、夏天、秋天都发作，小便后尿有白糊，尿时抽痛，尿道及小腹均痛，腰困腿痛，脉沉滑。

当归 9g，茯苓 9g，炒栀子 6g，甘草梢 5g，白芍 9g，草薢 12g，石菖蒲 5g，益智仁 5g，焦杜仲 12g，菟丝子 12g，乌药 6g，狗脊 12g，竹叶 6g。

### 🎓 病例 16　吴某，男，46 岁。

**首诊**　1976 年 12 月 23 日。食纳、大便一般，小便淋，尿时尿道痛，尿不长，带白浊，发病 10 余年，脉沉弱。

当归 9g，白芍 9g，炒栀子 6g，茯苓 9g，甘草梢 6g，竹叶 9g，草薢 12g，乌药 6g，益智仁 6g，车前子 9g（包煎），石菖蒲 5g。

**按：** 小便淋，尿时尿道痛，是膀胱有湿热，加炒栀子、竹叶清热。尿不长，加车前子利之。

### 🎓 病例 17　贾某，男，25 岁。

**首诊**　1977 年 12 月 22 日。食欲好，大便正常，有时小便有白浊，腰痛困，睾丸冷，腿困，手足胀冷，失眠，发病 5 年余，心慌，右腿困甚，舌苔淡白，脉沉弱。

当归 9g，川芎 6g，川续断 12g，桑寄生 15g，焦杜仲 12g，补骨脂 9g，草薢 9g，益智仁 5g，石菖蒲 3g，炙甘草 6g，远志 6g，炒酸枣仁 15g，乌药 5g，肉桂 5g，川牛膝 9g，狗脊 12g。

**按**：此由下焦寒湿引起，睾丸冷加肉桂，腰痛困加补骨脂、川牛膝，失眠、心慌加远志、炒酸枣仁。

**📖 病例 18　戎某，女，67 岁。**

首诊　1981 年 10 月 15 日。原有老年子宫出血，现已止，再未发现出血，大便干，小便不禁，频数，尿汁白糊，小腹一直抽痛，不欲食，腰背困，睡眠不好，思想混乱。

山药 12g，陈皮 6g，茯苓 9g，鸡内金 6g，佛手 6g，菟丝子 15g，覆盆子 10g，五味子 5g，焦杜仲 10g，当归 10g，火麻仁 15g，炙甘草 5g，乌药 5g，延胡索 6g，远志 6g，炒酸枣仁 12g，萆薢 9g，香附 5g。

**按**：此为肝肾阴虚，湿热下注，治疗以萆薢清之利之，又以菟丝子、覆盆子、五味子收之敛之，双管齐下。

2 诊　1981 年 11 月 5 日。大便仍干，便物如羊屎，尿不禁好转，小腹仍抽搐，食欲时好时差，腰背困，睡眠、精神均好，尿有白浊。

山药 12g，陈皮 6g，茯苓 9g，鸡内金 6g，佛手 6g，菟丝子 15g，覆盆子 9g，五味子 5g，当归 12g，火麻仁 15g，酒大黄 3g，乌药 5g，香附 5g，延胡索 6g，萆薢 9g，川续断 12g，狗脊 12g，郁李仁 10g，焦山楂 9g。

**按**：大便仍干，便物如羊屎，加当归、火麻仁、酒大黄、郁李仁润滑大便。

**📖 病例 19　李某，男，32 岁。**

首诊　1979 年 8 月 6 日。食欲好，大便干，经常便秘，小便次数不多，尿中带白浊，劳累时腰困，睡眠好，脉沉。

六味地黄丸，一次 1 丸，一日 2 次。

**📖 病例 20　谢某，男，26 岁。**

首诊　1979 年 11 月 26 日。食欲好，嗳气，大便溏，日便 1 次，小便频次，尿白浊，尿后小便不痛，有尿后没有尿完的感觉，腰困，疲乏，头晕，口渴，出汗多，舌苔白有齿痕，脉沉弱。

当归 10g，白芍 10g，茯苓 10g，甘草梢 5g，益智仁 6g，乌药 6g，石菖蒲 5g，焦杜仲 12g，菟丝子 15g，枸杞子 9g，萆薢 9g，山药 15g，莲子 9g，菊花 9g，麦冬 10g，竹叶 6g，龙骨、牡蛎各 12g。

# 小　　结

对于尿浊病，张子琳多以萆薢分清饮为主方治疗。脾失健运、湿浊下注引起者加四君子汤，偏寒者加干姜、肉桂，气虚明显者加黄芪；肾阳虚引起者以金匮肾气丸为主；肾阴虚引起者合六味地黄丸。湿热明显者合五淋散，甚则加竹叶、白茅根、滑石；大便干加当归、火麻仁、郁李仁、酒大黄等。

**标准方 1：湿热下注型**

萆薢 9g，石菖蒲 5g，乌药 6g，益智仁 6g，茯苓 10g，炙甘草 5g，远志 6g，炒酸枣仁 15g，牡丹皮 6g，地骨皮 15g，白术 9g，山药 15g，焦杜仲 12g，川续断 12g，狗脊 12g。

**标准方 2：脾肾阳虚型**

熟地黄 15g，山茱萸 9g，山药 9g，云茯苓 6g，泽泻 6g，牡丹皮 6g，附子 6g，肉桂 6g，益智仁 6g，萆薢 9g，乌药 6g，炙甘草 5g，巴戟天 9g，黄芪 30g，党参 15g，白术 12g，龙骨、牡蛎各 15g，五味子 6g。

# 第十八章 尿 不 禁

《诸病源候论·小便不禁候》曰："小便不禁者，肾气虚，下焦受冷也。肾主水，其气下通于阴，肾虚下焦冷，不能温制其水液，故小便不禁也。"小便的排泄，除了肾的气化外，尚须依赖肺的通调和脾的转输。肺主气，能通调水道，下输于膀胱。肺虚治节失司，则膀胱不约；脾主运化，司转输水液，脾气不足，中气下陷，水液无制而自遗；肾主水，其气下通于阴，肾虚下寒，不能温化水液而尿自遗。因此小便不禁与上焦肺、中焦脾、下焦肾的功能活动均密切相关。三脏功能衰退，失于固摄，不能约束膀胱与尿道，则小便失禁。

因此，《类证治裁·闭癃遗溺》中曰："夫膀胱仅主藏溺，主出溺者，三焦气化耳""小便不禁，虽为膀胱见症，实肝与督脉三焦气化之病也"，也强调"治水必先治气，治肾必先治肺"的论点。《金匮翼·小便不禁》说："脾肺气虚，不能约束水道而病为不禁者，《金匮》所谓上虚不能制下者也。"

所以，在本证治疗上，肺、脾、肾三脏同治，彼此兼顾，收效较捷。其次本证应重用固涩缩尿方药，标本兼顾。方如缩泉丸温肾祛寒、缩尿止遗；药物如桑螵蛸温补肾阳、固脬止遗；补骨脂补肾助阳、涩遗止泻；山茱萸补益肝肾、收敛固涩等。张子琳在临症尿不禁病症时，溯本求源，把握主因，施以经方、各家之妙方或自身之经验方，予以相应治疗，取得一定疗效。

## 典型病案

### 病例1 谢某，女，23岁。

**首诊** 1971年6月30日。食欲较好，小便不禁，腰困，下肢无力、发困，口干，受冷腹泻，出汗多，不发冷，脉沉弱。发病4年。

党参9g，白术9g，炙甘草6g，黄芪15g，当归9g，菟丝子15g，枸杞子9g，桑寄生12g，五味子6g，覆盆子9g，桑螵蛸12g，生龙骨、生牡蛎各15g，浮小麦18g，川牛膝9g。

**按**：该患者曾因脑膜炎后遗症而引起下肢软弱无力，走路跌跌撞撞，以及小便不禁的疾病。下肢软弱无力，出汗多，是气虚；受冷腹泻，是脾胃虚寒；小便不禁，腰困，是肾虚。所以选用党参、白术、黄芪补气健脾；菟丝子、枸杞子、覆盆子、桑螵蛸固涩小便；生龙骨、生牡蛎、浮小麦固表止汗；桑寄生、川牛膝补肾强筋骨。

**2诊** 1971年7月3日。服药后仍小便不禁，腰困，下肢无力，泄泻好转，食欲较好，出汗多，清晨出汗少，脉沉弱。

照 6 月 30 日方，黄芪加为 18g，桑螵蛸加为 15g，继服 2 剂。

**按**：药后病情平稳，加大黄芪、桑螵蛸剂量，继续治疗。

3 诊　1971 年 7 月 6 日。小便不禁，腰困，下肢无力，出汗多，脉沉弱。

党参 12g，白术 9g，炙甘草 6g，黄芪 24g，当归 9g，菟丝子 15g，枸杞子 9g，桑寄生 15g，五味子 9g，覆盆子 12g，桑螵蛸 15g，益智仁 6g，乌药 6g，生龙骨、生牡蛎各 15g，浮小麦 24g，川牛膝 9g。

4 诊　1971 年 7 月 10 日。小便不禁，腰困，下肢无力，出汗多缓解，饮食正常，牙痛，胸闷，脉细弱。

党参 9g，白术 9g，炙甘草 5g，黄芪 15g，当归 9g，菟丝子 15g，枸杞子 9g，桑寄生 12g，五味子 6g，覆盆子 9g，桑螵蛸 12g，益智仁 6g，乌药 6g，生龙骨、生牡蛎各 15g，浮小麦 24g，川牛膝 9g，陈皮 6g，木香 5g，香附 6g，石斛 12g。

**按**：加益智仁、乌药以加强固涩小便作用。胸闷，加香附、木香、陈皮宽胸理气；牙痛，加石斛养胃阴。

5 诊　1971 年 7 月 12 日。小便不禁，腰困，下肢无力，牙关紧，胸闷缓解，脉细弱。

党参 12g，白术 9g，炙甘草 6g，黄芪 15g，当归 9g，熟地黄 9g，菟丝子 15g，枸杞子 9g，五味子 6g，覆盆子 9g，桑螵蛸 15g，益智仁 6g，乌药 6g，生龙骨、生牡蛎各 15g，川牛膝 9g，木香 5g，香附 6g，僵蚕 5g。

**按**：加熟地黄，以补肾。

6 诊　1971 年 7 月 16 日。小便不禁见好，腰困，下肢软，胸闷见好。

党参 12g，白术 9g，炙甘草 6g，黄芪 15g，当归 9g，熟地黄 12g，菟丝子 15g，枸杞子 9g，覆盆子 9g，五味子 6g，桑螵蛸 15g，益智仁 6g，乌药 6g，生龙骨、生牡蛎各 15g，川牛膝 9g。

7 诊　1971 年 7 月 19 日。小便不禁好转，腰困亦好转，下肢软亦好转，胸已不憋，脉沉弱较有力。

照 7 月 16 日方，再加黄芪 3g，熟地黄 3g。

**按**：脑膜炎后遗症患者，虽经过补气、补脾、补肾等多方治疗，但想治愈是十分困难的。经过以上治疗，也只能是小便不禁好转，并没有彻底治愈。

❖ **病例 2　赵某，女，63 岁。**

首诊　1979 年 4 月 25 日。食纳好，大便近日正常，小便遗尿，口干黏，手心烧，头晕，睡眠差，脉沉弱。

辽沙参 12g，麦冬 9g，五味子 6g，菟丝子 15g，枸杞子 9g，覆盆子 9g，牡丹皮 6g，地骨皮 12g，石斛 10g，菊花 9g，怀牛膝 9g，远志 5g，炒酸枣仁 15g，乌梅 3 个，葛根 6g。

**按**：该患者是由肾阴虚引起遗尿，以辽沙参、麦冬、五味子、牡丹皮、地骨皮、石斛、葛根、乌梅养阴生津，气化由阴以育，这些养阴药可以滋养肝肾之阴，使气化宜行，自然小便通利；遗尿则用菟丝子、枸杞子、覆盆子来治疗。

2 诊　1979 年 4 月 28 日。服 4 月 25 日方，诸症感觉见好。

辽沙参 15g，麦冬 10g，天冬 10g，五味子 6g，菟丝子 15g，枸杞子 9g，覆盆子 10g，牡丹皮 6g，地骨皮 15g，石斛 10g，菊花 9g，怀牛膝 9g，远志 5g，乌梅 3 个，葛根 6g，炒酸枣仁 15g。

**按**：诸症感觉见好，再加天冬 10g。

3 诊 1981 年 7 月 28 日。口干、头不清，时口渴，二便一般，有时小便不禁，脉沉弱。

辽沙参 12g，麦冬 10g，五味子 5g，乌梅 3 个，石斛 12g，玉竹 9g，天花粉 9g，甘草 5g，菟丝子 15g，覆盆子 9g，菊花 9g。

**病例 3 戎某，女，67 岁。**

首诊 1981 年 9 月 20 日。原为子宫出血，经服药后出血止，现小便不利，尿不能自控，少腹痛，不欲食，腰背困，睡眠差。

菟丝子 15g，覆盆子 15g，五味子 6g，川续断 12g，焦杜仲 12g，狗脊 12g，茯苓 9g，泽泻 9g，远志 6g，炒酸枣仁 15g，陈皮 6g，鸡内金 6g，香附 6g，乌药 5g。

**按**：尿不能自控，用菟丝子、覆盆子、五味子治疗；小便不利，加茯苓、泽泻利尿；少腹痛，加香附、乌药；腰背困，加焦杜仲、狗脊、川续断；不欲食，加陈皮、鸡内金。

2 诊 1981 年 10 月 23 日。服 9 月 20 日方，大便仍干、次少，尿不禁亦见轻，小腹抽痛，食欲较增、有味道，腰背困，睡眠还可。

山药 12g，陈皮 6g，茯苓 9g，鸡内金 6g，佛手 6g，菟丝子 15g，覆盆子 10g，五味子 15g，焦杜仲 10g，当归 10g，火麻仁 15g，酒大黄 3g，炙甘草 5g，乌药 5g，香附5g，延胡索 6g，萆薢 9g。

**按**：大便仍干，加当归、火麻仁、酒大黄；加萆薢，有清利小便，祛除尿浊的作用。

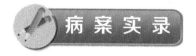

**病例 1 李某，男，24 岁。**

首诊 1981 年 10 月 3 日。尿急，不禁，多年的旧病。

菟丝子 15g，覆盆子 12g，枸杞子 10g，五味子 6g，桑螵蛸 9g，熟地黄 12g，山药 9g，白果 9g，鸡内金 9g。

**按**：熟地黄补肾，白果、鸡内金也有固涩小便的作用。

**病例 2 陈某，女，61 岁。**

首诊 1981 年 11 月 7 日。食欲好，大便正常，足痛，浮肿轻，午后小便不禁，下肢无力。

当归 10g，川芎 6g，赤芍 9g，黄芪 30g，菟丝子 15g，覆盆子 10g，益智仁 9g，桑螵蛸 9g，山药 15g，乌药 6g，枸杞子 9g，五味子 6g，炙甘草 5g。

**按**：浮肿由气虚引起，足痛，加当归、川芎、赤芍养血活血。缩泉饮（益智仁、乌药、山药）治疗小便不禁。

# 小　结

尿不禁，多由气虚、肾虚引起。张子琳一般多采用缩泉饮加覆盆子、菟丝子、枸杞子、桑螵蛸、五味子固涩小便，白果、鸡内金对小便失禁也有一定效果。气虚加黄芪；肾虚加熟地黄。如合并口干口渴，加沙参、麦冬、葛根、石斛、乌梅之类。病程短者一般容易治愈，而如尿崩症、脑膜炎后遗症，则基本上是很难治愈的。

**标准方 1：一般型**

菟丝子 15g，覆盆子 12g，枸杞子 10g，五味子 6g，桑螵蛸 9g，熟地黄 12g，山药 9g，白果 9g，鸡内金 9g。

**标准方 2：肾阴虚型**

生地黄 12g，山药 9g，女贞子 9g，茯苓 6g，泽泻 6g，牡丹皮 6g，玄参 9g，麦冬 9g，天冬 9g，天花粉 9g，石斛 12g，菟丝子 12g，覆盆子 9g，乌药 6g，益智仁 6g。

**标准方 3：脾气虚型**

党参 9g，白术 9g，炙甘草 6g，黄芪 15g，当归 9g，菟丝子 15g，枸杞子 9g，桑寄生 12g，五味子 6g，覆盆子 9g，桑螵蛸 12g，生龙骨、生牡蛎各 15g，浮小麦 18g，川牛膝 9g。

# 第十九章 尿　　血

尿血，是指小便中混有血液，或伴有血块夹杂而下，多无疼痛之感，或虽间有轻微的胀痛或热痛，终不若血淋的滴沥涩痛，痛苦难忍。故一般以痛为血淋，不痛为尿血。《医学心悟》曰："心主血，心气热，则遗热于膀胱，阴血妄行而溺出焉。又肝主疏泄，肝火盛，亦令尿血。"《杂病源流犀烛·五淋二浊源流》曰："尿血，溺窍病也。其原由于肾虚。"

张子琳在治疗尿血病症时也是从心、肝、肾三经去论治的，急性期常用方剂为小蓟饮子，药物有当归、蒲黄、阿胶、生地黄、小蓟、藕节等，通过活血散瘀，止血凉血，达到治疗的目的。出血严重者，还采用三七、花蕊石；有瘀血者加桃仁、红花、牛膝之类。在尿血得到控制后，服用六味地黄丸以滋补肾阴，壮水之主，以制阳光，从根本上解决后顾之忧。

## 典型病案

**病例1　孟某，男，成年。**

首诊　1971年1月24日。尿血，不痛，食欲好，无浮肿，发病3年，曾注射链霉素而愈。10余日前又复发，脉细弱。

熟地黄 15g，山药 9g，女贞子 9g，茯苓 6g，泽泻 6g，牡丹皮 6g，阿胶 9g（烊化），小蓟 6g，藕节 9g，川续断 9g，桑寄生 9g。

**按：**尿血发病3年，患者本身为肾阴虚体质，而长期以来湿热蕴积下焦，伤及血络，血不归经，妄行于外。故以六味地黄丸坐底方，加阿胶、藕节养营止血，小蓟凉血止血。

2诊　1971年3月23日。溺血不疼痛，能食，脉沉弱。

当归 9g，炒蒲黄 6g，阿胶 9g（烊化），生地黄 15g，滑石 9g，藕节 12g，甘草 5g，花蕊石 15g，白茅根 15g，三七参 3g，小蓟 15g。

**按：**仍尿血，"急则治其标"，止血为当务之急。处方以当归、生地黄养营凉血，再加用如白茅根、炒蒲黄、三七参等各种止血药物。张子琳曾说：三七，小剂量则为止血，大剂量则为活血。花蕊石，酸涩收敛，质重性坠，既能止血，又可化瘀，适用于吐血、衄血而内有瘀滞之证。

3诊　1971年3月27日。尿时不疼痛，有时还溺血，但不经常有，食纳、大便正常，脉沉弱。

当归 9g，炒蒲黄 6g，阿胶 9g（烊化），生地黄 18g，滑石 9g，藕节 12g，甘草 5g，花蕊石 15g，白茅根 18g，三七参 3g，小蓟 18g。

**按**：辨证为尿血证，治疗以养阴、止血药为主，炒蒲黄、三七参活血止血，当归、阿胶补血、养血，滑石、藕节利水通淋。脉细弱，可见为肾阴虚证，故应时时顾及养阴调营，不可使阴血过于耗伤。治疗以六味地黄丸再加止血药，可谓旗鼓相当。

📖 **病例 2　白某，男，55 岁。**

**首诊**　1971 年 6 月 14 日。不欲食，大便正常，小便溺血，经常发生，时红时淡，溺时不痛，不发热，腰不困，辅助检查示"膀胱内发生血瘤"，发病 4 年，去年 8 月加重，面色萎黄，唇白。

生山药 15g，生龙骨、生牡蛎各 12g，海螵蛸 6g，茜草 5g，小蓟 6g，生白芍 6g，阿胶 9g（烊化），鸡内金 6g。

**2 诊**　1971 年 6 月 17 日。服药后食欲见增，溺血见少，疲乏无力，脉沉弱。

生山药 18g，生龙骨、生牡蛎各 15g，海螵蛸 6g，茜草 5g，小蓟 6g，生白芍 9g，阿胶 9g（烊化），鸡内金 6g，藕节 9g。

**按**：该患者的病情甚为特殊，故处方也需特殊，采用张锡纯"治血淋及尿血、大便下血、证之由于热者"的理血汤（生山药、生龙骨、生牡蛎、海螵蛸、茜草、生杭芍、白头翁、真阿胶）去白头翁加藕节、鸡内金。"其中山药、阿胶以补肾脏之虚……茜草、海螵蛸以化凝滞而兼能固其滑脱，龙骨、牡蛎以固其滑脱而兼能化其凝滞，芍药以利小便而兼能滋阴清热，所以投之无不效也。"

📖 **病例 3　张某，女，69 岁。**

**首诊**　1977 年 3 月 25 日。能食，大便偏干，小便尿白，有时尿道痛，有时有血块，腰困，手足烧，轻度头昏，能入寐，口干，小腹胀满痛。发病从前年开始后治愈，去年 8 月又复发，西医诊断为"肾炎"。舌尖红、有齿痕，苔薄白，脉沉无力、不弦不数。

当归 9g，生地黄 12g，甘草 5g，炒栀子 6g，小蓟 10g，炒蒲黄 6g，藕节 9g，滑石 12g，竹叶 9g，木通 6g，香附 6g，乌药 6g。

**按**：此为导赤散加炒蒲黄、藕节、小蓟等止血药，加竹叶、滑石、炒栀子清热通淋药，加行气止痛之香附、乌药。

**2 诊**　1977 年 3 月 27 日。服 3 月 25 日方，大便不甚干，小便尿血，呈黑紫色，有少量血块，小腹痛、拒按，腰困不明显，头昏，口干。

当归 9g，生地黄 12g，甘草梢 5g，炒栀子 6g，小蓟 9g，炒蒲黄 5g，藕节 9g，滑石 12g，香附 5g，乌药 5g，阿胶 9g（烊化），木通 6g，竹叶 6g，川续断 9g。

**按**：再加阿胶止血补血。

**3 诊**　1977 年 4 月 1 日。服 3 月 27 日方，大便不干，小便尿血，次数多但尿量少，血块减少，小腹时痛，腰稍困，头昏，口舌干，胃脘难受，能睡觉。

当归 9g，生地黄 12g，甘草梢 5g，炒栀子 6g，小蓟 10g，炒蒲黄 6g，藕节 9g，滑石 10g，阿胶 10g（烊化），竹叶 6g，川续断 10g，白茅根 10g，木通 6g，远志 5g。

**4 诊**　1977 年 4 月 5 日。服 4 月 1 日方，大便再未干，小便尿血，血量减少，仍有血块，小腹不痛，腰不困，头昏，口舌干，胃脘难受。

当归 9g，生地黄 12g，甘草梢 5g，炒栀子 6g，小蓟 10g，炒蒲黄 6g，藕节 9g，滑石 12g，阿胶 9g（烊化），竹叶 6g，川续断 12g，白茅根 10g，木通 6g，仙鹤草 12g。

**按：** 患者有时尿道痛，有时有血块，是湿热蕴积下焦，以致血热妄行，进而瘀血阻滞，血不循经而从小便出。治疗以生地黄、阿胶滋阴利水，甘草梢、滑石、白茅根、木通、炒栀子清热通淋，而炒蒲黄、藕节皆是止血凉血之品，香附、乌药行气止痛。

🎓 **病例 4　杨某，女，49 岁。**

首诊　1971 年 10 月 17 日。小便淋漓，带血块，溺时抽痛如刀犁一般，溺赤，脉细弱。

当归 9g，赤芍 9g，炒栀子 6g，甘草梢 5g，竹叶 6g，茯苓 9g，牛膝 9g，桃仁 5g，红花 5g，生地黄 12g，小蓟 9g，香附 5g，乌药 5g。

**按：** 小便淋漓，带血块，溺时抽痛如刀犁一般，显然为尿道出现瘀血阻滞而引起。在清热通淋的同时，加桃仁、红花活血化瘀，牛膝引血下行。

🎓 **病例 5　张某，男，59 岁。**

首诊　1974 年 3 月 3 日。能食，大便正常，小便尿血，溺时不痛，无其他不适，发病 2 个月，由饮酒引发，平素有高血压，睡眠不好，脉弦滑。

当归 9g，生地黄 15g，甘草梢 6g，炒栀子 6g，竹叶 6g，炒蒲黄 9g，藕节 9g，滑石 9g，木通 6g，小蓟 9g，阿胶 9g（烊化），仙鹤草 12g。

**按：** 酒为湿热之品，可使下焦湿热蕴积；又为辛辣之品，对于阳盛患者，饮酒可使邪火鸱张，以致血不归经而尿血。治疗则清热通淋，活血止血。

🎓 **病例 6　李某，男，23 岁。**

首诊　1974 年 3 月 8 日。从 1973 年 10 月开始，小便尿血，经治疗后，现在尿血已止，小便黄，腰偏左发困，有时手心烧，时口干，有时晚上出冷汗，能进食，大便正常，能入寐，舌苔白根稍黄，脉沉弱。

生、熟地黄各 9g，山茱萸 9g，山药 9g，牡丹皮 6g，茯苓 6g，泽泻 6g，白茅根 12g，杜仲 9g，菟丝子 12g，甘草 5g，竹叶 6g，枸杞子 9g，阿胶 9g（烊化）。

**按：** 肾阴虚之尿血患者，治疗以六味地黄丸滋补肾阴，再加清热止血之品。

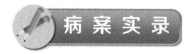

🎓 **病例 1　赵某，女，62 岁。**

首诊　1974 年 7 月 13 日。不欲食，大便正常，小便尿血，尿时尿道疼痛，腰困，发冷热，发病 5～6 年，近 1 个月逐渐严重。

当归 9g，生地黄 15g，甘草 5g，炒栀子 6g，竹叶 6g，小蓟 6g，炒蒲黄 6g，菟丝子 12g，藕节 9g，滑石 9g，木通 6g，仙鹤草 12g，杜仲 9g。

2 诊　1974 年 7 月 15 日。服 7 月 13 日方，食纳较多，小便尿血已无血块，鲜血也少，尿道痛减轻，尿后尿道灼烧。

照 7 月 13 日方，滑石加为 12g，加白茅根 15g。

🎓 **病例 2　范某，男，56 岁。**

首诊　1975 年 1 月 15 日。从 1 月 13 日开始，尿道不痛但尿血，当日即有 10 余次，尿色偏紫，有稠糊血状，小腹痛，难受不舒，腰痛困，尿色黄，大便今日偏溏，脉沉弱。

小蓟 6g，炒蒲黄 9g，藕节 9g，滑石 9g，木通 5g，生地黄炭 15g，当归 9g，甘草梢 5g，炒栀子 5g，竹叶 6g，焦杜仲 9g，乌药 5g，香附 5g，川续断 9g，仙鹤草 9g，山药 12g。

🎓 **病例 3　刘某，男，49 岁。**

首诊　1975 年 12 月 1 日。食纳好，大便正常，小腹疼痛而扎，小便有时不畅，1969 年因膀胱有良性瘤做手术。未做手术前有时尿血，手术后基本不再尿血，于 20 日前又尿血 3 日，之后再未尿血，脉沉不灵活。

当归 9g，茯苓 9g，甘草梢 5g，炒栀子 5g，白芍 9g，竹叶 6g，乌药 6g，香附 6g，炒蒲黄 6g，小蓟 6g，藕节 6g，通草 6g，滑石 6g。

🎓 **病例 4　王某，女，28 岁。**

首诊　1977 年 1 月 17 日。近日不欲食，大便正常，月经正常，小便尿血，1974 年尿血 1 次，1976 年 9 月尿血 1 次。近日又尿血已 3 日，尿时尿道不痛，尿色如酱血汤样，腰困，小腹困，手心昨晚烧甚，睡眠差，余无感觉。每次尿血都是由感冒引发，舌质稍赤，苔薄白，脉细。

生地黄炭 18g，甘草梢 6g，竹叶 9g，木通 6g，菟丝子 15g，川续断 12g，焦杜仲 12g，阿胶 9g（烊化），白茅根 15g，仙鹤草 12g，远志 6g，炒酸枣仁 15g。

🎓 **病例 5　张某，女，57 岁。**

首诊　1977 年 5 月 4 日。不欲食，口辣，大便正常，小便发赤，辅助检查示"膀胱有血"，尿道灼热，有时小便不利、赤，胸闷，腰困，腿疲，睡眠不实，心悸，小腹胀满，发病 20 日，舌苔白腻，脉沉弱无力。

当归 10g，茯苓 9g，炒栀子 6g，赤芍 9g，甘草 5g，滑石 12g，竹叶 9g，白茅根 12g，川续断 10g，乌药 6g，香附 5g，远志 6g，炒酸枣仁 12g，小蓟 9g，车前子 6g（包煎）。

🎓 **病例 6　易某，女，43 岁。**

首诊　1977 年 6 月 18 日。食欲不振，进食时恶心，大便正常，小便尿血，尿时尿道疼痛，尿次频数，尿中都是血，小腹痛，后腰困，有时站不起来，腰不痛，全身疲乏无力，下肢无力，有时手足心烧，头晕，失眠。原来经量特别多，吃过 2 剂中药，之后未再来。第 1 次发病是 5 月 23 日，尿血 1 天，经治疗血止，第 2 次是 6 月 12 日又尿 1 次，带血块，尿道灼热。舌质稍红，舌苔淡白，脉沉弱。

当归 9g，炒栀子 6g，生地黄 12g，小蓟 9g，藕节 9g，滑石 12g，炒蒲黄 6g，通草 6g，甘草梢 5g，竹叶 9g，瞿麦 9g，萹蓄 9g，乌药 6g，香附 6g，川续断 10g。

🎓 **病例 7　白某，男，44 岁。**

首诊　1980 年 11 月 16 日。食欲好，大便稍溏，腰轻度发困，余无不适，发病从

9月5日开始，小便时疼痛，尿血，住院治疗，现已出院。

熟地黄 15g，山药 10g，女贞子 9g，茯苓 6g，泽泻 6g，牡丹皮 6g，焦杜仲 12g，川续断 12g，狗脊 12g，菟丝子 15g，桑寄生 15g。

**按**：经住院治疗，尿血已经痊愈。现在须继续服用六味地黄丸，滋补肾阴，虚火得降，而尿血不再犯。

# 小 结

尿血虽然多由火旺引起，但有虚、实之分。实者为心火亢盛，移热于小肠，迫血妄行而致尿血，张子琳先生多采用导赤散再加清热止血之品。虚者为肾阴虚衰，水不济火，相火妄动，灼伤脉络，而见尿短赤带血，张子琳先生多采用六味地黄丸加止血之品。在临床上，引起尿血的病因可谓五花八门，有因饮酒引起的，有因肾炎、肾盂肾炎引起的，有因膀胱肿瘤引起的，也有老年妇女不明原因引起的。而处方则基本如下，万变不离其宗。

**标准方 1**：下焦湿热型

当归 9g，生地黄 12g，甘草梢 5g，炒栀子 6g，小蓟 10g，炒蒲黄 6g，藕节 9g，滑石 10g，阿胶 10g，竹叶 6g，川续断 10g，白茅根 10g，木通 6g，远志 5g。

**标准方 2**：瘀热混杂型

当归 9g，赤芍 9g，炒栀子 6g，甘草梢 5g，竹叶 6g，茯苓 9g，牛膝 9g，桃仁 5g，红花 5g，生地黄 12g，小蓟 9g，香附 5g，乌药 5g。

**标准方 3**：肾阴虚型

生、熟地黄各 9g，山萸黄 9g，山药 9g，牡丹皮 6g，茯苓 6g，泽泻 6g，白茅根 12g，杜仲 9g，菟丝子 12g，甘草 5g，竹叶 6g，枸杞子 9g，阿胶 9g（烊化）。

**标准方 4**：膀胱血瘤型

生山药 15g，生龙骨、生牡蛎各 12g，海螵蛸 6g，茜草 5g，小蓟 6g，生白芍 6g，阿胶 9g（烊化），鸡内金 6g（张锡纯经验方）。

# 第二十章　阳　痿

阳痿，是指青壮年男子，由于虚损、惊恐、湿热等原因，致使宗筋失养而弛纵，引起阴茎痿弱不起，临房举而不坚，或坚而不能持久的一种病证。《素问·阴阳应象大论》和《灵枢·邪气脏腑病形》称阳痿为"阴痿"，《灵枢·经筋》称之为"阴器不用"，在《素问·痿论》中又称为"筋痿"，"思想无穷，所愿不得，意淫于外，入房太甚，宗筋弛纵，发为筋痿"。《内经》把阳痿的病因归于"气大衰而不起不用""热则纵挺不收""思想无穷，所愿不得""入房太甚"，认识到气衰、邪热、情志和房劳可引起本病。《诸病源候论·虚劳阴痿候》说："劳伤于肾，肾虚不能荣于阴器，故痿弱也"，认为本病由劳伤及肾虚引起。《济生方·虚损论治》提出真阳衰惫可致阳事不举。《明医杂著·男子阴痿》指出除命门火衰外，郁火甚也可致阳痿。明代《景岳全书》立"阳痿"篇，始以阳痿名本病。阳痿的治疗主要从病因病机入手，属虚者宜补，属实者宜泻，有火者宜清，无火者宜温。

综观张子琳对于阳痿的治疗，基本上选用赞育丹。此方源于《景岳全书》，其药物组成：熟地黄、白术、当归、枸杞子、炒杜仲、仙茅、淫羊藿、巴戟天、山茱萸、肉苁蓉、韭子、蛇床子、附子、肉桂等。功效是补肾壮阳，养血滋阴，可适用于命门火衰和肾精不足所致的阳痿、早泄、遗精者。

## 典型病案

**病例 1　王某，男，49 岁。**

**首诊**　1973 年 5 月 10 日。食欲衰退，胃脘有时隐隐掣痛，嗳气，大便一般，小便频数，腰困痛，下肢酸困无力，足发憋，有发冷感，阳痿早泄，睾丸抽痛，有时阳缩，有时失眠，心慌，发病已 3 年，脉沉弱迟。

熟地黄 15g，山茱萸 9g，山药 9g，枸杞子 9g，菟丝子 15g，五味子 9g，覆盆子 9g，巴戟天 9g，补骨脂 9g，白术 9g，肉桂 6g，川牛膝 9g，陈皮 6g，砂仁 5g，远志 6g，炒酸枣仁 15g。

**按：**《素问·灵兰秘典论》曰："肾者作强之官，伎巧出焉。"马莳注曰："惟肾为能作强，而男女构精，人物化生，伎巧从是而出。"肾主骨生髓，主生长发育与生殖。故肾气充盛则筋骨强健，动作敏捷，精力充沛，生殖功能正常，胎孕得以化生。所以阳痿的发生与肾虚关系至为密切。该阳痿患者腰困痛，下肢酸困无力，足发憋，有发冷感，阳痿早泄，睾丸抽痛，有时阳缩，显为肾阳虚。治疗以六味丸去牡丹皮、泽泻，加壮阳之品，如肉桂、巴戟天、补骨脂，使肾阳足而能作强，阳痿得愈；有早泄，加菟丝子、枸杞子、覆盆子、五味子等。胃脘有时隐隐犁痛、嗳气，加白术、砂仁、陈皮健胃。

2 诊　1973 年 5 月 12 日。服 5 月 10 日方，小便频，睾丸抽，腰困痛，右腿酸困都好转，口干苦，脉沉弱。

照 5 月 10 日方，加麦冬 9g。

3 诊　1973 年 5 月 16 日。食欲、睡眠较好，比前几日好，昨日又小便频数，腰酸困，下肢无力，足发憋时冷，阳痿早泄，睾丸不适，阳缩，脉沉弱。

熟地黄 15g，山茱萸 9g，山药 9g，枸杞子 12g，菟丝子 18g，五味子 9g，覆盆子 9g，巴戟天 9g，补骨脂 9g，肉桂 8g，远志 6g，炒酸枣仁 15g，桑螵蛸 12g，白术 9g，陈皮 6g，砂仁 5g，党参 15g，麦冬 9g。

**按：**阳痿，与人体气血不足有关，故加党参、白术补气；肉桂也加大剂量，以壮肾阳；加桑螵蛸固涩小便。

4 诊　1973 年 5 月 19 日。服 5 月 16 日方，小便频较轻，腰时酸困，下肢无力右甚，足发憋，阳痿好转，脉沉弱。

照 5 月 16 日方，加益智仁 6g，乌药 6g。

**按：**小便频，再加益智仁、乌药固涩之。

5 诊　1973 年 5 月 26 日。小便已能提着，时频数，腰酸缓解，下肢乏力，足憋缓解，不发冷，已能举阳，脉沉弱。

熟地黄 15g，山药 9g，山茱萸 9g，枸杞子 12g，菟丝子 18g，五味子 9g，覆盆子 9g，巴戟天 9g，补骨脂 9g，肉桂 6g，远志 6g，炒酸枣仁 15g，桑螵蛸 12g，白术 9g，砂仁 5g，党参 15g，麦冬 9g。

6 诊　1973 年 5 月 29 日。服 5 月 26 日方，小便频自觉大有好转，左腰困，左腿酸减轻，已能兴阳，小便能提，足轻抽，脉较有力。

照 5 月 26 日方，加川牛膝 9g。

7 诊　1973 年 6 月 7 日。因停药时间长，又小便频数，腰酸，足憋，能举阳，时间不长，阴茎往内抽缩，脉沉弱。

照 5 月 26 日方继服。

8 诊　1973 年 6 月 9 日。服 5 月 26 日方，仍小便频数，有抽缩感，腰酸、腿困、足憋见好，能举阳，时不久，抽甚时阴茎缩，口干，脉虚弱。

熟地黄 18g，山药 9g，山茱萸 9g，枸杞子 12g，菟丝子 18g，五味子 9g，覆盆子 9g，巴戟天 9g，补骨脂 9g，肉桂 6g，桑螵蛸 12g，川牛膝 9g，白术 9g，茯苓 9g，党参 15g，麦冬 9g，砂仁 5g，

9 诊　1973 年 7 月 3 日。服 6 月 9 日方，小便近日又频，有抽搐感，腰酸腿困减轻，兴阳也差，口干苦，手足烧憋，食睡好，消化差，脉沉弱。

照 6 月 9 日方，去山茱萸，加女贞子 10g，地骨皮 12g。

10 诊　1973 年 7 月 10 日。服 7 月 3 日方，小便频好转，时抽搐，腰酸腿困同前，口干苦，手足烧、阳痿较好，脉沉弱较有力。

熟地黄 18g，山药 9g，女贞子 9g，枸杞子 12g，菟丝子 18g，五味子 9g，巴戟天

9g，补骨脂 9g，肉桂 6g，远志 6g，炒酸枣仁 15g，桑螵蛸 12g，白术 9g，砂仁 5g，党参 15g，麦冬 9g，石斛 12g。

**按**：此患者非单纯的阳痿早泄，更伴有一定的精血亏虚、小便频、消化不良等情况，故组方不仅顾及其肾之阴阳，也要兼顾其津液不足、筋失濡养、滑脱不固等。以健脾益气、燥痰化湿之品，配合补益肝肾、滋阴补血、涩精固脱之品，奏滋阴补阳、安神固精之功效。

**病例 2　武某，男，39 岁。**

首诊　1974 年 9 月 13 日。食欲好，二便一般，身体发软，睡眠不实，手足心烧，阳痿，发病 10 余日，脉沉弱。

熟地黄 12g，白术 9g，当归 9g，枸杞子 9g，杜仲 9g，仙茅 6g，巴戟天 6g，山茱萸 9g，淫羊藿 6g，肉苁蓉 9g，韭子 6g，蛇床子 6g，党参 9g，锁阳 6g，地骨皮 15g，远志 5g，炒酸枣仁 12g。

**按**：以赞育丹加减治疗阳痿。身体发软，加党参补气；手足心烧加地骨皮清虚热；睡眠不实加远志、炒酸枣仁，去附子，恐其太热。锁阳能益精兴阳、养筋起痿，多用于肾虚痿证。

2 诊　1974 年 9 月 17 日。服 9 月 13 日方，仍阳痿不起，食欲不振，失眠，手足心烧，身体发软，脉较有力。

熟地黄 15g，白术 9g，当归 9g，枸杞子 9g，杜仲 12g，仙茅 6g，巴戟天 9g，山茱萸 9g，淫羊藿 9g，肉苁蓉 12g，蛇床子 6g，党参 9g，锁阳 9g，远志 6g，炒酸枣仁 15g，砂仁 5g，神曲 6g，肉桂 6g。

**按**：食欲不振，加砂仁、神曲。

3 诊　1974 年 9 月 23 日。服 9 月 17 日方，食欲、睡眠较好，阳痿有所好转，脉较有力。

照 9 月 17 日方，继服。

4 诊　1974 年 9 月 25 日。服药后，食欲、睡眠均好转，阳痿亦好转，手足不烧，脉沉。

照 9 月 17 日方，去炒酸枣仁、神曲，继服。

5 诊　1974 年 9 月 27 日。服药后，食欲、睡眠均好转，阳痿仍差，不发烧，脉较弦大。

照 9 月 25 日方，继服。

6 诊　1974 年 9 月 29 日。服药后，征象有所好转，阳痿情况仍存在，余症均好转，脉沉不弦。

照 9 月 25 日方，继服。

7 诊　1974 年 10 月 1 日。服药后，征象无变化，阳痿情况亦好转，脉已有力。

照 9 月 17 日方，继服。

8 诊　1974 年 10 月 4 日。服药后，征象同前，阳痿好转，尚未复原，脉已有力。

照 9 月 17 日方，熟地黄加为 18g，肉苁蓉加为 15g。

9 诊　1974 年 10 月 6 日。服 10 月 4 日方，无变化，阳痿虽能兴起，但坚持时间尚不长，脉沉。

熟地黄 18g，白术 9g，当归 9g，枸杞子 12g，杜仲 12g，仙茅 6g，巴戟天 9g，山茱萸 9g，淫羊藿 9g，肉苁蓉 15g，蛇床子 6g，党参 9g，锁阳 9g，砂仁 5g，肉桂 6g，附子 5g。

**按：** 加附子，增强兴阳作用。

10 诊 1974 年 10 月 9 日。服 10 月 6 日方，阳痿还不能持久，余无不适，脉沉较有力。

照 10 月 6 日方，附子加为 6g，加菟丝子 12g。

**按：** 患者阳痿早泄，发病 10 余日，由肾虚引起，以赞育丹补益肾之阴阳，佐以补气、健脾、交通心肾之品。根据病情变化，调整药味，随症治之。只是此病绝非三日两日可以痊愈的，西医学认为是性神经衰弱，是一种难治的疾病。

**病例 3 王某，男，30 岁。**

首诊 1980 年 6 月 23 日。食欲好，二便一般，口干，患阳痿早泄 2 年余，嘈杂吐酸，睡眠差，舌红，苔白，脉沉弱。

熟地黄 15g，山茱萸 9g，枸杞子 10g，肉苁蓉 10g，焦杜仲 12g，淫羊藿 15g，仙茅 9g，韭子 9g，巴戟天 9g，当归 10g，白术 9g，蛇床子 6g，远志 6g，炒酸枣仁 15g，党参 10g。

**按：** 此阳痿早泄，取用赞育丹予以治疗。因肾阳虚症状不明显，故去肉桂、附子；患病已 2 年余，加党参补气，睡眠差又加远志、炒酸枣仁。

2 诊 1980 年 7 月 7 日。服 6 月 23 日方，口苦干涩，阳痿、早泄、滑精，腰腿困麻，舌质红，苔薄白，脉沉弱。

熟地黄 15g，山茱萸 9g，枸杞子 9g，肉苁蓉 9g，杜仲 10g，淫羊藿 12g，仙茅 6g，韭子 6g，巴戟天 9g，当归 10g，山药 10g，蛇床子 5g，远志 6g，炒酸枣仁 15g，辽沙参 10g，麦冬 9g，五味子 5g。

**按：** 口苦干涩，加辽沙参、麦冬、五味子，养阴生津。

3 诊 1980 年 7 月 15 日。服 7 月 7 日方，食欲好，口干苦涩见轻，阳痿稍好转，余症同前，腰腿困麻同前，睡眠差。

熟地黄 15g，山药 9g，枸杞子 9g，肉苁蓉 9g，杜仲 10g，淫羊藿 12g，仙茅 6g，韭子 6g，麦冬 9g，辽沙参 10g，五味子 6g，当归 10g，山茱萸 9g，蛇床子 6g，远志 6g，炒酸枣仁 18g，夜交藤 12g。

4 诊 1980 年 7 月 26 日。服 7 月 15 日方，食欲好，口干苦涩同前，阳痿无好转，腰腿困麻缓解，睡眠好，右腋窝痒，舌大有齿痕、尖红，苔薄白，脉沉弱。

熟地黄 15g，山药 9g，山茱萸 9g，肉苁蓉 9g，杜仲 10g，淫羊藿 12g，韭子 6g，仙茅 6g，麦冬 10g，辽沙参 10g，五味子 6g，当归 10g，蛇床子 8g，远志 6g，炒酸枣仁 15g，合欢花 9g，石斛 10g，枸杞子 9g，地肤子 10g，白鲜皮 10g。

**按：** 右腋窝痒，加地肤子、白鲜皮止痒消疹。

5 诊 1980 年 8 月 5 日。服 7 月 26 日方，食欲好，口干，阳痿同前，腰困见好，腿仍困，睡眠好，右腋窝痒见轻，舌苔白，有齿痕，脉沉虚弱无力。

熟地黄 18g，山药 9g，山茱萸 9g，肉苁蓉 10g，杜仲 12g，淫羊藿 12g，仙茅 6g，韭子 6g，辽沙参 12g，麦冬 10g，五味子 6g，蛇床子 6g，当归 9g，远志 6g，炒酸枣仁 15g，石斛 12g，枸杞子 9g，菟丝子 12g，白鲜皮 10g，地肤子 10g，阳起石 9g。

按：加阳起石，以增强治疗阳痿作用。《本草纲目》曰："阳起石，右肾命门气分药也，下焦虚寒者宜用之。"

6 诊　1980 年 8 月 22 日。食欲好，口干，阳痿同前，腰困见好，下肢困无力，右腋窝痒，睡眠好，舌苔淡白，有齿印，脉沉弱较有力。

熟地黄 18g，山药 9g，山茱萸 9g，肉苁蓉 10g，杜仲 12g，淫羊藿 12g，仙茅 6g，韭子 6g，麦冬 12g，石斛 12g，蛇床子 6g，川牛膝 9g，黄芪 15g，辽沙参 15g，五味子 5g，乌梅 3g。

按：口干，又加石斛、乌梅生津止渴；加黄芪以补气。

7 诊　1980 年 8 月 28 日。服 8 月 22 日方，食欲好，口干，阳痿同前，腰不困，下肢困无力好转，右腋窝痒，睡眠好，吐白痰多，舌苔白，有齿印，脉沉弱已有力。

熟地黄 18g，山药 9g，山茱萸 9g，肉苁蓉 10g，杜仲 12g，淫羊藿 12g，仙茅 6g，韭子 6g，麦冬 12g，石斛 12g，蛇床子 6g，川牛膝 9g，黄芪 15g，辽沙参 15g，五味子 5g，乌梅 3 个，橘红 9g，半夏 9g。

按：吐白痰多，加橘红、半夏以祛痰。

8 诊　1980 年 9 月 5 日。服 8 月 28 日方，食欲好，口十，阳痿清晨起兴、时不长，腰困见好，下肢无力，吐痰少，右腋窝痒，舌苔白，齿印减少，脉沉。

熟地黄 18g，山药 9g，山茱萸 9g，肉苁蓉 10g，杜仲 12g，淫羊藿 12g，仙茅 6g，韭子 6g，麦冬 12g，石斛 12g，川牛膝 10g，黄芪 15g，辽沙参 15g，五味子 5g，乌梅 3 个，橘红 6g，半夏 9g，茯苓 9g。

按：阳痿清晨起兴、时不长，已显效。

9 诊　1980 年 10 月 8 日。服 9 月 5 日方，食、睡、二便正常，口干见好，阳痿，清晨有起兴感觉，不能坚持时间长，近日间断服三肾丸，又不如前几日兴阳，腰困见好，下肢发冷酸困无力，右腋窝痒亦不严重，舌质稍淡，齿印仍有，苔正常，脉沉。

熟地黄 18g，山茱萸 9g，山药 9g，肉苁蓉 10g，杜仲 12g，淫羊藿 12g，仙茅 6g，韭子 6g，川牛膝 12g，黄芪 15g，白芍 9g，桂枝 9g，茯苓 6g，党参 9g，五味子 5g，麦冬 9g，蛇床子 6g，生姜 3 片，大枣 3 枚。

按：下肢发冷酸困无力，加桂枝汤调和营卫，通阳祛寒。

10 诊　1980 年 10 月 13 日。服 10 月 8 日方，食欲、睡眠好，口不干，阳痿同前，腰困见好，膝仍困，腿冷，近日被汽车碰伤，腿发肿，舌苔薄白，脉沉弱。

熟地黄 16g，山茱萸 9g，山药 9g，肉苁蓉 10g，杜仲 12g，淫羊藿 9g，仙茅 6g，韭子 6g，川牛膝 9g，黄芪 12g，白芍 9g，茯苓 6g，蛇床子 6g，金银花 15g。

按：汽车碰伤，腿发肿，加金银花清热消肿。

11 诊　1980 年 10 月 20 日。服 10 月 13 日方，食欲好，睡眠多梦，口干见好，阳痿临时能兴阳 4～5 分钟，眼不困，腿冷无力，汽车碰伤见好，还常肿痛，脉沉弱。

熟地黄 15g，山茱萸 9g，山药 9g，肉苁蓉 10g，杜仲 12g，淫羊藿 9g，仙茅 6g，韭子 6g，川牛膝 9g，黄芪 12g，白芍 9g，茯苓 6g，蛇床子 6g，金银花 15g，远志 5g，炒酸枣仁 9g。

12 诊 1980 年 12 月 4 日。服 10 月 20 日方，食欲、二便正常，睡眠好，口不干，阳痿见轻，能兴阳 4～5 分钟，腰不困，腿不冷，右脚四、五趾痛，舌红，苔白，脉沉。

熟地黄 18g，枸杞子 9g，山药 10g，肉苁蓉 10g，焦杜仲 12g，附子 5g，肉桂 5g，仙茅 6g，淫羊藿 10g，韭子 6g，巴戟天 6g，当归 9g，白术 9g，蛇床子 6g，荆芥穗 5g，玄参 12g。

**按：**口不干，腰不困，腿不冷，稍加附子、肉桂以补肾壮阳。

13 诊 1980 年 12 月 15 日。服 12 月 4 日方，食欲、二便正常，睡眠好，阳痿已坚，但不能长时间坚持，腿冷困，脉沉。

熟地黄 18g，枸杞子 9g，山药 10g，肉苁蓉 10g，焦杜仲 12g，附子 5g，肉桂 3g，仙茅 6g，淫羊藿 10g，韭子 6g，巴戟天 6g，当归 9g，白术 9g，玄参 12g，麦冬 9g，荆芥穗 6g，菊花 10g。

**按：**服用肉桂、附子，已显效，于是继续服用。

14 诊 1980 年 12 月 24 日。服 12 月 15 日方，食欲、二便正常，睡眠好，阳痿已坚，但仍不能长时间坚持，腿冷困，头晕，口干，舌苔薄白，脉沉弱。

熟地黄 18g，枸杞子 9g，山药 10g，肉苁蓉 10g，焦杜仲 12g，附子 5g，肉桂 5g，仙茅 6g，淫羊藿 10g，韭子 6g，巴戟天 6g，当归 9g，白术 9g，麦冬 12g，菊花 9g，川牛膝 9g，蛇床子 6g。

**按：**头晕口干，加麦冬、菊花。

15 诊 1981 年 1 月 10 日。服 1980 年 12 月 24 日方，食欲、二便正常，能入睡，阳痿已坚，阳物发困，早泄，不能长时间坚持，轻咳嗽，舌苔白，脉沉弱。

熟地黄 18g，枸杞子 9g，山药 10g，肉苁蓉 10g，焦杜仲 12g，附子 5g，肉桂 5g，仙茅 6g，淫羊藿 9g，韭子 6g，巴戟天 9g，当归 9g，白术 9g，麦冬 9g，菊花 9g，川牛膝 9g，蛇床子 6g。

16 诊 1981 年 1 月 19 日。服 1 月 10 日方，食欲、二便正常，睡眠好，阳痿无大变化，能坚持 3～4 分钟，不咳嗽，口干思水，下肢冷，舌红，苔白，脉沉弱。

熟地黄 18g，枸杞子 9g，山药 10g，肉苁蓉 10g，焦杜仲 12g，附子 3g，肉桂 5g，仙茅 6g，淫羊藿 9g，韭子 6g，巴戟天 9g，当归 9g，白术 9g，麦冬 9g，川牛膝 9g，蛇床子 6g。

**按：**患者长期阳痿早泄，需长期坚持治疗才可得愈，现经过服用赞育丹数月，终于有了希望。中途亦夹有外伤、皮癣、吐痰、口干、腿困等病证，一并予以治疗。赞育丹是治疗阳痿的验方，尤其是加用附子、肉桂后，效果马上显现，值得重视。

🌑 **病例 4** 智某，男，31 岁。

首诊 1981 年 5 月 2 日。食欲好，二便正常，睡眠有时差，有时口干，自汗，结婚 3 个月，阴茎勃起无力，腰憋，舌质红，苔淡白，脉沉弱。

熟地黄 15g，白术 9g，当归 10g，枸杞子 9g，焦杜仲 9g，仙茅 6g，巴戟天 6g，女贞子 9g，淫羊藿 9g，肉苁蓉 10g，韭子 6g，蛇床子 5g，党参 9g，龙骨、牡蛎各 15g，浮小麦 15g。

**按：**此阳痿患者，仍然以赞育丹为主治疗。在 20 世纪 80 年代，山茱萸比较缺乏，往往以女贞子代替。该患者有自汗症状，加龙骨、牡蛎、浮小麦止汗。

2 诊　1981 年 5 月 7 日。服 5 月 2 日方，食欲、二便正常，睡眠好，阳痿变化不大，自汗，口不干，舌淡苔白，脉沉。

熟地黄 15g，枸杞子 10g，山药 15g，肉苁蓉 9g，焦杜仲 12g，附子 5g，肉桂 5g，仙茅 6g，淫羊藿 10g，韭子 6g，巴戟天 6g，当归 9g，白术 9g，蛇床子 6g，黄芪 10g，防风 6g。

**按：**右归丸，即八味丸去茯苓、牡丹皮、泽泻，加杜仲、枸杞子、炙甘草。而此次处方仍然是赞育丹加减，因自汗加黄芪、防风、白术，即玉屏风散。

3 诊　1981 年 5 月 14 日。服 5 月 7 日方，阳痿略有好转，自汗见好，口干见好，舌苔淡白，脉沉弱。

熟地黄 15g，枸杞子 10g，山药 15g，肉苁蓉 9g，焦杜仲 12g，附子 5g，肉桂 5g，仙茅 6g，淫羊藿 9g，韭子 6g，巴戟天 6g，当归 10g，白术 9g，蛇床子 6g，黄芪 12g，阳起石（研）9g。

**按：**加肉桂、附子后，效果很快显现。此患者结婚 3 个月来有阳痿的表现，可知其主要病因在肾阳虚耗。方以赞育丹加减补肾壮阳、作强固精，实肾气，补肾精，而阳痿得以痊愈。

# 小　结

从上面的病案看，在遇到阳痿患者时，张子琳先生往往采用赞育丹，其中以六味地黄丸去牡丹皮、泽泻坐底，再加韭子、仙茅、巴戟天、蛇床子、肉苁蓉、淫羊藿这些有兴阳作用的药物。肾阳虚明显者，肉桂、附子是必不可少的。如阴虚明显，则不用肉桂、附子，而用沙参、麦冬，甚至把熟地黄改为生地黄，手足烧加牡丹皮、地骨皮；睡眠差加远志、炒酸枣仁；有遗精者合金锁固精丸。气虚则加党参，或者东参、红参，有时也加黄芪。

总之，张子琳先生在治疗阳痿时最经常使用的还是赞育丹。

**标准方 1：**赞育丹加减

熟地黄 15g，山茱萸 9g，山药 9g，枸杞子 9g，菟丝子 15g，五味子 9g，覆盆子 9g，巴戟天 9g，补骨脂 9g，白术 9g，肉桂 6g，川牛膝 9g，陈皮 6g，砂仁 5g，远志 6g，炒酸枣仁 15g。

**标准方 2：**伴有缩阳症状者

熟地黄 18g，女贞子 9g，山药 9g，牡丹皮 6g，茯苓 6g，泽泻 6g，附子 5g，肉桂 5g，枸杞子 9g，焦杜仲 12g。

# 第二十一章 遗　精

　　遗精，有梦遗与滑精之分，有梦而遗精者，名为梦遗；不因梦感或见色而精自滑出者，名为滑精，是指因脾肾亏虚，精关不固，或火旺湿热，扰动精室所致的以不因性生活而精液频繁遗泄为临床特征的病证。

　　本病的记载，始见于《内经》，《灵枢·本神》说："怵惕思虑则伤神，神伤则恐惧，流淫而不止……恐惧而不解则伤精，精伤则骨酸痿厥，精时自下"，叙述了遗精的病因。遗精一证，在《金匮要略·血痹虚劳病脉证并治》中称"失精"和"梦失精"，并提出了治疗的方药。《诸病源候论·虚劳病诸候》指出本病的病机有肾气虚弱和见闻感触等："肾气虚弱，故精溢也。见闻感触，则动肾气，肾藏精，今虚弱不能制于精，故因见闻而精溢出也。"《医宗必读·遗精》指出五脏之病皆可引起遗精："苟一脏不得其正，甚则必害心肾之主精者焉。"

　　本病应结合脏腑，分虚实而治。本病的发病因素主要有房室不节、先天不足、用心过度、思欲不遂、饮食不节、湿热侵袭等。遗精的病位主要在肾和心，并与肝、脾密切相关。病机主要是君相火旺，扰动精室；湿热痰火下注，扰动精室；劳伤心脾，气不摄精；肾精亏虚，精关不固。

## 典型病案

**病例 1　康某，男，19 岁。**

首诊　1970 年 11 月 17 日。面部发生湿疹，经常遗精，出虚汗，腰困，发病年余，脉沉弱。

生龙骨、生牡蛎各 15g，莲须 6g，金樱子 9g，芡实 15g，山药 15g，五味子 6g，菟丝子 15g，枸杞子 9g，党参 9g，黄芪 12g，当归 9g。

**按：** 张子琳先生对于一般遗精患者，采用最多的就是金锁固精丸。此方功用为固肾涩精，用于治疗肾虚不固，遗精滑泄，神疲乏力，四肢酸软，腰痛耳鸣。其组成为沙苑子、芡实、莲须、龙骨（煅）、牡蛎（煅），用莲子粉煮糊为丸。同时还加金樱子、菟丝子、枸杞子、五味子。因出虚汗，加黄芪、党参，以补气固表。

2 诊　1970 年 11 月 25 日。服药后再未发现遗泄，出冷汗见好，腰有时困，手足冷，脉沉弱。

照 11 月 17 日方，加桂枝 9g，白芍 9g，炙甘草 6g，生姜 3 片，大枣 3 枚。

**按：** 因出冷汗，手足冷，加桂枝汤辛温通阳。

3 诊　1970 年 11 月 28 日。服药后再未泄精，不出冷汗，腰有时困，手足冷，脉沉弱。

照 11 月 25 日方，继服。

**病例 2　张某，男，19 岁。**

首诊　1972 年 11 月 30 日。遗精已 1 年余，食欲、二便正常，余无感觉，有时有梦，有时不梦而遗，脉虚弦。

金锁固精丸 1 盒，照说明服。

2 诊　1972 年 12 月 28 日。遗精 1 年余，平均 5 日遗精 1 次。

生龙骨、生牡蛎各 15g，山药 15g，芡实 15g，金樱子 9g，五味子 6g，莲须 6g，熟地黄 12g，山茱萸 9g，吴茱萸 6g。

按：丸药似乎作用不大，故将金锁固精丸改为汤剂，再加熟地黄、山茱萸补肾。

3 诊　1973 年 1 月 7 日。服 1972 年 12 月 28 日方，泄精好转，仍遗精。

龙骨、牡蛎各 15g，山药 15g，芡实 15g，金樱子 9g，五味子 9g，莲须 6g，熟地黄 15g，山茱萸 9g，炙甘草 6g，菟丝子 12g，枸杞子 9g。

按：效果不太明显，再加菟丝子、枸杞子、五味子。

4 诊　1973 年 1 月 13 日。服药后遗精未再发生，余无不适。

照 1 月 7 日方，山茱萸改为女贞子 9g。

按：坚持治疗，终于治愈。

**病例 3　车某，男，37 岁。**

首诊　1972 年 12 月 14 日。滑精，食欲差，二便正常，身疲无力，腰困，左前臂及两侧髋骨发麻，出汗，睡眠差，发病 2 个月，脉沉弱。

党参 15g，白术 12g，云茯苓 12g，炙甘草 5g，黄芪 24g，当归 12g，川芎 6g，白芍 9g，川续断 9g，狗脊 12g，枸杞子 9g，五味子 6g，龙骨、牡蛎各 15g，金樱子 6g，莲须 6g，陈皮 6g，建曲 6g。

按：身疲无力、腰困是气血两虚、脾肾两虚的表现，先以八珍汤加黄芪补气补血，用金锁固精丸补肾固精治疗遗精。

2 诊　1973 年 1 月 19 日。泄精已明显好转，腰困缓解，髋不麻，出汗少，脉沉弱。

党参 12g，白术 12g，茯苓 9g，炙甘草 6g，黄芪 30g，当归 12g，川芎 6g，白芍 9g，川续断 9g，狗脊 12g，枸杞子 9g，五味子 6g，龙骨、牡蛎各 15g，金樱子 9g，莲须 6g，陈皮 6g，菟丝子 12g。

按：既然症状有所减轻，就加大剂量，继续治疗。

**病例 4　刘某，男，30 岁。**

首诊　1974 年 4 月 11 日。咽喉上嗓痛，发火发干，音哑较好，鼻干不甚，肩背部冷，头晕，无发热，消化差，腰困，身困痛，稍滑精，脉沉。

桔梗 6g，甘草 5g，玄参 12g，麦冬 9g，金银花 9g，生龙骨、生牡蛎各 15g，芡实 15g，山药 9g，沙苑蒺藜 9g，莲须 6g，谷芽 9g，菟丝子 9g，枸杞子 9g，陈皮 6g。

按：咽喉上嗓痛，发火发干，加桔梗、甘草、玄参、麦冬、金银花，养阴清热。

2 诊　1974 年 4 月 15 日。服 4 月 11 日方，咽喉上嗓有硬核、时痛、发干，眼发火，音哑见轻，鼻不干，肩背冷，头晕见好，时滑精，腰困缓解，手时烧，足跟弯酸痛，白黏痰多，牙龈肿，脉沉。

桔梗 6g，甘草 5g，玄参 12g，麦冬 9g，贝母 9g，金银花 12g，生龙骨、生牡蛎各 15g，芡实 15g，山药 9g，沙苑蒺藜 12g，莲须 6g，菟丝子 12g，枸杞子 9g，石斛 12g，熟地黄 12g。

**按**：上嗓有硬核，白黏痰多，牙龈肿，加贝母、石斛。

🎓 **病例 5** 王某，男，36 岁。

首诊 1976 年 3 月 11 日。近日咳嗽，吐痰，头晕已消失，食欲差，腹稍微憋，梦遗，腿困，手汗多，脉沉弱。

山药 15g，莲子 9g，陈皮 6g，鸡内金 6g，龙骨 15g，牡蛎 15g，金樱子 9g，莲须 6g，芡实 15g，川牛膝 9g，五味子 6g，炙甘草 5g，乌药 6g，神曲 6g。

**按**：该患者可谓多灾多难，各种疾病此起彼伏，绵延不绝。这次主要是梦遗，治疗采用金锁固精丸；食欲差，就用山药、莲子、陈皮、鸡内金、神曲之类。

2 诊 1976 年 3 月 16 日。服 3 月 11 日方，食欲较好，嘈杂，左少腹胀满痛，肝区憋痛，耳鸣，背腰胯腿困，手汗少，小便黄少、面目浮肿，脉沉弱。

山药 15g，莲子 9g，陈皮 6g，鸡内金 6g，龙骨、牡蛎各 15g，芡实 15g，金樱子 9g，莲须 6g，五味子 6g，白芍 9g，柴胡 5g，苏梗 9g，香附 6g，乌药 6g，菟丝子 12g，枸杞子 9g，狗脊 12g，川牛膝 9g 。

**按**：肝区憋痛，加白芍、柴胡、苏梗、香附疏肝理气。

3 诊 1976 年 3 月 18 日。服 3 月 16 日方，食欲尚可，嘈杂缓解，眼模糊，服药后肚腹凝痛，肝区不痛、仍憋，耳鸣，腰胯腿困缓解，手汗少。

山药 15g，莲子 9g，党参 9g，陈皮 6g，鸡内金 6g，龙骨、牡蛎各 12g，五味子 6g，炒白芍 9g，菟丝子 12g，白术 9g，炙甘草 5g，菊花 9g，桑白皮 9g。

4 诊 1976 年 3 月 20 日。服 3 月 18 日方，食欲正常，稍嘈杂，眼仍浮肿，腹凝痛，肝区发困，腰腿困缓解，手有汗，脉沉较有力。

山药 15g，莲子 9g，陈皮 6g，鸡内金 6g，龙骨、牡蛎各 15g，五味子 6g，炒白芍 9g，菟丝子 12g，白术 9g，炙甘草 5g，桑白皮 9g，茯苓皮 12g，冬瓜皮 12g，泽泻 9g，茯苓 9g，生黄芪 9g。

**按**：遗精已愈，又出现眼浮肿、手有汗，加生黄芪、桑白皮、茯苓皮、冬瓜皮、陈皮、泽泻、茯苓利尿消肿。

🎓 **病例 6** 高某，男，18 岁。

首诊 1977 年 12 月 20 日。食欲、睡眠好，手轻微颤动，但不经常发生，昨日未泄精，笑亦很少，头不晕，舌苔白淡，脉沉。

茯苓 12g，半夏 9g，陈皮 6g，竹茹 6g，胆南星 6g，远志 6g，石菖蒲 6g，炒酸枣仁 15g，炙甘草 9g，浮小麦 24g，龙骨、牡蛎各 15g，沙苑蒺藜 15g，芡实 15g，山药 15g，莲须 6g，枳壳 6g，大枣 8 枚，当归 9g。

**按**：本案为癫症，患者喜欢笑，采用温胆汤合甘麦大枣汤治疗。还伴有遗精症状，以金锁固精丸治疗。

2 诊 1978 年 1 月 7 日。服 1977 年 12 月 20 日方，食纳、睡眠好，手颤震不明显，又泄精 1 次，于 6～7 日前洗澡后感冒，体温 37℃，经服用四环素体温降至正常，但感冒后又引起多笑的症状，早晨起床头稍晕，大便日 2～3 次，不成形，小便正常。

茯苓 9g，半夏 9g，陈皮 6g，胆南星 6g，远志 6g，石菖蒲 6g，炒酸枣仁 15g，枳壳 6g，炙甘草 9g，浮小麦 30g，龙骨、牡蛎各 15g，沙苑蒺藜 12g，芡实 15g，山药 12g，莲须 6g，五味子 6g，金樱子 9g，当归 9g，大枣 7 枚。

**按：** 金樱子酸涩收敛，功专固涩，适用于肾虚精滑、遗精、遗尿等。《证治准绳》方水陆二仙丹，即以金樱子、芡实为丸服，治疗遗精、白浊、小便频数。

3 诊 1978 年 1 月 16 日。服 1 月 7 日方，食纳、睡眠好，手颤振再未发作，再未遗泄，多笑亦见好，头晕见好，大便日 2～3 次，不成形，小便正常，脉沉缓和。

茯苓 9g，半夏 9g，陈皮 6g，胆南星 6g，远志 6g，石菖蒲 6g，炒酸枣仁 15g，枳壳 6g，炙甘草 9g，小麦 30g，龙骨、牡蛎各 15g，山药 15g，五味子 6g，莲须 6g，当归 9g，大枣 7 枚。

📖 **病例 7 闫某，男，24 岁。**

**首诊** 1978 年 6 月 16 日。食欲差，大便一般，小便黄，有滑精随小便而出，腰困，下肢发软，肢体无力，睡眠不足，白天神志迷糊，口干，手足心烧，头昏，舌苔白腻，脉沉弱。发病 2～3 年。

熟地黄 15g，山药 9g，女贞子 9g，茯苓 6g，泽泻 6g，牡丹皮 6g，焦杜仲 12g，狗脊 12g，枸杞子 9g，菟丝子 15g，麦冬 9g，五味子 6g，川牛膝 9g，地骨皮 12g，辽沙参 10g，龙骨、牡蛎各 12g，菊花 10g，远志 6g，炒酸枣仁 15g。

**按：** 这种有滑精、随小便而出的病证，在西医看来，通常是由前列腺炎引起的。腰困，下肢发软，肢体无力，是肾虚的表现，治疗以六味地黄丸为坐底方。滑精则用五味子、菟丝子、龙骨、牡蛎固涩，炒酸枣仁、远志安神镇静。而心神不宁，亦能促使精液自遗，正如尤在泾所谓："动于心者，神摇于上，则精遗于下也。"

2 诊 1980 年 7 月 11 日。食欲好，大便不消化，日便 2～3 次，小便饮水少时黄，有时滑精，阳痿，下肢软，肢体无力，睡眠近日好，口干，手足烧，头晕，舌苔白淡薄，脉虚弦大。

熟地黄 15g，山药 9g，女贞子 9g，茯苓 6g，泽泻 6g，牡丹皮 6g，焦杜仲 12g，沙苑蒺藜 12g，菟丝子 15g，枸杞子 9g，龙骨、牡蛎各 15g，五味子 6g，辽沙参 12g，麦冬 9g，地骨皮 12g，莲须 12g，金樱子 12g，远志 6g，川牛膝 9g。

**按：** 隔 1 年余后又诊，这次还是以前的坐底方，多了几味金锁固精丸的成分和金樱子。

3 诊 1980 年 7 月 14 日。服 7 月 11 日方，食欲好，消化差，大便日 2～3 次，不太稀，小便饮水少时黄，最近无滑精，阳痿，下肢软困，口干轻，手足时烧，头晕，腰困甚，舌苔白少津，脉弦大。

熟地黄 15g，山药 9g，女贞子 9g，茯苓 6g，泽泻 6g，牡丹皮 6g，焦杜仲 9g，沙苑蒺藜 12g，菟丝子 15g，枸杞子 9g，龙骨、牡蛎各 15g，五味子 6g，辽沙参 9g，麦冬 9g，金樱子 9g，莲须 6g，川牛膝 9g，淫羊藿 9g，阳起石 9g。

**按：** 遗精有所好转，还有阳痿的症状，加淫羊藿、阳起石以壮阳。

4 诊 1980 年 7 月 28 日。食欲、大便正常，小便不黄，近日未滑精，腰困腿软见好，口时干，手足仍烧，头晕见好，失眠亦见好，阳痿不明显。

熟地黄 15g，山药 9g，女贞子 9g，茯苓 6g，泽泻 6g，牡丹皮 6g，焦杜仲 9g，沙苑蒺藜 15g，菟丝子 15g，龙骨、牡蛎各 15g，辽沙参 10g，麦冬 9g，金樱子 9g，阳起石 9g，淫羊藿 9g，远志 6g，炒酸枣仁 15g，当归 15g，炙甘草 5g。

**按**：患者患遗精、滑泄证，是由于精关不固，导致精液流失。肾气不足，可见腰困，下肢发软，肢体无力。心血不足，则睡眠不足，白天神志迷糊。治疗以熟地黄、女贞子、山药、泽泻、牡丹皮、茯苓组成的近似六味地黄丸为基础方，滋阴补肾；炒酸枣仁、龙骨、牡蛎、远志安神宁心；手足心热、口干用牡丹皮、地骨皮、麦冬、辽沙参治疗。着重取金锁固精丸的成分治疗遗精。药后食欲见好，小便颜色逐渐变淡，是脾肾功能增强的表现。3 诊、4 诊时加入淫羊藿、阳起石，增强温肾壮阳之力，使阳痿得以好转。

**病例 8 杨某，男，23 岁。**

首诊 1970 年 11 月 2 日。患者为居住在深山大岭处的贫苦农民，右胁痛，不欲食，饭后呕恶，泛酸，泄精，偏坠，身软，脉沉弦。

当归 9g，柴胡 5g，白芍 9g，郁金 6g，片姜黄 9g，香附 9g，茯苓 9g，半夏 9g，陈皮 9g，砂仁壳 5g，神曲 9g，鸡内金 9g，生龙骨、生牡蛎各 15g，芡实 15g，沙苑蒺藜 12g，炙甘草 5g。

**按**：该患者因终日过度辛勤劳动，用力不当而胁痛；又长期饮食不周，而引发肝胃不和之呕恶、泛酸。地处寒湿，脾肾受损而有遗泄。张子琳治疗本证时，一方面以柴胡、白芍、郁金、片姜黄、香附治疗右胁痛；另一方面以二陈汤加砂仁壳、神曲、鸡内金治疗不欲食、饭后呕恶、泛酸。以金锁固精丸治疗遗精。处方可谓殚精竭虑、面面俱到。

2 诊 1970 年 11 月 15 日。右胁痛见轻，食欲好转，仍呕吐泛酸，泄精，偏坠，身软，脉沉弦较缓。

当归 9g，柴胡 5g，白芍 9g，郁金 6g，片姜黄 9g，香附 6g，茯苓 9g，半夏 9g，陈皮 6g，砂仁壳 6g，生龙骨、生牡蛎各 15g，芡实 15g，金樱子 6g，莲须 6g，炙甘草 6g，党参 9g。

3 诊 1970 年 11 月 21 日。右胁痛好转，能食，呕吐，泄精见好，偏坠，发软，脉沉弱弦。

当归 6g，柴胡 5g，白芍 9g，郁金 6g，片姜黄 6g，香附 6g，茯苓 9g，半夏 9g，陈皮 6g，砂仁壳 6g，生龙骨、生牡蛎各 15g，芡实 12g，炙甘草 6g，党参 9g，白术 9g。

**按**：各种症状均有好转，加党参、白术以健脾强身。

4 诊 1971 年 7 月 2 日。泄精背困，食欲、二便正常，脉沉弱。

生龙骨、生牡蛎各 15g，芡实 15g，五味子 6g，蒺藜 9g，莲须 6g，金樱子 9g，川续断 9g，枸杞子 9g，菟丝子 12g，山药 15g。

**按**：着重治疗泄精背困。

5 诊 1971 年 7 月 8 日。泄精背困缓解，食欲、二便正常，脉沉弱。

生龙骨、生牡蛎各 15g，芡实 15g，五味子 6g，沙苑蒺藜 9g，莲须 6g，金樱子 9g，菟丝子 15g，远志 6g，茯神 9g，夜交藤 12g，柏子仁 9g，炙甘草 6g，阿胶 9g（烊化），山茱萸 9g，熟地黄 15g，白芍 9g，枸杞子 9g，川续断 9g。

**按：** 加熟地黄、山茱萸补肾；加远志、茯神、夜交藤、柏子仁、阿胶养血安神。

6 诊　1971 年 7 月 25 日。仍有时泄精，背困见好，全身酸困，发软无力，颈、右胁手摸疼痛，食欲、二便正常，脉弦。

生龙骨、生牡蛎各 15g，芡实 15g，五味子 6g，沙苑蒺藜 9g，莲须 6g，金樱子 9g，菟丝子 15g，远志 6g，当归 9g，白芍 9g，柴胡 3g，香附 6g，郁金 6g，枸杞子 9g，炙甘草 5g，山药 12g，川续断 9g。

7 诊　1971 年 8 月 4 日。服药后泄精已轻，背困已显著见好，仍酸困，右胁摸着感觉痛，小便短，脉缓和。

生龙骨、生牡蛎各 15g，芡实 15g，五味子 6g，莲须 6g，菟丝子 15g，远志 6g，当归 9g，白芍 9g，柴胡 3g，枸杞子 9g，熟地黄 12g，山茱萸 9g，炙甘草 5g，郁金 6g。

8 诊　1971 年 8 月 19 日。近日泄精已少，背困僵，右胁痛，小便不利，脉沉有力。

熟地黄 15g，山药 9g，山茱萸 9g，茯苓 6g，泽泻 6g，牡丹皮 6g，五味子 5g，生龙骨、生牡蛎各 15g，莲须 6g，金樱子 6g，芡实 15g，当归 9g，白芍 9g，柴胡 3g，枸杞子 9g。

9 诊　1971 年 10 月 11 日。服药后遗精好转，背僵困，有时右胁疼痛、痒，左上肢灼痛，手僵，两手脉较缓和。

白芍 15g，桂枝 3g，生龙齿 15g，生牡蛎 18g，生、熟地黄各 9g，远志 6g，茯苓 9g，何首乌 9g，柏子仁 9g，金樱子 9g，山茱萸 9g，菟丝子 15g，阿胶 9g（烊化），炙甘草 5g。

**按：** 左上肢灼痛，加桂枝、白芍温通经络。

10 诊　1971 年 11 月 1 日。能纳食，大便不畅，小便正常，遗精，腰困见轻，皮肤痒，右胁痛，左上肢发木，面痒，脉虚弦。

当归 9g，柴胡 5g，白芍 9g，香附 6g，郁金 6g，川芎 6g，生龙骨、生牡蛎各 15g，金樱子 9g，莲须 6g，熟地黄 12g，山茱萸 9g，菟丝子 12g，火麻仁 15g，酒大黄 5g，芡实 15g。

11 诊　1971 年 11 月 25 日。又泄精，背僵困，右胁痛，左上肢灼痛，脉沉弱。

生龙骨、生牡蛎各 15g，芡实 15g，莲须 6g，金樱肉 9g，山药 15g，五味子 6g，当归 9g，白芍 9g，香附 6g，柴胡 5g，桑寄生 12g，川续断 9g，菟丝子 15g。

12 诊　1971 年 12 月 6 日。泄精见好，背僵困，右胁时痛，左上肢灼痛缓解，脉沉弱。

照 11 月 25 日方，加川芎 6g，红花 5g，鸡血藤 9g，桑枝 15g。

13 诊　1971 年 12 月 29 日。泄精好转，背僵困，右胁痛见好，左上肢发木，脉沉弱。

生龙骨、生牡蛎各 15g，芡实 15g，莲须 6g，金樱子 6g，五味子 6g，当归 9g，白芍 9g，柴胡 5g，香附 6g，丹参 9g，红花 5g，桑寄生 12g，川续断 9g。

14 诊　1972 年 3 月 8 日。仍遗精，背时僵困，右胁痛，左上肢木，左睾丸下坠，脉弦。

茯苓 9g，陈皮 9g，半夏 9g，甘草 5g，柴胡 5g，升麻 3g，葛根 6g，生龙骨、生牡蛎各 15g，莲须 6g，金樱子 9g，芡实 15g，五味子 6g。

**按：**左睾丸下坠，加柴胡、升麻、葛根升提之。

15 诊 1972 年 4 月 2 日。服药后胁痛，上肢木，泄精，睾丸下坠，脉较有力。

茯苓 9g，半夏 9g，陈皮 9g，甘草 6g，柴胡 5g，升麻 5g，葛根 9g，天冬 9g，熟地黄 12g，黄柏 6g，竹叶 9g，炒栀子 6g，辽沙参 9g，草豆蔻 5g。

16 诊 1972 年 7 月 17 日。胁痛，遗精，尿频，上肢痛麻，睾丸下坠，小腹痛，冲顶，泛酸水，身体发软，脉弦滑。

云茯苓 12g，半夏 9g，陈皮 6g，炙甘草 5g，白芍 9g，柴胡 5g，生龙骨、生牡蛎各 15g，五味子 6g，菟丝子 15g，香附 6g，乌药 6g，牛膝 9g，芡实 15g，莲须 6g，草豆蔻 5g，吴茱萸 3g，益智仁 6g。

17 诊 1972 年 7 月 31 日。服药后胁痛、遗精、尿频、睾丸下坠均减轻，小腹痛已愈，仍泛酸，身软及上肢痛麻。

云茯苓 12g，半夏 9g，陈皮 6g，炙甘草 5g，白芍 9g，柴胡 5g，生龙骨、生牡蛎各 15g，五味子 6g，菟丝子 15g，香附 6g，乌药 6g，牛膝 9g，芡实 15g，莲须 6g，草豆蔻 6g，吴茱萸 5g，益智仁 6g。

**按：**仍泛酸，加草豆蔻、吴茱萸温胃制酸止呕。

18 诊 1972 年 8 月 5 日。右胁痛，遗精，尿频，吐酸水，冲顶，腹鸣，睾丸下坠，脉沉弱。

云茯苓 12g，半夏 9g，陈皮 6g，炙甘草 5g，白芍 9g，柴胡 5g，生龙骨、生牡蛎各 15g，五味子 6g，菟丝子 15g，香附 6g，乌药 6g，牛膝 9g，芡实 15g，莲须 6g，草豆蔻 6g，吴茱萸 6g，益智仁 6g，黄连须 3g。

**按：**吴茱萸、黄连组成的方剂为左金丸，治疗肝火旺盛，左胁作痛，吐酸吞酸的病证。1972 年，当时由于缺乏黄连，只有黄连根部的须毛，叫黄连须，聊胜于无吧。

19 诊 1972 年 8 月 20 日。服药后右胁痛、遗精缓解，小便正常，吐酸缓解，冲顶缓解，腹鸣好转，睾丸下坠、发痒，左膊发麻，脉沉弱稍弦。

茯苓 12g，半夏 9g，陈皮 9g，炙甘草 5g，白芍 9g，柴胡 5g，香附 6g，乌药 6g，生龙骨、生牡蛎各 15g，芡实 15g，莲须 6g，五味子 6g，菟丝子 15g，牛膝 9g，草豆蔻 6g，吴茱萸 6g，益智仁 6g，黄连须 3g，升麻 3g。

20 诊 1972 年 8 月 26 日。服药后胁痛，似遗精，吐酸，冲顶好转，腹鸣，睾丸下坠，有时痒，左膊发麻。

云茯苓 12g，半夏 9g，陈皮 6g，炙甘草 5g，白芍 9g，柴胡 5g，香附 6g，乌药 5g，生龙骨、生牡蛎各 15g，芡实 15g，五味子 6g，莲须 6g，菟丝子 15g，牛膝 9g，砂仁 5g，吴茱萸 5g，益智仁 6g，升麻 3g，金樱子 6g。

21 诊 1972 年 9 月 11 日。服药后仍胁痛，吐酸吐饭，冲顶，遗精，腹鸣，睾丸下坠，有时痒，左胳膊发麻。

云茯苓 12g，半夏 9g，陈皮 6g，炙甘草 5g，白芍 9g，柴胡 5g，香附 6g，乌药 5g，生龙骨、生牡蛎各 15g，芡实 15g，五味子 6g，莲须 6g，菟丝子 15g，牛膝 9g，吴茱萸 5g，益智仁 6g，升麻 2.4g，金樱子 9g，草豆蔻 6g。

22 诊　1972 年 9 月 25 日。仍胁痛，时吐酸吐饭，时冲顶，仍泄精，腹不鸣，睾丸下坠，左上肢麻痛，发火，脉弦。

茯苓 12g，半夏 9g，陈皮 6g，炙甘草 5g，白芍 12g，柴胡 5g，香附 6g，苏梗 9g，郁金 6g，生龙骨、生牡蛎各 15g，芡实 15g，莲须 6g，金樱子 9g，吴茱萸 5g，草豆蔻 5g，五味子 6g，菟丝子 12g。

23 诊　1972 年 10 月 29 日。胁压痛，顶冲缓解，上肢发麻木，腰背困，遗精，尿白，睾丸下坠，脉弦。

白芍 9g，柴胡 5g，香附 6g，苏梗 9g，郁金 6g，生龙骨、生牡蛎各 15g，芡实 15g，山药 15g，莲须 6g，金樱子 9g，五味子 6g，菟丝子 15g，云茯苓 9g，黄芪 15g，炙甘草 6g，枸杞子 9g，萆薢 9g，益智仁 5g。

24 诊　1972 年 11 月 3 日。服药后诸症见轻。

照 10 月 29 日方，黄芪加为 21g，五味子加为 9g，芡实加为 30g，山药加为 30g。

**按：** 诸症见轻，加大黄芪剂量以补气，增强抗病能力。

25 诊　1972 年 11 月 19 日。胁痛，麻木，腰背困，遗泄，脉弦。

白芍 12g，柴胡 5g，香附 6g，苏梗 9g，郁金 6g，生龙骨、生牡蛎各 15g，芡实 15g，山药 15g，五味子 6g，黄芪 15g，桑枝 15g，丝瓜络 12g，炙甘草 5g，菟丝子 12g，枸杞子 9g。

**按：** 麻木，加黄芪补气，桑枝、丝瓜络通经活络。

26 诊　1972 年 11 月 25 日。胁痛缓解，仍麻木，发痒，腰背困，遗精、遗尿，脉弦。

照 11 月 19 日方，菟丝子加为 15g，加党参 9g，薏苡仁 15g。

27 诊　1972 年 12 月 4 日。胁痛轻，仍然麻木痒，腰背困，遗精缓解，遗尿，脉弦较缓。

白芍 12g，柴胡 5g，香附 6g，苏梗 9g，郁金 6g，生龙骨、生牡蛎各 15g，芡实 15g，山药 15g，五味子 6g，黄芪 24g，桑枝 24g，丝瓜络 12g，炙甘草 6g，菟丝子 15g，枸杞子 9g，党参 15g，当归 9g，川芎 6g。

28 诊　1972 年 12 月 15 日。胁痛减，仍上身麻木刺痒，腰背困，多尿，泄精减，脉沉弱。

照 12 月 4 日方，加桑螵蛸 15g。

29 诊　1972 年 12 月 23 日。胁痛减，麻木痒，腰背困，尿少长，泄精，脉沉弱。

照 12 月 4 日方，黄芪加为 30g。

**按：** 经过多日治疗，各种症状都有所减轻，最后加大黄芪剂量补气，以巩固疗效。

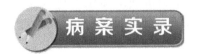

### 病案实录

🎓 **病例 1**　朱某，男，48 岁。

首诊　1973 年 1 月 12 日。能食，二便正常，脐腹有块，往上顶冲不下去，发病

10 余年，经常泄精，泄后腹内更难受，肾囊冷，脉沉弱。

生龙骨、生牡蛎各 15g，芡实 15g，山药 15g，五味子 9g，金樱子 9g，莲须 6g，黄芪 15g，党参 12g，白术 9g，肉桂 6g，炙甘草 6g。

**按**：肾阳虚，引起肾关不固而遗精，加肉桂温之，加黄芪、党参、白术补之。

2 诊 1973 年 1 月 15 日。服 1 月 12 日方，头一夜泄精 1 次，后来再未发生，比以前精神好，脐腹结块同前且往上顶，倍感难受，脉沉弱。

半夏 9g，槟榔 6g，当归 9g，陈皮 9g，杏仁 9g，肉桂 6g，茯苓 12g，炙甘草 5g，川芎 6g，枳壳 6g，吴茱萸 6g，炒小茴香 9g，怀牛膝 9g，广木香 5g。

**按**：遗精稍好，而冲顶难受，采用《三因极一病证方论》之散聚汤治疗。其组成为半夏、槟榔、当归、陈皮、杏仁、桂心、茯苓、炙甘草、附子、川芎、枳壳、厚朴、吴茱萸。主治：气机郁结，痰湿内阻，血行不畅，致生积聚，随气上下，发作有时，心腹绞痛，攻刺腰胁，上气窒塞，喘咳满闷，小腹鼓胀，大小便不利。

《医方考》曰："是方名曰散聚者，所以散六腑之聚气耳。盖中气之道，热则弛张，弛张弗聚也；寒则收引，收引则气斯聚矣。故桂心、附子、吴茱萸辛热之品也，半夏，陈皮辛温之品也，川芎、当归、杏仁辛润之品也，辛则能散聚，热则能壮气，温者能和中，润者能泽六腑；乃茯苓、甘草之甘平，可以使之益胃；而槟榔、枳壳、厚朴、大黄则皆推陈之品也。"张子琳治疗奔豚、积气、冲顶等，经常采用此方。

3 诊 1973 年 1 月 21 日。脐腹结块，往上顶冲，顶上来心烦难堪，并伴有遗精，泄精后更加难以支持，脉沉弱。

生龙骨、生牡蛎各 15g，芡实 15g，山药 15g，五味子 9g，金樱子 9g，莲须 6g，黄芪 18g，党参 15g，白术 12g，肉桂 6g，炙甘草 6g。

**按**：奔豚未除，而遗精又犯，加补气药再治遗泄。

4 诊 1973 年 1 月 25 日。仍遗精，脉沉弱。

照 1 月 21 日方，芡实加为 30g，加龙齿 30g，锁阳 9g。

**按**：增加治疗遗精的药物。锁阳，能益精兴阳，养筋起痿，多用于肾虚痿证，功类肉苁蓉。

5 诊 1973 年 1 月 27 日。服 1 月 25 日方，仍遗精，脐腹痛，腹块顶冲，泛酸水，脉沉弱较有力。

照 1 月 21 日方，加干姜、吴茱萸各 6g。

**按**：一派寒象，加干姜、吴茱萸暖胃散寒。

6 诊 1973 年 3 月 3 日。遗精 4 日 1 次，脐腹痛见轻，泛酸水，腹有结块，脉沉弱较有力。

照 1 月 21 日方，肉桂加为 7.5g，加干姜 9g，吴茱萸 7.5g，锁阳 9g。

7 诊 1973 年 3 月 16 日。泄精，3～4 日 1 次，脐腹不痛，仍顶冲，不泛酸水，腹内硬块仍有，脉沉弱。

生龙骨、生牡蛎各 15g，芡实 15g，山药 15g，五味子 9g，金樱子 9g，莲须 6g，黄芪 24g，党参 15g，白术 12g，肉桂 6g，锁阳 9g，干姜 6g，吴茱萸 6g，炙甘草 6g。

**按**：该患者下焦寒水互结，凝成结块，水寒泛滥，而顶冲难堪。肾气不足，肾关不固而遗精。治疗可谓顾此失彼，一时很难取效。几剂药下来，效果并不显著。从西医角度看，应该是神经症的表现。

**病例2 智某，男，31岁。**

首诊 1973年1月16日。不能多食，疲倦乏力，腰困，泄精，口干，脉细弱。

山药15g，莲子9g，陈皮6g，鸡内金6g，建曲6g，炙甘草5g，石斛12g，玉竹9g，麦冬9g，芡实15g，金樱子6g，莲须6g，生龙骨、生牡蛎各15g，五味子5g，枸杞子9g，菟丝子12g，焦杜仲9g。

**病例3 贾某，男，56岁。**

首诊 1976年5月15日。食欲好，大便、小便正常，肌肉消瘦，出汗多，近日连续遗精2～3次，腰有发热感觉，脉沉弱数。

熟地黄15g，山药9g，女贞子9g，云茯苓6g，泽泻6g，牡丹皮6g，盐黄柏3g，知母5g，生龙骨、生牡蛎各15g，沙苑蒺藜12g，五味子6g，金樱子9g，莲须6g，炒芡实12g。

2诊 1976年12月4日。食欲、二便正常，腰有时困而发热，口干不欲饮水，睡眠多梦，泄精，舌苔腻厚，脉沉弱。

白术9g，茯苓9g，山药12g，莲子9g，芡实15g，生龙骨、生牡蛎各15g，金樱子9g，莲须6g，菟丝子15g，石斛15g，枸杞子9g，麦冬9g，五味子6g，山茱萸9g，当归9g，远志6g，生地黄15g，神曲6g，陈皮6g。

3诊 1977年6月11日。想食，遗精，其他一切均好，有时腰困，有发热感觉，脉沉较前有力。

生龙骨、生牡蛎各15g，金樱子9g，莲须6g，沙苑蒺藜12g，五味子6g，菟丝子12g，枸杞子9g，牡丹皮6g。

4诊 1978年12月24日。咳嗽发热、大便干等症状均消失。现症：食欲好，二便一般，睡眠好，不出虚汗，手足不烧，有时背部冷困，近日夜梦遗精2次，舌苔滑润，脉沉虚弦。

生地黄18g，山茱萸9g，山药9g，茯苓6g，泽泻6g，牡丹皮6g，知母6g，黄柏6g，金樱子6g，生龙骨、生牡蛎各15g，沙苑蒺藜12g，五味子6g，莲须6g。

5诊 1979年4月24日。咳嗽见轻，吐痰少，眼干，眼模糊见轻，手心烧，足烧，食、便、睡眠均正常，近间10日以内遗精3次，服1978年12月24日方药后约100日未泄精，上眼皮浮肿，舌苔白，脉弦数。

生地黄18g，女贞子9g，山药9g，茯苓6g，泽泻6g，牡丹皮6g，知母5g，黄柏5g，金樱子9g，莲须6g，生龙骨、生牡蛎各15g，沙苑蒺藜12g。

6诊 1979年4月28日。服4月24日方，咳嗽见轻，中午有时咳嗽，吐痰不多，眼干，有时眼模糊，手心轻烧，足烧见好，食纳、睡眠好，咽干微痛，再未遗精，浮肿好，舌苔白，脉缓和不弦数。

生地黄18g，女贞子9g，山药9g，茯苓6g，泽泻6g，牡丹皮6g，知母6g，黄柏5g，金樱子9g，莲须15g，五味子6g，沙苑蒺藜12g，麦冬9g，玄参9g。

7诊 1980年3月20日。能食，消化差，大便、小便正常。近日遗精，春节后遗精 3 次。右腰困，手心烧，口干苦，时头晕，能入寐，舌苔淡白，脉沉弱。

生龙骨、生牡蛎各 15g，山药 15g，金樱子 9g，莲须 6g，麦冬 9g，五味子 6g，菟丝子 15g，菊花 9g，地骨皮 12g，焦杜仲 10g。

8 诊 1980 年 12 月 28 日。于 12 月 13 日感冒，17 日即不发热。现症：已能食，消化差，二便好，泄精，疲乏，出汗，口酸，头闷，舌苔薄白，脉沉。

山药 12g，莲子 9g，陈皮 6g，茯苓 9g，鸡内金 6g，生龙骨、生牡蛎各 15g，沙苑蒺藜 15g，莲须 6g，金樱子 6g，菟丝子 15g，菊花 9g。

9 诊 1980 年 12 月 31 日。服 12 月 28 日方，消化见好，未遗精，出汗，头闷减轻，腰低热，口时酸，口仍黏，眼模糊不清。

生地黄 15g，山药 9g，女贞子 9g，牡丹皮 6g，地骨皮 12g，枸杞子 9g，菊花 9g，生龙骨、生牡蛎各 15g，沙苑蒺藜 12g，莲须 6g，菟丝子 15g，金樱子 6g，石斛 12g。

10 诊 1981 年 1 月 4 日。服 1980 年 12 月 31 日方，消化好，未遗泄，出汗见好，腹鸣，头闷缓解，腰发热，口不酸，口黏，唇干，眼模糊，手烧，脉右手数。

生地黄 15g，山药 9g，女贞子 9g，牡丹皮 6g，地骨皮 12g，枸杞子 9g，菊花 9g，生龙骨、生牡蛎各 15g，沙苑蒺藜 12g，莲须 6g，菟丝子 15g，金樱子 6g，石斛 15g，麦冬 9g，茯苓 6g，泽泻 6g。

11 诊 1981 年 1 月 11 日。服 1 月 4 日方，消化、遗泄、出汗、肠鸣等症都消失，余症劳累时仍发作，但较轻，舌苔淡白，脉沉弱。

生地黄 15g，山药 9g，女贞子 9g，牡丹皮 6g，地骨皮 10g，枸杞子 9g，菊花 9g，生龙骨、生牡蛎各 12g，沙苑蒺藜 12g，莲须 6g，菟丝子 15g，麦冬 9g，茯苓 6g，泽泻 6g。

12 诊 1981 年 1 月 26 日。服 1 月 11 日方，消化已好转，遗精，不出汗，肠不鸣，舌苔白薄，脉沉弱。

生地黄 15g，女贞子 9g，山药 9g，牡丹皮 6g，枸杞子 9g，生龙骨、生牡蛎各 12g，菟丝子 15g，茯苓 6g，泽泻 6g，辽沙参 9g，麦冬 9g，五味子 5g。

13 诊 1981 年 3 月 26 日。食欲、睡眠均好转，遗精 1 月余未犯，性急和受热时出虚汗，眼模糊，头轻度发晕，二便正常，舌苔薄白时黄，脉沉弱。

当归 9g，川芎 5g，白芍 9g，生地黄 15g，牡丹皮 9g，地骨皮 12g，菊花 9g，沙苑蒺藜 12g，生龙骨、生牡蛎各 15g，浮小麦 15g，麻黄根 6g，五味子 6g。

14 诊 1981 年 4 月 11 日。2 个月滑精未犯，昨日又连续遗精 2 次，腰轻度发困，二便一般，舌苔白少津，脉沉弱。

熟地黄 15g，女贞子 9g，山药 9g，牡丹皮 6g，茯苓 6g，泽泻 6g，生龙骨、生牡蛎各 15g，沙苑蒺藜 12g，莲须 6g，金樱子 6g，菟丝子 15g，五味子 6g，枸杞子 9g，芡实 15g。

15 诊 1981 年 4 月 15 日。服 4 月 11 日方，服药后未遗泄，腰困缓解，眼模糊，食欲、二便正常，有时口干苦，舌苔白已润，脉沉有力。

熟地黄 15g，女贞子 9g，山药 9g，牡丹皮 6g，茯苓 6g，泽泻 6g，生龙骨、生牡蛎各 15g，沙苑蒺藜 15g，莲须 6g，金樱子 6g，菟丝子 15g，五味子 6g，枸杞子 9g，芡实 15g，麦冬 9g，菊花 9g。

16 诊　1981 年 4 月 20 日。服 4 月 15 日方，未遗泄，腰困缓解，眼模糊，食欲好，大便偏干，小便正常，口干苦，舌苔淡白，脉沉弦。

照 4 月 15 日方，熟地黄改为生地黄，剂量不变，加火麻仁 12g。

17 诊　1981 年 6 月 19 日。食欲好，大便一般，又遗精 4 次。腰稍困，有发热感觉，小便饮水少，时发黄，有时口苦，不过很少，时头晕，舌质淡苔白，脉右手弦数，左手不数弦。

生地黄 15g，女贞子 9g，山药 9g，牡丹皮 6g，茯苓 6g，泽泻 6g，生龙骨、生牡蛎各 15g，沙苑蒺藜 15g，莲须 6g，金樱子 6g，菟丝子 15g，芡实 12g，麦冬 9g，枸杞子 9g，菊花 10g，五味子 5g。

18 诊　1981 年 9 月 30 日。服 6 月 19 日方，经过 2 个月时间，遗精 2 次。现症：食、睡、二便均一般，腰不困，有时手烧，口黏不苦，时头晕，舌根腻黄、前端少津色红，脉沉弱。

熟地黄 8g，生地黄 8g，女贞子 9g，山药 9g，牡丹皮 6g，茯苓 6g，泽泻 6g，生龙骨、生牡蛎各 15g，沙苑蒺藜 15g，金樱子 6g，菟丝子 15g，芡实 12g，枸杞子 9g，菊花 10g，五味子 5g，辽沙参 10g，麦冬 9g，莲须 6g。

19 诊　1981 年 10 月 11 日。服 9 月 30 日方，近日因劳累过度，于昨日遗精 1 次，食欲、二便正常，睡眠好，口黏咽黏，时腰困，舌苔稍黄少津，脉沉弱。

生龙骨、生牡蛎各 15g，熟地黄 8g，生地黄 9g，女贞子 9g，山药 9g，牡丹皮 6g，茯苓 6g，泽泻 6g，沙苑蒺藜 15g，金樱子 9g，菟丝子 15g，芡实 12g，枸杞子 9g，莲须 6g，麦冬 10g，石斛 15g。

20 诊　1981 年 10 月 23 日。服 10 月 11 日方，药后未泄精，食欲好，大便正常，小便白天正常，晚上 2～3 次，睡眠一般，口唇黏，舌苔少干燥，脉沉弱。

生地黄 9g，熟地黄 9g，女贞子 9g，山药 9g，牡丹皮 6g，茯苓 6g，泽泻 6g，生龙骨、生牡蛎各 15g，沙苑蒺藜 15g，金樱子 9g，菟丝子 15g，芡实 12g，枸杞子 9g，莲须 6g，麦冬 10g，石斛 15g，菊花 9g，五味子 6g。

**按：**肾阴虚患者，通常是相火亢盛引起遗精，加用知母、黄柏之类治疗。平时也多口干、头晕，所以在使用六味地黄丸时，加用生地黄，以滋阴降火。

🎓 **病例 4　翟某，男，22 岁。**

首诊　1980 年 7 月 20 日。来信诉：患遗泄已 7 年，由年幼无知时手淫引起，每隔 10 日遗 1 次，初系梦遗，以后滑精。用有熟地黄的药，反而遗得更勤，以后服过丸药 1 料，其方：金樱子、覆盆子、刺猬皮、女贞子、枸杞子、牡蛎，服后精神好，梦遗滑精亦止。但身体消瘦，全身无力，当时工作分配开了拖拉机，受强烈的颠覆震动影响，病情更加严重。1978 年转入学校，服过许多药品无效。现症：食纳、二便、睡眠还好，无阳痿的现象，唯消瘦无力、音声低微、眼角深青等体衰病况，舌色淡红，脉沉细。从得病以来，一直小便黄。当小便很黄时，预示病变复发，服过黄柏、生地黄、牡丹皮等药也不退。

萆薢 10g，川黄连 3g，黄柏 6g，茯苓 10g，泽泻 9g，薏苡仁 15g，沙苑蒺藜 12g，芡实 15g，山药 15g，菟丝子 15g，生龙骨、生牡蛎各 15g，莲须 6g。水煎，早晚空腹温服。

**按：** 既然服用补肾固精的药不效，且小便很黄时，预示病变复发，说明是下焦有湿热内蕴。处方以萆薢分清泌浊，川黄连、黄柏清理湿热，薏苡仁、泽泻、茯苓利湿。适当加一些固涩精关药物，以观后效。

2 诊　1980 年 8 月 24 日。服 7 月 20 日方 10 剂后，精神比以前稍有好转，小便仍发黄，不浊，服药以来未发生明显的遗精。以前服西药镇静剂会好转，但喝酒则加剧。

**按：** 前列腺炎患者最忌讳喝酒，一喝酒则可使前列腺炎加剧。

3 诊　1980 年 9 月 14 日。来信诉称：8 月 24 日方未收到，以致患者至今已连服 7 月 20 日方 23 剂，自觉精神状况比以前好转，其他未发生任何异常现象。食欲、二便、睡眠正常，小便同以前一样色黄，偶尔发现梦滑，小便后也不带白滴，腰腿都不痛。病情严重时感觉无法集中精力，头昏眼花，不想说话，脑子更是反应迟钝，记忆力严重减退，几年来性格也发生了变化。

照 7 月 20 日方方继续服用。

**🎓 病例 5　吴某，男，26 岁。**

首诊　1980 年 9 月 28 日。今年春季得病，开始 3～5 日遗精 1 次，见色阴茎易举而有精液流出，全身无力，腰痛，小腿内侧痛，左侧较甚，尿时有时痛，尿道口有时痒，有时疼痛难忍，睾丸后不敢压，大便先干后稀，头晕，早上清醒，晚上胀满，睡眠不好，有时心悸，白天也怕声响，脉搏 60 次/分钟。小便提不住，尿完后有尿不尽的感觉，在半小时后这种感觉才消失，另外肛门深处阵痛。近日思想负担大，无食欲，饭后嗳气。

当归 12g，白芍 12g，炒栀子 9g，茯苓 9g，甘草 5g，薏苡仁 15g，土茯苓 15g，萆薢 9g，枸杞子 9g，菟丝子 15g，莲须 6g，生龙骨、生牡蛎各 15g，沙苑蒺藜 15g，香附 6g，乌药 6g，竹叶 9g，萹蓄 10g，瞿麦 10g，覆盆子 10g。

**按：** 湿热引起的前列腺炎之遗精症状，治疗以五淋散加萹蓄、瞿麦、竹叶、土茯苓治疗小便痛，萆薢、薏苡仁治疗尿浊。

2 诊　1980 年 12 月 28 日。来信诉：服 9 月 28 日方 28 剂后，遗精减缓，现 5～6 日 1 次，有时是梦遗，腰仍痛，阴茎仍不规则阵痛，阴茎头仍有红肿与痒痛，小便时有尿不出的感觉，会阴部难受，小腹一阵阵剧痛，睡眠好转，后脑勺闷痛，睾丸部痛，常出汗，小便黄，大便先干后溏。

当归 12g，白芍 12g，炒栀子 9g，茯苓 9g，甘草 5g，枸杞子 9g，菟丝子 15g，焦杜仲 12g，莲须 6g，生龙骨、生牡蛎各 15g，香附 6g，竹叶 9g，乌药 6g，土茯苓 15g，薏苡仁 15g。

3 诊　1981 年 5 月 8 日。来信诉称：感觉已经转好，尿路基本不痛，腿比较有劲、轻松，腰痛减轻，直立回头时腰无感觉，唯独时有尿不尽感，尿轻度黄，小腿用力多时有痛感。

照 1980 年 12 月 28 日方，继服。

4 诊　1981 年 7 月 3 日。来信诉称：近 6 日遗精 3 次，左侧腰部明显疼痛，阴茎根时有阵阵痛感，尿有时痛，但不太明显。6 月 15 日患痢疾，至 22 日方开始好转，两条小腿像冻木一样难受。

当归 10g，白芍 10g，炒栀子 9g，茯苓 9g，甘草 5g，竹叶 9g，生龙骨、生牡蛎各 15g，金樱子 9g，莲须 6g，沙苑蒺藜 15g，山药 15g，薏苡仁 15g，焦山楂 9g，焦槟榔 6g，黄连 3g，木香 5g，枸杞子 9g，焦杜仲 10g。

**按：**合并痢疾，加黄连、木香、焦山楂、焦槟榔，清利湿热。

5 诊　1981 年 9 月 6 日。来信诉称：患急性痢疾住院 10 余日而痊愈。唯有小便有尿不尽感，两小腿有时乏，近日每晚遗精，滑精不止，到现在已 8 日，有时 1 夜滑精 2 次，阴茎根部和阴茎头有时痛，但不重，夜里口干醒，喝水后很快仍口干，咽痒稍痛，小便稍黄，尿时尿道痛。另外有线头虫，肛门痒。

生龙骨、生牡蛎各 15g，芡实 15g，莲须 6g，沙苑子 15g，山药 15g，金樱子 9g，当归 9g，赤芍 9g，栀子 9g，赤茯苓 9g，甘草梢 5g，竹叶 10g，萹蓄 9g，瞿麦 9g，麦冬 10g，石斛 12g，金银花 15g，菟丝子 15g。

### 病例 6　曾某，男，22 岁。

首诊　1980 年 10 月 9 日。来信诉称：患遗精 3 年，开始 1 周遗 1～2 次，多系梦遗，初认为是生理现象，没有其他证象，如此延长 2 年余，服过许多中西成药都无效。今年正月加重，每晚都泄精，最多隔 3～5 晚不泄精，但白天有遗泄。现在遗精频繁，3～5 日 1 次，有时有梦，有时无梦，见色则滑，精质淡如米汤，精神萎惫，一到晚上精力更萎靡，精力、智力都减退，失眠健忘，小便频数、有时灼热，眼困耳鸣，腰酸，精易泻出，五心烦热。

熟地黄 15g，山茱萸 10g，怀山药 10g，茯苓 6g，牡丹皮 6g，泽泻 6g，龙骨 12g，牡蛎 12g，芡实 15g，五味子 6g，金樱子 6g，莲须 6g，枸杞子 10g，沙苑蒺藜 15g，油肉桂 3g，远志 6g，炒酸枣仁 15g，菟丝子 15g。

**按：**根据来信叙述的病况，中医辨证属肾虚精关不固，心肾不交。治以补肾固精，养心安神为主。

### 病例 7　陈某，男，23 岁。

首诊　1980 年 10 月 9 日。来信诉称：从 11 岁时，两少腹疼痛，左少腹较右少腹痛甚、痛的时间多系早晨未排尿时，作痛好像有圆形东西涨起，不痛时消失。现症：腰困，小腹两侧痛、遗精，或是梦遗，3～4 日遗 1 次，有时 1～2 日 1 次，手足酸麻，有时失眠，心慌，面色白，耳鸣，烦躁，阴茎勃起不坚，肛门睾丸间（会阴处）隐隐作痛，有时牵引睾丸作痛，此间医生诊视舌质淡，脉弦数。经某中医院确诊为"前列腺炎"，用中西药医治均无效。

熟地黄 15g，山茱萸 10g，怀山药 10g，茯苓 6g，牡丹皮 6g，泽泻 6g，龙骨 15g，牡蛎 15g，芡实 15g，五味子 6g，金樱肉 6g，莲须 6g，枸杞子 10g，沙苑蒺藜 15g，油肉桂 3g，远志 6g，炒酸枣仁 15g，焦杜仲 12g，党参 12g。

**按：**根据来信叙说病情考虑，中医辨证属肾虚不固，治以滋阴补肾、固摄精关为主，佐以养心安神进行处方。

2 诊　1980 年 11 月 9 日。来信诉称：腰困减轻，近日病情：有时滑精，手足很快酸麻，有时失眠心慌，耳鸣，面色白，阴茎举而不坚，早晨左小腹胀痛，排尿后胀痛见轻，状如黄瓜，按之胀甚，严重时右侧也痛，附睾和肛门处有时隐隐作痛，咽红，舌腻黄，脉弦细滑。

熟地黄 15g，山茱萸 10g，山药 10g，牡丹皮 6g，茯苓 6g，泽泻 6g，沙苑蒺藜 15g，生龙骨、生牡蛎各 15g，芡实 15g，莲须 6g，金樱子 6g，五味子 9g，炒酸枣仁 15g，焦杜仲 12g，东参 6g，枸杞子 9g，肉桂 3g，香附 5g，乌药 5g。

3 诊 1980 年 11 月 21 日。来信诉称：腰困减轻，睡眠好，余症（可能指遗精）同前（11 月 9 日曾寄去一方，可能未收到）。

熟地黄 15g，山茱萸 10g，山药 10g，牡丹皮 6g，茯苓 6g，泽泻 6g，沙苑蒺藜 15g，生龙骨、生牡蛎各 15g，芡实 15g，莲须 6g，金樱子 6g，五味子 9g，炒酸枣仁 15g，焦杜仲 12g，东参 6g，枸杞子 9g，肉桂 3g，香附 5g，乌药 5g。

4 诊 1980 年 12 月 28 日。来信诉称：服 11 月 21 日方 20 余剂，腰困减轻，睡眠较好，左少腹有时似好转，状如黄瓜，按之胀痛，有时小便急，有时小便尿道口热痛，附睾及肛门处有时隐痛。

熟地黄 16g，女贞子 9g，山药 9g，牡丹皮 6g，茯苓 6g，泽泻 6g，沙苑蒺藜 15g，生龙骨、生牡蛎各 15g，芡实 15g，莲须 6g，金樱子 6g，五味子 9g，焦杜仲 12g，远志 6g，东参 6g，枸杞子 9g，香附 5g，乌药 5g，肉桂 5g。

5 诊 1981 年 3 月 25 日。睡眠好，腰困见轻，手足麻木见轻，无紧凑感，精神比之前好，左小腹症状见轻，但有时也很胀痛，时有阳缩，睾丸抽痛，睾丸及肛门之间仍痛，尿道口有白色物黏着，小便仍急，大便先干后溏，蹲时站起后出现眩晕，余症如前。

熟地黄 15g，山茱萸 9g，山药 9g，牡丹皮 6g，茯苓 6g，泽泻 6g，沙苑蒺藜 15g，生龙骨、生牡蛎各 15g，芡实 15g，莲须 6g，金樱子 6g，五味子 6g，东参 6g，枸杞子 9g，木香 6g，肉桂 3g，川楝子 9g，荔枝核 9g，橘核 9g。

# 小 结

按中医教科书上所述，遗精的辨证可分三种类型：一为心肾不交，梦中遗精；二为肾虚不藏，其中有相火偏盛和肾气不固的不同；三为湿热内蕴。

张子琳一般采用金锁固精丸加金樱子坐底治疗：心肾不交者，加远志、炒酸枣仁、柏子仁补养心神；相火偏盛者，多用六味地黄丸加知母、黄柏；肾气不固兼阳虚者，加肉桂、附子，甚则加黄芪、党参之类；湿热内蕴者，以萆薢、土茯苓、益智仁、乌药之类治疗。有时也用《金匮要略》之桂枝龙骨牡蛎汤治疗。

根据以上病案，总结出 3 种标准方。

**标准方 1：** 肾气不固型

生龙骨、生牡蛎各 15g，沙苑蒺藜 12g，炒芡实 15g，山药 12g，莲须 6g，金樱子 9g，五味子 6g，菟丝子 15g，焦杜仲 12g，橘红 6g，瓜蒌 9g，枸杞子 10g，菊花 9g。

**标准方 2：** 相火偏盛型

熟地黄 15g，女贞子 9g，山药 9g，茯苓 6g，泽泻 6g，牡丹皮 6g，芡实 15g，莲须 6g，金樱子 6g，五味子 5g，莲子 9g，菟丝子 15g，知母 5g，黄柏 5g，沙苑子 15g，生龙骨、生牡蛎各 15g。

**标准方 3**：湿热内蕴型

当归 12g，白芍 12g，炒栀子 9g，茯苓 9g，甘草 5g，枸杞子 9g，菟丝子 15g，焦杜仲 12g，莲须 6g，生龙骨、生牡蛎各 15g，香附 6g，竹叶 9g，乌药 6g，土茯苓 15g，薏苡仁 15g。

# 追忆我的祖父张子琳先生

医德者，仁也。我的祖父张子琳先生，在其一生的行医生涯中，医德高尚。耄耋之年，寓居省城，每日求诊者仍络绎不绝。1981 年，山西省电视台曾对其生平概况、带徒义诊、发挥余热的事迹进行专题报道。

少年时期，祖父在家悬壶开诊，每有邀诊者，不论贫富、贵贱、远近，有请必往。路远的病家，有时会备有坐骑供祖父使用，但祖父亦很少使用，而是常常与邀诊者相随步行，一路询问病情。

1970 年后，祖父返乡居住，登门求诊者目不暇接。在休息时，我常在祖父身边侍诊，帮助抄写病案，有幸目睹、聆听了祖父辨证施治的全过程。祖父在诊病过程中，遵循十问、四诊、八纲的原则，追究病源家境状况，详细了解患者病情。在交流中，减轻了患者的顾虑和负担，增强了治疗的信心。祖父对患者的诊疗做到了不厌其烦，四诊辨病，一丝不苟，君臣佐使，主次分明，常常为一味药的取舍和多少而斟酌再三，而后方才拟定处方。

在祖父每日接诊的过程中，经常时至正午，仍有患者在我家候诊，而他当时已是年过八旬的耄耋之人。家人怕他劳累过度，曾想劝退患者。每逢此时，他总是说："乡下人得病后，心急火燎，咱坚持一下，好让他们安心。"因此，每日总是在送走最后一个患者之后，祖父方肯休息进餐。

祖父的医德医风高尚亲民，被乡亲们誉为"不怕请不到，不怕药费重索，不怕吹嘘误治"的"三不怕郎中"。他的用药，遵循四两拨千斤的原则。观其多年处方，多遵医圣张仲景的经方，用药味少，剂量小，慎用贵、猛、毒药，而以平和、平稳、廉价者为主，由此深得患者的信赖。为了掌握病情的进展，用药得失，治疗效果，祖父做到了对每例必立病案，详细记载病证、舌诊、脉象，综合分析，分型辨证，处方用药，全面体现了多年来辨证施治、理法方药的个人特色。祖父自幼熟读经典及各派名著，博览最新的图书杂志，在临症时又多参考辅助检查结果。遇有验方及最新研究成果，即抄录在册，即使在退休后，仍笔耕不辍。

祖父师古而不泥古。他在多年的临床实证后发现，多例脾虚证患者并不都是脾阳虚证，提出脏腑由阴阳组成，有脾阳虚证，就应有脾阴虚证，由此对中医界累有争议的"脾阴虚证"提出了自己的独特看法。祖父还创立了"加减异功散"，经实际应用施治验证，其疗效确切。又如，他曾对"生化汤"中的"炮姜"存疑，认为：在生化汤中应该以姜炭为宜，取其止血益血，而炮姜性猛热燥，易引起产后发热，血热妄行。他的这些论断，均来自平时临症时的深入探讨和广读博学，是师古而不泥古、推陈而又出新的结果。

祖父在生前常教导我们，诊病是一把双刃剑。一百个患者中治好九十九个，是医生自己的本分；但是一旦有一个患者出了差错，就有不可推卸的责任。如果不了解病情就妄下猛药、重药，将会给患者造成伤害。

　　祖父离开我们已 40 余年，但他的音容笑貌，一言一行，历历在目，常常呈现在我的脑海。他的谆谆教导，常常响彻在我的耳边。他的医学成果，是我取之不尽的瑰宝。他的处世品行，也指引了我的人生轨迹，激励我积极向上，奋发进取。他的诚实待人、乐善好施、勤于耕读、永不满足的精神，更是鞭策我作为一名中医工作者，继往开来，永不停歇。继承祖父遗志，弘扬祖父医德，任重道远。重医乐仁，造福人类，使得中医事业发扬光大，是每个医务工作者在新时代的使命。

张广寿

2024 年 12 月 1 日

# 后　记

　　张子琳先生的医案在 1981 年 12 月 30 日戛然而止，以后再没有诊病的记录。这是什么缘故呢？原来这天下午，已经年届 87 岁的他突发肺炎，高热昏迷，下午 3 点紧急住进了山西省中医研究所附属医院的病房。当时测量的血压为 190/80mmHg，夜间高热寒战，体温为 40.4℃，心率每分钟 124 次。后来经输注红霉素后，体温才有所下降，血压也得以平稳，但是晚间，面部仍然潮红。1982 年 1 月 3 日，张子琳先生自感体力不支，认为自己不能维持太久，就对周围的亲友们说："千万不要麻痹""没有不散的宴席""千万不要动悲声""心里也没有什么放不下的事情""再洋气不过了"。他还说："我现在脑子还清醒，你们有什么就问吧！"在医院大约住了一个月，在春节前张子琳先生得以病愈出院。但从此以后，张子琳先生的身体每况愈下，为了女儿能料理其衣食住行，就去杜儿坪小学的女儿家居住，几乎再没有回山西省中医研究所或五台县五级村的故乡居住，也再没有给人看过病。

　　1983 年 11 月 4 日（阴历九月三十日）周五，张子琳先生于五台县五级村的家中去世，享年 89 岁。

　　"生年不满百，常怀千岁忧"，这是我叔叔张俊卿在 2011 年以后的真实心情写照。时年八旬有余的他，又是在"忧"什么呢？原来他的父亲张子琳老先生在 20 世纪 70～80 年代，以年逾古稀之年退休在家，在继续勤勤恳恳地为人看病的同时，把患者的症状、脉、方药等，都一五一十地记录在案，一直到 88 岁。张子琳老先生于 1983 年去世至今，存放的五十余本医案，一直静静地躺在家里地下室里。这些珍贵的医案，如遇到雨涝的年月，很可能在一瞬间变成一团无法辨认的纸浆，难逃厄运。

　　本套书的责任编辑、科学出版社编辑郭海燕女士在寻访山西四大名医医案的过程中，知悉这个情况，专程赶到太原与我叔叔会面。在约略翻阅了这些厚重的医案、医话之后，郭编辑敏锐地觉察到其分量之重。正如《傅青主女科》中所说："读征君此书，谈证不落古人窠臼，制方不失古人准绳。用药纯和，无一峻品；辨证详明，一目了然。病重者，十剂奏功；病浅者，数服立愈。较仲景之《伤寒论》，方虽不同，而济世之功则一也。"科学出版社很快与我叔叔达成了出版协议。

　　在张子琳医案医话手稿的整理和编辑过程中，遇到了难以预见的困难。张子琳老先生的手书医案处方，既有草书，又有行书，还间杂有繁体字和一些五台方言。由于文字录入工作太过艰巨，出版工作遇到了困难。科学出版社也曾组织人手对其中数十册的医案进行文字录入，但是最终由于录入文本的错误太多而无法使用。

　　后因我的二儿子张文达去太原看望他的二爷爷时才有了转机。当他二爷爷给他谈及此桩"心事"时，文达没有太多思考就承应下来，表示愿意全力以赴地推动医案和医话的出版工作。此次见面之后，文达立即高效推进各项工作。文达分别与参与本套书编写工作的赵怀舟老师联系并说明缘由；与郭海燕编辑取得联系，因他二爷爷年事已高，他二爷爷签署了授权委托书，授权张文达代理他主持推进工作。随后赵怀舟老师和文达一道专程去科学出版社，取回了全部医案、医话和笔记等手稿。

文达联系到湖北中医药大学的周华教授、章程鹏教授，北京中医药大学的程发峰教授，山西中医药大学的王平教授，以及其他十几位的中医医师，共同参与到医案的整理和出版过程。文达还邀请我承担总体性工作。就这样，《张子琳临症医案实录》的整理和编辑工作重新推进。

我自幼父母双亡，一直在祖父张子琳身边长大，祖父简直可以说对我有再造养育之恩。1961 年，我就读的忻县中学放了长达 105 天的暑假，而我也在祖父工作的山西省中医药研究院的宿舍里住了 80 天。祖父有意推荐我阅读一些中医书籍，面对祖父的好意，我曾拿起《汤头歌诀》，到山西省中医药研究院旁边的迎泽公园去背诵。那些汤头歌诀，一个个都佶屈聱牙的，当时的我根本读不懂，只能死背硬记。但奇怪的是，当时背下的内容，我到现在都没忘记。暑假过后开学时，祖父还送给我几本中医书籍，希望我能有时间学习一下。当然，那时候读高中的我根本没把这些中医书籍当回事。

像冥冥中注定一样，1964 年我的家乡五台县五级村要组建村保健站，村里知道我是张子琳老中医的孙子，就要我在村保健站学习，充当一名"赤脚医生"。祖父听到这个消息后非常高兴，从太原给我购买并捎回《赤脚医生手册》，而我也从此开始废寝忘食地学习各种医学知识。

祖父在 1970 年从太原退休回五级村祖宅居住时，我更有了如鱼得水的感觉。我与祖父住在一个院子里，朝夕相处。每当他给患者诊疗时，我给他抄处方；在没有患者时，我就向祖父询问一些不懂之处。他是手把手地教授，我是亦步亦趋地学习。传道授业解惑，林林总总，在各方面都有所涉及。这样的学习过程，一直持续了八九年。

得到祖父的口传心授之后，我逐渐学以致用，感觉到自己在中医看病方面慢慢开始登堂入室。祖父看病时常应用的方剂、治病方法，我也能灵活应用。几十年的从医实践，使得我对于中医诊治的方法，亦算得心应手了。祖父医案上的每一字、每一笔、每一画，我都能辨别得一清二楚。这样的经历也使我在录入祖父的手书医案方面比其他人略胜一筹。

文达总结我的情况："我爸有好的医古文底子，有好的中医学术底子，由他来整体负责老爷爷医案的整理工作，真是天造地设，使命担当。"我对整理祖父的遗存医案一事，必当竭尽全力。一方面是因为祖父对自己的情谊天高地厚，再艰难也应义不容辞；另一方面，我自己数十年从医生涯中也是有些医学底蕴，是能够胜任这份工作的。

在文达的统筹和组织下，各位主编陆续地收到了寄出的几十本医案原稿，并且每人负责约十册原始医案的文字录入工作。文达隔段时间就跟各位老师联系询问进度。其间，赵怀舟老师做召集人，邀请来自北京、湖北、太原三地的主编，在太原的山西省中医药研究院开会和讨论，确定了本套书五个分册的编写体例，落实了分册的编写任务。由文达做召集人，在科学出版社召开第二次主编会议，回顾阶段性成果，总结已有的经验，并制订了下一步的工作计划和时间进度。后续文达又召开"张子琳临症医案实录丛书定稿"网络会议，讨论和解决了一些新问题，加快和推进各项工作的收尾工作。

特别要感谢赵尚华教授、赵怀舟教授对本套书出版的鼎力支持。最后，要感谢所有参与到《张子琳临症医案实录》编辑工作中的所有教授和医生们，正是他们的辛勤劳作，才使得本套书的出版从设想变成了现实。也要感谢科学出版社及编辑的大力支持。

出版《张子琳临症医案实录》五个分册著作，不仅耗时耗力，而且需要一些资金支持，由张子琳先生的弟子和后代子孙承担。令人感动的是，文达的好友们亦主动出资来襄助图书的出版。欣喜和感动之余，我更感受到责任的重大，一定要把祖父张子琳先生的宝贵经验结集出版，传承后学，回馈社会，造福于更多的医生和患者。

追思逝世已久的祖父，如果他能够看到他的儿子、孙子、曾孙几辈人接力弘扬他毕生从事的医疗事业，看到这么多教授和医师们为他的医学著作出版而辛勤工作，九泉之下有知，还不知该有多高兴呢！

张光荣

2024 年 9 月 13 日